HUANGDI
NEIJING
BAIHUA
TUWENBAN

黄帝内经

白话:图文版

易磊 编译

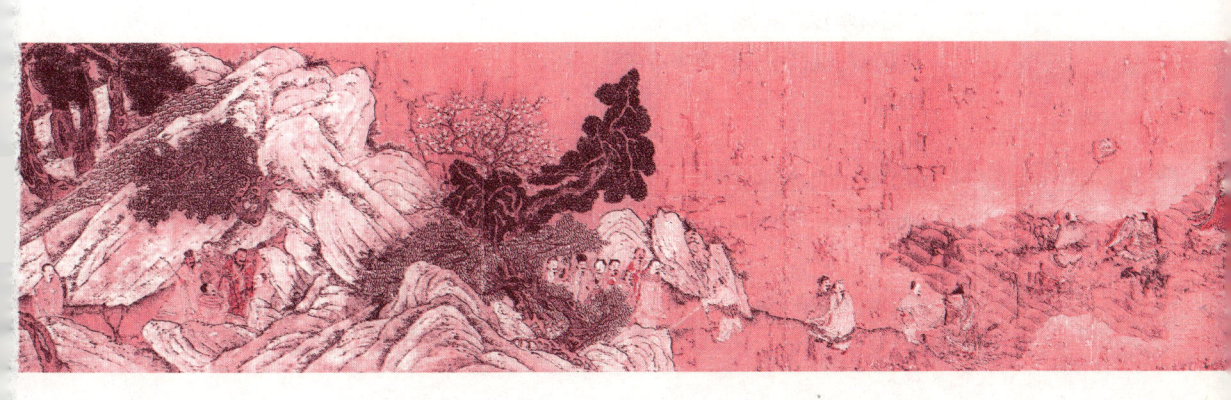

中国科学技术出版社
·北京·

图书在版编目（CIP）数据

黄帝内经白话：图文版 / 易磊编译. --北京：中国科学技术出版社，2018.10

ISBN 978-7-5046-8017-4

Ⅰ.①黄… Ⅱ.①易… Ⅲ.①《内经》-译文 Ⅳ.①R221

中国版本图书馆CIP数据核字（2018）第070308号

策划编辑	崔晓荣
责任编辑	崔晓荣　高　磊
装帧设计	北京明信弘德文化发展有限公司
责任校对	杨京华
责任印制	马宇晨

出　　版	中国科学技术出版社
发　　行	中国科学技术出版社发行部
地　　址	北京市海淀区中关村南大街16号
邮　　编	100081
发行电话	010-62173865
传　　真	010-62173801
网　　址	http://www.cspbooks.com.cn

开　　本	720mm×1000mm　　1/16
字　　数	635千字
印　　张	35.5
版　　次	2018年10月第1版
印　　次	2018年10月第1次印刷
印　　刷	北京盛通印刷股份有限公司
书　　号	ISBN 978-7-5046-8017-4/R・2310
定　　价	79.00元

（凡购买本社图书，如有缺页、倒页、脱页者，本社发行部负责调换）

内容提要

　　《黄帝内经》分为上、下两部，分别为《素问》与《灵枢》，是我国现存最早且较为系统和完整的医学典籍，集中反映了我国古代的医学成就。尤其可贵的是，《黄帝内经》采用问答的形式，将高深的理论融合在一次次问与答之中并娓娓道来，犹如"闲庭信步"，没有艰涩疏远的陌生感，反而有一种身临其境的亲近感。本书正是立足于此，采用"白话"的形式，穷尽其在预防、保健、护理、生理、病理、针灸、药治、物治、医疗方法等方面的指导，给予养生爱好者以细致说明，并为收藏人士收纳经典而倾力奉献。

编委会

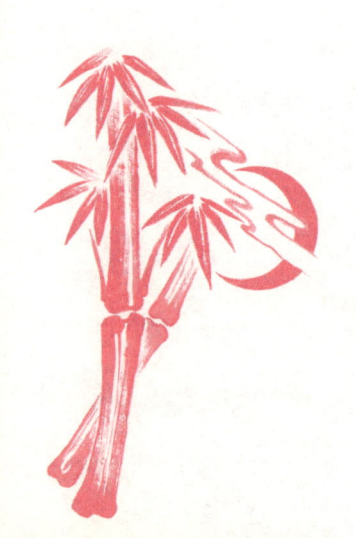

编译

易 磊

编委

王国防　王雷防　王永华　牛林敬

杨亚飞　王 振　梁 琳　杨志国

李宪广　勾秀红　杨同英　王 荣

王 月　勾秀荣　李志锋　勾彦康

陈 鑫

前　言

　　万物都有其自然天寿，人也不例外。现代科学研究表明，人的自然寿命起码在百岁以上。然而，能活到百岁以上的人少之又少。现如今每个人的生活都越来越好，为什么人类连自己的自然天寿也达不到？众生困惑，其实远在数以千年计的《黄帝内经》就有揭晓。

　　《黄帝内经》是中国古代文化宝库中一部罕见的伟大奇书，"上穷天纪，下及地理"，天、地、人无所不包，是一本集养生学、医学、哲学、天文学、地理学、气象学、心理学、气候、风水、历法、阴阳五行于一体的问学之作。

　　《黄帝内经》分为上、下两部，分别为《素问》与《灵枢》，是我国现存最早且较为系统和完整的医学典籍，集中反映了我国古代的医学成就。它从饮食、起居、劳逸、寒温、七情、四时气候、昼夜明晦、日月星辰、地理环境、水土风雨等各个方面，确立了疾病的诊治之法，并详细谈论了病因、病机、精气、藏象及全身经络的运行情况，是一部统领中国古代医药学和养生学的集大成之作，从医药学、农学、预测学、饮食养生等多方面构筑了一幅立体的中国文化画卷。

　　尤为可贵的是，《黄帝内经》采用问答的形式，将高深的理论融合在一次次问与答之中并娓娓道来，犹如"闲庭信步"，没有艰涩疏远的陌生感，相反，有一种身临其境的亲近感。使读者在一个个问题的剥离中，轻松领会生命的规律，把握养生的本质。在不经意中改变自我观念，归正自己的人生态度，调整、完善自己的生活方式，从而远离疾病，确保健康。本书正是立足于此，采用"白话"的形式，穷尽其在预防、保健、护理、生理、病理、病原、病症、针灸、药治、物治、医疗方法等方面的指导，给予养生爱好者以细致说明，并为收藏人士收纳经典而倾力奉献。

研读《黄帝内经》，学习养生，防治疾病。《黄帝内经》没有大量短、平、快的"秘方"集成，也没有太多怎么吃、怎么动的养生指导，而是告诉我们类似"不治已病治未病""阴阳平衡保健康""万物有灵，食物有性""慢病在养，急病在治""天人合一，顺应自然"的养生之道，让我们不是立足于对"病了怎么治"等细枝末节的探求，而是从观念出发，从养生本质出发，远离疾病，活到"天年"。

　　如今，人们吃的越来越好，而许多人却处于"亚健康"边缘，甚至疾病缠身，困惑不断。随着养生困惑的密集呈现，渐渐地，中医"治未病"的观念越来越被人们接受、运用，并且行之有效！因而，《黄帝内经》"饮食有节，起居有常，不妄作劳，形神共养"成为了养生的家常话，成为了"人人皆可过百岁"的原则与指导。

编译者

目录

上部　素　问

素问·上古天真论篇第一	002
素问·四气调神大论篇第二	005
素问·生气通天论篇第三	008
素问·金匮真言论篇第四	012
素问·阴阳应象大论篇第五	015
素问·阴阳离合论篇第六	021
素问·阴阳别论篇第七	023
素问·灵兰秘典论篇第八	026
素问·六节脏象论篇第九	028
素问·五脏生成篇第十	032
素问·五脏别论篇第十一	035
素问·异法方宜论篇第十二	037
素问·移精变气论篇第十三	038
素问·汤液醪醴论篇第十四	041
素问·玉版论要篇第十五	043
素问·诊要经终论篇第十六	045
素问·脉要精微论篇第十七	048
素问·平人气象论篇第十八	053
素问·玉机真脏论篇第十九	057
素问·三部九候论篇第二十	063
素问·经脉别论篇第二十一	066
素问·脏气法时论篇第二十二	068
素问·宣明五气篇第二十三	072
素问·血气形志篇第二十四	074
素问·宝命全形论篇第二十五	076
素问·八正神明论篇第二十六	079
素问·离合真邪论篇第二十七	081

素问·通评虚实论篇第二十八 …… 084
素问·太阴阳明论篇第二十九 …… 088
素问·阳明脉解篇第三十 …… 089
素问·热论篇第三十一 …… 090
素问·刺热篇第三十二 …… 093
素问·评热病论篇第三十三 …… 096
素问·逆调论篇第三十四 …… 098
素问·疟论篇第三十五 …… 100
素问·刺疟篇第三十六 …… 105
素问·气厥论篇第三十七 …… 107
素问·咳论篇第三十八 …… 108
素问·举痛论篇第三十九 …… 110
素问·腹中论篇第四十 …… 114
素问·刺腰痛篇第四十一 …… 116
素问·风论篇第四十二 …… 119
素问·痹论篇第四十三 …… 122
素问·痿论篇第四十四 …… 124
素问·厥论篇第四十五 …… 126
素问·病能论篇第四十六 …… 129
素问·奇病论篇第四十七 …… 132
素问·大奇论篇第四十八 …… 134
素问·脉解篇第四十九 …… 137
素问·刺要论篇第五十 …… 141
素问·刺齐论篇第五十一 …… 142
素问·刺禁论篇第五十二 …… 143
素问·刺志论篇第五十三 …… 145
素问·针解篇第五十四 …… 146
素问·长刺节论篇第五十五 …… 148
素问·皮部论篇第五十六 …… 149
素问·经络论篇第五十七 …… 151
素问·气穴论篇第五十八 …… 152

素问·气府论篇第五十九……………………………………155
素问·骨空论篇第六十………………………………………157
素问·水热穴论篇第六十一…………………………………159
素问·调经论篇第六十二……………………………………162
素问·缪刺论篇第六十三……………………………………169
素问·四时刺逆从论篇第六十四……………………………173
素问·标本病传论篇第六十五………………………………176
素问·天元纪大论篇第六十六………………………………178
素问·五运行大论篇第六十七………………………………182
素问·六微旨大论篇第六十八………………………………186
素问·气交变大论篇第六十九………………………………192
素问·五常政大论篇第七十…………………………………200
素问·六元正纪大论篇第七十一……………………………214
素问·刺法论篇第七十二（遗篇）…………………………246
素问·本病论篇第七十三（遗篇）…………………………253
素问·至真要大论篇第七十四………………………………261
素问·著至教论篇第七十五…………………………………279
素问·示从容论篇第七十六…………………………………280
素问·疏五过论篇第七十七…………………………………282
素问·徵四失论篇第七十八…………………………………285
素问·阴阳类论篇第七十九…………………………………287
素问·方盛衰论篇第八十……………………………………289
素问·解精微论篇第八十一…………………………………291

下部　灵枢

灵枢·九针十二原第一………………………………………294
灵枢·本输第二………………………………………………301
灵枢·小针解第三……………………………………………308
灵枢·邪气脏腑病形第四……………………………………312
灵枢·根结第五………………………………………………320

灵枢·寿夭刚柔第六……………………………………………325
灵枢·官针第七………………………………………………330
灵枢·本神第八………………………………………………334
灵枢·终始第九………………………………………………337
灵枢·经脉第十………………………………………………347
灵枢·经别第十一……………………………………………366
灵枢·经水第十二……………………………………………369
灵枢·经筋第十三……………………………………………372
灵枢·骨度第十四……………………………………………378
灵枢·五十营第十五…………………………………………379
灵枢·营气第十六……………………………………………380
灵枢·脉度第十七……………………………………………381
灵枢·营卫生会第十八………………………………………383
灵枢·四时气第十九…………………………………………386
灵枢·五邪第二十……………………………………………389
灵枢·寒热病第二十一………………………………………390
灵枢·癫狂第二十二…………………………………………392
灵枢·热病第二十三…………………………………………395
灵枢·厥病第二十四…………………………………………399
灵枢·病本第二十五…………………………………………403
灵枢·杂病第二十六…………………………………………404
灵枢·周痹第二十七…………………………………………407
灵枢·口问第二十八…………………………………………409
灵枢·师传第二十九…………………………………………413
灵枢·决气第三十……………………………………………416
灵枢·肠胃第三十一…………………………………………418
灵枢·平人绝谷第三十二……………………………………419
灵枢·海论第三十三…………………………………………420
灵枢·五乱第三十四…………………………………………422
灵枢·胀论第三十五…………………………………………424
灵枢·五癃津液别第三十六…………………………………426

灵枢·五阅五使第三十七 …… 428
灵枢·逆顺肥瘦第三十八 …… 430
灵枢·血络论第三十九 …… 433
灵枢·阴阳清浊第四十 …… 435
灵枢·阴阳系日月第四十一 …… 437
灵枢·病传第四十二 …… 439
灵枢·淫邪发梦第四十三 …… 442
灵枢·顺气一日分为四时第四十四 …… 444
灵枢·外揣第四十五 …… 446
灵枢·五变第四十六 …… 448
灵枢·本脏第四十七 …… 452
灵枢·禁服第四十八 …… 457
灵枢·五色第四十九 …… 460
灵枢·论勇第五十 …… 465
灵枢·背腧第五十一 …… 468
灵枢·卫气第五十二 …… 469
灵枢·论痛第五十三 …… 471
灵枢·天年第五十四 …… 472
灵枢·逆顺第五十五 …… 474
灵枢·五味第五十六 …… 475
灵枢·水胀第五十七 …… 477
灵枢·贼风第五十八 …… 479
灵枢·卫气失常第五十九 …… 480
灵枢·玉版第六十 …… 483
灵枢·五禁第六十一 …… 486
灵枢·动输第六十二 …… 487
灵枢·五味论第六十三 …… 489
灵枢·阴阳二十五人第六十四 …… 491
灵枢·五音五味第六十五 …… 496
灵枢·百病始生第六十六 …… 499
灵枢·行针第六十七 …… 503

灵枢·上膈第六十八……505
灵枢·忧恚无言第六十九……506
灵枢·寒热第七十……507
灵枢·邪客第七十一……508
灵枢·通天第七十二……512
灵枢·官能第七十三……515
灵枢·论疾诊尺第七十四……519
灵枢·刺节真邪第七十五……522
灵枢·卫气行第七十六……529
灵枢·九宫八风第七十七……533
灵枢·九针论第七十八……536
灵枢·岁露论第七十九……542
灵枢·大惑论第八十……546
灵枢·痈疽第八十一……549

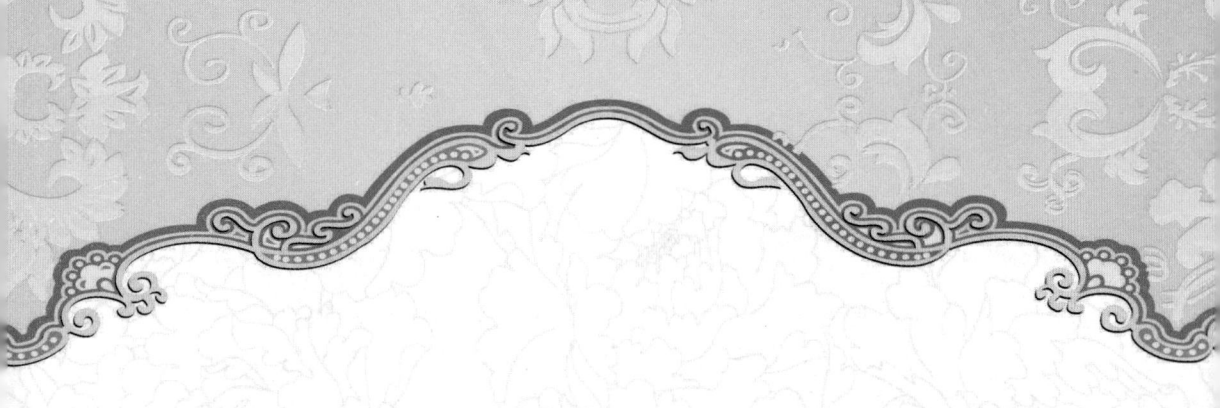

上部　素问

素问·上古天真论篇第一

本篇要点

一、养生的重要性：既防治疾病，同时还能延年益寿。

二、养生的方法：精神上内守；饮食起居规律；环境气候相适应；体格上锻炼。

三、肾气在人体生、长、衰、老以及生育中的重要性。

四、通过列举不同养生方法和引起的不同结果，启示人们重视养生并注意其方法。

当年，轩辕黄帝生下来就很神奇，有灵性，婴儿时期就能说话，幼年时期就敏慧过人，对周围事物领会得很快，长大后为人敦厚、勤勉，最终位及天子。

黄帝问道：我听说上古时代的人，都能活过百岁而行为不显衰老；而现在的人年龄刚过五十就动作衰弱无力，出现未老先衰的迹象。这是由于人们所处的时代不同呢，还是现在的人不会养生呢？

岐伯回答说：上古时代的人，那些懂得养生智慧的人，能够取法天地阴阳变化之理，能够遵从四季时令变化，饮食有节制，作息有规律，既不过度劳作，又避免过度劳心，所以身体好、精神好，形神协调统一，从而活到天年，超过百岁才离世；而如今的人就不这样了，嗜酒滥饮，把酒当作吃饭时喝的汤，生活一反常态，酒醉同房，恣情纵欲，耗伤人体阴精，耗散元气，不知很好地储备精气，不能有节制地统摄心神，只知道贪求一时之快，违背了生命健康成长的大道，作息也没有规律，所以，刚刚五十岁就变得衰老了。

上古时代懂得养生智慧的人，在教导普通人时，总强调大家要及时避让虚邪贼风等致病因素，思想上力求淡泊清净，排除杂念妄想，这样身体真气就会顺畅，精神就会安守内持而不散失，如此，病邪又如何能伤人呢？病也就无从发生。正是因为这个原因，所以，上古之人能神定气闲，减少欲望，心性安定而很少焦愁忧虑，身体虽然劳作而不会体乏倦怠，自然真气和顺，每个人都能如愿以偿。清心寡欲的人能够体会到食物的甘美，不论穿什么衣服也都感到心满意足，以自己的风俗为乐，无论地位高低也都不相贪慕，所以，上古之人都很敦厚、淳朴，任何不正当的嗜欲都不会驱使他们盲从，任何淫乱邪僻的事物也都不能动摇他们的信念。无论是心智愚笨的人还是聪明的人，也不管是能力

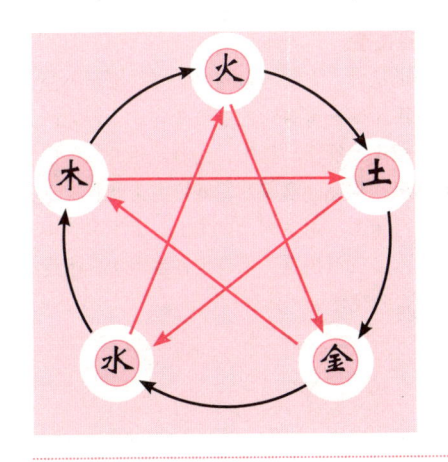

五行，是指金、木、水、火、土五类物质的运动。五行学说是以五种物质的功能属性来归纳事物或现象的属性，并以五者之间的相互滋生、相互制约来论述和推演事物或现象之间的相互关系及运动变化规律的。是用来阐释事物之间相互关系的抽象概念的，具有广泛的含义，并非仅指五种具体物质本身。

大的贤德之人还是能力小的普通人，都不因外界事物的诱惑而动心，所以符合养生之道。他们能够活过百岁而没有衰老迹象，就是因为他们领悟到了修身养性的原则，身体不被内外邪气干扰危害所致。

黄帝问道：人上了年纪就不能生育子女，是由于肾精衰竭呢，还是人体生老盛衰的自然规律本来如此呢？

岐伯回答说：女子满七岁时，肾气旺盛，开始换牙，头发浓密；满十四岁时，天癸就开始发育成熟，任脉也已经通畅，冲脉也运行旺盛，开始月经来潮，此时已经具备生儿育女的能力；满二十一岁时，女子肾气充盈，开始长智齿，牙齿就长全了；满二十八岁时，肌肤紧致坚劲，头发生长茂盛，此时身体发育完满强壮；满三十五岁时，阳明经脉气血由盛转衰，面部开始憔悴，头发也渐渐脱落；满四十二岁时，三阳经脉气血日渐衰弱，面部憔悴无光，头发转白；满四十九岁时，任脉气血虚弱，冲脉气血不多，此时天癸完全枯竭，月经断绝不再来潮，形体衰老，失去了生育能力。

男子长到八岁时，肾气充盈，头发日渐长长，开始换牙；满十六岁时，肾气旺盛，天癸发育成熟，肾精满溢可以排精，此时两性交合，具备生育能力；满二十四岁时，肾气充满，筋骨变得强健有力，智齿长出；满三十二岁时，筋骨丰满健壮；满四十岁时，肾气日渐衰退，此时头发脱落，牙齿枯槁；满四十八岁时，阳气由盛转衰，面部憔悴无光，鬓发花白；满五十六岁时，肝气开始衰弱，行动迟缓；满六十四岁时，天癸就完全枯竭，精气不多，肾气枯竭，牙齿、头发脱落，形体变得衰疲。肾主水，贮纳五脏精气，后来年纪大了，所以五脏功能也都开始衰退，因此发鬓变白，身体沉重，步伐不稳，自然也就不能生育子女了。

黄帝问道：有的人年岁已老，还能够生育子女，这又该怎么解释呢？

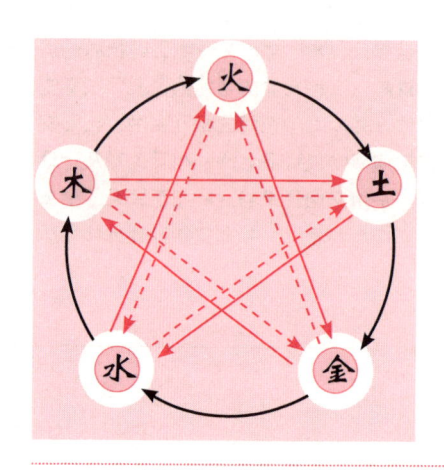

➡ 五行生克关系

五行学说认为，事物与事物之间存在着一种联系，这种联系又促进着事物的发展变化。五行之间存在着相生相克的规律。相生，含有互相滋生、促进助长的意思；相克，含有互相制约、克制和抑制的意思。五行相生：木生火，火生土，土生金，金生水，水生木；五行相克：木克土，土克水，水克火，火克金，金克木。

岐伯回答说：这是因为他们的天赋过人，气血经脉一直都很畅通并且肾气旺盛的缘故。这些人虽有生育能力，但男子一般不超过六十四岁，女子一般不超过四十九岁，到这个时候身体的精气都会枯竭。

黄帝问道：懂得并掌握了养生方法的人，年龄超过百岁还能生育吗？

岐伯回答说：懂得养生之道并奉行养生法则的人，由于能够很好地保持身体不老，所以，他们即使年岁很大，依然能够生育子女。

黄帝说道：我听说上古时代有一种被称为真人的人，他们掌握了天地运化的道理和阴阳平衡转化的规律，懂得通过调节呼吸，吸收清气，超然独处，能够养精蓄锐于内，保持筋骨肌肉与身体的高度协调。所以，他们能与天地同寿，没有终结，这是他们完全合乎了养生之道的结果。

首先，中古时候，有一种被称为至人的人，他们品性淳朴敦厚，总能和调阴阳消长，顺应四时节令变化，远离那些世俗欲求的干扰，积聚精气，专注心志，生存在广阔天地自然之中，让视觉和听觉的注意力守持八方之外，这是他们之所以能强壮身体、延年益寿活到真人境界的原因。

其次有一种被称为圣人的人，他们能够安处于天地平和之气中，顺应自然界八风（东、南、西、北、东南、西南、西北、东北之风）的活动规律，让自己的嗜好欲求同社会周遭相适应，没有怨恨愤懑之情，行为不脱离社会世俗，穿着华美的衣服，举动也没有炫耀之处，在外又不会让自己的形体疲惫劳累，在内，没有任何精神隐患，以恬淡、愉悦为目的，以悠然自得为满足，所以他们的形体不显衰老憔悴，精神内持不耗散，所以能活到百岁。

再次有一种被称为贤人的人，他们能够依据天地万物的变化之道，仿效日月的升降更替以及星辰的转移隐退，来调理自身阴阳消长和适应四时变换，遵循上古真人之法，使生活符合养生之道，这样的人也能增寿，但生命也会有终结的时候。

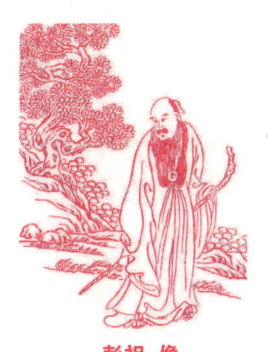

彭祖，姓篯名铿。彭祖是颛顼的玄孙，相传他历经唐虞、夏商等代，活了八百多岁。因其古寿被尊称为中古"至人"。至人与众不同的地方，就在于他具有很高的道德修养，超脱世俗；能够顺应四季阴阳的变化规律，并且还能远离世俗欲求的干扰，积聚精气，专注心志，能够与广阔的天地自然界恰到好处地结合。因此"至人"与上古时代的"真人"相似。

彭祖 像

素问·四气调神大论篇第二

本篇要点

一、天人相应的养生法则，告诉人们养生应与一年四季的气候变化相适应。

二、从反面指出违反四时气候变化规律导致疾病的道理，强调"治未病"的重要性。

春季的这三个月（农历正、二、三月），是草木发芽、枝叶舒展的季节。天地生机萌发，万物欣欣向荣。此时，人们应该晚睡早起，起床后，多到室外散步，散步时解开头发，伸展腰体，让情志宣发舒畅开来。此时，一定不要去滥行杀伐，多施少敛，多奖少罚，以适应赋予万物生机的时令，养生也要遵循这个道理。违背了这一原则，便会耗伤肝气，阳气虚损，到了夏天，身体因为缺乏正气而出现病变。

夏季的这三个月（农历四、五、六月），是万物茂盛生长的季节，这个时候，天气下降，地气上腾，天地之气交会，万物开花结果。此时人们应该晚睡早起，不要厌恶天气炎热、昼长夜短，让情志保持愉快，使体内阳气自然宣发，气机宣畅，通泄自如，对外界事物变化表现出刚好是自己希望的一样。这是顺应夏季时令变化，保护身体滋长的养生法则。如果违背了这一法则，就会伤害心气，到了秋天就会生疟疾。甚至到了冬天，还

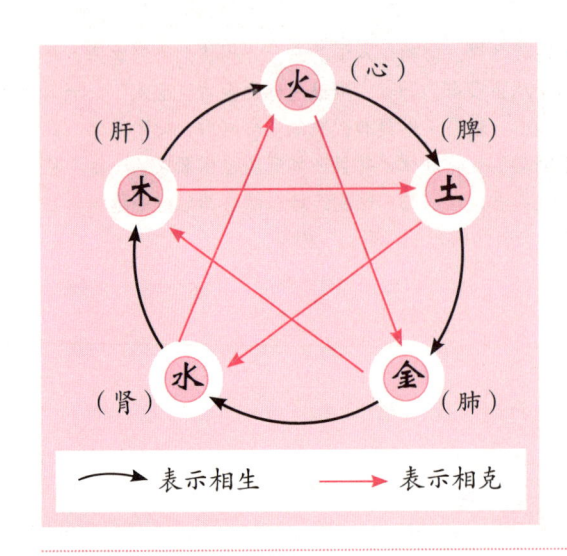

➡ 五行与五脏

中医学认为，人的有机整体是以五脏为核心构成的一个极为复杂的统一体，它以五脏为主，配合六腑，以经络作为网络，联系躯体组织器官，形成五大系统。

木 → 火 → 土 → 金 → 水
肝 → 心 → 脾 → 肺 → 肾

（图示：火（心）、土（脾）、金（肺）、水（肾）、木（肝）；→ 表示相生，→ 表示相克）

会导致别的疾病发生。

秋季的这三个月（农历七、八、九月），是果实饱满、成熟的季节。这个时候，天高风急，草木凋零，大地明净。人应早睡早起，跟鸡的作息规律相仿，保持神志平静安宁，减缓秋季肃杀之气对人体的侵害；收敛春夏向外宣散的神气，以适应秋季容平的特征，不使神思外驰，以保持肺气的清肃功能，适应秋气并达到相互平衡，这是秋季顺应时令而收敛功能的法则。如果违逆了秋收这一原则，就会伤及肺脏，因为提供给冬季闭藏之气的条件不足，所以，到了冬天就要发生完谷不化的泄泻病。

冬季的这三个月（农历十、十一、腊月），是万物生机闭藏的季节。当此时令，水寒冻而会结冰，大地会因为冰冻而出现龟裂，此时，人们应该早睡晚起，太阳升起日光照耀才起床，不要轻易扰动阳气，不要过度劳作，要使自己情志深藏，安静自若，好像有隐私一样，严守而不外泄，又好像得到了渴望得到的东西，把它藏起来不告诉外人一样；居住要远离寒冷，求取温暖之处，这个季节不要出汗发热使皮肤开泄而令阳气耗损，这是适应冬季这个时令的养生法则。违逆了冬令闭藏的原则，就会伤及肾脏，使提供给春生之气的正气不足，春天就会生四肢痿弱逆冷的病症。

天高气爽，清明光洁，这是因为上天具有化生万物之道而运行不止的作用。如果天气阴霾笼罩，晦暗不清，就会出现日月昏暗，邪气侵害山川，阳气闭塞梗阻，大地浑浊不明，云雾笼罩，日色无光的天象，相应的雨露不能沉降，天地阴阳之气不能交会，世间万物生机不能延续，即使高大的树木也会枯死。不利生机延绵的恶劣气候到来，风雨不能顺应节令而来，天上下应地气的甘露该降而不降，草木得不到滋养，自然生机郁塞，茂盛的禾苗也会枯槁不荣。贼风频频，暴雨屡屡突降发作，天地阴阳变化失衡，四时更替没有秩序，完全违背了正常的规律，因而导致世间万物还没有存活到自然赋予生命的一半就夭折了。只有懂得养生之道的圣人才能适应自然的变化，调理自己的生活，所以身无大病。自然万物因不背离这一发展规律，所以生气常存不会竭绝。

违背了春生的时令规律，人体的少阳之气就不能很好生发，进而导致肝气内郁而发生身体病变；违背了夏长的时令规律，人体的太阳之气就不能宣发滋长，进而心气虚损；违背了秋收的时令规律，人体的少阴之气就不能很好地平定收敛，以致肺气枯萎而导致肺部胀满；违背了冬藏之气，人体的少阴之气就不能潜藏，进而导致肾气不闭出现泄泻等疾病。

四时的阴阳变化，是万物生命的根本，所以懂得养生之道的圣人都会在春夏季节保养阳气，而在秋冬季节滋养阴精，以适应身体生长保养的这一根本规律。所以，应与万物一样，在春生、夏长、秋收、冬藏的生命过程中与自然规律保持协调一致。如果违逆了这一规律，就会戕伐生命的本元，伤害到身体。所以，阴阳四时是万物的起始点，是万物生命盛衰存亡的根本，违背了它

1. 春宜升补 春季阳气初生，大地复苏，万物生发向上，内应肝脏，应根据春季的特性，因势利导，应用桑叶、菊花、生姜等升散之品以充分调动人体的阳气，使气血调和。

2. 夏宜清补 夏季炎热，火邪炽盛，万物繁茂，内应心脏，应根据夏令之时，人体脏腑气血旺盛，采用金银花、荷叶、莲子等清淡、清热之品调节人体阴阳气血。

3. 长夏宜淡补 长夏时值夏、秋之际，天热下降，地湿上蒸，湿热相缠，内应脾脏，应采用赤小豆、绿豆、藿香等淡渗之品，利湿健脾以达到气血生化有源。

4. 秋宜凉补 秋季阳气收敛，阴气滋长，气候干燥，内应肺脏，此时五脏刚从夏季旺盛的代谢中舒缓过来，应采用百合、黑芝麻等滋阴生津之品，以调节夏季脏腑功能的失调。

5. 冬宜温补 冬季天气寒冷，阳气深藏，内应肾脏，此时应根据冬季封藏的特点进行养生。

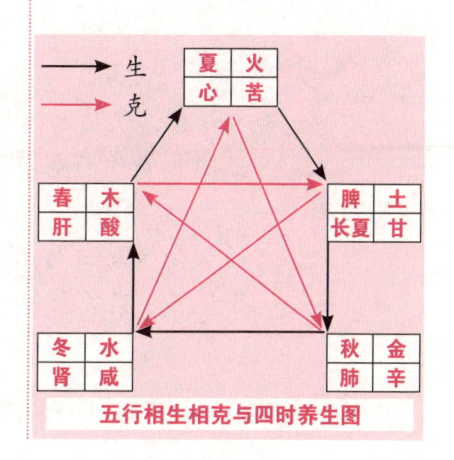

五行相生相克与四时养生图

春季是万物发陈的季节，自然界呈现出一派生机勃勃的景象。因此，春季养生以顺应阳气自然生发舒畅的特点，以养肝为要务。如果违背了春生的时令规律，人体的少阳之气就不能很好地生发，进而导致肝气内郁而发生身体病变。

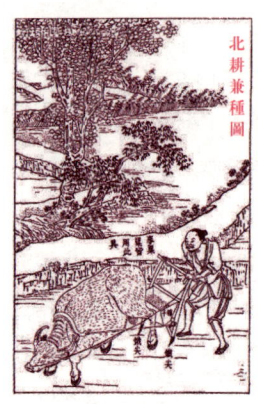

春耕图

就会产生灾害，顺从了它，就不会发生重病。懂得了这些，就掌握了养生之道。这个道理，圣人能够遵行它，愚笨的人则常常违背它。

阴阳消长规律，顺从就能生存，违逆了就会死亡。顺从了四季阴阳变化的规律，人体功能正常；违背了四季阴阳变化的规律，人体就会功能紊乱。如果完全背道而驰，就会使机体与自然环境相对抗出现病变。所以圣人不是等生病后才去治疗，而是在疾病发生之前就开始预防，就好比不会等到战乱已经发生再去治理，而应在战乱可能发生之前就去化解一样。如果疾病已发生，然后再去治疗，乱子已经形成，然后再去治理，那就好比口渴了才去挖井，战乱已发才去打造兵器一样，那不是太晚了吗？

素问·生气通天论篇第三

本篇要点

一、天人相应，说明人体阳气对养生的重要性。

二、导致阳气受伤的病变，指出维持健康的重要根本法则：阴阳平衡。

三、人的生命活动与自然界有着密切的关系，指出违反四时气候的变化规律和不健康饮食都能影响五脏而致病。

黄帝说道：自古以来，天、地、人是否保持和谐统一是生命体存活长短的根本，而这一根本所在就是阴阳。天地之间，四方上下之内，大到广阔的九州之域，小到人的九窍、五脏、十二关节，都与天地之气通达相关。天之气衍生金、木、水、火、土五行，其阴阳之气又依盛衰消长而各分为湿、燥、寒三种阴气及风、暑、火三种阳气。所以，人如果总是违背五行的生克变化规律及三阴三阳之气，阴阳失衡，那么，邪气就会侵袭人体。这是寿命减损的根本原因。

苍天之气清爽明净，相应地，人的精神就平和安定，顺应天气的变化，人体阳气也就稳定固密，即使有贼风邪气，也不能伤害到人体出现病变，这是顺应了阴阳时序变化的缘故。圣人正是因为能够专注心志顺应一年四季的自然之气，因而能通达高妙的阴阳变化之理。人如果违背了这一自然之气的阴阳变化原理，在内就会出现九窍不通的病理变化，在外就会出现肌腠阻塞、卫气涣散失去卫护的情况，这是人们自身不能适应自然之气的变化所致，其结果就是阳气会因此削弱。

人体之有阳气就好比天有太阳一样，假如阳气丧失了，人的寿命就会受损而没有生命力。天体的正常运行是因太阳的光明，而人的阳气也是顺应这一规律而向上运行，并起到保护身体、抵御外邪的作用。

如果人体为寒邪所伤，阳气就会像门轴在门臼中运转一样受到阻塞而不能宣发护卫。日常起居就会烦乱无序，扰动阳气，很容易使神气外越。如果人体为暑邪所伤，就会大汗淋漓而心情烦躁，唉声叹气，气喘不休，心情平和的时候又会多言多语。全身高热如燃烧的炭火一样，但只要出出汗就好了。如果人体为湿邪所伤，头部就会像被东西裹住一样闷沉，要是湿邪持久不能去除，就会牵连大筋萎缩变短，小筋松弛变长，短缩的造成拘挛，弛纵的造成痿弱。如果人体为风邪所伤，就会因为气虚而出现水肿病。如果以上四种邪气交替伤人，那么，人体的阳气就会竭绝。

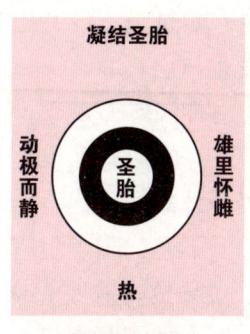

男女媾精，孕育成胎，阴阳是生命的本源。"人身有形，不离阴阳"。

凝结圣胎图

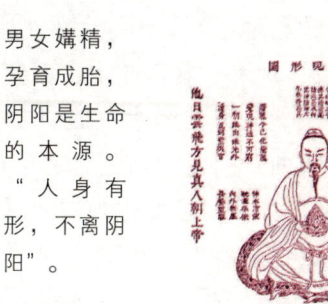

"土地合气，万物自生"。精气是人体生命的核心，男女之精合，便构成人之身形。人的生成必从精始，由精而后生成身形、五脏、皮肉、筋骨、血脉等。

婴儿现形图

上部 素问·生气通天论篇第三

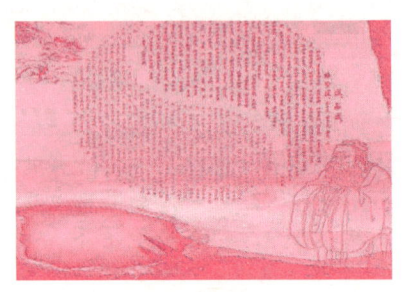

道德经意向图

《道德经》载："道生一，一生二，二生三，三生万物。万物负阴而抱阳，冲气以为和。"生命之根本，源于天地间的阴阳之气，因此人的九窍、五脏、十二关节，都与天地之气通达相关。阴阳调和，顺应天时；阴阳失衡，则邪气就会伤身，即生气通天、天人感应之理。

人体阳气在非常烦劳的时候，就会亢盛外张，导致阴精亏损，如果烦恼长期挥之不去，阳气越来越盛，阴精就会亏损得越来越厉害，到了夏季暑热的时候，人就很容易会患煎厥病，发作的时候眼睛跟瞎了一样看不见东西，耳朵跟聋了一样听不到声音，阳气的丧失就好比都城崩毁一样无法护卫，好比急流奔泻一样势不可当。

人体阳气在生气的时候会逆乱上行，血随气生就会淤积在人体上部，导致气血隔绝，人就很容易出现突然昏厥的病象，如果牵连到了大小诸筋，导致筋弛纵不收，身体就会出现不听使唤的情况。

身体经常半边出汗，则很有可能会演变为偏瘫。如果出汗的时候湿邪侵袭，就容易发生小的疮、痱子。如果经常吃肥肉、精米之类的食物，就容易发生疔疮，还很容易出现其他病症，就像拿空的容器去接收东西一样。如果在劳动的时候出汗过多，又招致风寒之邪，就很容易长粉刺，长此以往，就容易郁积化热而成痤疮。

人体阳气，既可以滋养神气，又能使诸筋柔韧。汗孔开闭失调，寒气就会乘虚而入，进而损伤阳气，以致筋失所养，造成腰背弯下去就直不起来的病象。寒气如果深陷脉中，气血不通而郁积，久而久之就会成为瘘疮；如果进一步深入，伤及五脏、神志，就会出现容易惊恐的症象。如果寒气留滞在肌肤腠理之间，营气不能顺利地运行，就会发生痈肿；如果虚汗没有出尽，身体就会虚弱，加之感受了风邪，腧穴闭阻，就会发生风疟。

所以，风邪是引起各种疾病的首要因素，但只要人精神淡定而顺乎自然，那么，肌肉腠理就会密闭而具有营卫抗拒外邪的能力，即使有邪风剧毒，也不能伤害到身体，这正是顺应时序变化规律而保养身体的结果。

病久了，邪留体内，就会进一步发生病变，到了上下不通、阴阳阻隔的时候，即使是良医也无能为力了。所以阳气蓄积过多，会导致病情加重或致死亡。对此，必须采取通泻的方法治疗，如果治疗不及时，或者医生粗心大意，浅薄从事，就会导致死亡。

人体阳气在白天主要是护卫肌肤表皮，保护人身不被邪气所伤。每天太阳刚刚出来的时候，阳气开始活跃，趋向于外，中午的时候，人体阳气达到最旺盛的阶段，太阳偏西的时候，人体体表的阳气逐渐虚少，汗孔也由先前的张开转为闭合。所以到了晚上，阳气收敛拒守于内，这时不要扰动筋骨，也不要接近雾露。谁要是违反了一天之内早晨、中午、晚上这三个时间的阳气活动规律，形体被邪气侵扰，身体就会逐渐虚弱。

岐伯说：阴气的作用是藏精于内部，并且化生阳气；阳气的作用是卫护人体并使肌肤固密。如果阴气虚弱阳气亢盛，就会使血脉流动加速，如果此时再受热邪，阳气更加强盛，就会发为狂症。如果阳气虚弱阴气亢盛，就会使五脏之气不调，以致九窍不通。所以养生就要像圣人那样，使阴阳平衡，内外和谐，从而达到筋脉调和，骨髓坚固，血气畅顺。这样，邪气不能伤其身，耳聪目明，元气运行正常而不致衰老。

风邪入侵，人体阳气耗伤，阴精日渐消亡，风邪入侵肝脏。如果此时饭食吃得过饱，影响了人体气机升降，就会发生筋脉弛纵、便下脓血的病变，形成痔疮；如果此时饮酒过多，就会造成人体气机逆乱；如果用力过度，还会耗损肾气，甚至使腰脊受损致残。

阴阳平衡的关键在于阳气致密、阴气宁静。阳气致密，阴气就能固守于内。阴阳失衡，任何一方偏胜，阴阳不协调，就像一年之中，只有春天而没有秋天，只有冬天而没有夏天一样。因此，阴阳的协调配合，是圣人养生的重要法则。如果阳气亢盛，不能固密，阴气就会竭绝。阴气和平，阳气密藏，精神旺盛。如果阴阳分离决绝，精气就会随之而尽竭。

人体感受了风霜雨露之邪会引发寒热之症。春天伤于风邪，邪气留而不去，夏天就会发生急性泄泻。夏天伤于暑邪，到秋天会发生疟疾病。秋天伤于湿邪，邪气上逆，到了冬天就会发生咳嗽，并且导致痿厥病。冬天伤于

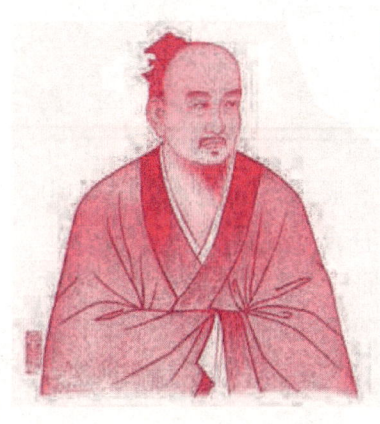

预防医学的倡导者——葛洪

葛洪（284—364）为东晋道教学者著名炼丹家、医药学家。著有《神仙传》《抱朴子》《肘后备急方》《西京杂记》等。他的医学著作《肘后备急方》，书名的意思是可以常常备在肘后（带在身边）的应急书，是随身常备的实用书籍。书中收集了大量救急用的方子，这都是他在行医、游历的过程中收集和筛选出来的，他特意挑选了一些比较容易弄到的药物，即使必须花钱买也很便宜，改变了以前的救急药方不易懂、药物难找、价格昂贵的弊端。他尤其强调灸法的使用，用浅显易懂的语言，清晰明确地注明了各种灸的使用方法，只要弄清灸的分寸，不懂得针灸的人也能使用。

寒气，到来年的春天，就会发生温热病。因此说，春夏秋冬四时的风、寒、暑、湿之邪气，能够交替伤害人的五脏。

精血的产生，来源于对饮食五味的摄取。但是，储藏阴精的五脏，也会因五味太过而受伤。过食酸味，会使肝气偏盛，从而导致脾气衰竭；过食咸味，会使骨骼损伤，肌肉短缩，心气淤滞；过食甜味，会使心气喘闷，肾气失衡；过食苦味，会使脾气过燥而不濡润，从而使胃气凝滞；过食辛味，会使筋脉败坏，发生弛纵，精神受损。因此谨慎地调和五味，会使骨骼强健，筋脉柔和，气血通畅，腠理致密，这样，骨气就精强有力。所以，谨遵养生之道，严格按照养生的方式去做，就可以健康长寿，活到天年。

素问·金匮真言论篇第四

本篇要点

一、说明四时气候变化与五脏病变之间的关系。

二、通过阐述一日之间之变化、体表部位以及脏腑位置等的相互关系，说明运用阴阳学说养生治病的方法。并进一步讨论人体脏腑功能和四时气候变化之间的密切联系。

黄帝问道：自然界有八风的异常，人的经脉又有五风（肝风、心风、脾风、肺风、肾风）的病变，这是怎么回事呢？

岐伯回答说：八风是外部的致病邪气入于五经，侵犯五脏，因而患上风病。一年四季的气候之间有相克的关系，如春胜长夏，长夏胜冬，冬胜夏，夏胜秋，秋胜春，某个季节出现了克制它的季节气候，这就是四时相胜。

东风生于春季，病变多发生在肝经，表现在颈项。南风生于夏季，病变多发生于心经，表现在胸胁。西风生于秋季，病变多发生在肺经，表现在肩背。北风生于冬季，病变多发生在肾经，表现在腰和大腿。长夏季节和中央的方位属于土，病变多发生在脾经，表现在脊柱。

所以，春季邪气伤人，多病在头部；夏季邪气伤人，多病在心；秋季邪气伤人，多病在肩背；冬季邪气伤人，多病在四肢。春天多发生鼻塞和流鼻血，夏天多生胸胁疾病，长夏多脾虚发生腹泻，秋天多发生风疟病，冬天太极生两仪，两仪生四象。四象即六十四卦中的太阴、少阴、太阳、少阳，由阴阳两仪演化而得。古人以四象来象征一年的春、夏、秋、冬四季，又表示空间上四方的星象，东方为青龙之象，西方为白虎之象，南方为朱雀之象，北方为玄武之象。《黄帝内经素问》从四时四象生发出四气调神，指出四时阴阳为"万物之根本""万物之始终""逆之则灾害生，从之则苛疾不起，是谓得道"。

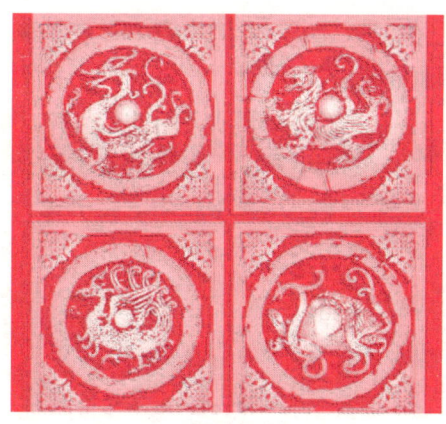

四象图

多发生痹证。

因此，冬天不要扰动阳气，那么，春天就不会得鼻塞和流鼻血的疾病和颈项疾病，仲夏就不会有胸胁的疾病，长夏就不会得虚寒腹泻病，秋天就不会得风疟病，冬天也不会得完谷不化的飧泄、汗出过多等病症。

精气，是人体的根本，所以冬季要善于内藏阴精而不妄泄，春天就不会得温热病。夏暑阳盛，如果不能排汗散热，到秋天就会酿成风疟病。这是平常诊察四时发病的一般规律。

所以说：阴中有阳，阳中有阴。白昼属阳，从黎明到中午，为阳中之阳。从中午到黄昏，自然阳气属于阳中之阴。黑夜属阴，从黄昏到鸡叫，为阴中之阴。鸡叫到黎明，则属阴中之阳。人的情况也与此相应。

就人体而言，外部属阳，内部属阴。就躯干看，背为阳，腹为阴。就脏腑而言，脏属阴，腑属阳。肝、心、脾、肺、肾五脏都属阴。胆、胃、大肠、小肠、膀胱三焦六腑都属阳。为什么要了解阴阳之中又有阴阳的道理呢？这是要分析四时疾病的在阴在阳，以作为治疗的依据，如冬病在阴，夏病在阳，春病在阴，秋病在阳，都要根据疾病的部位来施用针砭的疗法。此外，背为阳，阳中之阳为心，阳中之阴为肺。腹为阴，阴中之阴为肾，阴中之阳为肝，阴中的至阴为脾。以上这些都是人体阴阳表里、内外雌雄相互联系又相互对应的例证，所以它们是与天地自然界的阴阳相应的。

黄帝问道：五脏与四时相应，那四季之气它们各自在五脏中都有各自藏纳的脏器吗？

岐伯回答说：有。比如与春相应的东方青色之气，进入肝脏，肝开窍于目，经气内藏于肝，发病常表现为惊骇，肝在五味为酸，在五行为木，在五畜为鸡，在五谷为麦，在天体为木星，春天阳气上升，所以春天发病在头部。在五音为角，其成数为地八，从而知道其发病在筋脉，所发出的气味为臊气。

与夏相应的南方赤色之气，进入心脏，心开窍于耳，经气内藏于心，在五味为苦，与火同类，在五畜为羊，在五谷为黍，与夏季相应，在天体与火星相应，它的疾病多表现在血脉方面，在五音为徵，其成数为天七。它所发出的气味为焦味。

四季气候与人体疾病表

气候	四季	五脏	病位	病名
东风	春季	肝脏	颈项	鼻塞、流鼻血
南风	夏季	心脏	胸胁	胸胁疾病
西风	秋季	肺脏	肩背	风疟病
北风	冬季	肾脏	腰和大腿	痹证
中央	长夏	脾脏	脊柱	腹泻

中央黄色，进入脾脏，脾开窍于口，经气内藏于脾，在五味为甘，与土同类，在五畜为牛，在五谷为稷，与四时中的长夏相应，在天体与土星相应，它的疾病多发生在舌根和肌肉，在五音为宫，其生数为天五。它所发出的气味为香味。

西方白色，进入肺脏，肺开窍于鼻，经气内藏于肺，在五味为辛，与金同类，在五畜为马，在五谷为稻，与四时中的秋季相应，在天体与金星相应，它的疾病多发生在背部和皮毛，在五音为商，其成数为天九。它所发出的气味为腥味。

北方黑色，进入肾脏，肾开窍于前阴和后阴，经气内藏于肾，在五味为咸，与水同类，在五畜为猪，在五谷为豆，与四时中的冬季相应，在天体水星相应，它的疾病多发生在骨骼方面，在五音为羽，其成数为地六。它所发出的气味为腐臭味。

所以，精通诊脉的人，能够谨慎细心地审查五脏六腑气血顺逆的变化，把阴阳、表里、雌雄的对应和联系，深深地记在心中。这些理论，至为宝贵，对于那些不是真心实意学习而又不具备一定条件的人，不要轻易传授，这样才能使医学的精华真正相传下去。

素问·阴阳应象大论篇第五

本篇要点

一、说明阴阳五行生克之间的规律，并指出各自在养生方面的运用。

二、阐明阴阳平衡在人体生理、病理及调治中的运用。

三、论述阴阳相互作用的规律在诊治大法中的运用。

四、概述阴阳、气血、上下、表里等病变的治疗原则。

  黄帝指出：阴阳之道是天地的规律，是万物的总纲，是宇宙万物变化的起源，是生长肃杀的根本，也是人意志和行为动力的渊源。所以，医治疾病，必须弄清楚阴阳这个根本问题。从阴阳变化来说，阳气聚集而上升，就成为天，浊阴之气积于下，就成为地。阴是比较静止的，阳是比较躁动的；阳主生成，阴主成长；阳主肃杀，阴主收藏。阳能化生力量，阴能构成形体。寒到极点会生热，热到极点会生寒；寒气能产生浊阴，热气能产生清阳；清阳之气居下而不升，就会发生泄泻之病。浊阴之气居上而不降，就会发生胀满之病。这就是阴阳运行失去常规的表现，而患病则是违背了阴阳之道。

  清阳之气上升为天，浊阴之气下降为地。地气蒸发上升为云，天气凝聚下降为雨；雨是地气上升之云转变而成的，云是由天气蒸发水汽而成的。人体的变化也是这样，清阳之气出于上窍，浊阴之气出于下窍；清阳发泄于腠理，浊阴内注于五脏；清阳使四肢充实，浊阴内走于六腑。

  水属阴，火属阳。阳是无形的气化功能，阴是有形的饮食五味。饮食五味滋养成全人的身体。形体的生成又须赖气化的功能，而精又是由气化而产生的，所以形体的滋养全靠水谷，水谷经过生化作用而产生精，再经过气化作用滋养形体。如果饮食不节，反能损伤形体，功能活动太过，亦可以使

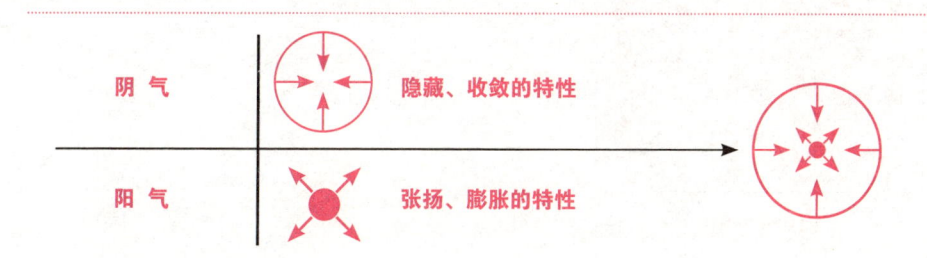

阴气　　　　隐藏、收敛的特性

阳气　　　　张扬、膨胀的特性

经气耗伤，精可以产生功能，但五味太过，也会反而损伤气化功能。

味属于阴，所以传化到最后从人体的下窍排出；气属于阳，所以运行到最后从人体的上窍排出。味厚的属纯阴，味薄的属于阴中之阳；气厚的属纯阳，气薄的属于阳中之阴。味厚的有泄下的作用，味薄的有疏通的作用；气薄的能向外发泄，气厚的能助阳生热。阳气太过，能使元气衰弱，阳气正常，能使元气旺盛，因为元气依赖于正常的阳气，所以过度亢盛的阳气，能耗散元气，正常的阳气，能增强元气。凡气味辛甘而有发散功用的，属于阳，气味酸苦而有通泄功用的，属于阴。

人体阴阳是相对平衡的，如果阴气偏盛（酸苦涌泄太过）则阳气受损，同样，阳气偏盛（辛辣发散太过）则阴气耗损。阳偏盛则表现为热性病症，阴偏盛则表现为寒性病症。寒到极点，会表现热象。寒邪能伤形体，热邪能伤人体正气；正气受伤，人就会产生疼痛，形体受伤，人就会发生肿胀。所以先痛而后肿的，是正气先伤而后及于形体；先肿而后痛的，是形体先病后伤及正气。风邪太过，就会使人体发生痉挛摇晃；热邪太过，人体就会发生红肿；燥气太过，则会发生干枯；寒气太过，则会发生水肿；湿气太过，则会泄下稀溏。

大自然有春、夏、秋、冬四时的交替，有木、火、土、金、水五行的变化，因此，才有了万物的生、长、化、收、藏，因此，也产生了寒、暑、燥、湿、风等不同的气候现象。人有五脏，五脏之气化生喜、怒、悲、忧、恐五种不同的情志活动。喜、怒等情志变化可以伤气，寒暑外侵可以伤形。怒太过，会损伤阴气；喜太过，会损伤阳气。喜怒太过，气逆上行，则伤害人体正气。寒暑太过，则伤害人的身体。所以，如果喜怒不加以节制，寒暑不善于调适，生命就不能牢固。阴极可以转化为阳，阳极可以转化为阴。所以冬季受了寒气的伤害，春天就容易发生温病；春天受了风气的伤害，到了

阴阳之和图

古代医学把人体看作一个以脏腑为核心，各经络互相联系的整体。把人与自然界一切事物都看成是阴阳对立统一运动的整体。因此天人相应、形神合一、阴阳相合就形成了中医的养生观。

夏季就容易发生飧泄；夏季受了暑气的伤害，到了秋天就容易发生疟疾；秋季受了湿气的伤害，到了冬天就容易出现咳嗽。

黄帝问道：我听说古代圣贤系统研究了人体结构，仔细研究了内在的脏腑阴阳，完全弄清了十二经脉之间的六对相合关系及各经脉的循行路线，并为经气流注出入的腧穴确定了部位和名称。同时，还研究弄清楚了肌肉空隙以及关节各有其起点；皮部中浮络的分属及其逆顺走向都各有条理；与天之四时阴阳变化等都具有一定的规律；外面的环境与人体内部相关联，都有表有里。这些说法都正确吗？

岐伯回答说：与东方相应的季节是春天，春天阳气回升，于是产生风。风能使树木焕发生机，草木生发，木气能生酸味，酸味能滋养肝气，肝气又能滋养筋脉，筋脉得到滋养又能生养于心，肝气表现于目。春气在天上是一切起始的动力，在人体表现为认识生命及变化的思维活动，在地上表现为化生万物的功用。大地有生化，所以能产生一切生物；人能知道自然界变化的道理，就能产生一切智慧；宇宙间的深远微妙是变化莫测的。变化在天空中为风气，在地面上为木气，在人体为筋，在五脏为肝，在五色为苍，在五音为角，在五声为呼，在病变的表现为抽搐，在七窍为目，在五味为酸，在情志的变动为怒。怒气能伤肝，悲能够抑制怒；风气能伤筋，燥能够抑制风；过食酸味能伤筋，辛味能平和酸味。

与南方相应的季节是夏天，夏天阳气转盛而生炎热，热甚则生火，火气能产生苦味，苦味能滋长心气，心气能化生血气，血气充足，则又能生脾，心气外在表现于舌。它的变化在天为热气，在地为火气，在人体为血脉，在五脏为心，在五色为赤，在五音为徵，在五声为笑，在病变的表现为忧，在窍为舌，在五味为苦，在情志的变动为喜。喜能伤心，以恐惧抑制喜；热能伤气，以寒气抑制热；苦能伤气，咸味能平和苦味。

与中央大地相应的季节是长夏，长夏多生湿气，湿与土气相应，土气能产生甘味，甘味能滋养脾气，脾气能滋养肌肉，肌肉丰满，则又能养肺，脾气表现于口唇。它的变化在天为湿气，在地为土气，在人体为肌肉，在五脏为脾，在五色为黄，在五音为宫，在五声为歌，在病变的表现为呃逆，在窍为口，在五味为甘，在情志的变动为思。思虑伤脾，以怒气抑制思虑；湿气能伤肌肉，以风气抑制湿气，甘味能伤肌肉，酸味能抑制甘味。

与西方相应的季节是秋季，秋天天气干燥，燥与金气相应，金能产生辛味，辛味能滋养肺气，肺气能滋养皮毛，皮毛润泽则又能养肾，肺气关联于鼻。它的变化在天为燥气，在地为金气，在人体为皮毛，在五脏为肺，在五色为白，在五音为商，在五声为哭，在病变的表现为咳，在窍为鼻，在五味为辛，在情志的变动为忧。忧能伤肺，以喜抑制忧；热能伤皮毛，寒能抑制热；辛味能伤皮毛，苦味能平和辛味。

与北方相应的季节是冬季，冬天阴气凝聚产生寒气，寒气与水气相应，水气能产生咸味，咸味能滋养肾气，肾气能滋长骨髓，骨髓充实，则又能养肝，肾气关联于耳。它的变化在天为寒气，在地为水气，在人体为骨髓，在五脏为肾，在五色为黑，在五音为羽，在五声为呻，在病变的表现为战栗，在窍为耳，在五味为咸，在情志的变动为恐。恐能伤肾，思能够抑制恐；寒能伤血，燥能够抑制寒；咸能伤血，甘味能平和咸味。

所以说：天地，对万物有保护和养育之功；阴阳，就像是有血气的男男女女；左右为阴阳运行不息的路线；水性寒，火性热，是阴阳存在于天地之间的象征；阴阳的变化是万物生长的原始能力。所以说阴阳是互相为用的，阴在内，为阳之镇守；阳在外，为阴之役使。

黄帝问道：阴阳的法则怎样运用于辨别病症情况呢？

岐伯回答说：如果一个人阳气太过，则身体发热，腠理紧闭，气粗喘促，呼吸困难，身体也会为之俯仰摆动，无汗发热，口干，烦闷，如果还出现腹部胀满，可见死证，这是属于阳性之病，冬天还能支持，夏天就受不了。阴气太过则身发寒而汗多，或身体常觉冷而不时战栗发寒，甚至手足厥逆，如见手足厥逆而腹部胀满的，是死证，这是属于阴盛的病，所以夏天还能扛得住，但往往到了冬天就不能耐受了。这就是阴阳盛衰交替造成的病变

极阴状态是冬季的冬至（水气、北方），——阳始生；极阳状态是夏季的夏至（火气、南方），——阴始生。冬与夏的中间是春季（木气、东方），夏与冬的中间是秋季（金气、西方）。

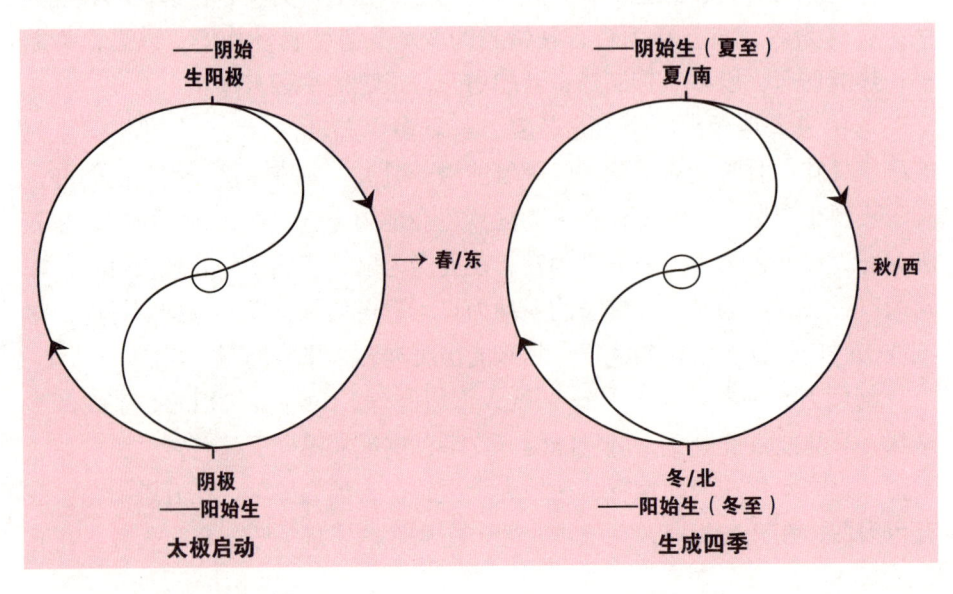

——阴始生阳极
阴极——阳始生
太极启动

——阴始生（夏至）
夏/南
春/东
秋/西
冬/北
——阳始生（冬至）
生成四季

及病症表现。

黄帝问道：有什么办法可以调摄阴阳过盛过衰呢？

岐伯说：如果懂得并遵循七损八益的养生之道，就可以调摄人体阴阳失衡的情况，如不懂得这个道理，就会表现出未老先衰的现象。一般而言，人到四十，阴气自然减半，其起居能力渐渐衰退；到了五十岁，身体觉得沉重，耳不聪目不明了；到了六十岁，阴气萎弱，肾气大衰，九窍退化，不能通利，出现下虚上实的现象，会常常流眼泪鼻涕。所以说：知道调摄的人身体就强健，不知道调摄的人身体就容易衰老；本来是同样的身体，结果却出现了有人身体好、有人身体差的两种情况。懂得养生之道的人，于未老之时就注意养生，而那些不懂得养生之道的人，过早就会使身体阴阳失衡。不善于调摄的人，常感有心无力，而重视调摄的人，就总感觉精力旺盛；精力旺盛者则耳聪目明，身体矫健强壮，即使已经年老，亦可以身体强壮，当然本来强壮的人就更好了。所以圣人不做勉强的事情，不胡思乱想，有乐观愉快的旨趣，常使心旷神怡，保持着宁静的生活，所以能够寿命无穷，尽享天年。这是圣人协调阴阳、健康长寿的养生方法。

西北方往往阳气不足，所以属阴，因而人的右耳多不及左边的灵敏；相反，东南方阳气偏盛，地气不足，所以东南方属阳，因而人的左手足不及右边的强。

春季主生，春阳之气始生，是万物复苏的季节，大自然生机发动，草木欣欣向荣，应当使神志随着生发之气而舒畅，应和春阳生发之气而决不能违逆它。

夏季主长，阳气旺盛，是草木繁茂秀美的季节。大自然中阴阳之气上下交通结合，各种草木开花结果，为适应这种环境，这时不要厌恶白天太长，要使心中没有郁怒，并使腠理宣通，夏气疏泄，精神饱满地与外界相适应。

秋季主收，阴气始生，阳气渐衰，是草木自然成熟的季节。天气劲急，地气清明。在这个季节，应当"志闲而少欲，心安而不惧"，使意志保持安定，精神内守不急不躁，在动中修禅，阴阳相抱。使秋天肃杀之气得以平和，使肺气得到匀整，不使意志外驰。

冬季主藏，阴气隆盛，阳气潜藏，天气寒凉，是万物生机潜伏闭藏的季节。这时不要扰动阳气，应该早睡晚起。使意志如伏似藏，这是适应冬天藏伏的道理。

四时阴阳之变化，是万物生长收藏的由来，死生的本源，违背它，就要发生病灾，顺从这个规律就会健康。养生顺应四时阴阳变化之规律，这就是人与自然的和谐。

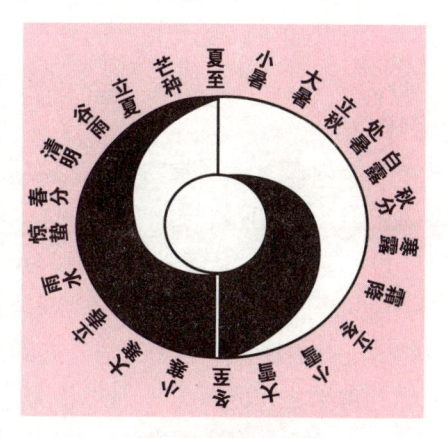

四时阴阳盛衰变化图

黄帝问道：这是什么道理？

岐伯回答说：东方属阳，阳气向上升发，与此相应，人体阳气的精华聚集在上部左侧，必然使上部精气充盛则下部精气不足，所以，上部左侧耳朵灵敏、眼睛明亮，而下部左侧手足不太强健；西方属阴，阴气的特点是向下沉降，所以人体的精神集合于下部，集合于下部则上部虚弱，所以耳目不聪明而手足便利。如虽左右同样感受了外邪，但在上部则身体的右侧较重，在下部则身体的左侧较重，这是天地阴阳之所不能全，而人身亦有阴阳左右之不同，所以邪气就能乘虚而居了。

由于天有精气，地有形体；天有立春、立夏、立秋、立冬、春分、秋分、夏至、冬至八节有序更替，地有东、南、西、北、中五方的分布和作用，因此天地阴阳交通化生万物。无形的清阳上生于天，有形的浊阴下归于地，所以天地的运动与静止，是以阴阳的神妙变化为纲纪，而能使万物春生、夏长、秋收、冬藏，终而复始，循环不休。懂得这些道理的人，他把人体上部的头来比天，下部的足来比地，中部的五脏来比人事，以调养身体。天之气通于肺，地的水谷之气通于咽，风木之气通于肝，雷火之气通于心，溪谷之气通于脾，雨水之气通于肾。六经犹如河流，肠胃犹如大海，上下九窍以水津之气贯注。如以天地来比类人体的阴阳，则阳气发泄的汗，像天地之间的雨水；人身的阳气，像天地疾风。人的暴怒之气，像天有雷霆；逆上之气，像阳热的火。所以养生时如果不取法于天地自然的道理，那么就会生病。

邪风到来，犹如疾风暴雨。善治病的医生，邪气还在皮毛的时候，就给予治疗；技术较差的，至邪气在肌肤才治疗；而更差的，至邪气在五脏才治疗。假如病邪传入到五脏，就非常严重，这时治疗的效果，往往是生的希望和死的可能性同样大。

所以如果感受了自然的邪气，人体五脏就容易受伤害；如果感受了饮食的寒或热，就会损害人的六腑；如果感受了地之湿气，就会使皮肉筋脉受到伤害。

所以善于运用针法的，观察筋脉阴阳变化，病在阳，从阴以诱导之，病在阴，从阳以诱导之；取右边以治疗左边的病，取左边以治疗右边的病，以自己的正常状态来比较患者的异常状态，以在表的症状了解里面的病变，并且判断阴阳的太过或不及，就能在疾病初起的时候，便知道病邪之所在，此时进行治疗，不致使病情发展到危险的地步。

善于诊病的医生，通过诊察患者的色泽和脉搏，先辨别病症的属阴属阳；审察五色的浮泽或清浊，而知道病的部位；观察呼吸，听患者发出的声音，可以得知病苦所在；诊察四时色脉的正常是否，来分析疾病在哪一脏腑；诊察寸口和皮肤，从它的浮、沉、滑、涩来确定所患疾病。这样在诊断上就不会有差错，治疗也不会出现过失了。

所以说：病在初起的时候，可用刺法将其治愈；如果病势正盛，必须等到病情减轻的时候再用针刺的方式治愈。所以病轻的时候，要用宣泄的药；病重的时候，要用攻伐的药；病马上要治愈的时候，要巩固以防止复发。形体虚弱的，当温补其气；精气不足的，当补之以厚味。如病在膈上的，可用吐法；病在下焦的，可用疏导之法；病在胸腹胀满的，可用泻下之法；如果邪气停留在体表的，可用汤药浸渍以使其出汗；如邪在皮肤，可用辛温发汗之法，使其外泄；如病势急暴的，可用抑制法；属于实证，则用散法或泻法。观察病在阴在阳，以辨别其刚柔，阳病应当治阴，阴病应当治阳；确定病邪在气在血，防止气病再伤及血，所以血实适宜用泻血法，气虚宜用导引法。

素问·阴阳离合论篇第六

本篇要点

一、通过演绎阴阳变化的无限可分，说明阴阳的化生属性。
二、论述三阴三阳经的离合和所行部位及起迄点及其作用。

黄帝问道：我听说天属阳，地属阴，日属阳，月属阴，阴阳日月运转，形成了大月和小月，大月和小月合起来三百六十天而成为一年，人体也与此相应。而现在又听说人体的三阴三阳和天地阴阳之数不相符合，这是什么道理？

岐伯回答说：阴阳有名无形，但在具体运用时变化无穷无尽，经过进一步

乾者为天之用，天者是乾之体。天所以清虚高远，纯阳不杂，一气冥运，万物化生，乃可法天之用，不可法天之体。故曰乾象而称老阳，其数则九，谓乾为天有三画，三因之得九，此卦重之六爻而各称九是也。夫天之道势如偃盖，状若鸡卵，娶坤为妻而生六子也。

天
其数九
称老阳

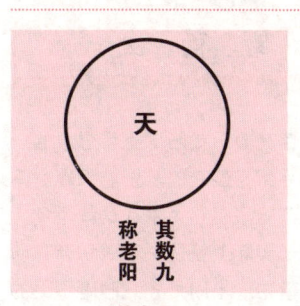

乾象图

推演，则可以由十到百，由百到千，由千到万，由万再推演下去，没有穷尽。然而其总的原则仍不外乎对立统一的阴阳道理。

　　天地之间，万物繁衍生息，还没有长出地面的时候，居于阴处，称之为阴中之阴；若已长出地面的，就叫作阴中之阳。有阳气，万物才能生长，有阴气，万物才能成形。所以万物的发生，因于春气的温暖；万物的生长，因于夏气的炎热；万物的收成，因于秋气的清凉；万物的闭藏，因于冬气的寒冷。如果四时阴阳失序，气候无常，天地间生长收藏的变化就会失常。这种阴阳变化的道理，在人来说，也是有一定的规律，并且可以推测而知的。

　　黄帝问道：我希望听听关于人体三阴三阳经脉的离合情况。

　　岐伯回答说：圣人面向南方站立时，前方属阳，名叫广明，后方属阴，名叫太冲，行于太冲部位的经脉，叫作少阴。在少阴经上面的经脉，名叫太阳，太阳经的下端起于足小趾外侧的至阴穴，其上端结于睛明穴，因太阳为少阴之表，故称为阴中之阳。再以人身上下而言，上半身属于阳，称为广明，广明之下称为太阴，太阴前面的经脉，名叫阳明，阳明经的下端起于足次趾之端的厉兑穴，因阴阳是太阴之表，故称为阴中之阳。厥阴为里，少阳为表，故厥阴经之表，为少阳经，少阳经下端起于窍阴穴，因少阳居厥阴

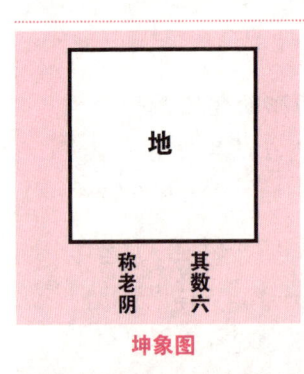

地（称老阴 其数六）	坤者为地之用，地者是坤之体。地所以纯厚广载，纯阴不杂，二气升降，物有变迁，乃可法地之用，不可法地之体。故曰坤象而称老阴，其数则六，谓坤为地有六画，象之称六。此卦重之六爻各称六是也。夫天有三画，而兼坤之六画，故称九也，唯地属老阴而不得兼阳，故称六也。

坤象图

阴	地、月、暗、夜、女、神、静、低、江、海、后、下……
阳	天、日、明、昼、男、人、动、高、山、野、前、上……

　　阴和阳同时发生、同时消失，绝没有单独存在的情况，单独存在的阴或阳是不可想象的。因此，任何事物都是阴阳共生体，同一事物的阴阳二气，存在着平衡与盛衰的差别。天地之间阴阳二气互动、互制进行调化，产生了地球上繁荣、昌盛的自然万物。阴阳为本，这就是道。道，是阴阳、经纬、理致和真理，是宇宙的根本大法。这个大法，实际上就是关于一切存在所遵循的规律、规则等的必然法则。这个法则适用于宇宙间的一切事物。小则见于凡眼看不见的微观世界，大则见于浩瀚的宇宙空间、偌大天体，同时还见于一切有生命的物质。

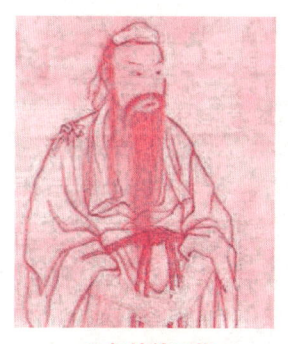

岐伯是我国远古时代最著名的医生，清·乾隆年间《庆阳县志·人物》记载："岐伯，北地人，生而精明，精医术脉理，黄帝以师事之，著《内经》行于世，为医书之祖。"

天师岐伯画像

之表，故称为阴中之少阳。因此，三阳经的离合，分开来说，太阳主表为开，阳明主里为阖，少阳介于表里之间为枢。但三者之间，不是独立的，而是相互紧密联系着的，脉搏有力，所以合起来称为一阳。

黄帝问道：希望再听你讲讲三阴经脉分而言之的情况。

岐伯回答说：人体在外的为阳，在内的为阴，所以在里的经脉称为阴经，行于少阴前面的称为太阴，太阴经的根起于足大趾之端的隐白穴，称为阴中之阴。太阴的后面，称为少阴，少阴经的根起于足心的涌泉穴，称为阴中之少阴。少阴的前面，称为厥阴，厥阴经的根起于足大趾之端的大敦穴，由于两阴相合而无阳，厥阴又位于最里，所以称之为阴之绝阴。因此，三阴经之离合，分开来说，太阴是三阴之表为开，厥阴是三阴之里为阖，少阴介于表里之间为枢。但三者之间不是独立的，而是相互紧密联系着的，所以合起来称为一阴。

气血的运行，周而复始，一昼夜就会在人体全身循环一周。之所以会这样，是阴阳之气在人体分合有序，气运于里，形立于表，这就是阴阳离合、表里相成的缘故。

素问·阴阳别论篇第七

本篇要点

一、指出一年四时人体的正常脉象、经脉变化，并说明与四时、十二月自然变化相应的养生之道。

二、倡导以阴阳学说来辨别脉象、诊断疾病、推测患者预后情况。

三、详细说明六经发病的常见脉象、症状及其预后。

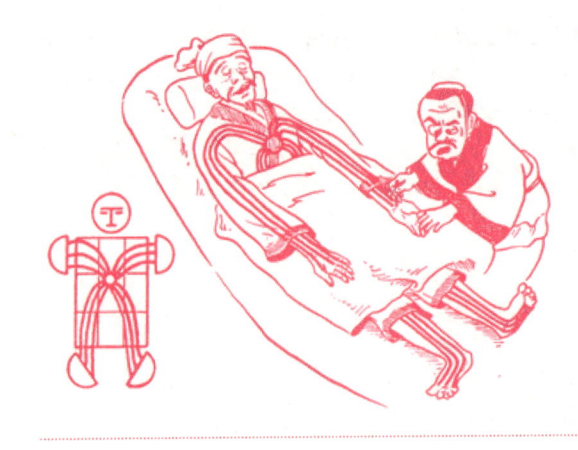

晋景公脉案 三阴之脉乱 病入膏肓

公元前581年，医缓受秦桓公差遣赴晋为晋景公诊病，知其"疾不可为"，断其在"肓之上，膏之下"，病在横膈膜及心脏之下的部位而无法治疗。"病入膏肓"一词，由此而成为经典，流传至今。

黄帝问道：人有"四经十二从"的说法，这是什么意思？

岐伯回答说：四经，是指与四时相应的正常脉象。即春季脉弦，夏季脉洪，秋季脉浮，冬季脉沉，分别与四季的阴阳变化相应。而所谓十二从，是指十二辰，它们和十二月相应，而十二月又和十二经脉相应。

脉分阴阳，弄明白了什么是阳脉，就能知道什么是阴脉，能了解什么是阴脉，也就明白了什么是阳脉。阳脉有五种，就是春微弦，夏微钩，长夏微缓，秋微毛，冬微石。五时各有五脏的阳脉，所以五时配合五脏，则为二十五种阳脉。所谓阴脉，就是脉没有胃气，称为真脏脉象。真脏脉是胃气已经败坏的象征，败象已见，就可以断其必死。所谓阳脉，就是指有胃气之脉。辨别阳脉的情况，就可以知道病变的所在；辨别真脏脉的情况，就可以知道死亡的时期。三阳经脉的诊察部位，在结喉两旁的人迎穴，三阴经脉的诊察部位，在手鱼际之后的寸口。一般在健康状态之下，人迎与寸口的脉象是一致的。辨别属阳的胃脉，能知道时令气候和疾病的宜忌；辨别属阴的真脏脉，能知道患者的死生时期。临证时应谨慎而熟练地辨别阴脉与阳脉，就不致众说纷纭而不知所措了。

脉象阴阳，脉往为阴，脉来为阳；脉静为阴，脉动为阳；脉慢为阴，脉快为阳。凡诊得无胃气的真脏脉，如肝脉来时如一线孤悬，似断似绝，或者来得弦急而硬，十八天后就会死亡；如心脉来时胃气断绝，九天就会死亡；如肺脉来时胃气断绝，十二天就会死亡；如肾脉来时胃气断绝，七天就会死亡；见到脾脉来时胃气断绝，四天就会死亡。

胃肠有病，会影响到心脾，患者往往有大小便困难的感觉，如果是女子就会月经不调，甚至出现闭经。若病久后转变，或者形体逐渐消瘦，或者呼吸短促，气息上逆，就不可治疗了。

太阳经发病，多有寒热的症状，或者下身水肿，或者两足痿弱无力而逆冷，腿肚酸痛。若病久传化，则或为皮肤干燥而不润泽，或阴囊肿大。

少阳经发病，通常气虚不足，或易患咳嗽，或易患泄泻。若病久传变，则或为心虚掣痛，或为饮食不下，阻塞不通。

阳明与厥阴发病，会有惊骇、背痛等表现，常常嗳气、呵欠，病名为风厥。

少阴和少阳发病，表现为腹部作胀，心下满闷，不时地叹气。

太阳和太阴发病，则为半身不遂的偏枯症，或者变易常用而痿弱无力，或者四肢不能举动。

脉搏跳动，来时有力，去时力衰，叫钩脉；稍无力，来势轻虚而浮，像毛一样轻浮，叫毛脉；有力而紧张，如按琴瑟的弦，叫弦脉；有力而必须重按，像石头下沉，叫石脉；既非无力，又不过于有力，一来一去，脉象和缓，如水流而滑利平顺，叫溜脉。

阴阳失去平衡，阴气争胜于内，阳气扰乱于外，汗出不止，四肢逆冷，邪气就会向上发展损伤肺脏，使人发生有声气喘。

阴气之所以能生成并得以调和，是因为阴阳平衡。如果阳气过盛就会破散，阴气也会随之消亡；倘若阴气过盛，则寒湿偏胜，就会刚柔不和，经脉气血就会败绝。

属于死阴（五脏之病按照相克的次序传变）的病，不过三天人就要死；属于生阳的病，不过四天就会痊愈。何为生阳、死阴？例如肝病传心，为木生火，得其生气，叫作生阳；心病传肺，为火克金，金被火消亡，叫作死阴；肺病传肾，同为阴气，以阴传阴，无阳之候，叫作重阴；肾病传脾，水反侮土，叫作辟阴，是不治之症。

邪气在阳经郁结，人的四肢就会水肿；阴血在阴经郁结，人的大便就会带血，并且日益严重。阴阳经都郁结了，如果偏重于阴经方面，就会发生"石水"之病，主要是小腹肿胀；邪气郁结于二阳（足阳明胃、手阳明大肠），则肠胃俱热，多为消渴之症；邪气郁结于三阳（足太阳膀胱、手太阳小肠），则多为上下不通的隔证；邪气郁结于三阴（足太阴脾、手太阴肺），多为水肿膨胀的病；邪气郁结于一阴一阳（指厥阴和少阳）就会

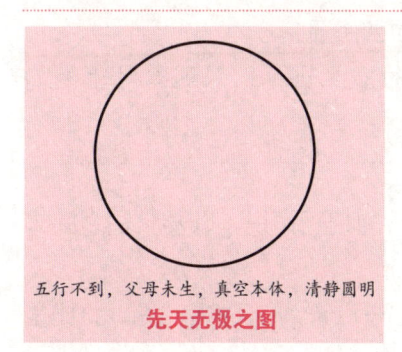

五行不到，父母未生，真空本体，清静圆明
先天无极之图

"无极"一词在文言文中是表示"没有中心"的意思。代表着上古先人对宇宙大爆炸之前状态的抽象理解。一种连中心点都没有的状态，那里没有边界可言。既没有中心也没有边界，这种状态当然是无穷无尽的"混沌"。

六气者明三阳三阴之气，三阳指太阳、阳明、少阳。三阴即太阴、厥阴、少阴。"三阴三阳"发生疾病，会使人半身不遂、筋肉痿弱迟缓，或者四肢不能举动。

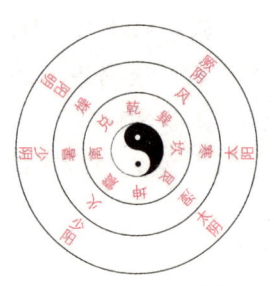

六气与三阴三阳关系图

生喉痹。

阴脉搏动有力，与阳脉有明显的区别，这是怀孕有喜的征象。阴阳脉（尺脉、寸脉）都显虚象，如果还患痢疾的，多是死症。阳脉胜于阴脉，会出汗，阴脉虚而阳脉搏击，火迫血行，在妇人会发生血崩。

太阴经脉（指手太阴肺、足太阴脾）全都搏击有力时，患者会在第二十天半夜死去；少阴经脉（指手少阴心、足少阴肾）全都搏击有力时，患者大约到十三天傍晚时死亡；厥阴经脉（指手厥阴心包络、足厥阴肝）全都搏击有力时，患者将会在第十天死去；太阳经脉全都搏击有力而鼓动过甚的，三天就会死亡；太阴和太阳经脉同时都搏击有力时，患者会出现心腹胀满，阴阳之气发泄已尽，大小便不通，则五天就会死亡；三阳（指足阳明胃、手阳明大肠）之脉俱搏击于指下，患有温病的，则属于无法治疗的死证，不过十天就要死了。

素问·灵兰秘典论篇第八

本篇要点

一、以官员职能做比喻，说明人体五脏六腑以及膻中的功能特点，同时指出人体内脏功能有分有合的相互关系。

二、指出心脏所主以及在十二脏中的君主地位，强调心对于养生的重要性。

黄帝问道：我想听你谈一下人体十二脏器的相互作用，以及它们之间有无主次区别？

岐伯回答说：你问得真够仔细呀！请让我逐一说来。心，主宰全身，好比是人体的君主，称为君主之官。人的智慧（精神、意识、思维活动）都由此而出。肺，好比是宰相，称为相傅之官，辅佐着君主，因主一身之气而调节全身的活动。肝，主怒，像将军一样有勇有谋，称为将军之官，谋略由此而出。胆，是中正之官，主管人的决断能力。膻中（心包）是臣使之官，维护着心而接受其命令，心志的喜乐，靠它传布出来。脾和胃是仓廪之官，主管受纳运化饮食五味。大肠，能传送食物的糟粕，使其变化为粪便排出体外，是传导之官。小肠承受胃中下行的食物而进一步分化清浊，是受盛之官。肾能够使人发挥强力而产生各种技巧，是作强之官。三焦能够通行水道，是决渎之官。膀胱蓄藏津液，通过气化作用，方能排除尿液，是州都之官。以上这十二官，虽有分工，但彼此相互作用相互协调。其中，起着君主作用的心脏最为重要，只要心脏强健有力，则其他脏腑就会安顺，人体就会长寿，终生不会发生疾病，同样，以此治理天下，国家就会昌盛繁荣。相反，如果心脏主宰精神意志的功能丧失，那么，包括其本身在内的十二官就都要发生危险，各器官发挥正常作用的途径闭塞不通，形体就要受到严重伤害。在这种情况下还要去养生，就必然会发生灾祸，缩短寿命。这就好比君主昏庸无能却还要治理天下，那政权就危险难保了，千万要慎之又慎呀！

最高明的医道精妙入微，且变化无穷，谁能清楚地知道它的本源？实在是困难得很呀！有学问的人勤恳地研习，可是谁能掌握它的精要内涵呢？最微小的事物可以用毫厘来度量，若积少成多，便要用尺来度，用斗来量，然后千万倍地积累扩大，推衍增益，才演变成了形形色色的世界。

黄帝问道：你讲得真好呀！我听到了精深而充满智慧之光的道理，这真是最为圣明的大

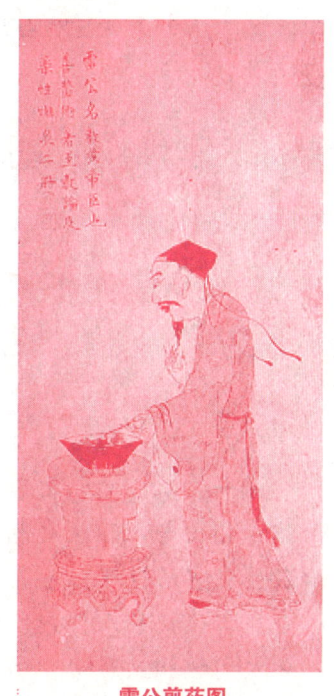

雷公煎药图

雷公，中国传说中的上古医家。相传为黄帝众多懂医学的臣子之一。擅长于教授医学之道、望色诊断与针灸医术等。在关于针灸论述上与黄帝讨论了"凡刺之理"，以及望面色而诊断疾病的理论。从《素问》中以及《灵枢》内容来看，可知雷公从黄帝受业之关系。历史上托名雷公的医学著作有《雷公药对》。

学问。（对于这宣畅明白的宏大理论）如果不虔诚地选择吉日，是不敢接受的。

于是，黄帝选择吉日，将这些道理一一记下，并珍藏在灵台兰室，如同宝物一般，使它得以保存并流传后世。

素问·六节脏象论篇第九

本篇要点

一、从"六六之节""九九制会"角度说明天地日月运行的规律，指出与人养生之间的关系。说明五运失常、时序变异，人体将备受灾害的道理。

二、说明人体内脏的功能和外在表现及其与自然环境和时令变化之间的相互影响。

三、从人迎、寸口的脉象异常亢盛，说明疾病所处及其对人体健康的影响。

黄帝问道：我听说天体运行是六个甲子（一周之数为六十，是谓一节，每年三百六十日，故为六节）一年，人则以九九极数的变化来配合天道（九州、九野与九窍、九脏应合）的准度，而人又有三百六十五穴（腧穴），与天地相应，这些说法，已听到很久了，但不知该怎么理解？

岐伯回答说：你问得很高明啊！请让我就此谈谈我的看法。六六之节和九九制会，是用来确定天度和气数的。天度，是用来计算日月行程的。气数，是用来标志万物的生长变化的。天为阳，地为阴，日为阳，月为阴。它们的运行有一定的部位和秩序，其环周也有一定的道路。每一昼夜，日行一度，月行十三度有余，所以大月、小月合起来三百六十五天成一年，由于月份的不足，节气有盈余，于是产生了闰月。确定了岁首冬至并以此为开始，用圭表的日影以推正中气的时间，最后再随着日月的运行来推算二十四个节气比十二个月长出的时间，这样，包括时令节气的整个天度的变化就可以完全计算出来了。

黄帝问道：我已经明白了天道运行的度数问题，请您告诉我二十四节气是怎么与之配合的？

岐伯回答说：天道的运行是以六个甲子周日为周期的，天有十干，代表十日，十干循环六次而成一个周甲，周甲重复六次就是一年，这是三百六十日的计算方法。自古以来，都认为天是生命的根源，更深一步说，生命本于阴阳。无论是地上的九州万物，还是人体的九窍百骸，都与天地阴阳密不可分。天地阴阳派生出能运生万物的五行，而阴阳又依盛衰消长而各分为三。三气（天气、地气、人气，或谓向上的清阳之气、向下的浊阴之气、居中的阴阳合气）合而生成蓝天、大地、人体，天、地、人又各有三气（向上的清阳之气、向下的浊阴之气、居中的阴阳合气），三三而合成九气，在地分为九野，在人体分为九脏，形脏四（胃、大肠、小肠、膀胱），神脏五（心、肝、脾、肺、肾），合成九脏，与天地阴阳的九气对应。

黄帝问道：我已经明白了六六、九九配合的道理，您说气的盈余积累成为闰月，我想听您讲一下什么是节气？请您来启发我的蒙昧，解释我的疑惑！

岐伯回答说：这是前代帝王秘而不宣的学问，也是先师传授给我的。

二十四节气表

	节气名	立春（正月节）	雨水（正月中）	惊蛰（二月节）	春分（二月中）	清明（三月节）	谷雨（三月中）
春季	节气日期	2月4日或5日	2月19日或20日	3月5日或6日	3月20日或21日	4月4日或5日	4月20日或21日
	太阳到达黄经	315°	330°	345°	0°	15°	30°
	节气名	立夏（四月节）	小满（四月中）	芒种（五月节）	夏至（五月中）	小暑（六月节）	大暑（六月中）
夏季	节气日期	5月5日或6日	5月21日或22日	6月5日或6日	6月21日或22日	7月7日或8日	7月23日或24日
	太阳到达黄经	45°	60°	75°	90°	105°	120°
	节气名	立秋（七月节）	处暑（七月中）	白露（八月节）	秋分（八月中）	寒露（九月节）	霜降（九月中）
秋季	节气日期	8月7日或8日	8月23日或24日	9月7日或8日	9月23日或24日	10月8日或9日	10月23日或24日
	太阳到达黄经	135°	150°	165°	180°	195°	210°
	节气名	立冬（十月节）	小雪（十月中）	大雪（十一月节）	冬至（十一月中）	小寒（十二月节）	大寒（十二月中）
冬季	节气日期	11月7日或8日	11月22日或23日	12月7日或8日	12月21日或22日	1月5日或6日	1月20日或21日
	太阳到达黄经	225°	245°	255°	270°	285°	300°

黄帝说：就请全部讲给我听。

岐伯回答说：五天叫作一候，三候十五日叫作一个节气，六气九十天

阳中之阴 ← 阴

阳 ← 阴中之阳

阳阴互根为用

阴阳互根为用图

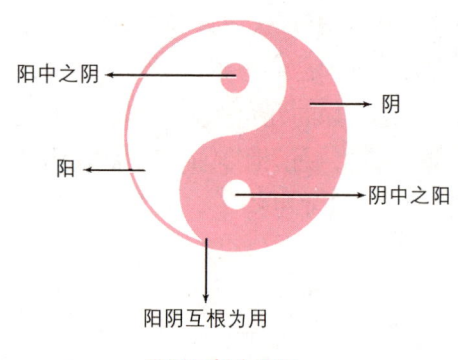

阴阳互根，又称"阴阳相成"，是指相互对立的阴阳双方，又相互依存、相互化生、相互为用、相互吸引地共处于一个统一体中。

叫作一时，四时就是一年。一年四时，各随其五行的配合而分别当旺。木、火、土、金、水五行随时间的变化而递相承袭，各有当旺之时，到一年终结时，再从头开始循环。一年分为四时，四时分布节气，逐步推移，如环无端，节气中再分候，也是这样推移下去。所以说，不知道一年中当旺之气的驾临、节气的盛衰、虚实的起因等情况，就不可以作医生。

黄帝问道：五行的推移，周而复始，如环无端，它的太过与不及是怎样的呢？

岐伯回答说：五行之气更迭主宰春、夏、长夏、秋、冬，五时之气当中，互有胜克，从而有盛衰的变化，这是正常的现象。

黄帝问道：平气是怎样的呢？

岐伯回答说：就是没有偏差，既没有太过也没有不及。

黄帝问道：那么，太过和不及的情况怎样呢？

岐伯回答说：这些情况在经书中已有记载。

黄帝问道：什么是所胜？

岐伯回答说：春胜长夏，长夏胜冬，冬胜夏，夏胜秋，秋胜春，这就是时令根据五行相生相克的情况。同时，人的五脏就是根据这五行之气来命名的。

黄帝问道：怎样才知道它们之间的相胜情况呢？

岐伯回答说：看五行之气到来的时间是否与时令相应。一般以立春前为标准开始向下推算。如果时令未到而五行之气提前到来，称为太过；某气太过就会侵侮所不胜之气，欺凌其所胜之气，这就叫作气淫；时令已经到了而五行之气还没有到，称为不及；某气不及，则其所胜之气因缺乏制约而妄行，其所生之气因缺乏帮助而困弱，其所不胜就更会加以侵迫，这就叫作气迫。所谓求其至，就是要根据时令推求五行之气到来的早晚，要谨慎地等候时令的变化，五行之气的到来是可以预期的。如果搞错了时令或违反了时令与五行之气相合的关系，以至于分不出五行之气当旺的时间，那么，当邪气内扰，病及于人的时候，再好的医生也就无能为力了。

黄帝问道：五行之气有肆意妄行、不相承袭的吗？

岐伯回答说：天的五行之气运行自有规律，如果五行之气不按规律依次相承，就是反常，反常就会变为害。

黄帝问道：变为害会有什么样的后果？

岐伯回答说：如果反常气候不能占上风，能被这个时令的气候所战胜，那么，患病就轻微，若为当旺之气所不能战胜，则患病深重，如果同时还感受了其他邪气，就会造成死亡。所以反常气候的出现，不在其所克制的某气当旺之时令，病就轻微，若恰在其所克制的某气当旺之时令发病，则病深重。

黄帝问道：讲得好。我听说因为有了天地之气的和合而化生了万物，又由于其变化多端以至万物形态差异而定有不同的名称。天地的气运，阴阳的变化，它们对于万物的生成，就其作用而言，哪个多，哪个少，您可以告诉我吗？

岐伯回答说：问得真详细呀！天极其广阔，不可测度，地极其博大，也很难计量。不过像您这样伟大高明的圣主既然提出，就请让我陈述一下其中的道理吧。草木显现五色，而五色的变化是看也看不尽的；草木产生五味，而五味的醇美是尝也尝不完的。人们对色味是分别与五脏相通的。天供给人们以五味。五气由鼻吸入，贮藏于心肺，其气上升，使面部五色明润，声音洪亮。五味入于口中，贮藏于肠胃，经消化吸收，五味精微内注五脏以养五脏之气，脏气和谐而保有生化功能，再加上津液的作用，人的神气也就会生发旺盛起来。

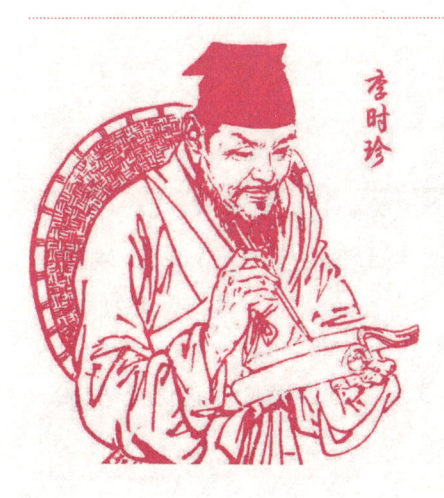

李时珍（1518—1593），字东璧，时人谓之李东璧。号濒湖，晚年自号濒湖山人，湖北蕲州（今湖北省黄冈市蕲春县蕲州镇）人，汉族，生于明武宗正德十三年（1518），卒于神宗万历二十二年（1593）。中国古代伟大的医学家、药物学家，李时珍曾参考历代有关医药及其他学术书籍八百余种，结合自身经验和调查研究，历时二十七年编成《本草纲目》一书，是我国古代药物学的总结性巨著，在国内外均有很高的评价，已有几种文字的译本或节译本。另著有《濒湖脉学》。

黄帝问道：人体脏器与外在的表现又如何呢？

岐伯回答说：心，是生命的根本，是智慧所在，其荣华表现在脸上，其功用是充养组织血脉，为阳中的太阳，与夏气相对应。肺是气的根本，为魄所居之处，其荣华表现在毫毛，其充养的组织在皮肤，是阳中的太阴，与秋气相对应。肾主蛰伏，是封藏经气的根本，为精气所处，其荣华表现在头发，其充养的组织在骨，为阴中之少阴，与冬气相对应。肝，是罢极之本，为魂魄所在，其荣华表现在爪甲，其充养的组织在筋，可以生养血气，其味酸，其色苍青，为阳中之少阳，与春气相对应。脾、胃、大肠、小肠、三焦、膀胱，是仓廪之本，为营气所居之处，因其功能像是盛贮食物的器皿，故称为器，它们能吸收水谷精微，化生为糟粕，管理饮食五味的转化、吸收和排泄，其荣华在口唇四旁的白肉，其充养的组织在肌肉，其味甘，其色黄，属于至阴之类，与土气相通。以上十一脏功能的发挥，都取决于胆的少阳之气，即胆的功能是否正常。

颈部的人迎脉搏动大于手腕寸口脉一倍，说明病在少阳经脉；大两倍，病在太阳经脉；大三倍，病在阳明；大四倍以上，为阳气太过达到了极点，而不能与阴气相通，是为格阳。寸口脉大于人迎脉一倍，病在厥阴；大两倍，病在少阴；大三倍，病在太阴；大四倍以上，为阴气太过，而不能与阳气相通，是为关阴。若人迎脉与寸口脉都大于常时四倍以上，为阴阳气俱盛，不得相荣，是为关格。关格之脉盈盛太过，标志着阴阳极亢，不再能够通达天地精气，人必定会死。

素问·五脏生成篇第十

本篇要点

一、说明人体五脏与其所合的脉、筋、皮、肉、骨以及色、毛、发、爪、唇等方面相互联系。

二、说明五味、五色、五脉与五脏之间的相互关系。

三、说明脉、髓、筋、血、气在生理上各自所属，以及血液在正常、异常情况下的变化与不同。

四、根据五脏的脉搏特点来诊断所患的疾病。

五、通过举例说明色诊、脉诊在临床上的应用，对色脉合参在诊断上的重要性做了详细说明。

心脏与血脉关系密切，它的精华表现在面部润泽，制约它的是肾脏；肺脏与皮肤关系紧密，制约它的是心脏；肝脏与人体诸筋有着密切关系，它的精华表现在爪甲，制约它的是肺脏；脾脏和肌肉关系紧密，它的精华表现在口唇，制约它的是肝脏；肾脏与骨骼联系紧密，它的精华表现在头发，制约它的是脾脏。所以，过食咸味，则血脉凝塞不畅，而颜面无光泽。过食苦味，则皮肤枯槁而毫毛脱落。过食辛味，则筋脉劲急而爪甲枯干。过食酸味，则肌肉粗厚皱缩而口唇掀揭。过食甘味，则骨骼疼痛而头发脱落。这是偏食五味所造成的损害。所以心欲得苦味，肺欲得辛味，肝欲得酸味，脾欲得甘味，肾欲得咸味，这是五味分别与五脏之气相合的对应关系。

　　面色变化与五脏之气的盛衰关系密切。面色青如死草、枯暗无华的为死症；面色黄如枳实的为死症；面色黑如烟灰为死症；面色红如凝血为死症；面色白如枯骨为死症；这是五色中表现为死症的情况。面色青如翠鸟的羽毛，主生；面色红如鸡冠的，主生；面色黄如蟹腹的，主生；面色白如猪脂的，主生；面色黑如乌鸦毛的，主生。这是五色中表现有生机而预后良好的情况。

　　心脏富有生机，面色就像细白绢裹着朱红之物；肺脏富有生机，面色就像白绢裹着粉红色的丝绸；肝脏富有生机，面色就像白绢裹着天青色的丝绸；脾脏富有生机，面色就像白绢裹着瓜蒌实；肾脏富有生机，面色就像白绢裹着天紫色的丝绸。这些都是五脏的生机显露于外的荣华。

　　五色、五味与五脏相应的情况是：白色、辛味与肺相合，赤色、苦味与心相合，青色、酸味与肝相合，黄色、甘味与脾相合，黑色、咸味与肾相合。因五脏外合五体，所以白色与皮相合，赤色与脉相合，青色与筋相合，

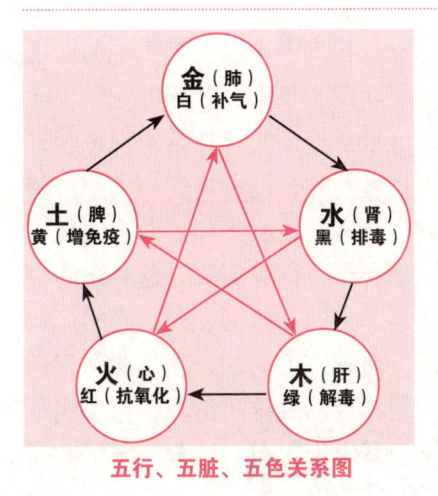

五行、五脏、五色关系图

　　有诸内必形诸外。各种病症有其独特的表现与脉象，可为诊疗依据。面部的色泽是脏腑气血的外部表现。五脏六腑气血通过经脉上荣于面，而表现为各种色泽变化。根据五行学说和脏象理论，五色配五脏，即青为肝色，赤为心色，黄为脾色，白为肺色，黑为肾色。五色变化能反映精血盈亏，光泽的变化能反映神气的盛衰。因此，望面色变化可了解内在病变。望色也可察神，神旺则色旺，神衰则色衰，神藏则色藏，神露则色露。五色的变化反映于面部，往往和出现部位有关，各部位又与脏腑相对应。色泽与部位结合，对进一步了解病情、正确掌握病变所在、判断疾病预后有较重要的意义。

上部 素问·五脏生成篇第十

033

黄色与肉相合，黑色与骨相合。

人体经脉之气上注通于眼睛；而所有的精髓之气上注通于脑；所有的经脉都联结着关节；所有血脉都输注于心，气都属于肺。同时，气血的运行则像潮汐来往一样，不离于四肢八谿的部位。

所以当人躺卧的时候，血归藏于肝，肝得血而濡养于目，所以眼睛才能看东西；足得血之濡养，就能行走；手掌得血之濡，就能握物；手指得血之濡养就能拿取。如果刚刚睡醒就外出受风，血液的循环就要凝滞，凝于肌肤的，发生痹证；凝于经脉的，发生气血运行的滞涩；凝于足部的，该部发生厥冷。这三种情况，都是由于气血运行时不能返回组织间隙的孔穴之处，所以造成痹厥等症。全身有大关节十二处，小的络脉则有三百五十四处，这里面减除了十二脏腑各自的腧穴数目。这些都是卫气留止的地方，也是邪气容易侵袭的地方。如果患病，就可以根据患病情况使用针砭的方法以祛除邪气。

诊断看病的根本，一定要以五决为纲纪。想要了解疾病的关键，必先确定病变的原因。这里所说的五决，指的就是决断五脏之脉。比如头痛等巅顶部位的疾病，属于下虚上实的，病变在足少阴和足太阳经，如果病情加重，就会内传于肾。头晕眼花，身体摇动，目暗耳聋，属下实上虚的，病变在足少阳和足厥阴经，如果病情加重，可内传于肝。腹部胀满，胸肋部位像有什么东西撑着似的，属于下部逆气上犯的，病变在足太阴和足阳明经。咳嗽气喘，气机逆乱于胸中，病变在手阳明和手太阳经。心烦头痛，胸膈不适者病变在手太阳和手少阴经。

脉搏的小、大、滑、浮、沉等，可以通过诊脉时候手指的感觉加以鉴别；五脏功能表现于外，可以通过相类事物的比象，加以推测；五脏各自的声音，可以凭意会而识别；五色的微小变化，可以用眼睛来观察。诊病时，如能将色、脉两者合在一起进行分析，就可以万无一失了。如果面上出现赤色，脉搏又来得急疾而坚实的，可诊为邪气积聚于中脘，常表现为妨害饮食，病名叫作心痹。这种病是由于思虑过度以至心气虚弱，邪气才随之而入的。如果面上出现白色，脉来急疾而浮，这是上虚下实，故常出现惊骇，病邪积聚于胸中，迫肺而作喘，但肺气本身是虚弱的，这种病的病名叫作肺痹，它有时发寒热，这种病的致病原因是醉后行房而诱发。如果面上出现青色，脉来长而左右搏击手指，这是病邪积聚于心下，撑满胸胁，这种病的病名叫作肝痹，这种病的致病原因是受寒湿而得，与疝的病理相同，它的症状有腰痛、足冷、头痛等。如果面上出现黄色，而脉来虚大的，这是病邪积聚在腹中，有逆气产生，病名叫作厥疝，女子同样会出现这种情况，这种病是由四肢剧烈地活动，汗出当风所诱发。如果面上出现黑色，脉象尺上坚实而大，这是病邪积聚在小腹与前阴，病名叫作肾痹，这种病是由冷水沐浴后睡卧受凉所引起。

根据五色来诊断疾病的时候：面黄目青、面黄目赤、面黄目白、面黄目黑的，皆为不死，因面带黄色，是尚有土气。如见面青目赤、面赤目白、面青目黑、面黑目白、面赤木青的，都是死证。

素问·五脏别论篇第十一

本篇要点

一、论述五脏六腑奇恒之腑的分类及其相互区别。
二、详细说明诊脉独取寸口的道理。
三、从临床的角度，论述医生在临证时的有关事项。

黄帝问道：我从方士那儿听说，有人以脑髓为脏，有人以肠胃为脏，也有人把肠胃称作腑，我冒昧地向他们咨询为什么这些说法不一致，有的还相反，他们却又都坚持自己的看法，不知哪种理论是对的，希望你谈一谈这个问题。

岐伯回答说：脑、髓、骨、脉、胆、女子胞（子宫），这六者都是秉承地气而生的，都能贮藏精血，就像大地包藏万物一样，它们藏而不泻，叫作奇恒之腑。胃、大肠、小肠、三焦、膀胱，这五者是秉承天气所生的，

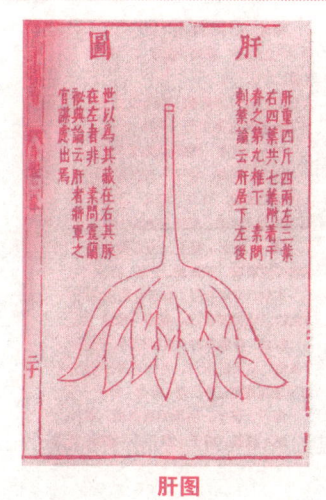

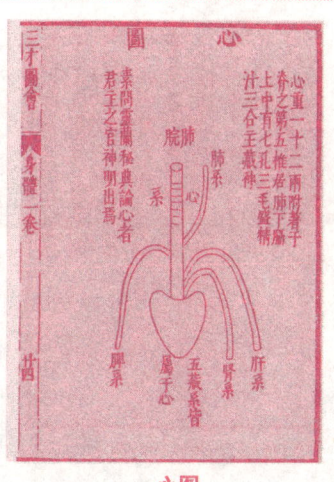

肝图　　心图

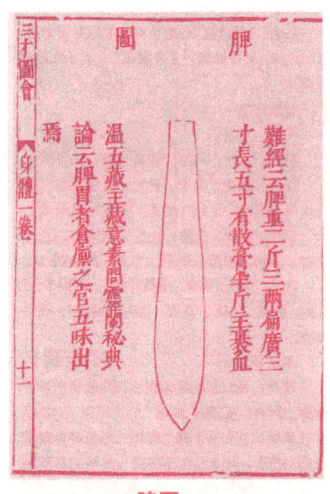

脾图

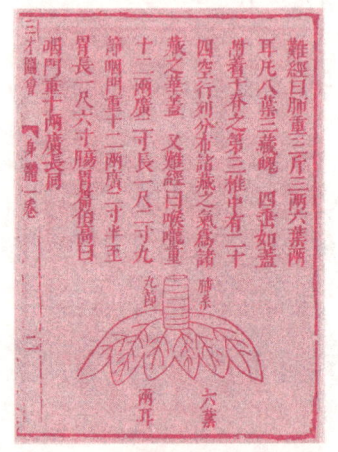

肺图

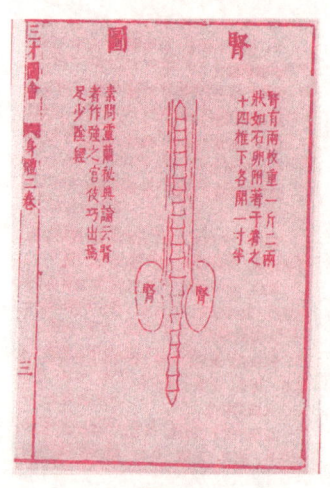

肾图

它们像天一样的健运周转，所以是泻而不藏的，它们受纳五脏的浊气，所以称为传化之腑。这是因为浊气不能久停其间，而必须及时转输和排泄的缘故。此外，肛门也是受五脏所主使的一个器官，它的作用就是使饮食水谷的糟粕得以及时排泄。

通常情况下，五脏是贮藏经气而不向外发泄的，所以它们经常保持一种精神饱满的状态，而不是一时地得到充实。六腑的功能是将水谷加以传化，而不是加以贮藏，所以它有时显得充实，但却不能永远保持盛满。所以出现这种情况，是因为水谷入口下行，胃充实了，但肠中还是空虚的，食物再下行，肠充实了，而胃中就空虚了，这样依次传递。所以说六腑因为水谷而充满是一时的充实，而不是像五脏那样持续地盛满。

黄帝问道：为什么气口脉可以作为诊断五脏病变的部位呢？

岐伯回答说：胃，是受纳饮食水谷之海，为六腑的泉源。饮食五味入口，留在胃中，经足太阴脾的运化，而能充养五脏之气。脾为太阴经，主输布津液，气口不仅经过手太阴肺经，也与太阴经脉有着紧密的联系。尽管五脏六腑的水谷精微都出自胃，但都反映在气口上。而五气入鼻，藏留于心肺，所以心肺有了病变，则鼻为之不利。凡治病必须观察其上下的变化，审视其脉候的虚实，查看其情志精神的状态以及其他症状的状态。对那些拘守鬼神迷信观念的人，很难使他明了医学理论，对那些讨厌针石治疗的人，也不可能和他们讲什么针灸的巧妙。有病不配合治疗的人，他的病不可能治好，即使勉强治疗也收不到应有的功效。

素问·异法方宜论篇第十二

> **本篇要点**
>
> 一、从地理环境、自然气候两个方面说明东、南、西、北、中央五方的差异,并进一步说明这些差异与人们的生活习惯、生理活动和疾病发生之间的相互关系。
>
> 二、从临床角度对医生治病救人做了原则性说明:治疗必须结合具体情况,因地、因人制宜。

黄帝问道:治疗疾病,同病不同治,结果病都能痊愈,这是什么道理?

岐伯回答说:这是因为地理条件(东、南、西、北、中)不同造成的。

东方是天地始生之处,气候温和,出产鱼盐。由于地处海滨而接近水,人们饮食上习惯多鱼而且喜欢咸味。但鱼性属火,吃得太多会使热积于中,过多地吃盐,因为咸能走血,又会耗伤血液,所以生活在海滨的人大都皮肤色黑,肌理松疏,该地多发痈疡之类的疾病。对其治疗,宜用砭石刺法。因此,砭石的治病方法也源自东方。

西方盛产金玉,多山旷野,遍地沙石,这里的自然环境呈现一种收敛的现象。该地的人们,依山而住。其地多风,水土性硬有力,人们所穿衣服不是丝棉,而是粗毛或粗麻织成的,睡觉的席子用细草编织,但饮食都是鲜美酥酪骨肉之类,因此体肥,外邪不容易侵犯他们的形体,他们发病,大都属于内伤类疾病。对其治疗,宜用药物治疗。因此药物疗法源自西方。

北方如同冬天的闭藏气象,地形较高。人们依山陵而居住,经常处在风寒冰冽的环境中。该地的人们,喜好游牧生活,四野临时住宿,吃的是牛羊乳汁,因此内脏受寒,易生胀满的疾病。对其治疗宜用艾火灸

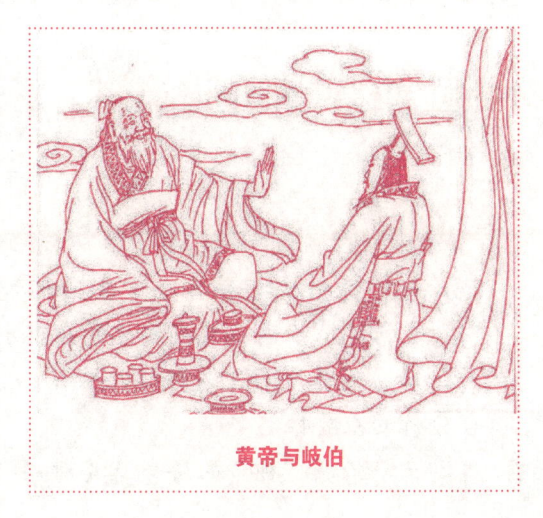

黄帝与岐伯

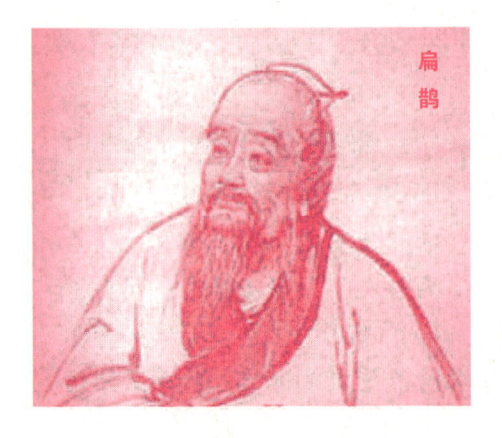

扁鹊（前407—前310）姬姓，秦氏，名越人，又号卢医，春秋战国时期名医，脉学倡导者。勃海郡郑（今河北任丘）人，一说为齐国卢邑（今山东长清）人。由于他的医术高超，被认为是神医，所以当时的人们借用了上古神话的黄帝时神医"扁鹊"的名号来称呼他。少时学医于长桑君，尽传其医术禁方，擅长各科。在赵为妇科，在周为五官科，在秦为儿科，名闻天下。秦太医李醯术不如而嫉之，乃使人刺杀之。扁鹊奠定了中医学的切脉诊断方法，开启了中医学的先河。相传著名的中医典籍《难经》为扁鹊所著。

灼。所以艾火灸灼的治疗方法源自北方。

南方如同夏季万物长养的气候，此处阳气最盛，地势低下，水土薄弱，因此雾露经常聚集。该地的人们喜欢吃酸类和腐熟的食品，其皮肤腠理致密而带红色，易发生筋脉拘急、肢体麻木等疾病。对其治疗，宜用微针针刺。所以九针的治病方法源自南方。

中央地势平坦而地气湿润，物产丰富，人们的食物种类很多，生活比较安逸，这里发生的疾病，多是痿弱、厥逆、寒热等病，这些病的治疗，宜用导引按跷的方法。所以导引按跷的治法源自中央。

所以，高明的医生，总能够将治病方法有机结合起来，根据具体情况随机应变，灵活运用，使患者得到恰当的治疗。这就是采用不同治法而疾病都能痊愈的道理，原因就在于医生能够了解病情，并掌握了相应治疗方法。

素问·移精变气论篇第十三

本篇要点

一、说明疾病和其个体生活环境等之间的关系，说明时代不同，生活环境不同，疾病发生的情况也不同的道理。

二、色脉合参，着眼临床救治，说明问诊结合四时、五行后综合分析的重要性。

三、强调"神"的得失及其对疾病预后的意义。

黄帝问道：我听说古代医生治病的时候，只要根据患者的情况改变他们的精神状态和身体气机运行，或者采用画符诵咒并"祝由"的方法，病就可以好了。现在医病，要用药物治其内，针刺治其外部症状，疾病却有的治愈，有的没有效果，这是为什么呢？

岐伯回答说：远古的人生活简单，与飞禽走兽追逐生存，共居共处，靠活动身体来驱除身体的寒冷，靠住在阴凉的地方避免暑气，在内没有太多的欲望耗伤精神，也不会因为追名逐利而攀比、嫉妒等情志来劳累身体。处在这样一个安静淡泊、不谋势利、精神内守的意境里，邪气是不可能深入侵犯的。所以既不需要药物治其内，也不需要针石治其外。即使有疾病的发生，也只要对患者调整精神状态和改变气的运行，用一种上面提到的"祝由"之法，病就可以好了。而现在却不同，人们心里经常为忧患所牵累，外则为劳苦所形役，又不能顺从四时气候的变化，常常遭受到"虚邪贼风"的侵袭，正气先馁，外邪乘虚而入而袭之，内犯五脏骨髓，外伤孔窍肌肤，这样轻病必重，重病必死，所以，如果再用"祝由"的方法就不能医好疾病了。

黄帝问道：你讲得很好！我想要在诊断病症的时候，能够察其死生，决断病情的疑惑，掌握其中的规律要则，就好像日月之光一样的心中敞亮豁然，可以告诉我这其中的道理吗？

岐伯回答说：在诊法上，色和脉的诊察方法，是上古帝王所珍重的，由先师传授给我。上古有位名医叫僦贷季（岐伯的祖师），他研究色和脉的道

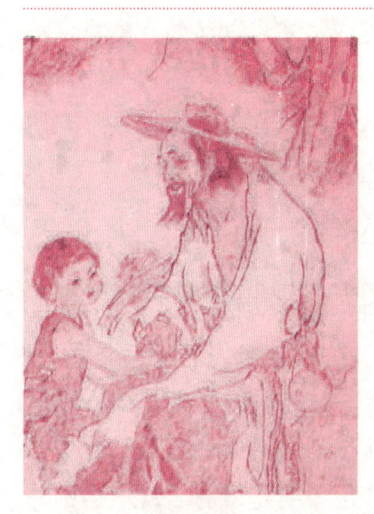

华佗诊脉

中医诊病的方法叫作四诊，望、闻、问、切。四诊当中，最主要的，能被大家掌握的，即色脉之诊。色诊，即望色。色诊是中医通过辨色来诊察病情的方法，由于面部诊察之方便，经验之丰富，故望面色在色诊上几乎取得了代表性的地位，成为临床诊察的重点之一。脉诊，即切脉。切脉即用手指按脉，根据脉象来诊断疾病。图中华佗在用切脉的方法为小儿诊病。

上部　素问·移精变气论篇第十三

039

理，到了神奇的境地，能够联系到金木水火土以及四时、八风、六合，从正常的规律和异常的变化来综合分析，观察它的变化奥妙，从而知道其中的要领。如果我们想懂得这些要领，就只有研究色脉。气色就像太阳而有阴晴，脉息就像月亮而有盈亏，从色脉中得其要领，正是诊病的重要关键。而气色的变化与四时的脉象是相应的，这是上古帝王所十分重视的，若能明白原理，心领神会，便可运用无穷。所以他能从这些观察中掌握情况，知道去回避死亡进而延年益寿，自然人们也将其奉为"圣王"了。

中古时候的医生，大多是在疾病产生后才去治疗，先用汤液（五谷的精汁）给患者当药吃上十天，以祛除"八风""五痹"的病邪。如果十天过去病还不好，再用草药治疗。医生还能掌握病情，处理得当，所以邪气就被征服，疾病也就痊愈。

近世的医生就不是这样治病了，他们不能根据四时的阴阳变化，也不知道阴阳色脉在诊病治病时候的内在规律，也不能够辨别色、脉的顺逆，等到疾病发生后，才想用微针治其外，汤液治其内。医术浅薄、工作粗枝大叶的医生，不知病已形成，还认为可以用攻法，结果原来的病没有治愈，又因为治疗的错误，产生了新的疾病。

黄帝道：我希望听听有关临证治疗方面的道理。

岐伯回答说：诊治疾病的关键，是不要忽略了望色和切脉，能够正确运用色脉而没有丝毫疑惑，这是临证诊治的重要原则。如果诊断病情的时候顺逆颠倒，医生的认识必然与病情不能取得一致，这样去治病，会损害患者的精神，若用以治国，会使国家灭亡的！因此近世的医生，要赶快去掉旧有的陋习，对崭新的色脉学问潜心钻研，努力进取，才可以达到上古真人的境地。

黄帝问道：我已明白你讲的这些重要道理，明白了诊病的时候不要脱离望色和切脉，这是我已知道的，是否还有其他关键问题呢？

岐伯回答说：诊治疾病的关键还有一个。

黄帝问道：是什么？

岐伯回答说：这个关键就是从与患者的接触中问得病情。

黄帝问道：怎样问法？

岐伯回答说：选好一个房间，关好门窗，与患者密切交流，耐心细致地询问病情，务使患者毫无顾虑，尽情倾诉，从而得知其中的真情，并观察患者的神色。只要患者神气依然在，就一定能康复，要是没有了神气，则一定会不治身亡。

黄帝道：讲得太好了。

素问·汤液醪醴论篇第十四

本篇要点

一、从制作、功用的角度对汤液醪醴进行说明。

二、说明"养生需养神"的道理，指出精神调摄无论是对养生还是对防病都具有重要意义。

三、说明治疗过程中医患关系的重要性，并明确患者与医生之间的标本关系。

四、论水肿病的病机、症状、治疗原则和治疗方法。

黄帝问道：如何用五谷来制作汤液（古代的一种清酒）和醪（稠浊之酒）醴（甜酒）？

岐伯回答说：必须要用稻米作原料，以稻秆作燃料，因为稻米之气完备，稻秆又很坚劲。

黄帝问道：为什么必须这样？

岐伯回答说：稻禀天地之和气，生长于地势高低适宜的地方，所以得气最完备；收割在秋季这个收敛的季节，所以其秆坚实。

黄帝道：上古时代的圣人，制成汤液和醪醴，但虽然制好，却备在那里不一定要用，这是什么道理呢？

岐伯回答说：上古时代的人们做好汤液和醪醴，是以备万一的，因为上古太和之世，人们身心康泰，很少疾病，所以虽制成了汤液，大多是以备万一。到了中古代，养生之道日渐衰弱，人们的身心比较虚弱，因此外界邪气时常能够乘虚伤人，但只要服些汤液醪醴，病就可以好了。

黄帝问道：现在的人，服了汤液醪醴，而病不一定好，这又是为什么呢？

岐伯回答说：现在的人和中古时代又不一样了，一有疾病，内服药物，外用砭石、针灸，其病才能痊愈。

黄帝问道：如果患者身体已经衰弊、气血竭尽，治疗时不能见效，这又是为什么呢？

岐伯回答说：这是因为患者的神气已经不能发挥应有的作用了。

黄帝问道：神气不能发挥它的应有作用会是什么情况呢？

岐伯回答说：针石治病，这不过是一种方法而已。现在患者的神气已经耗散，神志已经散乱，纵然有好的方法，神气不起应有作用，自然病不能好。况且患者的严重情况，已经达到精神败坏，神气离去，营卫不能再恢复的地步了。为什么病情会发展到这样的地步呢？这是因为不懂得养生之道，嗜好欲望没有穷尽，对名利地位的忧患无休无止，以至于一个人的经气败坏，营气枯涩，卫气消失，所以神气失去应有的作用，对治疗上的方法已经失去反应，当然他的病就不会好。

黄帝问道：病刚刚发作的时候，微小而简单，精微难测，病邪只潜留在皮肤里，即所谓的表证。经过医生诊治，如果病已经生成，而且发展到预后很不好的地步，用针石不能治愈，吃汤药也不能奏效了。现在医生都能懂得法度，遵循医治的原则，患者的父母兄弟守在近旁，医生也每天都能听到患者的呻吟，看到患者的气色变化，可是疾病却不能痊愈，这难道是没有及时治疗的原因吗？

岐伯回答说：这是因为患者为本，医生为标，患者与医生不能很好地合作，病邪就不能制服，道理就在这里。

黄帝问道：有的病不是从外表毫毛而生的，是由于五脏的阳气衰竭，

《汤液经法》简介

汉代中医著作，相传作者为伊尹。《汉书·艺文志》中记载此书，并归于经方派。内容主要是以方剂为主，根据学者考据，《伤寒论》中许多方剂都源于此书。《脉经》《辅行诀》及《千金翼方》中也引用了本书许多条文，可惜此书在唐代之后失传，使得历代医家皆忽略了本书的重要性。1948年，杨绍伊先生以王叔和《脉经》和孙思邈《千金翼方》为底本，校勘考订重建出《伊尹汤液经》一书。

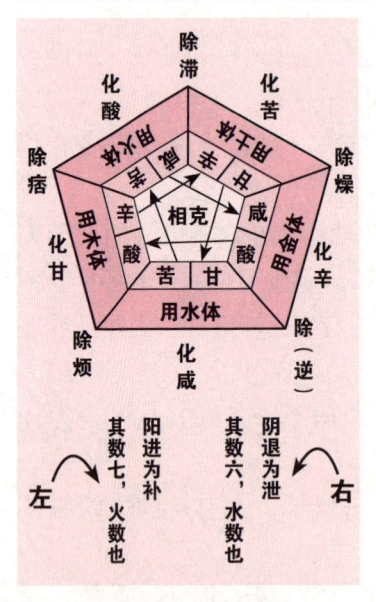

五味五行化味相克图

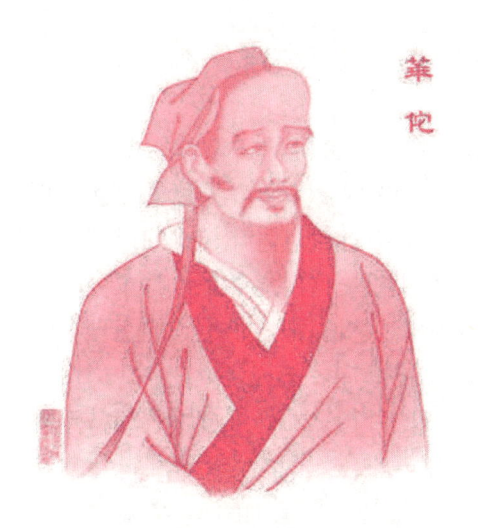

华佗，字元化，又名旉，汉末沛国谯（今安徽亳县）人，是三国时期著名医学家。少时曾在外游学，钻研医术而不求仕途。他医术全面，尤其擅长外科，精于手术，被后人称为"外科圣手""外科鼻祖"。精通内、妇、儿、针灸各科，外科尤为擅长，行医足迹遍及安徽、山东、河南、江苏等地。他曾用"麻沸散"将患者麻醉后施行剖腹手术，是世界医学史上应用全身麻醉进行手术治疗的最早记载。又仿虎、鹿、熊、猿、鸟等禽兽的动作创作名为"五禽之戏"的体操，教导人们强身健体。所著医书《青囊书》已佚。

以致水气充满于皮肤，而阴气独盛，阴气独居于内，则阳气更耗于外，形体水肿，不能穿原来的衣服，四肢肿急而影响到内脏，对这种精气困阻于内而身体水肿在外的病情，应该怎么疗治呢？

岐伯回答说：这种情况要衡量轻重，平复水气，调治脏腑阴阳二脉，驱除体内的积水像锄草一样干脆彻底，此时患者也要配合让四肢做些轻微运动，穿上温暖的衣服，令阳气渐次宣行，用缪刺方法，针刺肿处，去水以恢复原来的形态。用发汗和利小便的方法，开汗孔，泻膀胱，使阴精归于平复，五脏阳气输布，以疏通五脏的郁积。这样，经气自会生成，形体也强盛，骨骼与肌肉保持着常态，正气也就得以恢复了。

黄帝道：讲得很好。

素问·玉版论要篇第十五

本篇要点

一、指出诊断的方法。即辨别正常和反常情况是首要，之后，再进一步针对具体情况做轻重深浅的确定，最后采取适当的方法给予治疗。

二、分析说明病色出现在不同部位的不同病况，指出脉与四时的关系。

黄帝问道：我听说《揆度》《奇恒》两部书里都有很多诊病的方法，究竟该如何运用呢？

岐伯回答说：《揆度》是权衡和度量疾病深浅的。《奇恒》主要针对的是疑难杂症。从我个人的见解来看，《五色》《脉变》《揆度》虽然所指不同，但道理只有一个，就是观察色脉之间有无神气。人体神机的运转是不回折的，若回折就不能运转，人也就失去了生机，这个道理是极其重要的。色脉的诊察虽然浅近，而微妙之处却在于观察生机。把这个重要的道理记录在玉版上，称为"玉机"。

面部气色的变化，表现在上下左右不同的部位，应仔细分辨掌握其审察主病的要领。若病色浅的，说明病轻，可用五谷汤液调治，十天可以治愈；若病色深，说明病情较重，须用药剂治疗，二十一天可以治愈；若病色过深的，说明病情更重，必须用药酒治疗，则要经过一百天才能治愈；若面色枯槁不泽、颜面瘦削，则是不治之症，一百天过后患者就会死亡。若脉象短促而阳气虚脱的，是死证；如果要是得了温热病而又正气极虚，也是不治之死证。

病色的表现，在面部往往表现在上下左右不同部位，在诊病的时候要分别审察并注意其中的变换，凡气色上行为逆，气色下行为顺；女子病色在右侧的为逆，在左侧的为顺；男子病色在左侧的为逆，在右侧的为顺。如果病色变更，变顺为逆，在男子则为重阳，是死证，在女子则为重阴，也是死证。若阴阳相反，应尽快权衡病情的轻重，采取适当的治疗措施，使阴阳趋于平衡，以上说的这些就是《奇恒》《揆度》的诊病要领，需要二者结合，然后加以施治。

脉搏大而硬（有力而无柔和之象），肢体疼痛沉重、或痿软不能行走，这是寒热之邪侵犯人体、邪气亢盛所致，或会患痹证，如果脉象中不见胃气，这说明患者阳气内损；如果脉虚而又有泄泻之症，表明患者已阴血亏耗。凡是脉象没有胃气的属于逆证，预后不良；如果仅仅是脉象虚的则是顺证，预后效果较好。运用《奇恒》的方法，从手太阴肺经寸口脉来研究，出现"所不胜"的脉象叫作逆，预后多不良；出现"所胜"的

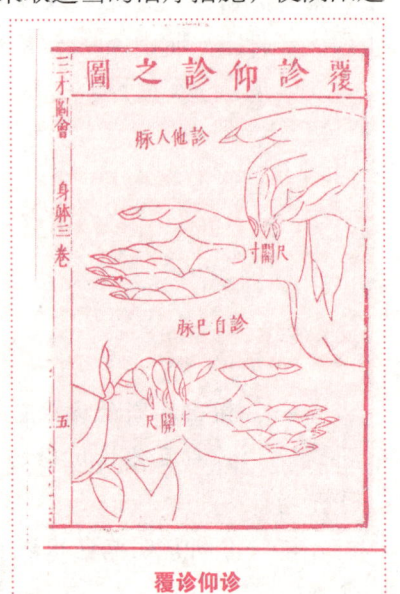

覆诊仰诊

仓公 淳于意

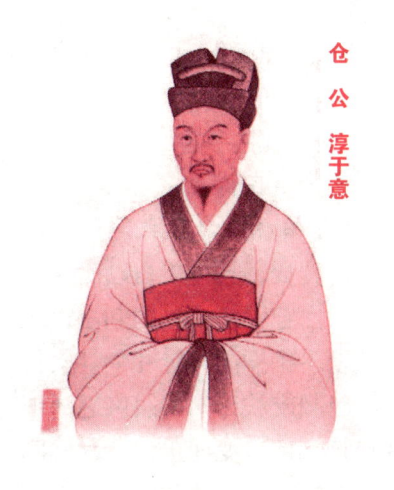

淳于意，西汉初著名医学家，齐国临淄(今山东省淄博市临淄)人，约生于公元前205年，卒于公元前150年，曾任齐国太仓公，故又被称为"太仓公""仓公"。自幼爱好医学，先拜公孙光为师，因对医方的见解深刻而得到老师的喜爱，公孙光称赞他有"圣儒"风度，"必为国工"。淳于意得公孙光"禁方"传授后，又投师于同郡公乘阳庆，尽得其《脉书》《上经》《下经》《五色诊》《奇咳术》《揆度》《药论》等传授。研习3年后，诊病能知人死生，名闻于世。他精于望诊，而更精于切脉。诊籍中有多例是通过望色做出准确诊断的，如治齐丞相舍人奴一案，淳于意见其面色"杀然黄，察之如死青之兹"，便诊断为"内关之病"，并认为其病因是"伤脾气也"，预后险恶，"法至夏泄血死"。来年开春，舍人奴果然"至四月，泄血死"。

脉象叫作从，预后良好。自然界八风、四时之间的相互胜复，是循环无端、终而复始的，一旦失常，就不能用常理来推断了。《揆度》《奇恒》的要点就是如此。

素问·诊要经终论篇第十六

本篇要点

一、天人相应，指出针刺治疗应与一年四时的气候变化相适应，从而在针刺过程中有轻重浅深的分寸把握。

二、说明只有了解内在脏器的部位以及正确掌握针刺的手法，才能使针刺治疗避免医疗事故的发生；并从反面说明针刺胸腹部位要注意避免误伤五脏，并指出避免的方法和误伤五脏的死期。

三、分别说明十二经脉气绝时的症状。

黄帝问道：诊病的关键是什么？

岐伯回答说：关键要看一年十二个月中人的主气在哪一脏器。如正月、二月，天气主生发，地气也开始萌动，这时候人的主气在肝；三月、四月，天气正当明盛，地气也正华茂而欲结实，这时候人的主气在脾；五月、六月，天气盛极，地气上升，这时候人的主气在头部；七月、八月，阴气开始发生肃杀的现象，这时候人的主气在肺；九月、十月，阴气渐盛，开始冰冻，地气也随着闭藏，这时候人的主气在心；十一月、十二月，冰冻更甚而阳气伏藏，地气闭密，这时候人的主气在肾。

所以，在春天做针刺，应刺经脉腧穴（散布于络脉及肌腠之间），及于分肉腠理，使之出血而止，如病比较重的应久留其针，其气传布以后才出针，较轻的可暂留其针，候经气循环一周，就可以出针了。夏天的刺法，应刺孙络的腧穴，待其出血而止，使邪气尽去，就以手指扪闭其针孔伺其气行一周之顷，凡有痛病，必退下而愈。秋天的刺法应刺皮肤，顺着肌肉之分理而刺，不论上部或下部，同样用这个方法，观察其神色转变而止。冬天的刺法应深取腧穴于分理之间，病重的可直刺深入，较轻的，可从腧穴的上下左右分散用针。总而言之，春夏秋冬，各有所宜的刺法，要根据气之所在来确定刺的部位。

如果春天误刺在夏天才应针刺的部位，伤了心气，可使脉乱而气微弱，邪气反而深入，浸淫于骨髓之间病就很难治愈，心火微弱，火不生土，又使人不思饮食，而且气虚；如果春天误刺在秋天才应针刺的部位，伤了肺气，春病在肝，发为筋挛，邪气因误刺而环周于肺，则又发为咳嗽，病不能愈，肝气伤，将使人时有惊惧，肺气伤，又使人欲哭；如果春天误刺在冬天才应针刺的部位，伤了肾气，以致邪气深着于内脏，使人胀满，其病不但不愈，肝气日伤，而且使人不禁时时想要说话。

如果夏天误刺在春天才应针刺的部位，伤了肝气，病不能愈，反而使人精神倦怠；如果夏天误刺在秋天才应针刺的部位，伤了肺气，病不能愈，反而使人肺气伤而声不出，心中不欲言，肺金受伤，肾失其母，故虚而自恐，惕惕然好像被逮捕的样子；如果夏天误刺在冬天才应针刺的部位，伤了肾气，病不能愈，反而使精不化气而少气，水不涵木而时常要发怒。

如果秋天误刺在春天才应针刺的部位，伤了肝气，病不能愈，反而使人血气上逆，惕然不宁，且又善忘；如果秋天误刺在夏天才应针刺的部位，伤了心气，病不能愈，心气伤，火不生土，反而使人嗜

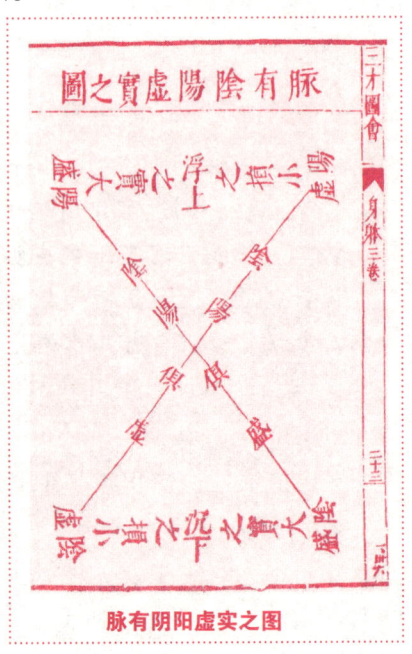

脉有阴阳虚实之图

睡，心不藏神，又容易做梦；如果秋天误刺在冬天才应针刺的部位，伤了肾气，病不能愈，但凡如此，会使人肾不闭藏，血气内散，寒气逼人，常常发冷。

如果冬天误刺在春天才应针刺的部位，伤了肝气，病不能愈，肝气少，魂不藏，使人困倦而又不得安眠，即便得眠，梦中常遇见怪异事物；如果冬天误刺在夏天才应针刺的部位，伤了心气，病不能愈，反使人气机上逆，导致各种痹证；如果冬天误刺在秋天才应针刺的部位，伤了肺气，病不能愈，化源受伤，但凡如此，多会感到口渴。

如果是要针刺胸腹部之间的腧穴的话，一定要注意避免刺伤五脏。如果刺伤了心脏，经气在体内循行一周便死；如果刺伤了脾脏，五日便死；如果刺伤了肾脏，七日便死；如果刺伤了肺脏，五日便死；如果刺伤膈膜，与刺伤五脏完全一样，当时病看上去是好了，但不过一年其人必死。刺胸腹必须要避免刺伤五脏，主要是要知道下针的逆从。所谓从，就是要明白膈和脾肾等的位置所在，应该避开；如不知其部位不能避开，就会刺伤五脏，那就是逆了。凡刺胸腹部位，一定要先用布巾覆盖针刺的腧穴部位，然后从单布上进刺。如果刺之不愈，可以再刺，这样就不会把五脏刺伤了。在用针刺治病的时候，必须注意安静严肃，以候其气；如刺脓肿的病，可以用摇针手法以出脓血；如刺经脉的病，就不要摇针。这些都是针刺的基本法则。

黄帝问道：请你告诉我十二经脉气衰竭的话，患者会是什么情况？

岐伯回答说：太阳经脉之气衰竭的时候，患者就会眼睛上翻而不能转动，角弓反张，手足抽搐，面色发白，流出绝汗（特点是暴出如珠，着身不流；或暴出如油，喘而不休），绝汗一出，便要死亡了。少阳经脉之气衰竭的时候，患者耳聋，遍体痿弱无力，眼睛惊恐地直视前方，到了目珠不转，一日半便要死了；临死的时候，面色先见青色，再由青色变为白色，就死亡了。阳明经脉之气衰竭的时候，患者口眼牵引歪斜而困动，时发惊惕，言语胡乱失常，面色发黄，其经脉上下所过的部分，都表现出烦躁不安的症状，由盛渐至肌肉麻木不仁，便死亡了。少阴经脉之气衰竭的时候，患者面色发黑，牙龈萎缩而牙齿似乎变长，并积满污垢，腹部胀闭，上下不相通，便死亡了。太阴经脉之气衰竭的时候，腹胀闭塞，呼吸不利，常欲嗳气，并且呕吐，呕则气上逆，气上逆则面赤，假如气不上逆，又变为上下不通，不通则面色发黑，皮毛枯焦而死了。厥阴经脉之气衰竭的时候，患者胸中发热，咽喉干燥，时时小便，心胸烦躁，渐至舌卷，睾丸上缩，这就是不治之症了。以上这些就是十二经脉之气衰竭后患者的不同证候表现。

素问·脉要精微论篇第十七

本篇要点

一、说明诊法常以平旦和持脉为大法的原因,即脉搏与周围环境、饮食情况的相互影响。

二、说明准确切脉的方法,即要从视精明、察五色、观脏腑,形体强弱盛衰等各方面综合判断,了解整体气血循环的变化才能更科学地切脉的道理。

三、说明五色的善恶以及色脉合参的诊断价值。

四、从患者的声音、大小便及各种梦境的变化来诊断病情。

五、根据切脉的部位来了解内脏的病变;并举例引述各种脉象主病,以资临床参考。

黄帝问道:诊脉的方法有哪些?

岐伯回答说:诊脉通常是以清晨为最好,因为这个时候人们刚刚起床,还没有操劳,阴气没有被扰动,阳气也没有耗散,饮食也未曾进过,经脉之气尚未充盛,络脉之气也很匀静,气血未受到扰乱,因而比较容易诊察到准确的异常病象。在诊察脉搏动静变化的同时,还应观察患者的瞳孔状态,观察患者的面部气色变化,以诊察五脏之气的盈亏盛衰变化,审六腑之强弱虚实及形体的盛衰,相互参合比较,以判断疾病的吉凶轻重。

脉道,是血液汇聚与循行的地方,而血液的循行为阳气所主宰并为阳气所推动,所以,脉的搏动完全可以反映阳气的状况。如果脉象平和匀称,表明人气机通畅,身体健康;如果脉象为短脉,说明气分有病,如果脉快表明心有烦热;如果脉象为大脉,表明病势正在发展;如果上部脉盛,是气塞于胸,可见呼吸急促,喘满之证;如果下部脉盛,是邪滞于下,可见胀满之证;代脉为元气衰弱;细脉,为正气衰少;如果脉象是涩

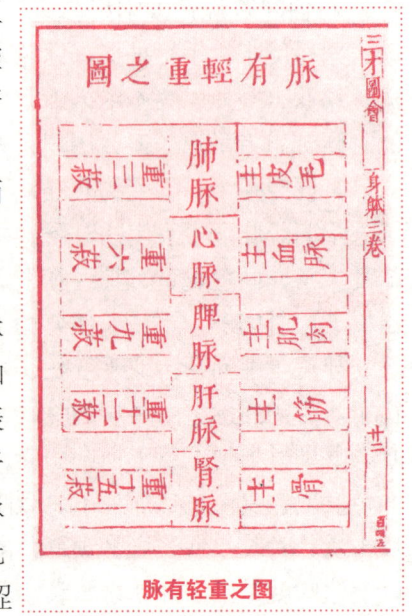

脉有轻重之图

脉为血少气滞，主心痛之症；如果脉来大而急速如泉水上涌者，为病势正在进展，且有危险；如果脉象来时隐约不现，微细无力，或如弓弦突然断绝的情况，则表明患者必死。

五脏的气色反映在面部，面部呈现赤色，应该像帛裹朱砂一样，红润而不显露，不应该像沙石那样，色赤带紫，没有光泽；面部呈现白色，应该像鹅的羽毛，白而光泽，不应该像盐那样白而带灰暗色；面部呈现青色，应该青而明润如碧玉，不应该像靛蓝色那样青而带沉暗色；面部呈现黄色，应该像丝包着雄黄一样，黄而明润，不应该像黄土那样，枯暗无华；面部呈现黑色，应该像重漆之色，光彩而润，不应该像地苍那样，枯暗如尘。假如一个人的五脏真色青、赤、黄、白、黑都在面部出现，这属于是真气外脱的现象，人的寿命也就不长了。眼睛是用来观察万物、分别黑白、审察长短的，若长短不明，黑白不清，这是精气衰竭的现象。

五脏属于人体精气所处，在体内各有其职守。如果腹中气盛，肺脏实满，肺气过盛而伤了肾脏，讲话声音重浊不清，像在密室中发出的一样，这是中气失权而有湿邪所致。语音低微而气不接续，语言不能相继者，这是正气被劫夺所致。衣服不知敛盖，言语不知善恶，不辨亲疏远近的，这是神明错乱的现象。脾胃不能藏纳水谷精气而泄利不禁的，是中气失守、肛门不能约束的缘故。小便不禁的，是膀胱不能闭藏的缘故。若五脏功能正常，得其职守者则生；否则，患者就濒于死亡。

五脏精气充足，为身体强健之本。头为精气神明会聚之府，若见到头部低垂，目陷无光的，是精神将要衰败。背为胸中之府，若见到背弯曲，双肩无力下垂，是肺脏将要毁坏。腰为肾之府，腰身不能转动，是肾气将要衰竭。膝是筋会聚的地方，所以膝为筋之府，若曲伸不能，行路要曲身附物，这是筋的功能将要衰竭。骨为髓之府，不能久立，行则震颤摇摆，这是髓虚，骨的功能将要衰竭。若脏气能够恢复强健，则虽病可以复生；若脏气不能复强，则病情不能挽回，人也就死了。

岐伯又说：人的脉气与四时阴阳之气相反的时候，表现为"有余为精，不足为消"。意思是说，如果四季之气不足而脉气旺盛，则表明人体是健康的；如果四季之气偏盛，而脉气不足，则表明人的血气有亏损。要是人的阴阳俱盛，不相协调，所患的病症就叫作"关格"。

黄帝问道：一年四季的脉象是怎样的呢？如何通过脉诊知道病变的所在呢？如何通过脉诊知道疾病的变化呢？如何通过脉诊知道病忽然发生在内部呢？如何通过脉诊知道病忽然发生在外部呢？请问这五个问题，可以讲给我听吗？

以太极图像为中心，配后天八卦方位。根据太极图像的哲理，从阴阳两仪中分出四时，即：春、夏、秋、冬。四时即四季，是一年阴阳变化的总括。按后天八卦的含义，从四时中分出八节，即：立春、春分；立夏、夏至；立秋、秋分；立冬、冬至。八节是一年阴阳变化进程的八个阶段。四时八节，是每年四季运行变化的自然规律。

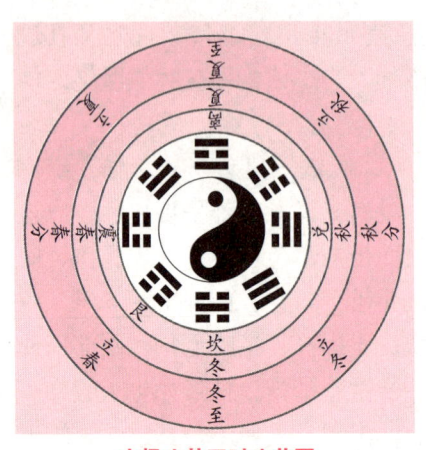

太极八卦四时八节图

岐伯回答说：请让我先讲一讲人体的阴阳、脉搏与上天的运行相应这一大道理吧。万物之外，六合之内，天地间的变化，阴阳四时与之相应。如春天的气候温暖，发展为夏天的气候暑热，秋天得劲急之气，发展为冬天的寒杀之气，与这种四时气候的变化相同，人体的脉象也随着变化而升降浮沉。春脉如圆规，轻软而滑；夏脉如矩尺，洪大而盛；秋脉浮毛而平，如秤杆；冬脉沉实下坠，如秤砣之象。四时阴阳的情况也是这样，所以，从冬至到立春的四十五天，阳气微升，阴气微降；夏至到立秋的四十五天，阴气微升，阳气微降。四时阴阳的升降是有一定的时间和规律的，人体脉象的变化，亦与之相应，脉象变化与四时阴阳不相适应，即是病态，根据脉象的异常变化就可以知道病属何脏，再根据脏气的盛衰和四时衰旺的时期，就可以判断出疾病和死亡的时间。四时阴阳变化之微妙，都是从辨别阴阳开始，结合人体十二经脉进行分析研究，而十二经脉应五行而有生生之机；观测生生之机的尺度，则是以四时阴阳为准则；遵循四时阴阳的变化规律，不使有失，则人体就能保持相对平衡，并与天地之阴阳相互统一；知道了天人统一的道理，就可以预决死生。不难看出，五声是和五音相应的；五色是和五行相应的；脉象是和阴阳相应的。

如果阴气过盛，则会梦见渡大水而恐惧；阳气过盛，则梦见大火烧灼；阴阳俱盛，则梦见相互残杀毁伤；上部盛，则梦飞腾；下部盛，则梦下坠。吃得过饱的时候，就会梦见送食物给人；饥饿时，就会梦见去取食物；肝气盛，则做梦好发怒气；肺气盛，则做梦悲哀啼哭；腹内短小的寄生虫多，则梦众人集聚；腹内蛔虫太多，就会梦见互相斗殴而造成死伤。

因此诊脉要遵循一定的法则，要想准确诊病，必须虚心静气，才能保证诊断的正确。春天的脉应该上浮而在外,好像鱼浮游于水波之中;夏天的脉在肤,洪大而浮,泛泛然充满于指下,就像夏天万物生长的茂盛状态;秋天的脉处于皮肤之下,就像蛰虫将要伏藏;冬天的脉沉在骨,就像冬眠之虫闭藏不出,人们也都深居简出一样。因此说:要知道内脏的情况,可以从脉象上区别出来;要知道外部经气的情况,可从经脉循行的经络上诊察而知其终始。春、夏、秋、冬、内、外这六个方面,是诊脉要把握的基本要领。

心脉搏动有力,过长,表明心经邪盛,火盛气浮,患病的时候会出现舌头上卷而不能言语的病症;如果心脉软而散,患病的时候会出现消渴,只要胃气来复,病自痊愈。肺脉坚而长,搏击指下,表明为火邪犯肺,患病的时候会出现痰中带血;如果肺脉软而散,为肺脉不足,患病的时候会出现汗出不止,在这种情况下,不可再用发散的方法治疗。肝脉坚而长,搏击指下,其面色当青,今反不青,知其病非由内生,多为跌坠或搏击所伤,因淤血积于胁下,阻碍肺气升降,所以使人喘逆;如其脉软而散,加之面目颜色鲜泽的,当发溢饮病,溢饮病口渴暴饮,因水不化气,而水气容易流入肌肉皮肤之间、肠胃之外所引起。胃脉坚而长,搏击指下,面色赤,当病髀痛如折;如其脉软而散,则胃气不足,当病食痹。脾脉坚而长,搏击指下,面部色黄,乃脾气不运,当病少气;如其脉软而散,面色没有光泽,为脾虚,不能运化水湿,当病足胫水肿如水状。肾脉坚长,搏击指下,面部黄而带赤,是心脾之邪盛侵犯于肾,肾受邪伤,当病腰痛如折;如其脉软而散者,患病的时候会出现精血虚少之证。到了严重的时候,就会使人很难康复。

黄帝问道:诊脉时,其心脉劲急,这是什么病?病的症状是怎样的呢?

岐伯回答说:这种病叫心疝,小腹部位一定会有肿块。

黄帝问道:诊察到胃脉有病,会出现什么病变呢?

岐伯回答说:胃脉实则邪气有余,将出现腹胀满病;胃脉虚则胃气不足,将出现泄泻病。

黄帝问道:疾病的形成及其发展变化又是怎样的呢?

岐伯回答说:因为风邪,可变为寒热病;热邪既久,可成为消中病;气逆上而不已,可成为癫痫病;风气通于肝,风邪经久不愈,木邪侮土,可成为飧泄病;风邪客于脉,留而不去则成为疠风病;疾病的发展变化是数不清的。

黄帝问道:各种痈肿、筋挛、骨痛的病变,是怎样产生的呢?

岐伯回答说:这都是因为寒气聚集和八风邪气侵犯人体后而发生的

变化。

黄帝问道：怎样进行治疗呢？

岐伯回答说：由于四时偏胜之邪气所引起的病变，根据五行相胜的法则来确定疗法，就可以治愈。

黄帝问道：有旧病从五脏发动，都会影响到脉色而发生变化，怎样区别它是久病还是新病呢？

岐伯回答说：你问得很详细啊！这就要通过查看患者的脉象与气色来区分了。如果患者脉象虽小而气色不失于正常的，就是新病；如脉象不失正常而气色失于正常，则为旧病；如脉象与气色均失于正常状态的，也是旧病；如脉象与面色都不失于正常的，乃是新病。脉见沉弦，是肝脉与肾脉并致，而外部没有血，或外部已见血，其经脉必滞，血气必凝，血凝经滞，形体必肿，就好像是因湿邪或水气中伤的现象，成为一种瘀血肿胀之证。

尺肤（前臂内侧自腕至肘）两旁的内侧可以用来诊查季胁的病情：外侧可以诊察肾脏的情况，中间可以诊察腹部的情况。尺肤部的中段、左臂的外侧可以诊察肝脏的情况，内侧可以诊察膈部的情况；右臂的外侧可以诊察胃腑的情况，内侧可以诊察脾脏的情况。尺肤部的上段，右臂外侧可以诊察肺脏的情况，内侧可以诊察胸中的情况；左臂外侧可以诊察心脏的情况，内侧可以诊察膻中的情况。尺肤部的前面，可以诊察胸腹部的情况；后面可以诊察背部的情况。从尺肤上段直达鱼际处，主胸部与喉中的疾病；从尺肤下段处，主少腹、腰、股、膝、胫、足等处的疾病。

脉象洪大，表明人的阴精不足而阳气有余，所以容易生内热之病；脉象来时急疾而去时徐缓，这是由于上部实而下部虚，气逆于上，多好发厥逆和头部之病；脉象来时徐缓而去时急疾，这是由于上部虚而下部实，多好发为恶风之病。患这种病的原因，是因为阳气虚而失去捍卫的功能，所以才感受邪气而发病。有两手脉均见沉细数的，沉细为肾之脉体，数为热，故发为少阴之阳厥；如见脉沉细数散，为阴血亏损，多发为阴虚阳亢之虚劳寒热病。脉浮而散，好发为眩晕仆倒之病。凡见浮脉而不躁急，其病均在体表，则出现发热的症状，病在足三阴经；如浮而躁急的，则病在手三阳经。凡见细脉而沉，其病均在体内，会造成骨节疼痛，病在手三阴经；如果脉细沉而静，其病在足三阴经。脉动过速而时有中止的脉象，是病在阳经，为阳热郁滞的脉象，可出现泄利或大便带脓血的疾病。

各种病症都可以通过切脉而诊知。切脉的时候，如见脉象涩滞不畅，即为涩脉，表明人体阳气有余；如见脉象轻滑流利，即为滑脉，表明人体阴气有余。人体阳气有余，则身热无汗；阴气有余，则多汗身冷；阴气阳气均有余，则无汗而身寒。按脉浮取不见，沉取则脉沉迟不浮，是病在内而非在外，故知其心腹有积聚病。按脉沉取不显，浮取则脉浮数不沉，是病在外而不在内，当有深发热之症。凡诊脉推求于上部，只见于上部，下部脉弱的，这是上实下虚，故出现腰足清冷之证。凡诊脉推求于下部，只见于下部，而上部脉弱的，这是上虚下实，故出现头项疼痛之证。若重按至骨，而脉气少的，就是腰脊痛而身有寒痹的病症。

素问·平人气象论篇第十八

本篇要点

一、介绍正常人脉息次数的变化规律，并说明如何依此规律诊断疾病。

二、说明脉来时候的不同情况。脉来有胃气的为平脉；胃气少的为病脉；无胃气的为死脉。并具体指出四时五脏的平脉、病脉和死脉的脉象变化情况。

三、特别说明胃之大络"虚里"在切诊上的价值。

四、以水肿、黄疸的特征，以及妊娠的脉象等为例，说明多种疾病的脉象和诊察方法并举的道理。

黄帝问道：正常人的脉象是怎样的呢？

岐伯回答说：人一呼脉跳动两次，一吸脉也跳动两次，呼吸之余，是为定息，这样一来，正常人呼吸一次，脉跳动五次，是因为有时呼吸较长以尽脉跳余数的缘故，这是平人的脉象。平人就是无病之人，通常以无病之人的呼吸为标准，来测患者的呼吸次数及脉跳次数，医生无病，就可以用自己的呼吸来计算患者脉搏的次数，这是诊脉的法则。

如果一呼与一吸脉各跳动一次，这是气虚的现象，如果各跳动三次而且急疾，尺肤发热，乃是温病的表现；如尺肤不热，脉象滑，乃为感受风邪而发生的病变；如脉象涩，是为痹证。人一呼一吸脉跳动八次以上是精气衰夺的死脉；脉气断绝不至，亦是死脉；脉来忽快忽慢，为气血已乱，亦是死脉。

人的正气来源于胃，胃为水谷之海，乃人体气血生化之源，所以胃气为健康人之常气，人若没有胃气，就是危险的现象，严重的可造成死亡。

　　春天有胃气的脉应该是弦而柔和的微弦脉，乃是无病之平脉；如果弦象很明显而缺少柔和之胃气，为肝脏有病；脉见纯弦而无柔和之象的真脏脉，主死；若虽有胃气而兼见轻虚以浮的毛脉，是春见秋脉，故预测其到了秋天就要生病，如毛脉太甚，则木被金伤，立即就会发病。肝旺于春，春天脏真之气散于肝，以养筋膜之气。

　　夏天有胃气的脉应该是胃气中微带如钩的平脉。若钩多而胃气少，乃是心脏有病；脉见纯钩而无柔和之象的真脏脉，主死；若虽有胃气而兼见沉象的石脉，是夏见冬脉，故预测其到了冬天就要生病；如石脉太甚，则火被水伤，现时就会发病。心旺于夏，故夏天脏真之气通于心，心主血脉，而心之所藏则是血脉之气。

　　长夏有胃气的脉应该是微而弱的脉，乃是无病之平脉。如果弱甚无力而缺少柔和之胃气，为脾脏有病；如果见无胃气的代脉，主死；若软弱脉中兼见沉石，是长夏见冬脉，这是火土气衰而水反侮的现象，故预测其到了冬天就要生病；如石脉甚，现时就会发病。脾旺于长夏，故长夏脏真之气濡养于脾，脾主肌肉，故脾藏肌肉之气。

　　秋天有胃气的脉应该是轻虚以浮而柔和的微毛脉，乃是无病之平脉；如果是脉见轻虚以浮而缺少柔和之胃气，为肺脏有病；如见纯毛脉而无胃气的真脏脉，就要死亡；若毛脉中兼见弦象，这是金气衰而木反侮的现象，故预测其到了春天就要生病；如弦脉太甚，现时就会发病。肺旺于秋而居上

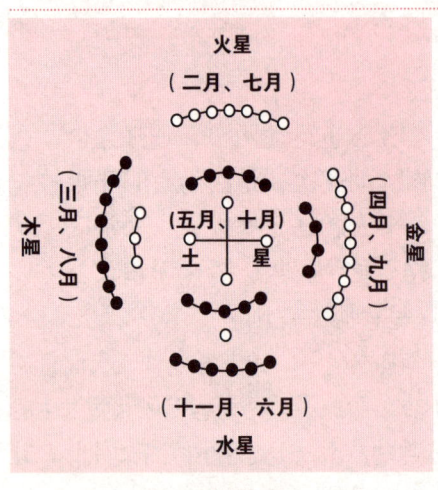

八卦象数图

　　八卦象数，包括八卦，象和数。八卦，即乾、兑、离、震、巽、坎、艮、坤。象，八卦之象，与八卦相对应的八种物象，分别是天、泽、火、雷、风、水、山、地。数，即先天八卦之序数：1、2、3、4、5、6、7、8。古人说："八卦成列，象在其中。"是说八卦分别代表着上述8类物象。古人说："自伏羲画八卦，由数起。"指出八卦是按上述的自然序数画出来的。因此八卦的象与数密不可分，实为一体，所谓"象以定数""数以征象"。易学认为，八卦乃宇宙结构的基本模式，八卦之象乃宇宙万事万物（包括人体脏腑）之征象；八卦之数乃宇宙万事万物之定数。象数是自然造化的结果，是宇宙运化的根本。

焦，故秋季脏真之气上藏于肺，肺主气而朝百脉。

冬时的脉象，胃气兼有微沉之象，是正常的脉。如果脉见沉石而缺少柔和的胃气，为肾脏有病；如只见沉脉而无胃气，主死；若沉脉中兼见钩脉，预测其到了夏天就要生病；如钩脉太甚，现时就会发病。肾旺于冬而居人体的下焦，冬天脏真之气下藏于肾，肾主骨，故肾藏骨髓之气。

胃经的大络，名叫虚里，其络从胃贯膈而上络于肺，其脉出现于左乳下，搏动时手可以感觉得到，这是积于胸中的宗气鼓舞其脉跳动的结果。如果虚里脉搏动急数而兼有短时中断之象，这是中气不守的现象，是病在膻中的证候；如脉来迟而有歇止兼见跳动甚剧而外见于衣，这是宗气失藏外泄，病情危重的现象。

切脉要知道寸口脉的太过和不及。寸口脉象应指而短，主头痛。寸口脉应指而长，主足胫痛。寸口应指急促而有力，上搏指下，主肩背痛。寸口脉沉而坚硬，主病在内。寸口脉浮而盛大，主病在外。寸口脉沉而弱，主寒热、疝瘕少腹疼痛。寸口脉沉而横居，主胁下有积病，或腹中有横积而疼痛。寸口脉沉而急促，主病寒热。脉盛大滑而坚，主病在外。脉小实而坚，主病在内。脉小弱而涩，是为久病。脉来滑利浮而疾数，是为新病。脉来紧急，主疝瘕少腹疼痛。脉来滑利，主病风。脉来涩滞，主痹证。脉来缓而滑利，为脾胃有热，主病热中。脉来盛紧，为寒气痞满，主胀病。脉与病之阴阳相一致，如阳病见阳脉，阴病见阴脉，病难愈。脉与四时相应为顺，如春弦、夏钩、秋毛、冬石，这种情况下即使患病，亦无什么危险；如脉与四时相反，及传其所克之脏，病难愈。

臂多青脉，乃血少脉空，乃由于失血。尺肤缓而脉来涩，主气血不足，多为倦怠懈惰，但欲安卧。尺肤发热而脉象盛大，是火盛于内，主脱血。尺肤涩而脉象滑，阳气有余于内，故为多汗。尺肤寒而脉象细，阴寒之气盛于内，故为泄泻。脉来细而尺肤粗常显热者。阳盛于内，为热中。

肝的真脏脉出现又无胃气相伴，至庚辛日死；心的真脏脉出现又无胃气相伴，至壬癸日死；脾的真脏脉出现又无胃气相伴，至甲乙日死；肺的真脏脉出现又无胃气相伴，至丙丁日死；肾的真脏脉出现又无胃气相伴，至戊己日死。这是说的真脏脉见，均主死亡。

颈部之脉搏动厉害，且气喘咳嗽，主水病。眼睑水肿如卧蚕之状，也是水病。小便颜色黄赤，而且嗜卧，是黄疸病。风为阴邪，下先受之，面部水肿，为风邪引起的风水病。水湿为阴邪，下先受之，足胫肿，是水湿引起的水肿病。眼白睛发黄，是黄疸病。妇人手少阴心脉搏动明显，是怀孕的征象。

脉与四时有相适应，也有不相适应的，如果脉搏不见本脏脉的正常脉象，春夏不见弦、洪，而反见沉、涩；秋冬不见沉细，而反见浮大，这都是与四时相反的脉象。风热为阳邪，脉应浮大，今反沉静；泄利脱血，津血受伤，脉应虚细，今反实大；病在内，脉应有力，乃正气尚盛足以抗邪，今反脉虚；病在外，脉应浮滑，乃邪气仍在于表，今反见脉强坚。脉证相反，都是难治之病，因为他们违反了四时。

人依靠水谷的营养而生存，所以人断绝水谷后，就要死亡；胃气化生于水谷，如脉无胃气也要死亡。所谓无胃气的脉，就是单见真脏脉，而不见柔和的胃气脉。所谓不得胃气的脉，就是肝脉见不到微弦脉，肾脉见不到沉象，或大玄太沉之类。

太阳脉搏动，脉来洪大而长；少阳脉搏动，脉来不定，忽快忽慢，忽长忽短；阳明脉搏动，脉来浮大而短。

正常的心脉来时，圆润像珠子一样，相贯而至，又像手抚美玉一样的柔滑，这是心脏的平脉。夏天以胃气为本，脉当柔和而微钩。如果脉来时，喘急促，连串急数之中，带有微曲之象，这是心的病脉。如果寸脉全显钩象，就像摸到带钩一般，全无和缓之意，这是心的死脉。

正常的肺脉来时，轻虚而浮，像榆荚下落一样的轻浮和缓，这是肺的平脉。秋天以胃气为本，脉当柔和而微毛。有病的肺脉来时，不上不下，如抚摩鸡毛一样，这是肺的病脉。将死的肺脉来时，轻浮而无根，如物之漂浮，如风吹毛一样，飘忽不定，散动无根，这是肺的死脉。

正常的肝脉来时，柔软而弦长，如长竿之末梢一样地柔软摆动，这是肝的平脉。春天以胃气为本，脉当柔和而微弦。有病的肝脉来时，弦长硬满而滑利，如手摸长竿一样地长而不软，这是肝的病脉。将死的肝脉来时，弦急而坚劲，如新张弓弦一样紧绷而强劲，这是肝的死脉。

正常的脾脉来时，从容和缓，好像鸡足缓缓落地一样地轻缓而从容不迫，这是脾的平脉。长夏以胃气为本，脉当和缓。有病的脾脉来时，充实硬满而急数，如鸡举足一样急疾，这是脾的病脉。将死的脾脉来时，或锐坚而无柔和之气，如乌之嘴、鸟之爪那样坚硬而锐，或时动复止而无规律，或脉去而无不至，如屋之漏水点滴无伦，或如水之流逝，去而不返，这是脾的死脉。

正常的肾脉来时，沉石滑利连续不断而又有曲回之象，按之坚实，有如心之钩脉，这是肾的平脉。冬天以胃气为本，来如牵引葛藤，按之更沉，愈按愈坚硬，这是肾的病脉。将死的肾脉来时，像夺索一般，长而坚硬劲急，或坚实如以指弹石，这是肾的死脉。

素问·玉机真脏论篇第十九

本篇要点

一、说明脉象变化的一个基本原因：即人体五脏适应四时气候的变化。并说明疾病的传变有其相应的次序。

二、说明五志或猝发之病与外感六淫的传变不同。

三、详细描写真脏的脉象，并说明根据真脏脉的各种可能情况来预决死期的原因和方法。就临证治疗时机的把握做了说明，即在病邪由浅入深的过程中施治，否则病邪深入，预后则不良。

四、立足于患者的体验，施行望、闻、问、切四诊法，同时要把气候的变迁和周围环境的情况综合分析。此外，还分别说明五虚和五实的症状和预后。

黄帝问道：春时的脉象如弦，怎样才算弦脉呢？

岐伯回答说：春脉主应肝脏，属东方之木。在这个季节里，万物开始生长，因此脉气来时，软弱轻虚而滑，端直而长，所以叫作弦，假如违反了这种现象，就是病脉。

黄帝问道：怎样才称反呢？

岐伯回答说：其脉气来，应指实而有力，这叫作太过，主病在外；如脉来不实而微弱，这叫作不及，主病在里。

中医将大肠归属于腑。大肠居于腹中，其上口紧接小肠，下端紧接肛门。因与肺有经脉相互络属，而为表里。大肠的主要生理功能为传化糟粕。大肠接受小肠泌别清浊后所剩下的食物残渣，再吸收其中多余的水液，形成粪便，经肛门而排出体外。大肠的传导变化作用是胃的降浊功能的延伸，同时亦与肺的肃降有关。

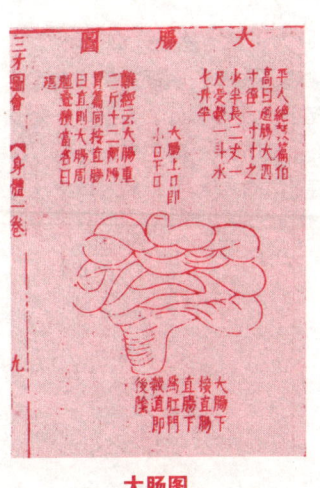

大肠图

黄帝问道：春脉太过与不及，发生的病变都是怎样的？

岐伯回答说：太过会使人记忆力衰退，精神恍惚，头昏且两目视物眩转，而发生巅疾；其不及会使人胸部作痛，牵连背部，往下则两胁部位胀满。

黄帝问道：讲得对！夏时的脉象如钩，怎样才算钩脉呢？

岐伯回答说：夏脉主应心脏，属南方之火，在这个季节里，万物生长茂盛，因此脉气来时充盛，去时轻微，犹如钩之形象，所以叫作钩脉，假如违反了这种现象，就是病脉。

黄帝问道：怎样才称反呢？

岐伯回答说：其脉气来盛去亦盛，这叫作太过，主病在外；如脉气来时不盛，去时反充盛有余，这叫作不及，主病在里。

黄帝问道：夏脉太过与不及，发生的病变怎样？

岐伯回答说：太过会使人身体发热，皮肤痛，热邪浸淫成疮；不及会使人心虚作烦，上部出现咳嗽涎沫，下部出现矢气下泄。

黄帝问道：讲得对！秋天的脉象如浮，怎样才算浮？

岐伯回答说：秋脉主应肺脏，属西方之金，在这个季节里，万物收成，因此脉气来时轻虚以浮，来急去散，所以叫作浮。假如违反了这种现象，就是病脉。

黄帝问道：怎样才称反呢？

岐伯回答说：其脉气来浮软而中央坚，两旁虚，这叫作太过，主病在外；其脉气来浮软而微，这叫作不及，主病在里。

黄帝问道：秋脉太过于不及，发生的病变怎样？

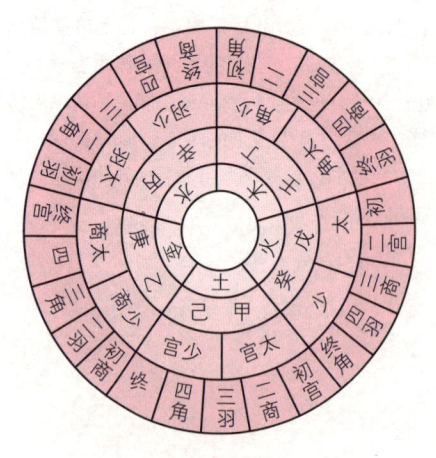

五运客运图

五运即木、火、金、水、土运，木运主春，火运主夏，金运主秋，水运主冬，土运主长夏。无论大运、主运、客运，无不具有太少相生之变的功能，即阴以生阳、阳以生阴。客运每年不同，是由当年气候变化的非规律性因素所决定的。

岐伯回答说：太过会使人气逆，背部作痛，愠愠然郁闷而不舒畅；其不及会使人呼吸短气，咳嗽气喘，其上逆而出血，喉间有喘息声音。

黄帝问道：讲得对！冬时的脉象如营，怎样才算营？

岐伯回答说：冬脉主应肾脏，属北方之水，在这个季节里，万物闭藏，因此脉气来时沉而搏手，所以叫作营。假如违反了这种现象，就是病脉。

黄帝问道：怎样才称反呢？

岐伯回答说：其脉来如弹石一般坚硬，这叫作太过，主病在外；如脉去虚数，这叫作不及，主病在里。

黄帝问道：冬脉太过与不及，发生的病变怎样？

岐伯回答说：太过会使人精神不振，身体懈怠，脊骨疼痛，气短，懒于说话；不及则使人心如悬，如同腹中饥饿之状，季胁下空软部位清冷，脊骨作痛，少腹胀满，小便失常。

黄帝道：讲得对！

黄帝问道：春夏秋冬四时的脉象，有逆有从，其变化各异，但独未论及脾脉，究竟脾脉主何时令？

岐伯回答说：脾脉属土，位居中央为孤脏，以灌溉四旁。

黄帝问道：脾脉的正常与异常能看得出来吗？

岐伯回答说：正常的脾脉不可能见到，有病的脾脉是可以见到的。

黄帝问道：有病的脾脉怎样？

岐伯回答说：其来如水之流散，这叫作太过，主病在外；其来尖锐如鸟之喙，这叫作不及，主病在中。

黄帝问道：先生说脾为孤脏，位居中央属土，以灌溉四旁，其太过和不及各发生什么病变？

岐伯回答说：太过会使人四肢不能举动，不及则使人九窍不通，名叫重强。

黄帝肃然起立，行礼说道：很好！我懂得诊脉的要领了，这是天下极其重要的道理。《五色》《脉变》《揆度》《奇恒》等书，阐述的道理都是一致的，总的精神在于一个"神"字。神的功用运转不息，向前而不能回却，倘若回而不转，就失掉它的生机了。极其重要的道理，往往迹象不显而尽于微妙，要把它著录在玉版上面，藏于枢要内府，每天早上诵读，称它为《玉机》吧。

五脏疾病的传变，是受病气于其所生之脏，传于其所胜之脏，病气留舍于生我之脏，死于我所不胜之脏。当病到将要死的时候，必先传行于相克之脏，病者乃死。这是病气的逆传，所以会死亡。例如，肝受病气于心脏，而又传行于脾脏，其病气留舍于肾脏，传到肺脏而死。心受病气于脾脏，其病气留舍于肝脏，传到肝脏而死。肺受病气于肾脏，传行于肝脏，病气留舍于脾脏，传到心脏而死。以一日一夜划分为五个阶段，分属五脏，就可以推测死后的早晚时间。

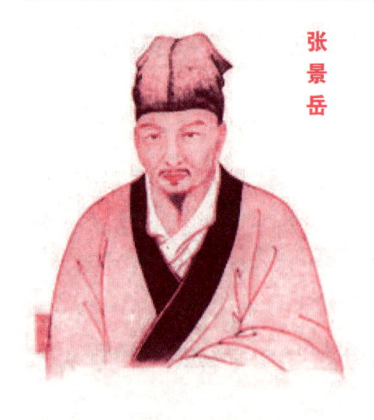

张景岳 张介宾（1563—1640），号景岳，字会卿，别号通一子，汉族，明末会稽（今浙江绍兴）人。是明代杰出的医学家，为温补学派的代表人物，其学术思想对后世影响很大。张景岳医学思想体系的发展与宋明理学思想有着密不可分的联系，理学思想是中国思想文化形态中最具哲学性的思想体系，集儒、释、道三家于一身的理学构建了新的以"太极"为核心、理气相随的哲学形态，吸收了当时高度发达的自然科学成果，被誉为中国本土的有机自然主义萌芽。张景岳的医学思想深深植根于理学思想之上，运用理学家的观念对《黄帝内经》作了全新的诠释。

黄帝道：五脏之间是相通连的，病气的转移都有一定的次序。假如五脏有病，则各传其所胜；若不能掌握治病的时机，那么三个月或六个月，或三天，或六天，传遍五脏就当死了，这是相克的顺传次序。所以说：能辨别三阳的，可以知道病从何经而来；能辨别三阴的，可以知道病的死生日期。这就是说，知道它至其所不胜之脏而死。

风为六淫之首，所以说它是百病之长。风寒之邪侵入了人体，使人毫毛直竖，皮肤闭而发热，在这个时候，可用发汗的方法治疗；至风寒入于经络，发生麻痹不仁或肿痛等症状，此时可用汤熨（热敷）及火罐、艾灸、针刺等方法来祛散。如果不及时治疗，病气内传于肺，叫作肺痹，又叫作肝厥，发生胁痛、吐食的症状，在这个时候，可用按摩、药物或热汤沐浴等方法；如不及时治疗，就会传行于脾，叫作脾风，发生黄疸、腹中热、烦心、小便黄等症状，在这个时候，可用按摩、药物或热汤沐浴等方法；如再不治，就会传行于肾，叫作疝瘕，少腹烦热疼痛，小便色白而浑浊，又叫作蛊病，在这个时候，可用按摩，或用药物；如再不治，病就由肾传心，发生筋脉牵引拘挛，叫作瘛病，在这个时候，可用灸法，或用药物；如再不治，十日之后，当要死亡。倘若病邪由肾传心，心又复反传于肺脏，发为寒热，按理三年就会死亡，这是疾病传行的一般次序。

如果是骤然暴发的病，就不必根据这个相传的次序而治。有些病不依这个次序传变的，如忧、恐、悲、喜、怒等情志之病，病邪就不能依照这个次序相传，因而使人生大病了。如因喜极伤心，心虚则肾气相乘；或因大怒，则肝气乘脾；或因悲伤，则肺气乘肝；或因惊恐，则肾气虚，脾气乘肾；或因大忧，则肺气内虚，心气乘肺。这是五志激动，使病邪不以次序传变的道理。所以病虽有五，及其传化，就有五五二十五变。所谓传化，就是相乘的名称。

大骨软弱，大肉瘦削，胸中气满，呼吸困难，呼吸时身体振动，为期六个月就要死亡。见了真脏脉，就可以预知死日。胸中疼痛，牵引肩项，全身发热，破䐃脱肉，真脏脉现，大骨软弱，大肉瘦削，胸中气满，呼吸困难，十个月之内就要死亡。大骨软弱，大肉瘦削，两肩下垂，骨髓内消，动作衰颓，真脏脉未出现，为期一年死亡，若见到真脏脉，就可以预知死日。大骨软弱，大肉瘦削，胸中气满，腹中痛，心中气郁不舒，肩项身上俱热，破䐃脱肉，目眶下陷，真脏脉出现，精脱目不见人，立即死亡；如尚能见人，是精未全脱，到了脏气丧失抵抗力之时，便死亡了。

如果正气暴虚，外邪陡然中人，仓促获病，五脏气机闭塞，周身脉道不通，气不往来，譬如从高坠下，或落水淹溺一样，这样猝然的病变，就无法预测死期了。其脉息绝而不至，或跳动异常疾数，一呼脉来五六至，虽然形肉不脱，真脏不见，仍然难免一死。

肝脏之真脏脉至，中外劲急，如按在刀口上一样的锋利，或如按在琴弦上一样硬直，面部显青白颜色而不润泽，毫毛枯焦乃死。肺脏的真脏脉至，大而空虚，好像毛羽着人皮肤一般的轻虚，面部显白赤颜色，赤而不润泽，毫毛枯焦，就要死亡。肾脏的真脏脉至，搏手若索欲断，或如以指弹石一样坚实，面部显黑黄颜色而不润泽，毫毛枯焦，就要死亡。脾脏的真脏脉至，软弱无力，快慢不匀，面部显黄青颜色而不润泽，毫毛枯焦，就要死

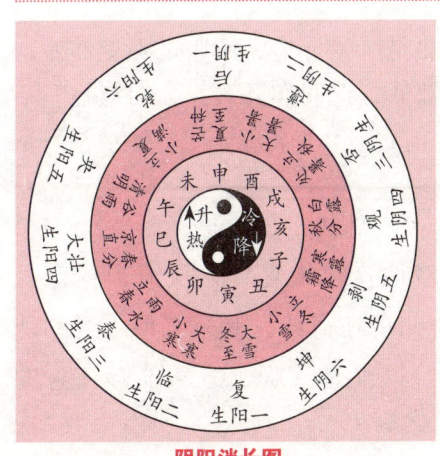

阴阳消长图

阴阳消长，是指对立互根的阴阳双方的量和比例不是一成不变的，而是处于不断地增长或消减的运动变化之中。在正常情况下，阴阳双方应是长而不偏盛，消而不偏衰。若超过了这一限度，出现了阴阳的偏盛或偏衰，是为异常的消长变化。

上部 素问·玉机真脏论篇第十九

亡。凡是见到五脏真脏脉，皆为不治的死证。

黄帝问道：见到真脏脉象，就要死亡，是什么道理？

岐伯回答说：五脏的营养都赖于胃腑水谷之精微，因此胃是五脏的根本。故五脏之脏脉气，不能自行到达于手太阴寸口，必须赖借胃气的敷布，才能达于手太阴。所以五脏之气能够在其所主之时，出现于手太阴寸口，就是有了胃气。如果邪气胜，必定使精气衰。所以病气严重时，胃气就不能与五脏之气一起到达手太阴，而为某一脏真脏脉象单独出现，真脏独见，是邪气胜而脏气伤，所以说是要死亡的。

黄帝道：讲得好！

黄帝道：大凡治病，必先诊察形体盛衰，气之强弱，色之润枯，脉之虚实，病之新久，然后及时治疗，不能错过时机。患者形气相称，是可治之症；面色光润鲜明，病亦易愈；脉搏与四时相适应，亦为可治；脉来弱而流利，是有胃气的现象，病亦易治，必须抓紧时间，进行治疗。形气不相称，此谓难治；面色枯槁，没有光泽，病亦难愈；脉实而坚，病必加重；脉与四时相逆，为不可治。必须审察这四种难治之证，清楚地告诉患者。

所谓脉与四时相逆，是春见到肺脉，夏见到肾脉，秋见到心脉，冬见到脾脉，其脉皆悬绝无根，或沉涩不起，这就叫作逆四时。如五脏脉气不能随着时令表现于外，在春夏的时令，反见沉涩的脉象，秋冬的时令，反见浮大的脉象，这也叫作逆四时。

热病脉宜洪大而反静；泄泻脉应小而反大；脱血脉应虚而反实；病在中而脉不实坚；病在外而脉反坚实。这些都是症脉相反，都不容易治愈。

黄帝道：我听说根据虚实的病情可以预决死生，希望告诉我其中道理！

岐伯回答说：五实死，五虚亦死。

黄帝道：请问什么叫作五实、五虚？

岐伯回答说：脉盛是心受邪盛，皮热是肺受邪盛，腹胀是脾受邪盛，二便不通是肾受邪盛，心里烦乱是肝受邪盛，这叫作五实。脉细是心气不足，皮寒是肺气不足，气少是肝气不足，前后泄利是肾气不足，饮食不入是脾气不足，这叫作五虚。

黄帝道：五实、五虚，有时亦有痊愈的，又是什么道理？

岐伯回答说：能够吃些粥浆，慢慢地胃气恢复，大便泄泻停止，则虚者也可以痊愈。如若原来身热无汗的现在得汗，原来二便不通的现在大小便通利了，则实者也可以痊愈。这就是五虚、五实能够痊愈的机制。

素问·三部九候论篇第二十

> **本篇要点**
>
> 一、指出三部九候的部位及所属之脏腑。
> 二、详细说明通过七诊与三部九候合参以判断疾病预后的方法。
> 三、从经病、孙络病、血病、奇邪等角度，论述不同病变施用不同针刺的方法。

黄帝问道：我听先生讲了九针道理后，觉得丰富广博，不可尽述。我想了解其中的主要道理，以嘱咐子孙，传于后世，刻骨铭心，永志不忘，并严守誓言，不敢妄泄。使这些道理符合于天体运行的规律，有始有终，上应于日月星辰周历天度之标志，下符合四时五行阴阳盛衰的变化，人是怎样适应这些自然规律的呢？希望你讲解这方面的道理。

岐伯回答说：问得多妙啊！这是天地间至为深奥的道理。

黄帝道：希望听您说一说天地间的至理，怎么使它与人的形体气血相通，以决断死生，是怎样一回事？

岐伯回答说：天地的至数，开始于一，终止于九。一为阳，代表天，二为阴，代表地，人生天地之间，故以三代表人；天地人合而为三，三三为九，以应九野之数。所以人有三部，每部各有三候，可以用它来决断死生，处理百病，从而调治虚实，祛除病邪。

黄帝道：什么叫作三部呢？

岐伯回答说：有下部，有中部，有上部。每部各有三候，所谓三候，是以天、地、人来代表的。必须有老师的当面指导，方能懂得部候准确之处。上部天，即两额太阳脉处动脉；上部地，即两颊大迎穴处动脉；上部人，即耳前耳门穴处动脉；中部天，即两手太阴气口、经渠穴处动脉；中部地，即两手阳明经合谷穴处动脉；中部人，即两手少阴经神门穴处动脉；下部天，即足厥阴经五里穴或太冲穴处动脉；下部地，即足少阴经太溪穴处动脉；下部人，即足太阴经箕门穴处动脉。故而下部之天可以用来诊察肝脏之病变，下部之地可以用来诊察肾脏之病变，下部之人可以用来诊察脾胃之病变。

黄帝道：中部的情况是怎样的？

岐伯回答说：中部亦有天、地、人三候。中部之天可以用来诊察肺脏之病变，中部之地可以用来诊察胸中之病变。中部之人可以用来诊察心脏之病变。

黄帝道：上部之候又怎样？

岐伯回答说：上部也有天、地、人三候。上部之天可以用来诊察头角之病变，上部之地可以用来诊察口齿之病变，上部之人可以用来诊察耳目之病变。三部之中，各有天、地、人。三候为天，三候为地，三候为人，三三相乘，合为九候。脉之九候，以应地之九野，以应人之九脏。所以人有肝、肺、心、脾、肾五神脏和膀胱、胃、大肠、小肠四形脏，合为九脏。若五脏败坏，必见神色枯槁，枯槁者是病情危重甚或死亡的征象。

黄帝道：诊察的方法怎样？

岐伯回答说：必先度量患者的身形肥瘦，了解它的正气虚实，实证用泻法，虚证用补法。但必先去除血脉中的凝滞，而后调补气血的不足，不论治疗什么病都是以达到气血平调为准则。

黄帝道：怎样决断死生？

岐伯回答说：形体盛，脉反细，气短，呼吸困难，危险；如形体瘦弱，脉反大，胸中喘满而多气的是死亡之证。一般而论；形体与脉一致的主生；若脉来三五不调者主病，三部九候之脉与疾病完全不相适应的，主死；上下左右之脉，相应鼓指如春杵捣谷，参差不齐，病必严重；若见上下之脉相差甚大，而又息数错乱不可计数的，是死亡证候；中部之脉虽然独自调匀，而与其他众脏不相协调的，是死候；目内陷的为正气衰竭现象，也是死候。

黄帝道：怎样知道病的部位呢？

岐伯回答说：从诊察九候脉的异常变化，就能知病变部位。九候之中，有一部独小，或独大，或独疾，或独迟，或独热，或独寒，或独陷下（沉伏），均是有病的现象。以左手加于患者的左足上，距离内踝五寸处按着，以右手指在患者足内踝上弹之，医者之左手即有振动的感觉，如其

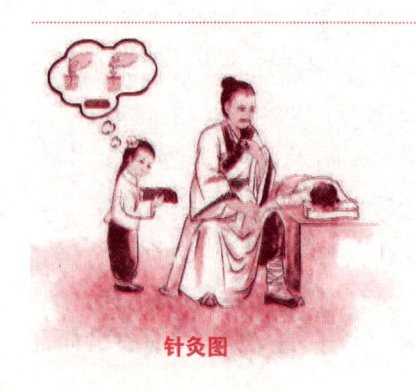

针灸图

中医针灸是针法和灸法的合称。针法是把毫针按一定穴位刺入患者体内，运用捻转与提插等针刺手法来治疗疾病。灸法是把燃烧着的艾绒按一定穴位熏灼皮肤，利用热的刺激来治疗疾病。

振动的范围超过五寸以上，蠕蠕而动，为正常现象；如其振动急剧而大，应手快速而浑乱不清的，为病态；若振动微弱，应手迟缓，应为病态；如若振动不能上及五寸，用较大的力量弹之，仍没有反应，是为死候。身体极度消瘦，体弱不能行动，是死候。中部之脉或快或慢，无规律，为气脉败乱之兆，亦为死候。如脉代而钩，为病在络脉。九候之脉，应相互适应，上下如一，不应该有参差。如九候之中有一候不相应，则病必危险。所谓不相应，就是九候之间，脉动不一致。诊察病邪所在之脏腑，以知死生的时间。临症诊察，必先知道正常之脉，然后才能知道有病之脉；若见到真脏脉象，而病邪又胜，则必定要死。足太阳经脉气绝，则两足不能屈伸，死亡之时，必目睛上视。

　　黄帝道：冬为阴，夏为阳，脉象与之相应如何？

　　岐伯回答说：九候的脉象，都是沉细悬绝的，为阴，冬令死于阴气极盛之夜半；如脉盛大躁动喘而疾数的，为阳，主夏令，所以死于阳气旺盛之日中；寒热交作的病，死于阴阳交会的平旦之时；热中及热病，死于日中阳极之时；伤于风者，死于傍晚阳衰之时；伤于水者，死于夜半阴极之时。其脉象忽疏忽密，忽迟忽急，乃脾气内绝，死于辰戌丑未之时，也就是平旦、日中、日夕、夜半，即日乘四季的时候；若形坏肉脱，虽九候协调，犹是死亡的征象；假使七诊之脉虽然出现，而九候都顺于四时的，就不一定是死候。所说不死的病，指心感风病，或月经之病，虽见类似七诊之病脉，而实不相同，所以说不是死候。若七诊出现，其脉候有败坏现象的，这是死证，死的时候，必发呃逆等证候。所以治病之时，必须详细询问他的起病情形和现在症状，然后按各部分切其脉搏，以观察其经络的浮沉，以及上下逆顺。如其脉来流利的，不病；脉来迟缓的，是病；脉不往来的，是死候；久病肉脱瘦削，皮肤干枯着附于筋骨的，亦是死候。

　　黄帝道：那些可治的病，应怎样治疗呢？

　　岐伯回答说：病在经的，刺其经；病在孙络的，刺其孙络使它出血；血病而有身痛症状的，则治其经与络。若病邪留在大络，则用右病刺左、左病刺右的缪刺法治之。若邪气留久不移，当于四肢八溪之间、骨节交会之处刺之。上实下虚，当切按气脉，探索气络脉郁结的所在，刺其出血，以通其气。如眼睛上视的，是太阳经气不足。目上视而不转睛的，是太阳经气已绝。这是判断死生的要诀，不可不认真研究。可用针刺手指及外踝上小指侧，刺后留针。

素问·经脉别论篇第二十一

> **本篇要点**
>
> 一、说明影响脉搏的几大因素，如环境、情志变动、个人劳逸等；说明临床必须结合患者实际（身体的强弱、骨肉、皮肤的形态等），才能正确了解病情的道理。
>
> 二、说明人体对饮食的消化、吸收、输布等过程，指出对脾、肺等养生的重要性。
>
> 三、介绍六经偏盛所发生的症状和治法；阐述气逆所出现的脉象。

黄帝问道：人们所处的环境不同，劳动的种类和强度不一样，情志不同，人的经脉血气也会随着变化吗？

岐伯回答说：人在惊恐、气愤、劳累、劳动或休息的时候，经脉血气也会随之发生相应的变化。比如走夜路的时候，肾脏就会受到影响，使人感到害怕，惊恐太过又会伤及肺脏；若从高处坠落时，肝脏就会受到影响，惊恐太过就会伤及脾脏。突然被吓时，因为过分惊恐，惊则神越气乱，扰动肺气，喘出于肺，其偏胜之气就会侵犯心脏。渡水不慎跌倒，跌仆伤骨，肾主骨，水湿之气通于肾，致肾气和骨气受到扰动，气喘于肾和骨。在这种情况下，身体强盛的人，气血畅行，不会出现什么病变；怯弱的人，气血留滞，就会发生病变。所以说：诊察疾病，观察患者身体的强弱及骨骼、肌

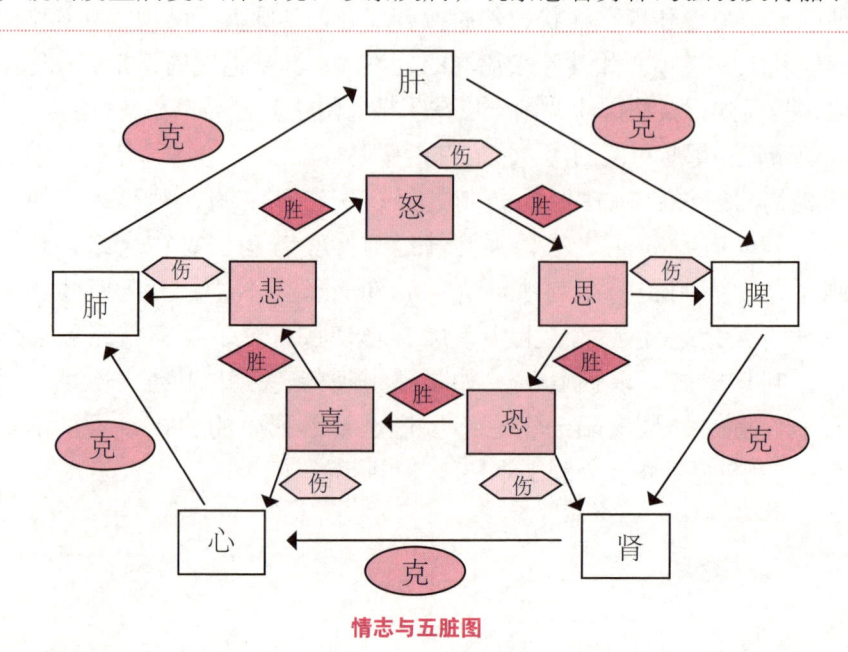

情志与五脏图

肉、皮肤的变化，便能了解病因，这也可以作为诊病的方法。

吃得太撑的时候，胃就会受到影响而出汗；发生惊恐而伤及精气的时候，心脏就会受到影响而出汗。负重而远行的时候，肾气受伤而汗出于肾。疾走而恐惧的时候，由于疾走伤筋，恐惧伤魂，则肝气受伤而汗出于肝。劳力过度的时候，由于脾主肌肉四肢，则脾气受伤而汗出于脾。春、夏、秋、冬四季阴阳的变化都有其常度，人在这些变化中所发生疾病，其起因多是饮食、体力、劳作、精神等过度所致，这就是致病的规律所在。

食物经过胃的消化之后，一部分精微之气输散到肝脏，再由肝将此精微之气滋养筋脉。五谷入胃，其所化生的精微之气，注入于心，再由心将此精气滋养于血脉。血气流行在经脉之中，到达于肺，肺又将血气输送到全身百脉中去，最后把精气输送到皮毛。皮毛和经脉的精气汇合，又还流归入于脉，脉中精微之气，通过不断变化，周流于心、肝、脾、肾四脏。这些正常的生理活动，都要取决于气血阴阳的平衡。气血阴阳平衡，则表现在气口的脉搏变化上，气口的脉搏，可以判断疾病的死生。

水液入胃以后，游溢布散其精气，上行输送于脾，经脾对精微的布散转输，上归于肺，肺主清肃而司治节，肺气运行，通调水道，下输于膀胱。如此则水精四布，外而布散于皮毛，内而灌输于五脏之经脉，并能合于四时寒暑的变迁和五脏阴阳的变化，做出适当的调节，这就是经脉的正常生理现象。

太阳经脉偏盛，则发生厥逆、喘息、虚气上逆等症状，这是阴不足而阳有余的缘故，治疗时表里两经都当用泻法，取足太阳经的束骨穴和足少阴经的太溪穴。如果阳明经脉偏盛，是太阳、少阳之气重并于阳明，当用泻阳补阴的治疗方法，当泻足阳明经的陷谷穴，补太阴经的太白穴。如果少阳经脉偏盛，是厥气上逆，所以阳跷脉前的少阳经猝然盛大，当取足少阳经的临泣穴。少阳经脉偏盛而独至，就是少阳太过。若太阴经脉鼓搏有力，应当细心地审查是否真脏脉至，若五脏之脉均气少，胃气又不平和，这是足太阴脾太过的缘故，应当用补阳泻阴的

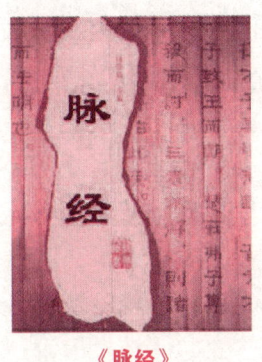

《脉经》

《脉经》是中医脉学著作。西晋王叔和撰于公元3世纪，是我国现存最早的脉学专著，全书共分十卷、九十八篇。本书集汉以前脉学之大成，先取《内经》《难经》以及张仲景、华佗等有关论述分门别类，在阐明脉理的基础上联系临床实际。今已亡佚。本书的最大贡献有二。其一，首次将脉象归纳为浮、芤、洪、滑、数、促、弦、紧、沉、伏、革、实、微、涩、细、软、弱、虚、散、缓、迟、结、代、动二十四种，并对每种脉象均作了具体描述；其二，本书将晋以前的诊脉方法、脉象所反映的病理变化以及脉诊的临床意义等许多重要文献资料均收集保存下来。

治疗方法，补足阳明之陷谷穴，泻足太阴之太白穴。若二阴经脉独盛，是少阴厥气上逆，而阳气并越于上，心、肝、脾、肺四脏受其影响，四脏之脉争张于外，病的根源在于肾，应治其表里的经络，泻足太阳经的经穴昆仑、络穴飞扬，补足少阴的经穴复溜，络穴大钟。若一阴经脉偏盛，是厥阴所主，出现真气虚弱，心中酸痛不适的症状，厥气留于经脉与正气相搏而发为白汗，应该注意饮食调养和药物的治疗，如用针刺泄其邪，当取厥阴经的太冲穴。

黄帝问道：太阳经的脉象是怎样的呢？

岐伯回答说：其脉象似三阳之气浮盛于外，所以脉浮。

黄帝问道：少阳经的脉象是怎样的呢？

岐伯回答说：其脉象似一阳之初生，滑而不实。

黄帝问道：阳明经的脉象是怎样的呢？

岐伯回答说：阳明经脉象大而浮。此外，太阴经的脉象搏动，虽沉伏而指下仍搏击有力；少阴经的脉象搏动，表明肾气沉而不浮。

素问·脏气法时论篇第二十二

本篇要点

一、论述"合人形以法四时五行五治"的道理。

二、阐明五脏病"愈""加""持""起"的时间、禁忌与治则，说明五脏虚实的证候及具体治法。

三、论述五色、五味及五谷、五果、五畜、五菜对五脏之所宜。

黄帝问道：人体五脏之气的具体情况，结合四时五行相生相克的规律来治疗疾病，怎么算是顺，怎么算是逆呢？我想听听这方面的道理。

岐伯回答说：五行即金、木、水、火、土，配合时令气候，有其内在的盛衰生克的变化规律，从这些变化中确定五脏之气的盛衰状况，从而可以测知疾病的轻重，分析治疗可能的效果，疾病轻重的时间，以及死生的日期。

黄帝进一步说：我想听你详尽地讲一讲。

岐伯回答说：肝属木，与春相应，主春木之气，肝与胆为表里，春天是足厥阴肝和足少阳胆二经主治的时间，甲乙属木，足少阳胆主甲木，足厥阴肝主乙木，所以肝胆旺日为甲乙；肝脏不能耐受过怒，过怒气急可以服用甘味之药缓解。

心属火，与夏相应，主夏火之气，心与小肠为表里，夏天是手少阴心和手太阳小肠主治的时间；丙丁属火，手少阴心主丁火，手太阳小肠主丙火，所以心与小肠的旺日为丙丁；心在志为喜，过喜则气缓，心气过缓则心气虚而散，此时可以服用酸味之药缓解。

　　脾属土，与长夏（六月）相应，主长夏土之气，脾与胃为表里，长夏是足太阴脾和足阳明胃主治的时间；戊己属土，足太阴脾主己土，足阳明胃主戊土，所以脾与胃的旺日为戊己；脾性恶湿，湿盛则伤脾，咸味能燥湿，此时可以服用咸味之药缓解。

　　肺属金，与秋相应，主秋金之气，肺与大肠为表里，秋天是手太阴肺和手阳明大肠主治的时间；庚辛属金，手太阴肺主辛金，手阳明大肠主庚金，所以肺与大肠的旺日为庚辛；肺主气，其性清肃，若气上逆则肺病，苦味能泄，此时可以服用苦味之药缓解。

　　肾属水，与冬相应，主冬水之气，肾与膀胱为表里，冬天是足少阴肾与足太阳膀胱主治的时间；壬癸属水，足少阴肾主癸水，足太阳膀胱主壬水，所以肾与膀胱的旺日为壬癸；肾为水脏，喜润而恶燥，此时可以服用辛味之药缓解。总之，用五味来治五脏可以开发腠理，滋生津液，疏通五脏之气。

　　肝脏有病，一定要争取在夏季治愈，若到了夏季病还没能痊愈，到秋季病情就会加重；秋季如能不死，至冬季病情就会维持稳定不变状态，到来年春季，逢春木之气病就会有好转。因风气通于肝，故肝病最禁忌受风邪。有肝病的人，愈于丙丁日；如果丙丁日不愈，到庚辛日病就加重；如果庚辛日不死，到壬癸日病情就会维持稳定不变状态，到了甲乙日病才能好转。患肝病的人，在早晨的时候精神清爽，傍晚的时候病就加重，到半夜时便又安静下来。肝木性喜条达而恶抑郁，所以，肝病急应该用辛味药以散之，有肝病如果需要补，则要以辛味补之，如果需要泻，就要以酸味药来泻它。

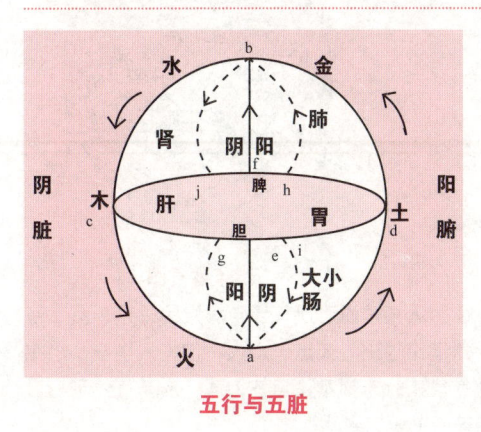

五行与五脏

　　木性可曲可直，枝叶条达，有生发的特性。肝喜条达而恶抑郁，有疏泄的功能，故以肝属木。火性湿热，其性炎上。心阳具有温煦之功，故以心属火。土性敦厚，有生化万物的特性。脾有运化水谷，输送精微，营养五脏六腑、四肢百骸之功，为气血生化之源，故以脾属土。金性清肃、收敛。肺具清肃之性，肺气以肃降为顺，故以肺属金。水性润下，有寒润、下行、闭藏的特性。肾有藏精、主水等功能，故以肾属水。

上部　素问·脏气法时论篇第二十二

心脏有病，一定要争取在长夏季治愈，若到了长夏季病还没能痊愈，到了冬季病情就会加重；如果在冬季不死，到了明年的春季病情就会维持稳定不变状态，到了夏季病才能好转。心脏有病的人应禁忌温热食物，衣服也不能穿得太暖。有心病的人，愈于戊己日；如果戊己日不愈，到壬癸日病就加重；如果在壬癸日不死，到甲乙日病情就会维持稳定不变状态，到丙丁日病才能好转。心脏有病的人，在中午的时候精神最为清爽，半夜时病就加重，早晨时便又安静了。心病欲柔软，应该用咸味药以软之，如果需要补则以咸味补它，如果需要泻，就要用甜味药来泻它。

脾脏有病，一定要争取在秋季治愈，若到了秋季病还没能痊愈，到了次年的春季病就加重；如果在春季不死，到夏季病情就会维持稳定不变状态，到长夏的时间病才能好转。脾病应禁忌吃温热性食物和饮食过饱、居湿地、穿湿衣等。脾有病的人，愈于庚辛日；如果在庚辛日不愈，到甲乙日病会加重；如果在甲乙日不死，到丙丁日病情就会维持稳定不变状态，到了戊己日病才能好转。脾有病的人，在午后的时间精神清爽，日出时病就加重，傍晚时便又安静了。脾脏病应该用甜味药以缓和，如果需要补则以甜味补它，如果需要泻，就要有苦味药来泻它。

肺脏有病，一定要争取在冬季治愈，若到了冬季病还没能痊愈，到了次年的夏季病就加重；如果在夏季不死，至长夏时病情就会维持稳定不变状态，到了秋季病才能好转。肺有病应禁忌寒冷饮食及穿得太单薄。肺有病的人，愈于壬癸日；如果在壬癸日不愈，到丙丁日病就加重；如果在丙丁日不死，到戊己日病情就会维持稳定不变状态，到了庚辛日，病才能好转。肺有

主气属于固定的地气，即一年分为六个阶段，每一阶段为六十日又八十七刻半，其次序为始于木而终于水。运气学说在六淫病因发病学方面有很大的成就，提出"仅守病机，无失气宜"。

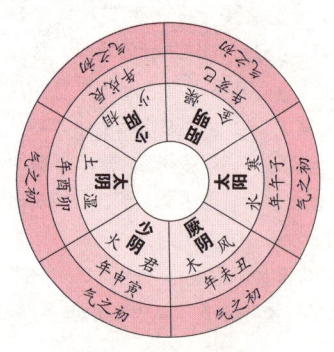

逐年主气图

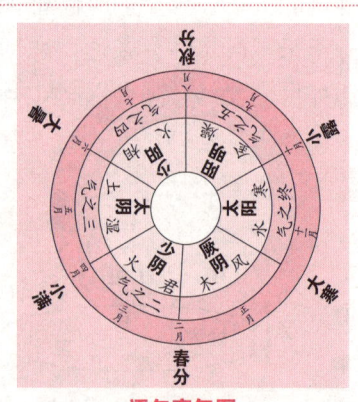

逐年客气图

《内经》运气学说重视气候与病候的关系，奠定了医学气象的理论基础。天是一个大宇宙，人是一个小宇宙，天地气候无时无刻不作用于人体，反常气候是导致生命体病候的重要因素。

病的人，傍晚的时候精神最为清爽，到中午时病就加重，到半夜时便又安静了。肺脏病应该用酸味药来收敛，如果需要补则以酸味补它，如果需要泻，就要用辛味药来泻它。

肾脏有病，一定要争取在春季治愈，若到了春季病还没能痊愈，到长夏时病就加重；如果在长夏没死，到秋季病情就会维持稳定不变状态，到冬季病才会好转。肾病禁食烧烤煎炸过热的食物和穿经火烘烤过的衣服。肾有病的人，愈于甲乙日；如果在甲乙日不愈，到戊己日病就加重；如果在戊己日不死，到庚辛日病情就会维持稳定不变状态，到壬癸日病即好转。肾有病的人，在半夜的时候精神最为清爽，在一日当中辰、戌、丑、未四个时辰病情加重，在傍晚时便又安静了。肾脏病应该用苦味药以助肾气，如果需要补则以苦味补它，如果需要泻，就要有咸味来泻它。

外来邪气致病，都是五行中有一行之气过盛，欺凌与其对应的脏器造成的。而相应脏器的疾病到了各自所生之脏当旺的时候就容易痊愈，相反，到了各自制约之脏当旺的时候病情加重。至其所不胜之时而甚，至其所生之时而病情稳定不变，至其自旺之时病情好转。但必须先明确五脏之脉，然后才能推测疾病的轻重的时间以及死生的期限问题。

肝脏有病，有实证虚证之分。如果是实证，则两胁下疼痛牵引少腹，使人多怒；如果是虚证，则出现两目昏花而视物不明，两耳也听不见声音，多恐惧，好像有人要逮捕他一样。治疗时，取用厥阴肝经和少阳胆经的经穴。如肝气上逆，出现头痛、耳聋而听觉失灵、颊肿，治疗时仍取厥阴、少阳经脉，刺出其血。

心脏有病，也有实证与虚证之分。如果是实证，则出现胸中痛，胁部支撑胀满，胁下痛，胸膺部、背部及肩胛间疼痛，两臂内侧疼痛；如果是虚证，则出现胸腹部胀大，胁下和腰部牵引作痛。治疗时，取少阴心经和太阳小肠经的经穴，并刺舌下之脉以出其血。如病情有变化，与初起不同，则应刺委中穴出血。

脾脏有病，也有实证与虚证之分。如果是实证，则出现身体沉重，易饥，肌肉痿软无力，两足弛缓不收，行走时容易抽搐，脚下疼痛；如果是虚证，则腹部胀满，肠鸣，泄下而食物不化。治疗时，应取太阴脾经、阳明胃经和少阴肾经的经穴，刺出其血。

肺脏有病，也有实证与虚证之分。如果是实证，则喘咳气逆，肩背部疼痛，出汗，尻、阴、股、膝、髀骨、足等部皆疼痛；如果是虚证，则少气，呼吸困难而难于接续，耳聋，咽干。治疗时，取太阴肺经的经穴，足太阳经的外侧及足厥阴内侧，即少阴肾经的经穴，刺出其血。

肾脏有病，也有实证与虚证之分。如果是实证，则腹部胀大，胫部浮

"八节"即立春、春分、立夏、夏至、立秋、秋分、立冬、冬至八个节气；将八节配以八卦、四时、五行、五脏和时辰，以一日之功，攒一年之候，来炼养五脏之精气。

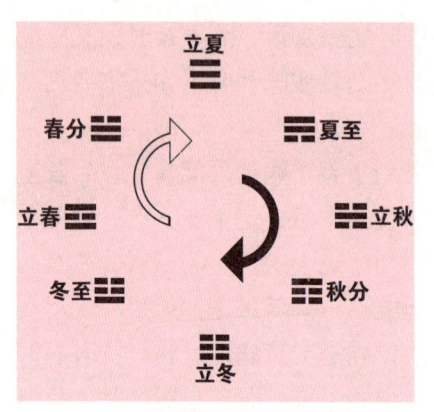

八节配先天八卦

肿，气喘，咳嗽，身体沉重，睡后出汗，恶风；如果是虚证，就会出现胸中疼痛，大腹和小腹疼痛，四肢厥冷，心中不乐。治疗时，取足少阴肾经和足太阳膀胱经的经穴，针刺出血即可。

肝与青色相应，宜食用甘味的东西，如粳米、牛肉、枣、葵菜等。心与赤色相应，宜食用酸味的东西，如小豆、犬肉、李、韭等。肺与白色相应，宜食用苦味的东西，如小麦、羊肉、杏、薤等。脾与黄色相应，宜食用咸味的东西，如大豆、猪肉、栗、藿等。肾与黑色相应，宜食用辛味的东西，如黄黍、鸡肉、桃、葱等。五味的功用：辛味能发散，酸味能收敛，甘味能缓急，苦味能坚燥，咸味能软坚。

凡猛药都可用来攻逐病邪，五谷用以充养五脏之气，五果帮助五谷以营养人体，五畜用以补益五脏，五菜用以充养脏腑，把谷、果、肉、菜的气味和合而服食，可以补益精气。这五类食物，各有辛、酸、甘、苦、咸的不同气味，各有利于某一脏气，或散，或收，或缓，或坚，或软等，在运用的时候，要根据春、夏、秋、冬四时和五脏之气的偏盛偏衰及五味等具体情况，各随其所宜而用之。

素问·宣明五气篇第二十三

本篇要点

以五脏为中心，运用五行学说，对人的日常生活、发病因素、脏腑功能、病情变化、脉搏形象、药物性味、饮食宜忌等进行分类归纳。

饮食五味经过胃之后，各自都有自己的所入之脏：酸味入于肝脏；辛味入于肺脏；苦味入于心脏；咸味入于肾脏；甘味入于脾脏。这些情况，统称为"五入"。

五脏之气失调后各自有各自不同的病症表现：心气失调则嗳气；肺气失调则咳嗽；肝气失调则多言；脾气失调则吞酸；肾气失调则为呵欠、喷嚏；胃气失调则为气逆、呃逆，或有恐惧感；大肠、小肠病则不能泌别清浊，传送糟粕，而为泄泻；下焦不能通调水道，则水液泛溢与皮肤而为水肿；膀胱之气化不利，则为小便不通，不能约制，则为遗尿；胆气失调则易发怒。这些病变统称为"五病"。

五脏精气聚于某一脏就会发生病变：精气并于心则喜笑，精气并于肺则悲哀，精气并于肝则忧伤，精气并于脾则畏惧，精气并于肾则惊恐。这就是所说的"五并"，都是该脏虚弱，所以五脏精气乘虚相并所致。

五脏各有憎恶的情况为：心脏憎恶热气，肺脏憎恶寒气，肝脏憎恶风气，脾脏憎恶湿气，肾脏憎恶燥气。这就是所说的"五恶"。

五脏化生五液的情况为：心之液化为汗，肺之液化为涕，肝之液化为泪，脾之液化为涎，肾之液化为唾。这是所说的"五液"。

五味各有所禁的情况为：辛味走气，气病不可多食辛味；咸味走血，血病不可多食咸味；苦味走骨，骨病不可多食苦味；甜味走肉，肉病不可多食甜味；酸味走筋，筋病不可多食酸味。这就是所说的"五禁"。不可多食应禁之物。

五脏发病的情况为：阴（肾）病发生于骨，阳（心）病发生于血，阴（脾）病发生于肉，阳（肝）病发生于冬，阴（肺）病发生于夏。这是五

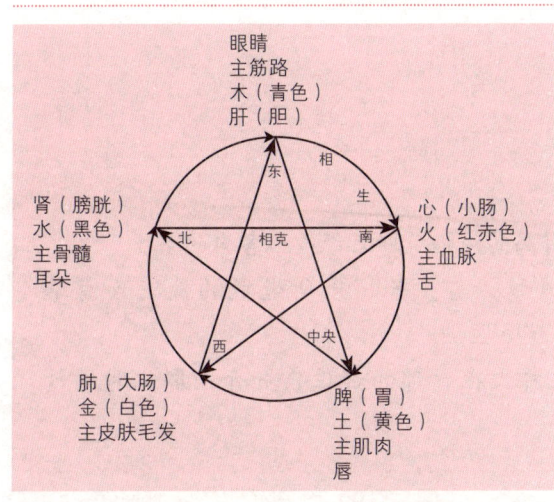

五脏与五色、五行、方位等关系图

中医学认为，人的有机整体是以五脏为核心构成的一个极为复杂的统一体。五脏与五行、五色等存在着密切的关系。如：肝属木，心属火，脾属土，肺属金，肾属水。木生火，火生土，土生金，金生水，水生木。而水克火，火克金，金克木，木克土，土克水。五色应五脏，青色食物养肝，红色食物养心，白色食物润肺，黄色食物养脾，黑色食物养肾。

脏发病的情况，统称为"五发"。

五脏被邪气侵扰的情况为：邪入于阳分，则阳偏盛，而发为痹病；邪搏于阳则阳气受伤，而发为癫疾；邪搏于阴侧则阴气受伤，而发为音哑之疾；邪由阳而入于阴，则从阴而为静；邪由阴而出于阳，则从阳而为怒。这些病变就是"五乱"。

五脏被邪气侵害后出现五种与时令不相应的脉象，克贼之邪所表现的脉象：春天见到秋天的毛脉，是金克木；夏天见到冬天的石脉，是水克火；长夏见到春天的弦脉，是木克土；秋天见到夏天的钩脉，是火克金；冬天见到长夏的濡缓脉，是土克水。这就是所谓的"五邪之脉"。其预后相同，都属于不治之证。

五脏各有所藏的情况为：心藏神，肺藏魄，肝藏魂，脾藏意，肾藏志。这就是所说的五脏所藏。

五脏各自主宰对象的情况为：心主血脉，肺主皮毛，肝主筋，脾主肉，肾主骨髓，这就是所说的"五主"。

五种过度的疲劳伤耗五脏精气的情况为：如久视则劳于精气而伤血，久卧则阳气不伸而伤气，久坐则血脉灌输不畅而伤肉，久立则劳于肾及腰、膝、胫等而伤骨，久行则劳于筋脉而伤筋。这就是五劳所伤。

五脏应四时（含长夏为五时）脉象的情况为：肝脏应春，端直而长，其脉象弦；心脉应夏，来盛去衰，其脉象钩；脾旺于长夏，其脉弱，随长夏而更代；肺脉应秋，轻虚而浮，其脉象毛；肾脉应冬，其脉沉坚象石。这就是所谓的应于四时的五脏平脉。

素问·血气形志篇第二十四

本篇要点

一、指出人体临证针刺补泻的依据，即六经气血各自的多少。

二、从情志的角度说明形、志、苦、乐所造成的疾病各有不同，其治疗方法也应相应地有所区别。

三、说明如何确定五脏俞穴在背部的部位，并介绍取穴时的计算方法。

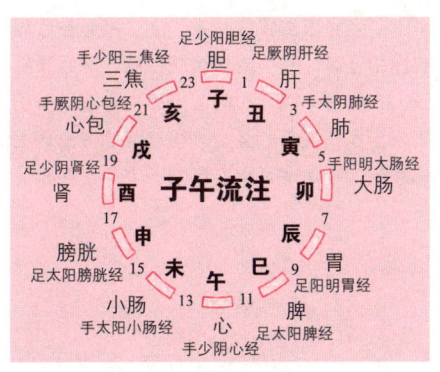

子午流注图

子午流注是把人的十二条经脉在十二个时辰中的盛衰规律，有序地联系起来，又通过人体的五脏六腑与十二经脉相配的关系，预测出某脏腑经络的气血在某个时辰的盛或衰，环环相扣，按照气血的盛或衰来进行治病养生，使治病养生都有了更强的针对性，从而达到事半功倍的效果。

人体气血的分布是有一定常数的。如太阳经常血多气少，少阳经常少血多气，阳明经常多气多血，少阴经常少血多气，厥阴经常多血少气，太阴经常多气少血，这是人体经脉中气血多少的正常数值。

人体的十二正经中，足太阳膀胱经与足少阴肾经为表里关系，足少阳胆经与足厥阴肝经为表里关系，足阳明胃经与足太阴脾经为表里关系。这是足三阳经和足三阴经之间的表里配合关系。手太阳小肠经和手少阴心经为表里关系，手少阳三焦经与手厥阴心包经为表里关系，手阳明大肠经与手太阴肺经为表里关系，这是手三阳经和手三阴经之间的表里配合关系。如果能够弄清手足三阴经与手足三阳经所患的病，治疗就可以有的放矢了。疾病发生在手足阴阳二经脉的哪一经，在治疗时，血脉雍盛的，必须先刺其出血，以减轻其病苦；再观察患者的意愿，根据病情的虚实，然后泻其有余之实邪，补其不足之虚。

要想知道背部五脏俞穴的位置，先用一根草尺度量两乳之间的距离，将这一长度的草尺从正中对折，再将与这一长度相等的另一根草尺折去一半，用留下的一半撑住第一根草尺的两头，就成了一个等边三角形，然后用它量患者的背部，使其一个角朝上，和脊背部大椎穴相平，另外两个角在下，其下边左右两个角所指部位，就是肺俞穴所在。再把上角移下一度，放在两肺俞连线的中点，则其下左右两角的位置是心俞的部位。再移下一度，左角是肝俞，右角是脾俞。再移下一度，左右两角是肾俞。这就是五脏腧穴的部位，也是针刺艾灸取穴的准则。

人要是身体安逸但精神苦闷的话，病多发生在经脉，治疗时宜用针灸。形体安逸而精神也愉快的人，病多发生在肌肉，治疗时宜用针刺与砭石。形体劳苦但精神很愉快的人，病多发生在筋骨，治疗时宜用热熨与导引法。形体劳苦而精神又很苦恼的人，病多发生在咽喉部，治疗时宜用药物。

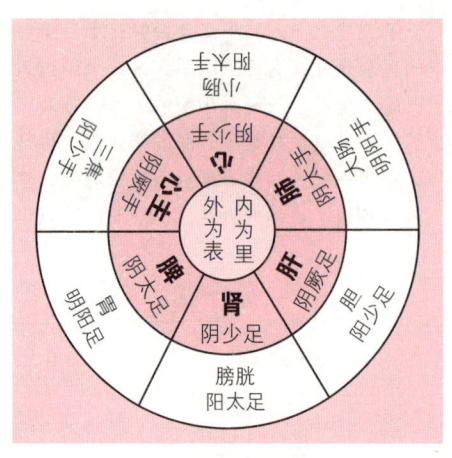

十二经脉表里属络关系：十二经脉在体内与脏腑相连属，其中阴经属脏络腑，阳经属腑络脏，一脏配一腑，一阴配一阳，形成了脏腑阴阳表里属络关系。互为表里的经脉在生理上密切联系，在病理上相互影响，在治疗时相互为用。

十二经络关系图

经常感到惊恐的人，经络因气机紊乱而不通畅，病多为麻木不仁，治疗时宜用按摩和药酒。这就是形体和精神方面发生疾病的五种类型。

刺阳明经的时候，可以出血也可以使气外泄；刺太阳经的时候，可以出血，而不宜伤到经气；刺少阳经的时候，可以使气外泄，但不宜出血；刺太阴经的时候，只宜出气，不宜出血；刺少阴经的时候，只宜出气，不宜出血；刺厥阴经的时候，只宜出血，不宜伤气。

素问·宝命全形论篇第二十五

本篇要点

一、天人相应是医生必须掌握的基本原则。说明治病之道、养身之法均离不开内外环境的统一。

二、阐述针刺过程中，五个关键问题及候气以刺的重要意义。

三、指出医生在临证时应审察至微，谨慎用针。

黄帝问道：天地之间，万物俱备，没有比人更宝贵的了。人依靠天地之大气和水谷之精气生存，并随着四时生长收藏的规律而生活着，上至君主，下至平民，任何人都愿意保全形体的健康，但是往往有了病，却因病轻而难于察知，让病邪稽留，逐渐发展，日益深沉，乃至深入骨髓，我为此甚感忧虑。我想要解除他们的痛苦，应该怎样办才好？

岐伯回答说：盐是咸的，所以能使储存它的器具渗出水来，这就是盐气外泄；琴弦将要断的时候，就会发出嘶败的声音；内部已溃的树木，其枝叶好像很繁茂，实际上外盛中空，极容易萎谢；人在疾病深重的时候，就会出现呃逆。人要是有了这样的现象，说明内脏已有严重破坏，药物和针灸都失去治疗作用，因为皮肤肌肉受伤败坏，血气枯槁，就很难挽回了。

黄帝问道：我很同情患者的痛苦，以致心中因此昏乱糊涂，导致治疗不当反使病势加重，而我又不能代替他们忍受病痛，百姓会认为我很残忍粗暴，我该怎么办好呢？

岐伯回答说：人虽生活在地上，但上天主宰生命，天地之气相合，才产生了人。人如果能适应四时变迁，则自然界的一切，都成为他生命的泉源。能够知道万物生长、收藏道理的人，就有条件承受和运用万物。所以天有阴阳，人有十二经脉；天有寒暑，人有虚实盛衰。能够应天地阴阳的变化，不违背四时的规律，了解十二经脉的道理，就能明达事理，不会被疾病现象弄糊涂了。掌握八风的演变，五行的衰旺，通达患者虚实的变化，就一定能有独到的见解，哪怕患者的呵欠呻吟那样极微小的动态，也能够明察秋毫，洞明底细。

黄帝问道：人生而有形体，离不开阴阳的变化，天地二气相合，从经纬上来讲，可以分为九野，从气候上来讲，可以分为四时，月份有大月小月，白天有短有长，这都是阴阳消长变化的体现。天地间万物的生长变化更是不可胜数，根据患者微细呵欠及呻吟，就能判断出疾病的虚实变化。请问治疗的针法是怎样的呢？

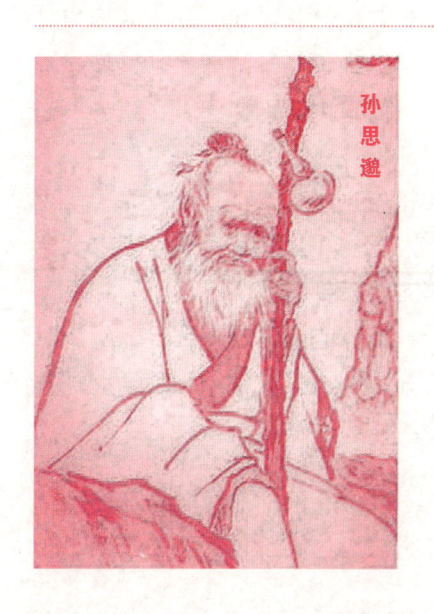

孙思邈生于北周大统三年（581），卒于唐永淳元年（682），享年一百零二岁（有的考证活了一百四十一岁）。唐朝京兆华原（现陕西耀县）人，是著名的医师与道士，是中国乃至世界史上伟大的医学家和药物学家，被后人誉为"药王"。对内、外、妇、儿、五官、针灸各科都很精通，有二十四项成果开创了我国医药学史上的先河。一生著书八十多种，其中以《千金药方》《千金翼方》影响最大。合称为《千金方》，它是唐代以前医药学成就的系统总结，被誉为我国最早的一部临床医学百科全书，对后世医学的发展影响深远。

上部 素问·宝命全形论篇第二十五

077

岐伯回答说：可根据五行变化的道理来分析。木遇到金，就能折伐；火遇到水，就能熄灭；土遇到木，就会被穿透；金遇到火，就能熔化；水遇到土，就会被堵住。这种变化，万物都是一样，不胜枚举。所以用针刺来治疗疾病，能够嘉惠天下人民的，有五大关键，但一般的凡夫俗子只顾谋求饱食，不懂得这些道理。所谓五大关键：一是要调治精神，二是要了解养身之道，三是要熟悉药物真正的性能，四要根据治病需要制定砭石的大小，五是要懂得脏腑血气的诊断方法。能够懂得这五项要道，运用中就可以根据实际情况掌握缓急先后。当今之世运用针刺，一般的用补法治虚，泻法制满，这是大家都知道的。若能按照天地阴阳变化的道理，随其变化而施针疗，那么疗效就能更好，会取得如响应声、如影随形的疗效，医学的道理并没有什么神秘，只要懂得这些道理，就能运用自如了。

黄帝说：我想听你讲讲用针刺的道理。

岐伯回答说：用针刺的关键，必先集中精神，了解五脏的虚实，弄清楚三部九候的脉象变化，然后开始下针。用针的时候，即使有很多人在场喧嚷也要充耳不闻，要把外在的病候和内在的病变相互结合作为诊疗的依据。此外，还要熟悉经脉血气往来的情况，才可施针于患者。患者有虚实之分，见到五虚的症状，不可草率下针治疗，见到五实的症状，不可轻易放弃针刺治疗，应该要掌握针刺的时机，不然在瞬息之间就会错过机会。针刺时手的动作要专一协调，针要洁净而均匀，下针之后需要静下心来，注意患者的反应，观察所刺经穴经气的变化。其变化可谓十分地隐微渺茫，没有人能够察知它的形迹。经气到来时医生会感到它就像鸟儿忽隐忽现地飞来，随即又感到它就像鸟儿疾速地飞到一样，但都只能感到它像鸟儿在飞，却无从捉摸其形迹的起落。所以用针之法，当气未至的时候，应该留针候气，就好像是准备发射的弩弓，静候待发，经气骤然到来的时候，则应迅速起针，正如离弦之箭射中箭靶一样。

黄帝问道：怎样治疗虚证？怎样治疗实证？

岐伯回答说：刺虚证，须用补法，刺实证，须用泻法；当针下感到经气至，则应慎重掌握，不失时机地运用补泻方法。针刺是深是浅，全在医生根据实际情况灵活掌握，取穴无论远近，候针取气的道理是一致的，针刺时都必须精神专一，好像面临万丈深渊，小心谨慎，又好像手中捉着猛虎那样坚定有力，全神贯注，不为其他事物所分心。

素问·八正神明论篇第二十六

本篇要点

一、阐述四时八正对人体气血盛衰、针刺补泻的影响。

二、说明早期诊断、早期治疗的重要意义，并指出三部九候的诊断价值。

三、说明针刺补泻之理，并指出患者个人情况对治疗的影响。即要注意患者形体的肥瘦和营卫气血的盛衰，然后因人而异施治。

四、指出诊断疾病要把望、闻、问、切四诊结合阴阳、四时、虚实来加以分析，并要掌握"形"和"神"的病变及其症状。

黄帝问道：用针有讲究，究竟有什么方法、什么准则呢？

岐伯回答说：用针之法效法天地阴阳，要在一切自然现象的演变中去体会。

黄帝说：希望你能详尽地介绍一下。

岐伯回答说：但凡使用针刺，就一定要观察日月星辰盈亏消长及四时八正之气候变化，确定了其中的变化规律，才可运用针刺方法。所以如果气候温和，日光鲜亮，那么，人的血液流行就滑润，而卫气浮行于表，血容易泻，气容易行；如果气候寒冷，天气阴霾，则人的血行也滞涩不畅，而卫气沉于里。月亮初生的时候，血气开始流利，卫气开始畅行；月亮正圆的时候，人体血气充实，肌肉坚实；月黑无光的时候，肌肉减弱，经络空虚，卫气衰减，形体独居。所以要顺着天时而调血气。因此天气寒冷，不要针刺；天气温和，不要迟疑；月亮初生的时候，不可用泻法；月亮正圆的时候，不可用补法；月黑无光的时候，不要针刺。这就是所谓顺着天时而调治气血的法则。因天体运行有一定顺序，故月亮有盈亏盛虚，观察日影的长短，可以定四时八正之气。所以说：月牙初生时而泻，就会使内脏虚弱；月正圆时而补，使血气充溢于表，以致络脉中血液留滞，这叫作重实；月黑无光的时候用针刺，就会扰乱经气，叫作乱经。这些都是阴阳错乱、正邪之气不分的表现，病变反而深入，卫外的阳气虚竭，内守的阴气紊乱，所以，病邪就乘之而起。

黄帝问道：该如何观察星辰、八正、四时呢？

岐伯回答说：观察星辰的方位，可以测定日月循行的规律。观察八节常气的交替，可以测出异常八风的病邪，是什么时候来的，是怎样危害于人的。观察四时，可以分辨春夏秋冬正常气候之所在，以便随时序来调养，可以避免八方不正之气候，不受其侵犯。假如虚弱的体质，再遭受自然界虚邪贼风的侵袭，两虚相感，邪气就可以侵犯筋骨，再深入一步，就可以伤害五脏。懂得气候变化治病的医生，就能及时挽救患者，不至于受到严重的伤害。所以说天时的宜忌，不可不知。

　　黄帝说：讲得好！关于取法于星辰的道理，我已经知道了，希望你讲讲怎样效法前人。

　　岐伯回答说：要效法前人，首先要懂得《针经》。要想把古人的经验运用于现在，必先要知道太阳的寒温，月的盈亏，四时气候的浮沉，而用以调治于患者，就可以看到这种方法是确实有效的。所谓观察其冥冥，就是说荣卫气血的变化虽不显露于外，而医生却能懂得，他从日之寒温，月之盈亏，四时气候之浮沉等，进行综合分析，做出判断，然后进行调治。因此医生便能遇见病情，然而疾病并未显露于外，这就是所谓的观察于冥冥。能够运用这种方法，通达各种事理，他的经验就可以流传于后世，这是学识经验丰富的医生不同于一般人的地方。

　　虚邪，就是四时八节的虚邪贼风。正邪，就是人在劳累时汗出腠理开，偶尔遭受虚风。正邪伤人较轻微，没有明显的感觉，也无明显症状表现，所以一般医生观察不出病情。技术高明的医生，在疾病初起，三部九候之脉气都调和而未败坏之时，就给予早期救治，所以被人们称为"上工"。而技术拙劣的医生却要等疾病已经形成，甚或至于恶化阶段，才进行治疗。之所以要等到病成阶段才能治疗，是因为不懂得三部九候的脉气的相得相失，致使疾病发展而恶化了。要明了疾病之所在，必须从三部九候的脉象中详细诊察，知道疾病的变化，才能进行早期治疗。所以说掌握三部九候，就好像是把守住了门户一样，尽管外表看还没什么明显的表现，但医生却已经看出了病邪所在。

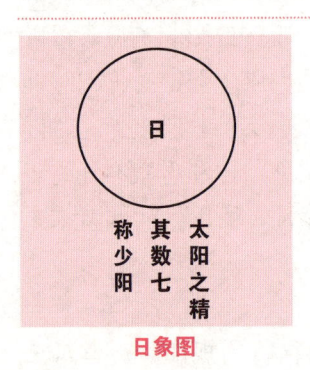

日者太阳之精，象离卦也，其数则七。称少阳者，为离卦，上下俱长中虚，则短成四画，而兼乾之三画，故称七数。而为少阳者，乾天之道，覆荫万物，清虚广远，纯阳不杂，一气冥运名曰老阳。日之为道虽无此大，而光明著于八方，普及天下，出则为昼，没则为夜，故云少阳也。

日

太阳之精　其数七　称少阳

日象图

黄帝说：我听说针刺有补泻二法，如何掌握其中的意义。

岐伯回答说：泻法必须掌握一个"方"字。所谓"方"，就是患者正气方盛，月亮方满，天气方温和，身心方稳定的时候，并且要在患者方吸气的时候进针，再等到他方吸气的时候转针，还要等他方呼气的时候慢慢地拔出针来。所以说泻必用方，才能发挥泻的作用，使邪气泻去而正气运行。补法必须掌握一个"圆"字。所谓"圆"，就是行气。行气就是导移其气以至病所，针刺时必须达到营气，还要在患者吸气时拔针。所谓"圆"与"方"，并不是指针的形状。一个技术高超有修养的医生，必须明了患者形体的肥瘦，营卫血气的盛衰。因为血气是人之神气的物质基础，不可不谨慎呵护细心调养。

黄帝说：多有见地的论述啊！把人身变化和阴阳、四时、虚实联系起来，这是非常微妙的结合，要不是先生，谁能够弄得懂呢！然而先生屡次说道形如神，究竟什么叫形？什么叫神？请你详尽地讲一讲。

岐伯回答说：请让我先讲形。所谓形，就是反映于外的体征，体表只能察之概况，只要问明发病的原因，再仔细诊察经脉变化，则病情就清楚地摆在面前，要是不能探寻而仍不可得，那么便不容易知道他的病情了，因外部有形迹可察，所以叫作形。

黄帝问道：什么叫神？

岐伯回答说：所谓神，就是望而知之，耳朵虽然没有听到患者的口诉，但通过望诊，眼中就明了它的变化，亦已心中有数，先得出这一疾病的概念，这种心领神会的迅速独悟，不能用言语来形容，有如观察一种东西，大家都在观看却没有看到，只有自己看得真，刚才还似乎很模糊的东西，突然间变得清楚无比起来，好像风吹云散一般，所以叫作神。工巧神圣的根本是三部九候之法，不必拘泥固守《九针》所论述的一些具体方法。

素问·离合真邪论篇第二十七

本篇要点

一、说明有病早治的道理，即病邪初入人体，未有定处，及早治疗可以使身体尽早痊愈。

二、详细说明针刺补泻方法、宜忌。

三、突出说明"要能治病，必先识病"的道理。

黄帝问道：我听说《九针》原本只有九篇文章，而先生在此基础上加天地交而泰，不交而否者，谓天之阳气下降地中，地之阴气升而天上，此谓天地交而成泰。若天之气上腾，地之气下降者，谓天地二气不相交感，而万物则有所否闭不能通畅。故天地宜交，不宜不交。万物宜泰，不宜不泰，不泰则否。故天道十有一年而泰，十有二年而否也，一纪之年全其否泰。

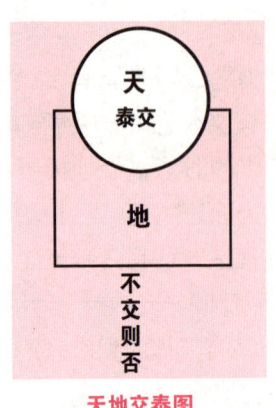

天地交泰图

以演绎发挥，成为了现在的九九八十一篇，我已经明白了它的意义。《针经》上说气有盛衰，左右偏移，取上以调下，去左以调右，有余不足，在荥输之穴进行补泻，我亦懂得了。这些变化，都是由于营卫的偏盛、气血虚实而形成的，并不是邪气从侵入经脉而发生的病变。我现在希望知道邪气侵入经脉之时，患者的症状怎样？又怎样来治疗？

岐伯回答说：圣贤之人在制定法则的时候，一定要遵循天道自然。天有星宿分野，地有江河，人有十二经脉，其间是互相影响，可以比类而论的。如天地之气温和，则江河之水安静平稳；天气寒冷，则水冰地冻，江河之水凝涩不流；天气酷热，则江河之水沸腾洋溢；要是暴风骤起，则使江河之水波涛汹涌。因此病邪侵入了经脉，寒则使血行滞涩，热则使血气滑润流利，要是虚邪贼风侵入，也就像江河之水遇到暴风一样，经脉的搏动，则出现波涌隆起的现象。虽然血气同样依次在经脉中流动，但在寸口处按脉，指下就感到时大时小，大即表示病邪盛，小即表示病邪平静，邪气运行，没有一定的位置，或在阴经或在阳经，就应该进一步，用三部九候的方法检查，若在三部九候中觉察病邪，则应及早治疗，以阻止它的发展。治疗时应在吸气时进针，进针时勿使气逆，进针后要留针静候其气，不让病邪扩散；当吸气时转念其针，以得气为目的；然后等患者呼气的时候，慢慢地起针，呼气尽时，将针取出。这样，大邪之气也随针外泄，这就是所谓的泻。

黄帝问道：不足之虚证怎样用补法？

岐伯回答说：一定要循着穴位，上下抚摸按压穴位，再用手指揉按周围肌肤，进而用手指掐穴位，使经气布散，然后推按皮肤，弹动穴位，让患者集中注意力，即掐正穴位进针，等到气脉流通后将针取出，右手出针，左手随即按住针孔，不让正气外泄。进针是在患者呼气将尽时进针，静候其气，稍久留针，以得气为目的。进针候气，要像等待贵客一样，忘掉时间的早晚，当得气时，要好好守护，等患者吸气时候，拔出其针，那么气就不致外泄了；出针以后，应在其孔穴上揉按，使针孔关闭，真气存内，大经之气留于营卫而不泄，这就是所谓的补。

黄帝问道：进针之后，该如何候气呢？

岐伯回答说：当邪气从络脉而进入经脉，便停留于血脉之中，这时邪正相争，或寒或温，正邪尚未相合，所以脉气波动，忽起忽伏，时来时去，无有定处。所以说在邪气刚来时，必须按住并制止它，阻止它的发展，用针泻之，但不要在邪气方盛冲突时用泻法，否则反使经气大虚，所以说气虚的时候不可用泻，就是指此而言。因此，诊候邪气而不能审慎，当大邪之气已经过去，而用泻法，则反使真气（经脉之气）虚脱，真气虚脱，则不能恢复，而邪气益甚，那病更加重了。所以说，邪气已经随经而去，不可再用泻法，就是指此而言。阻止邪气，使用泻法，是件不容发的事，须待邪气初到的时候，随即下针去泻，在邪至之前，或在邪去之后用泻法，都是不适时的，非但不能去邪，反使血气受伤，病就不容易退了。所以说，懂得用针的，像拨动弩机一样，机智灵活，不善于用针的，就像敲击木椎，顽钝不灵了。所以说，懂得用针的人会识得机宜，当机立断毫不迟疑，不知机宜的，纵然看到邪气已到，也不会下针，应刺不刺说的就是这个意思。

黄帝道：怎样进行补或者泻呢？

岐伯回答说：要遵循攻邪为主的原则。及时刺出盛血，以恢复正气，因为病邪刚刚侵入，流动还没有定处，推它它就前进，引它它就留止，迎其气而泻之，以出其毒血，血出之后，病就立即会好。

黄帝道：讲得好！假如到了病邪和真气并合以后，脉气不现波动，那么该怎样诊察呢？

中医认为：人体的五脏六腑、四肢百骸、五官九窍、皮肉筋骨等组织器官，之所以能保持相对的协调与统一，完成正常的生理活动，是依靠经络系统的联络沟通而实现的。经络中的经脉、经别与奇经八脉、十五络脉，纵横交错，入里出表，通上达下，联系人体各脏腑组织；经筋、皮部联系肢体筋肉皮肤；浮络和孙络联系人体各细微部分。这样，经络将人体联系成了一个有机的整体。经络的联络沟通作用，还反映在经络具有传导功能。体表感受病邪和各种刺激，可传导于脏腑；脏腑的生理功能失常，亦可反映于体表。这些都是经络联络沟通作用的具体表现。

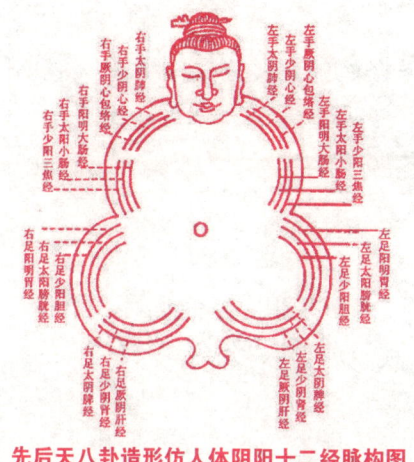

先后天八卦造形仿人体阴阳十二经脉构图

岐伯回答说：这就要认真审察三部九候的盛衰虚实而做针对性调治。检查的方法，在它左右上下各部分，观察有无不相称或特别减弱的地方，就可以知道病在哪一脏腑，待其气至而刺之。如果连三部九候都不明白，阴阳不能辨别，上下也不能分清，更不知道从上部脉以诊察下，从下部脉以诊察上，从中部脉以诊察中，结合胃气多少有无来决定疾病在哪一部。所以说，针刺而不知三部九候以了解病脉之处，则即使有大邪为害，这个医生也没有办法来加以事先防止。如果诛罚无过，不当泻而泻之，这就叫作"大惑"，反而扰乱脏腑经脉，使真气不能恢复，把实证当作虚证，邪气当作真气，用针毫无道理，反助邪气为害，剥夺患者正气，使顺证变成逆证，使患者荣卫散乱，真气散失，邪气独存于内，断送患者的性命，给患者带来莫大的祸殃。这种不知三部九候的医生，是不能够久长的，因为不知配合四时五行五运相胜六气加临的道理，让邪气肆虐，伤害了正气，以致断绝患者性命。病邪刚侵入人体，没有定处，推它就向前，引它就阻止，迎其气而泻之，其病很快就可以治愈。

素问·通评虚实论篇第二十八

本篇要点

一、重点论述疾病虚、实的原因与病机，并以脏腑为例加以具体说明。

二、推论各种虚、实，如五脏的虚实、四时的虚实、血气的虚实、重实、重虚、经虚络满、经满络虚、脉症虚实、病情虚实等。

三、叙述四时针刺的所宜部位，并介绍痈肿、霍乱、惊风等疾病的针刺治疗方法，以及消瘅、偏枯、痿厥、黄疸、暴厥、癫狂等疾病的病因及所表现的症状。

黄帝问道：什么是虚证？什么是实证？

岐伯回答说：所谓虚证、实证，是邪气和正气相比较而言的。如邪气方盛，是为实证；若精气不足，就为虚证。

黄帝问道：虚实变化的情况怎样？

岐伯回答说：以肺脏为例来说明。肺主一身之气，气虚就是肺虚；气逆的，上实下虚，就会两脚冰凉。肺虚弱如果发生在肺气不受克制的秋冬二季，就能治愈；如果发生在受克制的春夏二季，则会加重以致不治身亡。其他各脏的虚实情况亦可类推。

黄帝道：什么叫重实？

岐伯回答说：所谓重实，是说人患大热之病以后，出现气盛而热，脉盛而满，也就是阴阳气血全都盛实的情况，这就是所谓的重实。

黄帝道：经络俱实是怎样情况？用什么方法治疗？

岐伯回答说：所谓经络俱实，是指寸口脉急而皮肤弛缓，经和络都应该治疗。所以说：凡是滑利的就有生机为顺，涩滞的缺少生机为逆。因为一般所谓虚实，人与物类相似，如万物有生气则滑利，万物欲死则枯涩。若一个人的五脏骨肉滑利，就表明精气充足，生气旺盛，便可以长寿。

黄帝道：络气不足、经气有余的情况怎样？

岐伯回答说：所谓络气不足，经气有余，是指寸口脉滑而尺肤却寒。秋冬之时见这样现象的为逆，在春夏之时就为顺了，治疗必须结合时令。

黄帝道：经虚络满的情况怎样？

岐伯回答说：所谓经虚络满，是指尺肤热而盛满，而寸口脉象迟而涩滞。这种现象，在春夏则死，在秋冬则生。

黄帝道：这两种病情应怎样治疗呢？

岐伯回答说：络满经虚，灸阴刺阳；经满络虚，刺阴灸阳。

黄帝道：什么叫重虚？

岐伯回答说：脉虚、气虚、尺虚，称为重虚。

黄帝道：怎样辨别呢？

岐伯回答说：所谓气虚，是由于精气虚夺，而语言低微，不能接续；

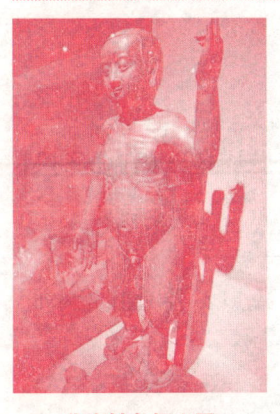

北宋针灸铜人图

北宋针灸铜人为北宋天圣五年（1027年）宋仁宗诏命翰林医官王惟一所制造，其高度与正常成年人相近，胸背前后两面可以开合，体内雕有脏腑器官，铜人表面镂有穴位，穴旁刻题穴名。同时以黄蜡封涂铜人外表的孔穴，其内注水。如取穴准确，针入而水流出；取穴不准，针不能刺入。明代针灸铜人是明英宗诏命仿北宋铜人所重新铸造。于正统八年（1443年）制成。

所谓尺虚，是尺肤脆弱，而行动怯弱无力；所谓脉虚，是阴血虚少，不似有阴的脉象。所有上面这些现象的患者，可以总的说一句，脉象滑利的，随病可生，要是脉象涩滞，就要死亡了。

黄帝道：有一种病证，寒气突然上逆，脉搏满指而盛实，会怎样呢？

岐伯回答说：如果脉搏盛实而有滑利之象，患者就能康复，如果脉搏盛实而有涩滞之象，患者就会不治而死。

黄帝道：有一种病证，脉象实满，手足寒冷，头部热的预后又怎样呢？

岐伯回答说：这种患者，在春秋之时可生，若在冬夏便要死了。又有一种脉象浮而涩，脉涩而身体发热的，亦死。

黄帝问道：身形肿满的将会怎样呢？

岐伯回答说：身形肿满的脉象急而大坚，而尺肤却涩滞，与脉不相适应。像这样的病情，从则生，逆则死。

黄帝道：什么叫从则生，逆则死？

岐伯回答说：所谓从，就是手足温暖；所谓逆，就是手足寒冷。

黄帝道：产妇而患热病，脉象悬小，预后怎样？

岐伯回答说：手足温暖的可生，若手足厥冷，就要死亡。

黄帝问道：产妇而感受风热，出现喘息有声，张口抬肩症状，脉象怎样？

岐伯回答说：受风热之邪的，脉象实大和缓，表明尚有胃气，可生；要是实大而弦急，是胃气已绝，就要死亡。

黄帝问道：赤痢的变化怎样？

岐伯回答说：痢兼发热的，则死；身寒不发热的，则生。

黄帝问道：痢疾而下白沫的变化怎样？

岐伯回答说：脉沉则生，脉浮则死。

黄帝问道：痢疾而下脓血的怎样？

岐伯回答说：脉悬绝者死，滑大者生。

黄帝道：痢疾病，身不发热，脉搏也不悬绝，预后如何？

岐伯回答说：脉搏滑大者生；脉搏悬涩者死。五脏病各以相克的时日而预测死期。

黄帝问道：癫疾的变化怎样？

岐伯回答说：脉来搏而大滑，其病慢慢地会自己痊愈；要是脉象小而坚急，是不治的死证。

黄帝问道：癫疾脉象虚实变化怎样？

岐伯回答说：脉虚的可治，脉实的主死。

黄帝问道：消渴病脉象的虚实怎样？

岐伯回答说：脉象实大，病虽长久，可以治愈；假如脉象悬小而坚，病拖长了，那就不可治疗。

黄帝问道：形度，骨度，脉度，筋度，怎样才测量得出来呢？（据考，此系错简，所以忽略）

黄帝道：春季治病的时候应该及时针刺各经的络穴；夏季的时候应该及时针刺各经的俞穴；秋季治病的时候应该及时针刺六腑的合穴；冬季主闭藏，人体的阳气也闭藏在内，治病应多用药物，少用针刺砭石。但所谓少用针石，不包括痈疽等病在内，像痈疽等病，不得有片刻的迟疑。

痈毒初起，不知它发在何处，摸又摸不出，时有疼痛，此时可针刺手太阴经穴三次，和颈部两侧足阳明经的穴位各两次。生腋痈的患者，高热，应该针刺足少阳经穴五次；针过以后，热仍不退，可针刺天池穴三次，针刺手太阴经的络穴和肩贞穴各三次。急性的痈肿，筋肉挛缩，随着痈肿的发展而疼痛加剧，痛得厉害，汗出不止，这是由于膀胱经气不足，应该刺其经的俞穴。

腹部突然胀满，按之不减，应取手太阳经的络穴，即胃的募穴和脊椎两旁三寸的少阴肾经的俞穴各刺五次，用圆利针。霍乱，应针肾俞旁志室穴五次，和足阳明胃俞穴和其上两侧的意舍穴各三次。治疗惊痫，要针五条经上的穴位，取手太阴的经渠穴各五次，太阳小肠经的阳谷穴各五次，手少阴经络旁的支正穴一次，足阳明经之解溪穴一次，足踝上五寸的少阴经筑宾穴三次。

凡诊治消渴、突然跌倒、半身不遂、气粗急发喘逆等病，如果属于肥胖的权贵之人，是因为偏嗜肉食厚味所造成的。如果是属于郁结不舒，气阻上下不通，往往是暴怒或忧郁所引起的。突然厥逆，不知人事，耳聋，大小便不通，都是因为情志骤然激荡，阳气上迫所致。有的病不从内发，而由于外中风邪，因风邪留蓄，伏而为热，消烁肌肉，以致表邪留薄，着于肌肉筋骨之间。有的行走有点跛，那是风寒湿侵袭而成的疾病。

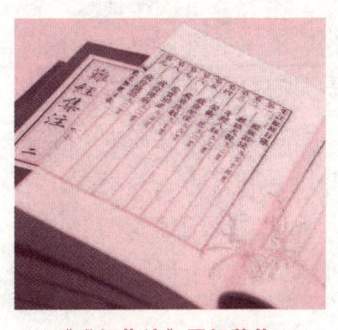

《难经集注》医经著作

原题宋·王惟一撰。明·王九思等辑。本书是将三国时吴·吕广、唐·杨玄操、宋·丁德用、虞庶和杨康侯等人的《难经》注文加以节录分类汇编而成。全书按脉诊、经络、脏腑、疾病、腧穴、针法等序次分为13篇。这是现存最早的一种《难经》集注本。

上部　素问·通评虚实论篇第二十八

黄帝道：黄疸、骤然的剧痛、癫疾、厥狂等症，是经脉之气久逆于上而不下行所产生的。五脏不和，是六腑闭塞不通所造成的。头痛耳鸣，九窍不利，是肠胃的病变所引起的。

素问·太阴阳明论篇第二十九

本篇要点

一、论述太阴、阳明表里两经在阴阳异位、虚实逆从等方面的不同变化。

二、说明三阴三阳六经及其所属脏腑的发病规律。

三、外感六淫之邪则阳受之而多病在六腑，饮食起居不节则阴受之而多病在五脏。

四、脾主四肢，是由于脾为胃行其津液以濡养四肢，脏腑亦各因脾经而受气于阳明，脾病则四肢不用。

黄帝问道：太阴、阳明两经，互为表里，是脾胃所属的经脉，而所生的疾病不同，是什么道理？

岐伯回答说：太阴属阴经，阳明属阳经，两经循行的部位不同，四时的虚实顺逆不同，病或从内生，或从外入，发病原因也有差异，所以病名也就不同。

黄帝道：我想知道它们不同的情况。

岐伯回答说：人身的阳气，犹如天，主卫于外；阴气，犹如地气，主营养于内。所以阳气性刚多实，阴气性柔易虚。凡是贼风虚邪伤人，外表阳气先受侵害；饮食起居失调，内在阴气先受损伤。阳气受邪，往往传入六腑；阴气受病，每多累及五脏。邪入六腑，可见发热不得安卧，气上逆而喘促；邪入五脏，则见脘腹胀满，闭塞不通，在下为大便泄泻，病久而产生痢疾。所以喉司呼吸而通天气，咽吞饮食而连地气。因此阳经易受风邪，阴经易感湿邪。手足三阴经脉之气，从足上行至头，再向下沿臂膊到达指端；手足三阳经脉之气，从手上行至头，再向下行到足。所以说，阳经的病邪，先上行至极点，再向下行；阴经的病邪，先下行至极点，再向上行。故风邪为病，上部首先受伤；湿邪成疾，下部首先受伤。

天为纯阳而有阳数，阳数有一、三、五、七、九，总而论之共得二十有五，成乾之阳数。而为奇者，谓奇为四正方而兼乎中，此之是也。天数有五，自相秉之则得奇数，故曰北一、东三、南七、西九、中五皆阳数也。阳之数一、三、五、七、九是也。

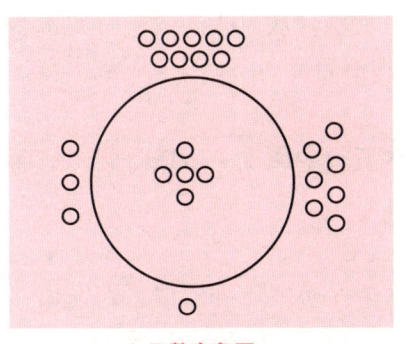

天数奇象图

黄帝问道：脾病会引起四肢功能丧失，这是什么道理？

岐伯回答说：四肢都要承受胃中水谷精气以濡养，但胃中精气不能直接到达四肢经脉，必须依赖脾气的传输，才能营养四肢。如今脾有病不能为胃输送水谷精气，四肢失去营养，则精气日渐衰减，经脉不能畅通，筋骨肌肉都得不到濡养，因此四肢便丧失正常的功能而不能活动了。

黄帝问道：脾脏不能主旺一个时季，是什么道理？

岐伯回答说：脾在五行中属土，主管中央之位，分旺于四时以长养四脏，在四季之末各寄旺十八日，故脾不单独主旺于一个时季。由于脾脏经常为胃土传输水谷精气，譬如天地养育万物一样无时或缺。所以它能从上到下，从头到足，输送水谷之精华于全身各部分，而不专主旺于一时季。

黄帝问道：脾与胃仅以一膜相连，而脾能为胃输布津液，这是什么道理？

岐伯回答说：足太阴脾经属三阴，它的经脉贯通到胃，连属于脾，环绕咽喉，故脾能把胃中水谷之精气输送到手足三阴经；足阳明胃经为脾经之表，是供给五脏六腑营养之处，故胃也能将太阴之气输送到手足三阳经。五脏六腑各通过脾经以接受胃中的精气，所以说脾能为胃运行津液。如四肢得不到水谷精气的滋养，便日趋衰减，脉道不通，筋骨肌肉都失却营养，因而也就丧失正常的功用了。

素问·阳明脉解篇第三十

本篇要点

本篇解释了阳明经脉的实热症状和病理变化。

黄帝问道：足阳明胃经出现病变，患者就不喜欢见人与火，听到木器响动的声音就受惊，但听到敲打钟鼓的声音却不为惊动。为什么听到木音就害怕？我希望听听其中的原因。

岐伯回答说：足阳明是胃的经脉，胃在五行中属土。所以听到木音而害怕，是因为土恶木克的缘故。

黄帝道：讲得好！那么不喜欢火是为什么呢？

岐伯回答说：足阳明经主肌肉，其经脉多血多气，外邪侵袭则发热，热甚则所以恶火。

黄帝问道：不喜欢人是何道理？

岐伯回答说：足阳明经气上逆，则呼吸喘促，心中郁闷，所以不喜欢见人。

黄帝道：有的阳明经厥逆喘促而死，有的虽喘促但不死，这是为什么呢？

岐伯回答说：经气厥逆若累及于内脏，则病深重而死；若仅连及外在的经脉，则病轻浅可生。

黄帝道：讲得好！有的患者阳明病重之时，患者把衣服脱掉乱跑乱跳，登上高处狂叫唱歌，或者数日不进饮食，并能够越墙上屋，而所登上之处，都是其平素所不能的，有了病反能够上去，这是什么原因？

岐伯回答说：四肢是阳气的根本。阳气盛则四肢充实，所以能够登高。

黄帝问道：有的不穿衣服而到处乱跑、胡言乱语、恶言咒骂，不避亲疏而随便唱歌，是什么道理？

岐伯回答说：阳热亢盛而扰动心神，所以神志失常，胡言乱语，斥骂别人，不避亲疏，还不知道吃饭，所以便到处乱跑。

素问·热论篇第三十一

本篇要点

一、详细阐述热病的病因、病症、变化、预后、禁忌、治疗等一系列问题。

二、说明外感热病的发病季节以及与伤寒、温病、暑病等的区别。

三、论述"两感"热病的脉证特点及预后，并指出决定预后好坏的关键在于"胃气"的存亡。

四、热病的一般治疗原则是汗、下两大法。

五、指出病遗、食复的原因、症状、治疗；说明热病禁忌及其重要性。

黄帝问道：如今所说的外感热病，都属于伤寒病的范畴，其中有的痊愈，有的死亡，死亡者往往在六七天之内就死亡了，而痊愈者基本都在十天以上才痊愈，这是什么缘故呢？我不理解，想听听其中的道理。

岐伯回答说：足太阳经统摄人体，它的经脉为六经之长，所以，诸阳皆隶属于太阳。太阳的经脉连于风府，与督脉、阳维相会，循行于巅背之表，所以太阳为诸阳主气，主一身之表。人感受寒邪以后，就要发热，发热虽重，一般不会死亡；如果阴阳二经表里同时感受寒邪而发病，那就难免会死亡了。

黄帝说：我想知道伤寒病的临床表现都有哪些？

岐伯回答说：伤寒病第一天，为太阳经感受寒邪，太阳主一身之表，所以出现头项部疼痛、腰脊部强滞不适的症状。第二天邪气传于阳明经，阳明主肌肉，足阳明经脉挟鼻络于目，下行入腹，所以会出现身体发热、眼睛痛、鼻孔干燥、不得安卧等症状。第三天邪气传于少阳经受病，少阳主骨，足少阳经脉循胁肋而上络于耳，所以会出现胸胁痛、耳聋等症状。若三阳经络皆受病，但邪气还没有波及三阴之里的五脏，采取发汗解表方法即可治愈。第四天邪气传入太阴经受病，足太阴经脉散布于胃中，上络于咽，所以腹中胀满而咽干。第五天邪气传入少阴经受病，足少阴经脉贯肾，络肺，上系舌根，所以口燥舌干而渴。第六天邪气传入厥阴经受病，足厥阴经脉环阴器而络于肝，所以烦闷而阴囊收缩。如果三阴三阳经脉和五脏六腑均受病，以致营卫不能运行，五脏之气不通，人必死无疑。

如果患者并不是表里同时受邪致病，那么，到了第七天的时候太阳病就会逐渐减退，头痛也会好转；到了第八天阳明病渐渐减退，身热稍退；到了第九天少阳病渐渐减退，耳聋症状将逐渐减轻，能听到声音；到了第十天太阴病渐渐减退，腹满已消，恢复正常，开始想吃东西了；到了第十一天少阴病渐渐减退，口不渴，不胀满，舌不干，能打喷嚏；到了第十二天厥阴病渐渐减退，阴囊松弛，小腹部的拘急也减轻了。至此，大邪之气已去，病也逐渐痊愈。

黄帝问道：该采取什么方式治疗呢？

岐伯回答说：治疗的关键是弄清楚病在哪脏哪经，然后再分别施治，这样病就会渐渐衰退。对这类病的治疗原则，一般来说，发病不到三天的，邪气还在三阳属表，可采取发汗治愈；病已满三天，邪已入三阴属里，可以采用泻法，以泄除入里之邪气，即可使疾病痊愈。

黄帝问道：热病已经痊愈，有的患者却余热遗留不清，是什么原因呢？

岐伯回答说：凡是余热遗留不清的患者，都是因为在发热较重的时候

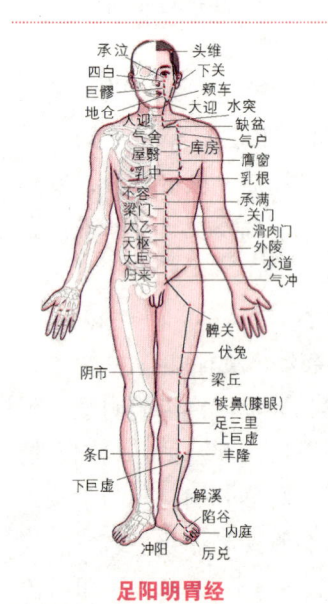

人体十二经脉之一。简称胃经。本经一侧45穴（左右两侧共90穴），其中15穴分布于下肢的前外侧面，30穴在腹、胸部与头面部。首穴承泣，末穴厉兑。主治肠胃等消化系统、神经系统、呼吸系统、循环系统等的病症和咽喉、头面、口、牙、鼻等器官的病症，以及本经脉所经过部位之病症。

足阳明胃经

勉强进食，所以有余热遗留。像这样的病，都是病势虽然已经减退，但尚有余热蕴藏于内，如勉强患者进食，则必因饮食不化而生热，食热与残存的邪热相合，又重新发热，所以有余热遗留不清的情况出现。

黄帝说：你讲得真好。该如何防止余热不尽呢？

岐伯回答说：应观察患者病情的虚实情况，或补或泻，予以适当地治疗，可使其病痊愈。

黄帝问道：发热的患者有什么禁忌呢？

岐伯回答说：当患者热势稍衰的时候，吃了肉食，病即复发；如果饮食过多，则出现余热不尽，这都是热病所应当禁忌的。

黄帝问道：表里同伤于寒邪的两感证，其脉和症状是怎样的呢？

岐伯回答说：阴阳两表里同时感受寒邪的两感证，第一天为太阳与少阴两经同时受病，其症状既有太阳的头痛，又有少阴的口干和烦闷；第二天

为阳明与太阴两经同时受病，其症状既有阳明的身热谵言妄语，又有太阳的腹满不欲食；第三天为少阳与厥阴两经同时受病，其症状既有少阳之耳聋，又有厥阴的阴囊收缩和四肢发冷。如果病势发展至水浆不入、神志昏迷而不知人事的程度，到第六天便死亡了。

黄帝问道：病已发展至五脏已伤，六腑不通，荣卫不行的地步，为什么还要再过三天才会死亡呢？

岐伯回答说：阳明经为十二经之长，此经脉的气血最盛，所以患者感邪后病势必重，容易神志昏迷。三天以后，阳明经脉的气血已经竭尽，所以就要死亡。

大凡伤于寒邪而成为温热病的，在夏至以前发病的就称之为温病，在夏至以后发病的就称之为暑病。暑热邪气可以随汗外泄，所以暑病出汗，不应止汗。

素问·刺热篇第三十二

本篇要点

一、详细说明五脏热病的症状表现、发病趋势、预后及其针刺治疗的方法。

二、以早诊断、早治疗为出发点说明热病色诊的方法。

三、说明热病如何刺孔穴以及该怎么护理，如五十九刺、脊椎诸穴，和饮之寒水、寒衣、寒处等。

如果是肝脏发生热病，患者会先出现小便发黄、腹痛、喜欢卧床、身体发热等症状。热盛的，患者还会狂言乱语，伴有发惊、胁肋疼痛，手足躁扰不得安卧；病在庚辛日，则因木受金克而病重，若逢甲乙日木旺时，便会大量出汗；如果邪气偏盛，则病情恶化，将在庚辛日死亡。治疗时，应针刺足厥阴肝经和足少阳胆经。若肝气上逆，则患者头痛眩晕，这是因热邪循肝脉上冲于头所致。

如果是心脏发生热病，患者会先表现出情绪抑郁，过几天才会有发热表现，当热邪入脏与正气相争时，则突然心痛，烦闷，恶心，头痛，面赤，无汗；病在壬癸日，则因火受水克而病重，病在丙丁日火旺时，便大汗出而热退，若邪气胜脏，病更严重，将在壬癸日死亡。治疗时，应针刺手少阴心经和手太阳小肠经。

如果是脾脏发生热病，患者会先感觉头重，面颊痛，心烦，额部发青，想吐，身热。当热邪入脏，与正气相争时，则腰痛不可以俯仰，腹部胀满而泄泻，两颔部疼痛，病情在甲乙日木旺时，则因土受木克而病重，病情在戊己日土旺时，便大汗出而热退，若邪气胜脏，病更严重，就会在甲乙日死亡。治疗时，针刺足太阴脾经和足阳明胃经。

如果是肺脏发生热病，患者会先感到体表寒冷，汗毛竖立，畏恶风寒，舌上发黄，全身发热。当热邪入脏，与正气相争时，则气喘咳嗽，疼痛走窜于胸膺背部，不能深呼吸，头痛得厉害，汗出而恶寒，病情在丙丁日火旺时，则因金受火克而病重，病情在庚辛日金旺时，便大汗出而热退，若邪气胜脏，病更严重，就会在丙丁日死亡。治疗时，针刺手太阴肺经和手阳明大肠经，刺出豆大血滴，则热邪去而经脉和，病就好了。

如果是肾脏发生热病，患者会先觉腰痛和小腿发酸，口渴得厉害，频频饮水，全身发热。当邪热入脏，与正气相争时，则头项痛而强滞不舒，小腿寒冷酸痛，足心发热，不想说话。如果肾气上逆，则项痛头眩晕而摇动不定，病情在戊己日土旺时，则因水受土克而病重，病情在壬癸日水旺时，便大汗出而热退，若邪气胜脏，病更严重，就会在戊己日死亡。治疗时，针刺足少阴肾经和足太阳膀胱经。

肝脏发生热病的患者，先见左颊部赤色；心脏发生热病的患者，先见额部赤色；脾脏发生热病的患者，先见鼻部赤色；肺脏发生热病的患者，先见右颊部赤色，肾脏发生热病的患者，先见腮部赤色。病虽然还没有发作，但面部已有赤色出现，就应予以刺治，这叫作"治未病"。热病只在五脏色部所在出现赤色，并未见到其他症状的，为病尚轻浅，若予以及时治疗，则至其当旺之，病即可愈；若刺法掌握不当，应泻反补，应补反泻，就会延长病程，需通过三次脏气当旺之日，始能病愈；若一再误治，势必使病情恶化而造成死亡。诸脏热病应当汗出的，都是至其当旺之日，大汗出而病愈。

一般治疗热病，应先给患者喝些清凉的饮料，以解里热，之后再进行针刺，患者衣服也要穿得单薄些，住的地方也要清凉一些，这样，等身上的热消退了，病也自然而然就好了。

热病，如果同时发生胸胁痛，就会出现手足躁扰不安的表现，表明邪气在足少阳经，应刺足少阳经以泻阳分之邪，补足太阴经以培补脾土，病重的就用"五十九刺"的方法。热病如果先手臂痛的，就表明病在上而发于阳，刺手阳明、太阴二经之穴，汗出则热止。热病开始发于头部的，是足太阳为病，刺足太阳颈项部的穴位，汗出则热止。热病先出现身体重滞、骨节痛、耳聋、昏倦嗜睡的，是发于少阴的热病，刺足少阴经之穴，病重的用"五十九刺"的方法。热病先出现头眩晕昏而后发热，胸胁满的，是病发于足少阳，并将传入足少阴，使阴阳枢机失常，刺足少阴和足少阳二经，使邪从枢转而外出。

太阳经脉之病，颧骨部如果出现赤色，则是热病，若色泽荣润，说明病邪还在浅表，只要等到太阳经气旺盛的时候，可以得汗出而病愈。若同时又见少阴经的脉证，此为木盛水衰的死证，死期不过三日，这是因为热病已连于肾。少阳经脉之病，赤色出现于面颊的前方，这是少阳经脉热病，若色泽荣润，是病邪尚浅，至其当旺之时，可以得汗出而病愈。若同时又见少阴脉色现于颊部，是母胜其子的死证，其死期不过三日。

治疗热病的气穴：第三脊椎下方主治胸中的热病，第四脊椎下方主治胃中的热病，第五脊椎下方主治肝热病，第六脊椎下方主治脾热病，第七脊椎下方主治肾热病。治疗热病，即取穴于上，以泻阳邪，当再取穴于下，以补阴气，在下取穴于尾骶骨处。项部第三椎以下凹陷处的中央部位是大椎穴，由此向下便是脊椎的开始。诊察面部之色，可以推知腹部疾病，如颊部赤色由下向上到颧骨部，为有"大瘕泄"病；见赤色自颊部下行至颊车部，为腹部胀满；赤色见于颧骨后侧，为胁痛；赤色见于颊上，为病在膈上。

宇宙万物的运动，是阴阳相互作用的运动。人之于天地之间，其养生遵循天人合一的原则。天必然感应于人，人是最有灵气的生物，对天的变化最为敏感，故人是万物的主宰。

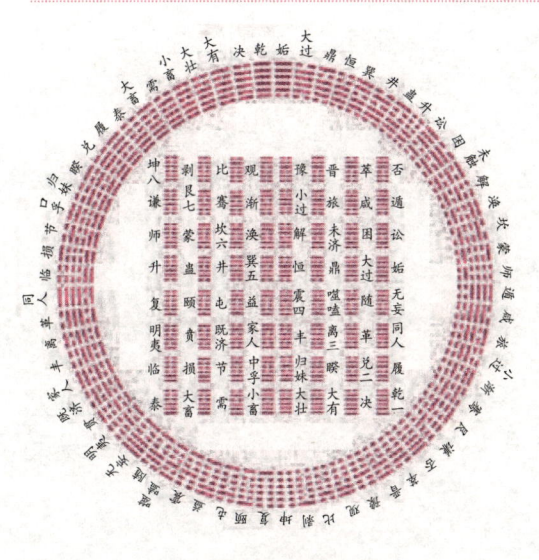

天圆地方图

素问·评热病论篇第三十三

> **本篇要点**
>
> 　　一、说明疾病发生的根本原因，邪正相争，正能胜邪则生，邪胜正衰则死。
>
> 　　二、指出阴阳交、风厥、劳风、肾风四种热病的原因、病理、症状、治法及预后。
>
> 　　三、邪气侵犯人体的影响：耗伤正气。

　　黄帝问道：有的温热病患者，出了汗依然不见好转，反而发热，更有甚者会出现癫狂乱语、不进饮食等症状，这叫什么病？

　　岐伯回答说：这种病叫阴阳交，属于死证。

　　黄帝说：我想听听其中的道理。

　　岐伯回答说：就一般而言，人之所以能够出汗，是由于水谷化生精气。精气充足，便能胜过邪气而出汗，如今邪气与正气交争于骨肉之间，能够出汗，邪气衰退而精气偏盛，精气胜的应当能进饮食而不再发热。如果还发热，说明邪气尚留，汗出是精气胜邪，现在汗出后又再发热，是邪气胜过精气。不进饮食，则精气得不到继续补益，邪热又逗留不去，这样发展下去，患者就会有生命危险。《热论》中也曾说：汗出而脉仍躁盛，是死证。现在其脉象不与汗出相应，是精气已经不能胜过邪气，死亡的征象已是很明显了。况且狂言乱语是神志失常，神志失常是死证。现在患者已出现了三种死证，没有一点生机，病虽可能因汗出而暂时减轻，但终究是要死亡的。

　　黄帝问道：有的患者全身发热，汗出、烦闷，其烦闷并不因汗出而缓解，这是什么病呢？

　　岐伯回答说：汗出而全身发热，是因感受了风邪；烦闷不解，是由于下气上逆所致，这种病叫风厥。

　　黄帝说：希望你能详尽地讲给我听。

　　岐伯回答说：太阳经为诸阳主气，主人一身之表，所以太阳经易首先感受风邪的侵袭。少阴经与太阳经互为表里，表病则里必应之，少阴经受太阳经发热的影响，其气亦从之而上逆，上逆便称为厥。

　　黄帝问道：那该怎么治疗风厥病呢？

　　岐伯回答说：治疗时应刺太阳、少阴表里两经，即刺太阳经的经穴以泻风热之邪，刺少阴经的经穴以降上逆之气，并内服汤药。

黄帝问道：劳风病的病情及症状表现如何呢？

岐伯回答说：劳风的受邪部位常在肺下，其发病使人头项强滞，头昏眩而视物不清，唾出黏痰似涕，恶风而身体寒战，这就是劳风病的发病情况。

黄帝问道：该怎样治疗劳风病呢？

岐伯回答说：首先明确治疗的关键是要使患者胸中通畅，俯仰自如。若治疗得当，那么，一般肾气充盛的青壮年三天即可治愈；中年人精气稍衰，须五日可愈；老年人精气已衰，水不济火，需要七天才能治愈。这种患者，咳出青黄色黏痰，其状似脓，凝结成块，大小如弹丸，应使痰从口中或鼻中排出，如果不能咳出，就要伤其肺，肺伤则死。

黄帝问道：有患肾风的人，面部和足部都会出现水肿，还会影响到说话，这种病可以针刺吗？

岐伯回答说：虚证不能用刺法。如果不应当刺而误刺，必伤其真气，使其脏气虚，五天以后，邪气来袭自然病情加重。

黄帝问道：邪气到来后有什么临床表现吗？

岐伯回答说：邪气到来时，患者会感到短气，时常会发热，有时会觉得热从胸背上至头部，出汗、手心发热、口干渴，小便色黄，眼睑水肿，腹中鸣响，身体沉重，行动困难。如患者是妇女则月经闭止，心烦而不能饮食，不能仰卧，仰卧就咳嗽得很厉害，此病叫风水，在《刺法》篇中有详细

六邪的性质、致病特点及临床表现

六邪	性质、致病特点	临床表现
风	风属阳邪，四季均有，能升能散，常为其他病邪伤人之先导，并兼挟他邪为患，伤人后发病急，病变快，病位游移不定	头痛，发热汗出，恶风
寒	寒属阴邪，易伤人阳气，具有寒冷、凝结、收引特性，使气血运行不畅或阻滞，筋脉运动不利	发热怕冷，头身疼痛或脘腹冷痛泻泄等
湿	湿属阴邪，与水同类，其性重浊、黏滞、阻遏体内阳气的运行	恶寒发热，汗出热不退，头重，胸闷，腰酸肢体困重
暑	暑属阳邪，独发于夏季，性炎热，易耗津液伤正气，并多与湿邪挟杂	高热，口渴，面赤，心烦，脉洪大
燥	燥属阴邪，多发于秋季，易伤津液与肺阴	目、口、鼻、唇干燥，干咳少痰，胸痛
火	火属阳邪，易耗气伤津，易动风和引起出血与疮疡	发热，目赤红肿，便秘，尿赤，疮疡等

的论述。

黄帝说：我还想听听风水病的病因及表现等。

岐伯回答说：邪气之所以能够侵犯人体，是由于其正气先虚。肾脏属阴，风邪属阳。肾阴不足，风阳便乘虚侵入，所以呼吸少气，时常发热而汗出。小便色黄，是因为腹中有热。不能仰卧，是由于胃中不和。仰卧则咳嗽加剧，是因为水气上迫于肺。凡是有水气病的，目下部先出现轻度水肿。

黄帝说：这究竟是为什么呢？

岐伯回答说：水属阴，目下也属阴，腹部也是至阴所在之处，所以腹中有水的，必使目下部位微肿。心气上逆，迫使脏真心火之气上逆，所以口苦咽干，不能仰卧，仰卧则水气上逆而咳出清水。凡是有水气病的人，都因水气上乘于胃而不能卧，卧则水气上凌于心而惊，逆于肺则咳嗽加剧。腹中鸣响，是胃肠中有水气窜动，其病本在于胃。若水迫于脾，则心烦不能进食。饮食不进，是水气阻隔于胃脘。身体沉重而行动困难，是因为胃的经脉下行于足部，水气随经下流所致。妇女月经不来，是因为水气阻滞，胞脉闭塞不通的缘故。胞脉属于心而下络于胞中，现水气上逆逼迫于肺，使心气不得下行，所以胞脉失去了资源供给，月经也就不来了。

黄帝说：你讲得真好。

素问·逆调论篇第三十四

本篇要点

一、阴阳失调疾病生，会导致各种寒热病变，从反面说明阴阳平衡的重要性。

二、阴阳平衡与内脏虚、实的相互关系。

三、说明"肉苛"病发生的病因，即营卫虚弱不调。

四、说明什么是逆气并指出肺络之逆、胃气之逆、肾水之逆三种不同的病理变化。

黄帝问道：有的患者并未外感一般的温邪或热邪，却感到发热而烦闷，这是什么原因呢？

岐伯回答说：这是由于人体阴气少而阳气胜，所以发热而烦闷。

黄帝问道：有些人穿的衣服并不单薄，也没有为寒邪所中，却总觉得寒气从内而生，这是什么原因呢？

岐伯回答说：这种人多是因为阳虚阴盛，气机阻滞而生病。因为阳气少而阴气多，所以经常感觉身体发冷，像从冷水中出来一样。

黄帝问道：有的人四肢发热，一遇到风寒，便觉得身如热火熏灸一样，这是什么原因呢？

岐伯回答说：这种人多是阴虚阳盛。四肢属阳，风邪也属阳，属阳的四肢感受属阳的风邪，是两阳相并，则阳气更加亢盛，越是阳气盛，阴气就越是虚弱，进而阴阳失衡，出现阳气独旺的局面。现阳气独旺，便不能生长，因阳气独生而生机停止。所以四肢遇到风气就觉得如火烤一样炙热，此类患者必定肌肉消瘦。

黄帝问道：有的人身体寒凉，虽进汤火不能使之热，多穿衣服也不能使之温，然而并不会冻得打哆嗦，这是什么病呢？

岐伯回答说：这种人往往肾气偏盛，但由于长期接近水湿，致水寒之气偏盛，而太阳之阳气偏衰，太阳之阳气衰则肾之枯竭不长。肾是水脏，主生长骨髓，肾脂不生则骨髓不能充满，故寒冷至骨。其所以不能战栗，是因为肝是一阳，心是二阳，一个独阴的肾水，胜不过心肝二阳之火，所以虽寒冷，但不战栗，这种病叫"骨痹"，患者必骨节拘挛。

黄帝问道：有的人皮肉麻木沉重，虽穿上棉衣，依然没有什么改观，这是什么病呢？

岐伯回答说：导致这种情况的原因是营气虚而卫气实。营气虚弱则皮肉麻木不仁，又不能随意活动。如果营卫两虚，皮肉就会更加麻木僵化。这种病因为人的形体不受内脏神志控制，所以往往预后不良，是死证。

黄帝问道：患逆气病的人，有的不能安卧而呼吸有声；有的不能安卧而呼吸无声；有的起居如常而呼吸有声；有的能够安卧，行动则气喘；有的

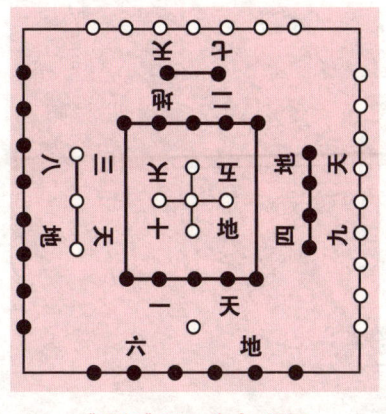

《易经》天一生水 河图

河图和洛书是中国古代的文化基石之一。《内经》的理论本于《易经》，而《易经》之数理又取则于河洛。河图以十数合五方，五行，阴阳，天地之象。图式以白圈为阳，为天，为奇数；黑点为阴，为地，为偶数。并以天地合五方，以阴阳合五行，一与六共宗居北方，所以因天一生水，地六成之。

不能安卧，也不能行动而气喘；有的不能安卧，卧则气喘。这些病是哪些脏腑发病造成的呢？我想知道是什么缘故。

岐伯回答说：那些不能安卧而呼吸有声的，是由于阳明经脉之气上逆所致。足三阳的经脉，从头到足，都是下行的，现在足阳明经脉之气上逆而行，所以呼吸不利而有声。阳明是胃脉，胃是六腑之海，胃气也以下行为顺，若阳明经脉之气逆，胃气便不得循常道而下行，所以不能平卧。《下经》曾说："胃不和则卧不安。"讲的也就是这个意思。

还有些人起居如常而呼吸有声，这是由于肺之脉络不顺，络脉不能随着经脉之气上下，故其气留置于经脉而不行于络脉。但络脉生病是比较轻微的，所以虽呼吸不利有声，但起居如常。

还有一些人不能安卧，平卧就会气喘，是由于水气侵犯所致。水气在体内是循着津液流行的道路而流动的。肾是水脏，主司津液，当津液循着肾脏经过胃而上注于肺的时候，水气上逆而犯肺，因此导致不能平卧，卧下就会气喘。

黄帝说：讲得真好。

素问·疟论篇第三十五

本篇要点

一、疟病的病因、病理、症状、治疗方法，并进一步说明一日发、间日发、数日发，以及寒热多少、但热不寒和日晏、日早等各种情况。

二、说明疟病形成的原因，即感受风寒、水气、暑热等病因所致。具体说明受邪先后不同的病因及表现。

三、进一步说明疟邪犯体后的病理及病变过程。特别说明阴阳上下交争，虚实更作，所以发作时寒热交作。

四、疟病发作有两种情况：一种是与四时发病规律相应的，所谓夏伤于暑，秋必病疟，这叫作应四时；另一种与此不同，四时皆发，这就叫作反四时。

五、疟疾的治疗，攻邪应在未发病之前或已衰之后，正当发作时不能进行针刺，恐邪未去而正先受伤。

黄帝问道：疟疾多是由于感受了风邪而引起的，为什么它的潜伏和发作都带有明显的时间规律，这是什么道理？

岐伯回答说：疟疾开始发作的时候，毫毛竖立，继而周身感觉不舒服，常伸懒腰，打呵欠，甚至会出现全身寒冷发抖，下颌鼓动，腰脊疼痛；等到寒冷过去之后，又会全身内外发热，头痛如裂，口渴喜欢冷饮。

黄帝问道：这是什么原因引起的？请说明其中的道理。

岐伯回答说：这是由于阴阳上下相争，虚实交替，相互转化的结果。阳气并入于阴分，使阴气实而阳气虚，阳明经气虚，就寒冷发抖乃至两颌鼓动；太阳经气虚便腰背头项疼痛；三阳经气都虚，则阴气更胜，阴气胜则骨节寒冷而疼痛，寒从内生，所以内外都觉寒冷。如阴气并入阳分，则阳气实而阴气虚。阳主外，阳盛就发生外热；阴主内，阴虚就发生内热，因此内外都发热，热甚的时候就气喘口渴，所以喜欢冷饮。

这都是由于夏天伤于暑气，热气过盛，并留藏于皮肤之内，肠胃之外，亦即荣气居留的所在。由于暑热内伏，使人汗孔疏松，腠理开泄，一遇秋凉，汗出而感受风邪，或者由于洗澡时感受水气，风邪水气停留于皮肤之内，与卫气相合并居于卫气流行的所在；而卫气白天行于阳分，夜里行于阴分，相应地，邪气在卫气循行于阳分时则外出，循行于阴分时则入里，阴阳内外相搏，所以这种病就会天天发作。

黄帝问道：但疟疾有隔日发作的，那又是为什么呢？

岐伯回答说：因为邪气所在的地方较深，向内迫近于阴分，致使阳气独行于外，而阴分之邪留着于里，阴与阳相争而不能迅速外出，所以隔一天才发作一次。

黄帝又说：讲得好！疟疾发作有的逐日推迟，有的逐日提前，这又是什么缘故？

岐伯回答说：邪气从风府穴侵入，沿着脊骨逐日逐节下移，卫气是一昼夜会于风府一次，而邪气却每日向下移行一节，所以其发作时间也就一天迟一天，这是由于邪气先侵袭于脊骨的关系。每当卫气会于风府时，则腠理开泄，腠理开泄则邪气侵入，邪气侵入与卫气合并，病就发作，因邪气日下一节，所以发病时间就一天比一天晚。这种邪气侵袭风府，逐日下移一节而发病的，约经二十五日，邪气下行至骶骨；二十六日，又入于脊内，而流注于冲脉；再沿冲脉上行，至九日上至于缺盆之中（胸骨上窝，天突穴处）。因为邪气日渐上升，所以发病的时间也就逐时提前。至于隔一天发病一次的，是因为邪气内迫于五脏，横连在膈膜之间，它所行走的道路较远，邪气

上部 素问·疟论篇第三十五

101

深藏，循行迟缓，不能与卫气并行，邪气与卫气不得同时皆出，所以病就间隔一日发作一次。

黄帝道：您说卫气每行至风府时，腠理就开泄，腠理开则邪气乘虚而入，邪气侵入就会发病。现在又说卫气与邪气相遇的部位每日下行一节，那么发病时，邪气就不在于风府，而能每日发作一次，是何道理？

岐伯回答说：以上是指邪气侵入于头项，循着脊骨逐日而下者说的；但人体各部分的虚实不同，而邪气侵犯的部位也不一样，所以邪气所侵，不一定都在风府穴处。例如：邪中于头项的，卫气行至头顶而病发；邪中于背部的，卫气行至背部而病发；邪中于腰脊的，卫气行至腰脊而病发；邪中于手足的，卫气行至手足而病发；凡卫气所行之处与邪气相合，那病就要发作。所以说风邪侵袭人体没有一定的部位，只要卫气与之相应，腠理开发，邪气与之相合，就会发病。

黄帝道：讲得好！风病和疟疾相似而同属一类，为什么风病的症状持续存在，而疟疾发作却时有时止呢？

岐伯回答说：风邪为病是稽留于所中之处，所以症状持续常在；疟邪则是随着经络循行，深入体内，必须与卫气相遇，病才发作。

黄帝问道：疟疾发作有先寒而后热的，为什么？

岐伯回答说：夏季感受了严重的暑热邪气，出汗很多，腠理开泄的时候又感受了寒凉水湿之邪，邪气滞留，到秋天又伤了风邪，就成为疟疾了。所以水寒是一种阴气，风邪是一种阳气。先伤于水寒之气，后伤于风邪，所以先寒而后热，病的发作有一定的时间，这叫寒疟。

黄帝道：有一种疟疾发作时先热而后寒的，这又是为什么？

岐伯回答说：这是先伤于风邪，后伤于水寒之气，所以先热而后寒，

五运就是木运、火运、土运、金运、水运的简称。实质上是用木、火、土、金、水五行来描述自然界中的春、夏、长夏、秋、冬五季的气候模式，周而复始，轮替变化的依次运转状态。

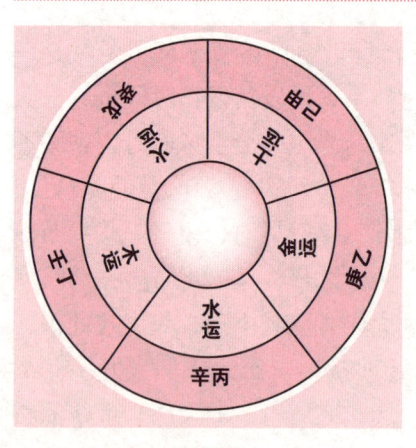

五运图

发作也有一定的时间，这叫温疟。还有一种只发热而不恶寒的，这是由于患者的阴气先亏损于内，因此阳气独旺于外，病发作时，气短烦闷，手足发热，想要呕吐，这叫瘅疟。

黄帝道：医经上说有余的应当泻，不足的应当补。现在说发热是有余，发冷是不足。而疟疾的寒冷，虽然用热水或烤火，亦不能使之温暖，及至发热，即使用冰水，也不能使之凉爽。这些寒热都是有余不足之类。但当其发冷、发热的时候，良医也无法制止，必须待其病势自行衰退之后，才可以施用刺法治疗，这是什么缘故？请你告诉我。

岐伯回答说：医经上说过，有高热时不能刺，脉搏纷乱时不能刺，汗出不止时不能刺，因为此时正当邪盛气逆的时候，所以不宜治疗。疟疾刚开始发作，阳气并于阴分，此时阳虚而阴盛，外表阳气虚，所以先寒冷发抖；至阴气逆乱已极，势必复出于阳分，于是阳气与阴气相并于外，此时阴分虚而阳分实，所以先热而口渴。因为疟疾并于阳分，则阳气胜，并于阴分，则阴气胜；阴气胜则发寒，阳气胜则发热。由于疟疾感受的风寒之气变化无常，所以其发作至阴阳之气俱逆极时，则寒热休止，停一段时间，又重复发作。当其病发作的时候，像火一样的猛烈，如狂风暴雨一样迅不可当。所以医经上说：当邪气盛极的时候，不可攻邪，攻之则正气也必然受伤，应该乘邪气衰退的时候攻之，必然获得成功，便是这个意思。因此治疗疟疾，应在未发的时候，阴气尚未并于阳分，阳气尚未并于阴分，便进行适当的治疗，则正气不至于受损，而邪气可以消灭。所以医生不能在疟疾发病的时候进行治疗，就是因为此时正当正气和邪气交争逆乱的缘故。

黄帝道：讲得好！疟疾究竟怎样治疗？时间的早晚应如何掌握？

岐伯回答说：疟疾将发，正是阴阳将要相移之时，它必从四肢开始。若阳气已被邪伤，则阴分也必将受到邪气的影响，所以只有在疟疾将发之前，用线缚扎其四肢末端，使邪气不得入，阴气不得出，两者不能相移；牢缚以后，审察络脉的情况，见其孙络充盈而瘀血的部分，都要刺出其血，这是当真气尚未与邪气相并之前一种"迎而夺之"的治法。

黄帝道：疟疾在不发作的时候，它的情况应该怎样？

岐伯回答说：疟气留舍于人体，必然使阴阳虚实，更替而作。当邪气所在的地方是阳分，则发热而脉搏躁急；病在阴分，则发冷而脉搏较静；病到极期，则阴阳二气都以衰惫，卫气和邪气互相分离，病就暂时休止；若卫气和邪气再相遇合，则病又发作了。

黄帝道：有些疟疾隔二日，有的隔数日发作一次，发作时有的口渴，有的不渴，是什么缘故？

岐伯回答说：之所以隔几天再发作，是以为邪气与卫气相会于风府的时间不一致，有时不能相遇，不得皆出，所以停几天才发作。疟疾发病，是由于阴阳更替相胜，但其中程度上也有轻重不同，所以有的口渴，有的不渴。

黄帝道：医经上说夏伤于暑，秋天一定会得疟疾，而有些疟疾，并不是这样，是什么道理？

岐伯回答说：夏伤于暑，秋天一定会得疟疾，这是和四时发病规律相应而言。也有些疟疾形症不同，与四时发病规律相反。如发于秋天的，寒冷较重；发于冬天的，寒冷较轻；发于春天的，多恶风；发于夏天的，汗出得很多。

黄帝道：患温疟和寒疟，邪气如何侵入？逗留在哪一脏？

岐伯回答说：温疟是由于冬天感受风寒，邪气留藏在骨髓之中，虽到春天阳气生发活泼，邪气仍不能自行外出，乃至夏天，因夏热炽盛，使人精神倦怠，脑髓消烁，肌肉消瘦，腠理发泄，皮肤空疏，或由于劳力过甚，邪气才乘虚与汗一齐外出。这种病邪原是伏藏于肾，故其发作时，是邪气从内而于外。这样的病，阴气先虚，而阳气偏盛，阳盛就发热，热极之时，则邪气又回入于阴，邪入于阴则阳气又虚，阳气虚便出现寒冷，这种病是先热而后寒，名叫温疟。

黄帝道：瘅疟的情况怎样？

岐伯回答说：瘅疟是由于肺脏素来有热，肺气壅盛，气逆而上冲，以致胸中气实，不能发泄，又恰逢劳累之后，腠理开泄，风寒之邪便乘机侵袭于皮肤之内、肌肉之间而发病，发病则阳气偏盛，阳气盛而不见衰减，于是病就只热不寒了。为什么不寒？因邪气不入于阴分，所以只是热而不恶寒，这种病邪内伏于心脏，而外出则留于肌肉之间，能使人肌肉瘦削，所以名叫瘅疟。

黄帝道：您讲得真好！

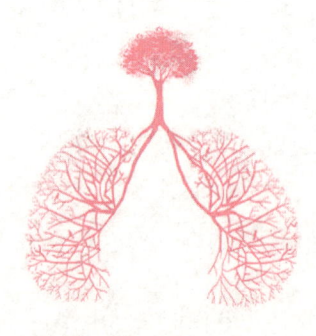

肺，位于胸中，上通喉咙，左右各一，在人体脏腑中位置最高，故称肺为华盖。因肺叶娇嫩，不耐寒热，易被邪侵，故又称"娇脏"。为魄之处，气之主，在五行属金。

肺脏图

素问·刺疟篇第三十六

本篇要点

一、客观说明以针刺方法治疗各种疟疾的方法，并对疟疾症状作了具体描述。同时，说明宜药不宜针的情况。

二、论述疟有六经疟、五脏疟、胃疟等十二种，并从临床运用的角度指出鉴别方法。

三、指出用针刺治疗疟疾，须根据疟疾发作的不同情况而采取不同的治疗措施，特别要注意选取疟疾发作之前或发作时最先感觉症状的部位进行针刺。

足太阳经发生疟疾，会使人腰痛头重，脊背先寒后热，热势很盛，热止汗出，这种疟疾，不容易治愈，治疗这种疟疾，刺委中穴放血即可。

足少阳经的疟疾，使人身体倦怠无力，不是很发冷，也不是很发热，怕见人，看见人就感到恐惧，发热的时间比较长，汗出得也很多，治疗这种疟疾，应刺足少阳经侠溪穴。

足阳明经的疟疾，使人先觉寒冷，逐渐恶寒加剧，很久才发热，退热时便汗出，这种患者，喜欢亮光，喜欢向火取暖，见到亮光以及火气，就感到爽快，治疗这种疟疾，应刺足阳明经足背上的冲阳穴。

足太阴经的疟疾，使人闷闷不乐，时常要叹息，不想吃东西，多发寒热，汗出亦多，病发作时容易呕吐，吐后病势减轻，治疗这种疟疾，应取足太阴经的公孙穴。

足少阴经的疟疾，使人发生剧烈呕吐，多发寒热，热多寒少，常常喜欢紧闭门窗而呆在屋里，这种病不易痊愈。

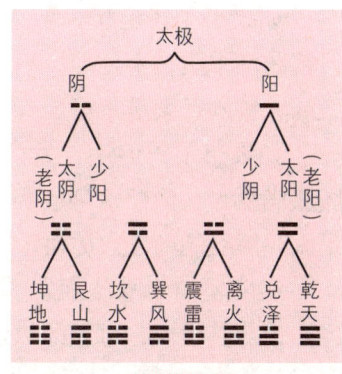

太极阴阳图

太极生两仪，两仪生四象，四象生八卦。

足厥阴经的疟疾，使人腰痛，少腹胀满，小便不利，症状与癃病相似，但又不是癃病，只是小便次数多而不爽，患者心中恐惧，气分不足，腹中很不畅快，治疗这种疟疾，应刺足厥阴经的太冲穴。

如果患了肺疟病，患者心里会感到寒凉，冷极则发热，热时容易发惊，好像见到了可怕的事物，治疗这种疟疾，宜针刺手太阴肺经的列缺穴、手阳明大肠经的合谷穴。

如果患了心疟疾，使人心中烦热得很厉害，想喝冷水，但身上反觉寒多而不太热，治疗这种疟疾，宜刺手少阴心经的神门穴。

如果患了肝疟疾，使人面色苍青，经常叹息，其面色青晦就如同死人状，治疗这种疟疾，宜刺足厥阴肝经的穴位，并刺络放血。

如果患了脾疟疾，使人发冷，腹中痛，待到发热时，则脾气行而肠中鸣响，肠鸣后阳气外达而汗出，治疗这种疟疾，宜刺足太阴脾经的商丘、大都等穴。

如果患了肾疟疾，使人感到寒冷，腰脊疼痛，难以转侧，大便困难，目视眩动不明，手足冷，治疗这种疟疾，宜刺足太阳经的委中穴，足少阴肾经的大钟穴、太溪穴等。

如果患了胃疟疾，发病时使人易饥饿，但又不能进食，进食就感到脘腹胀满膨大，治疗这种疟疾，宜取足阳明经的足三里、解溪、厉兑穴，并刺足太阴脾经的商丘穴放血。

疟疾发作，身体刚发热的时候，可刺足背上的动脉（冲阳穴），开通经穴，刺其出血，可立即热退身凉；如疟疾发作，在刚发冷的时候可刺手阳明经、手太阴经和足阳明经、足太阴经的腧穴。

如疟疾患者的脉搏满大而急，宜刺背部的腧穴，用中等针刺五俞左右各取

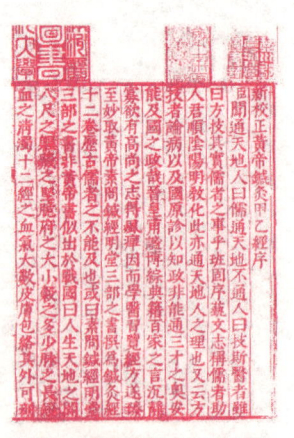

医学六经本《针灸甲乙经》

《针灸甲乙经》是中国现存最早的一部针灸学专著。也是最早将针灸学理论与腧穴学相结合的一部著作。原名《黄帝三部针灸甲乙经》，简称《甲乙经》，晋·皇甫谧（215—282年）编撰于魏甘露四年（259年），共10卷，南北朝时期改为12卷本。

一穴，并根据患者形体的胖瘦，确定针刺出血的多少。如疟疾患者的脉搏小实而急的，灸足胫部的少阴病穴，并刺足指端的井穴。如疟疾患者的脉搏满大而急，刺背部腧穴，取五俞、背俞各一穴，并根据患者体质，刺之出血。

如疟疾患者的脉搏缓大而虚的，就应该用药治疗，不宜用针刺。但凡治疗疟疾，应在病发作之前约一顿饭的时候予以治疗，过了这个时间，就会失去时机。凡疟疾患者脉沉伏不见的，急刺十指间出血，血出病必愈；若见皮肤上有赤小豆一样的红点，则应都用针刺去。

上述十二种疟疾，它们发作的时间、临床表现各有不同，诊疗的时候应先观察患者的症状，了解病属于哪一经脉、脏腑的病变。在病发作之前约一顿饭的时候就给予针刺，刺一次即可使病衰减，刺两次病就显著好转，刺三次病即痊愈；如不愈，可刺舌下两脉出血；如再不愈，可取委中血盛的经络，刺其出血，并刺项部以下夹脊两旁的经穴，这样，病一定会痊愈。上面所说的舌下两脉，就是指的廉泉穴。

采用针刺治疗疟疾，一定要先问明患者发作时最先感觉到症状的部位，对这些部位给予先刺。比如说，先发头痛头重的，就先刺头上部的上星、百会穴及两额的悬颅穴和两眉间的攒竹穴并放血。如果是先发颈项脊背痛的，就先刺颈项和背部。先发腰脊痛的，就先刺委中出血。先发手臂痛的，就先刺手少阴、手阳明位于十指间的穴位。先在下肢小腿间发作的，就先刺足阳明十趾间的穴位并放血。风疟，发作时是汗出怕风，可刺三阳经背部的腧穴出血。小腿疼痛剧烈而拒按的，名叫胻髓病，治疗宜用镵针针刺绝骨穴并放血，其痛可以立止。如身体稍感疼痛，刺至阴穴。但应注意，凡刺诸有病的井穴，皆不可出血，并应隔日刺一次。疟疾口不渴而隔日发作的，刺足太阳经；如口渴而隔日发作的，刺足少阳经；患温疟病还不出汗的，宜用"五十九刺"的方法。

素问·气厥论篇第三十七

本篇要点

一、指出人体内寒热之气可能转化为各种病变。

二、说明脏腑之间有密切的联系。脏腑有病，可以相互影响，互相传变。

黄帝问道：五脏六腑的寒热邪气是如何互相转移的，它们各自致病的情况又如何？

岐伯回答说：肾脏的寒气转移到了脾脏，就会造成痈疽、水肿和阳虚而少气。脾脏的寒气转移到了肝脏，就会造成痈疽、水肿和筋脉抽搐的情况。

肝脏的寒气转移到了心脏，就会造成发狂和胸中隔塞。心脏的寒气转移到了肺脏，就会造成肺消；肺消病的症状是饮水一分，小便要排二分，属无法治疗的死证。肺脏的寒气转移到了肾脏，就会造成涌水；涌水病的症状是腹部按之不甚坚硬，但因水气留居于大肠，故快走时肠中濯濯鸣响，如皮囊装水样，这是水邪致病的情况。

脾脏的热邪转移到了肝脏，就会造成惊骇和鼻出血的病。肝移热于心，则引起死亡。心移热于肺，日久传变，就会成为膈消病。肺移热于肾，日久则为柔痓病。

肾脏的热邪转移到了脾脏，时间长了就会造成气虚、痢疾等病，如果气虚之下又患痢疾，便属死证。阴胞的热邪转移到了膀胱，就会造成病小便不利和尿血。膀胱的热邪转移到了小肠，使肠道隔塞，大便不通，热气上行，以致口舌糜烂。

如果小肠的热邪转移到了大肠，则热结不散，成为伏瘕，或为痔；如果大肠的热邪转移到了胃，则使人饮食增加而体瘦无力，病称为食亦；如果进一步，胃的热邪转移到了胆，也叫作食亦。胆的热邪转移到了脑，则鼻梁内感觉辛辣而形成鼻渊病，鼻渊症状为经常鼻流浊涕不止，时间长了会造成鼻中流血，两目不明。以上各种病症，皆由于寒热之气厥逆，在脏腑中互相转移而引起的。

素问·咳论篇第三十八

本篇要点

一、指出引起咳嗽的原因、病理，同时阐述五脏六腑的病变都能影响于肺，使之功能失常，发为咳嗽。

二、说明咳嗽发病与四时时令变化之间的关系，同时指出咳嗽日久不愈，脏病可以移腑。

三、指出咳嗽的治疗原则。

黄帝问道：肺脏有病，患者往往都会咳嗽，这是为什么呢？

岐伯回答说：五脏六腑有病，患者都可能会咳嗽，不单是患肺病会如此。

黄帝说：请讲授一些疾病导致咳嗽的情况。

岐伯回答说：皮毛与肺为表里关系，因此皮毛先感受了外邪，邪气就会影响到肺脏。如果再吃了寒凉的饮食，寒气就会在胃里循着肺脉上达到肺，引起肺寒，这样就使内外寒邪相合，停留于肺脏，从而造成肺咳。这就是肺咳的情况。至于五脏病变引起的咳嗽，则是它们在各自所主的时令受邪致病，并非只是在肺所主时令受病，而是各脏之病传给肺的。

人与天地万物相应，故五脏在其所主时令受了寒邪，就会得病，若轻微会咳嗽，若严重则寒气入里而成为腹泻、腹痛。所以当秋天的时候肺先受邪；当春天的时候肝先受邪；当夏天的时候心先受邪；当长夏太阴主时脾先受邪；当冬天的时候肾先受邪。

黄帝问道：同样是咳嗽，该如何区分它们呢？

岐伯回答说：肺病导致咳嗽的症状表现为咳而气喘，呼吸有声，甚至咯血。心病导致咳嗽的症状表现为咳则心痛，喉中好像有东西梗塞一样，甚至咽喉肿痛闭塞。肝病导致咳嗽的症状表现为咳则两侧胁肋下疼痛，甚至痛得不能转侧，转侧则两胁下胀满。脾病导致咳嗽的症状表现为咳则右胁下疼痛，并隐隐然疼痛牵引肩背，甚至不可以动，一动就会使咳嗽加剧。肾病导致咳嗽的症状表现为一咳嗽就腰背互相牵引作痛，严重的会咳吐痰涎。

黄帝又问道：六腑咳嗽的症状如何？是怎样受邪致病的呢？

岐伯回答说：五脏咳嗽的时间长了，就会传到六腑。例如脾咳时间长了还不愈，则胃受病；胃咳的症状是咳而呕吐，甚至呕出蛔虫。肝咳时间长了还不愈，则胆受病，胆咳的症状是咳而呕吐胆汁。肺咳时间长了还不愈，则大肠受病，大肠咳的症状是咳而大便失禁。心咳时间长了还不愈，则小肠受病，小肠咳的症状是咳而放屁，而且往往是咳嗽与失气同时出现。肾咳

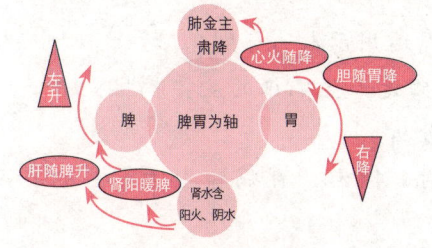

黄元御气机升降图

"脏"是指实心有机构的脏器有心、肝、脾、肺、肾五脏，"腑"是指空心的容器有小肠、胆、胃、大肠、膀胱等分别和五个脏相对应的五个腑，另外将人体的胸腔和腹腔分为上焦、中焦、下焦为三焦，是第六个腑。

上部 素问·咳论篇第三十八

109

五脏之病致咳的病症及区别

病种	症状表现
肺病致咳	咳而气喘，呼吸有声，甚至咯血
心病致咳	咳则心痛，喉中如有物梗塞，甚至咽喉肿痛
肝病致咳	咳则两侧胁肋下疼痛，甚者不能转侧，转侧则两胁下胀满
脾病致咳	咳则右胁下疼痛，并牵引肩背，甚至不可以动，一动则咳嗽加剧
肾病致咳	咳则腰背互相牵引作痛，甚者咳吐痰涎

时间长了还不愈，则膀胱受病；膀胱咳的症状是咳而遗尿。以上各种咳嗽如经久不愈，则使三焦受病，三焦咳的症状是咳而腹满，不思饮食。凡此咳嗽，不论由于哪一脏腑的病变，其邪必聚于胃，并循着肺的经脉而影响及肺，使人的气机受到侵害而发为咳嗽。也因此才会使人多痰涕，面部水肿，甚至气逆。

黄帝问道：治疗这些咳嗽都有什么方法呢？

岐伯回答说：治五脏的咳，取其腧穴；治六腑的咳，取其合穴；凡咳而水肿的，可取有关脏腑的经穴。

黄帝道：讲得好！

素问·举痛论篇第三十九

本篇要点

一、在阐述理论对实践指导意义的基础上，举例说明问诊、望诊、切诊的具体方法。

二、说明疾病诊断宜以诸诊法合参运用示人为原则。

三、说明寒邪侵犯和气血运行受阻是产生痛证的主要病机；并列举疼痛的多种临床表现，进行对比分析。

四、论述九气致病的症状和机制，提出"百病皆生于气"的观点。

黄帝问道：我听说善于谈论天道的，也一定能将天道应验于人；善于谈论前代往事的，也一定能应合于当今实际；善于谈论人体生理病理活动的，也一定能结合自己的情况。只有这样，才能对事物的变化规律有正确的认识，能把握事物的本质与关键所在。这就是所谓明达事理的人。现在我想请您将问诊所知、望诊所见、切诊所得的情况告诉我，使我有所体验，启发蒙昧，解除疑惑，你能告诉我吗？

岐伯拜了两拜后说：你想了解哪些问题呢？

黄帝说：我想听听人体的五脏突然作痛，是什么邪气造成的呢？

岐伯回答说：人体经脉中的气血流行不止，周流全身，循环往复，如果寒邪侵入了经脉，则经脉气血的循行变得迟滞，凝涩而不畅行。假如寒邪侵袭于经脉之外，则使得外部的血液减少；侵入经脉之中，则脉气不能畅通，因此会突然发生疼痛。

黄帝问道：患病后有的疼痛会突然停止，而有的疼痛剧烈而不停止；有的疼痛很剧烈而不能按压，有的按压疼痛反而会停止，有的按压也没有任何的缓解；有疼痛跳动应手的，有心和背部相互牵引而痛的，有胁肋和腹部相互牵引而痛的，有腹痛牵引阴股的；有疼痛日久而成积块的，有突然疼痛昏厥如死，不知人事，稍停片刻而又清醒的；有痛而呕吐的，有腹痛而后泄泻的，有痛而大便闭结不通。以上这些疼痛的情况，其病形各不相同，如何加以区别呢？

岐伯回答说：寒邪侵袭于经脉之外，经脉就会受寒，经脉受寒则会收缩弯曲，收缩弯曲就会引起屈曲拘急，因而牵引在外的细小脉络，内外引急，故突然发生疼痛，如果能够保暖或加以热敷，则疼痛立刻停止。假如再次感受寒邪，卫阳受损就会久痛不止。

五气指风、暑、湿、燥、寒，与人体五脏相对应。"五脏"之气失调，就会发生疾病。五气归于五脏，即阴阳之气朝元归，则身体健康无疾。

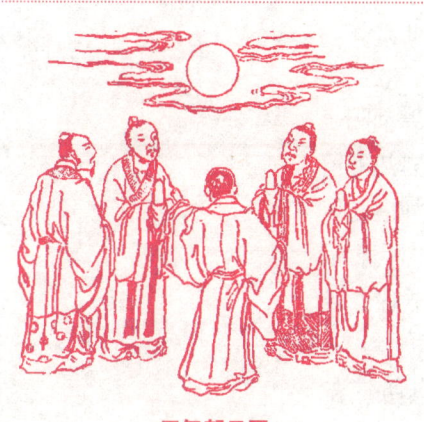

五气朝元图

上部 素问·举痛论篇第三十九

寒邪侵袭经脉之中，和人体本身的热气相互搏争，则经脉充满，脉满为实，所以就会痛得很厉害，没有休止。寒气一旦停留，热气渐渐充盛，冷热相互搏争，则使经脉盛满，气血运行紊乱，所以这个时候疼痛剧烈而不能触按。

寒邪侵袭到肠胃之间，膜原之下，血气聚集而不能散行，细小的脉络拘急牵引致痛，如果以手按揉，则血气散行，故在按摩之后疼痛就会停止。

寒邪侵袭到夹脊之脉，由于邪侵的部位较深，按揉难以达到病所，故按揉也无济于事。

寒邪侵袭到冲脉之中，冲脉是从小腹关元穴开始，循腹上行，如因寒气侵入则冲脉不通，脉不通则气也随之不通，故试探腹部就会应手而痛。

寒邪侵袭到背腧足太阳之脉，则血流滞涩，脉涩则血虚，血虚则疼痛，因足太阳脉背腧与心相连，故心与背相引而痛，按揉能使热气通达，热气来则寒邪消散，故疼痛即可停止。

寒邪侵袭到足厥阴之脉，足厥阴之脉循股阴入毛中，环阴器抵少腹，布胁肋而属于肝，寒邪侵入于脉中，则血凝涩而脉紧急，故胁肋与少腹牵引作痛。寒厥之气客于阴股。

寒邪侵袭到小肠膜原之间、络血之中，使络血凝涩不能流注于大经脉，血气留止不能畅行，故日久便成积块了。

寒邪侵袭到五脏，迫使五脏之气逆而上行，以致脏气上越外泄，阴气竭于内，阳气不得入，阴阳暂时相离，故突然疼痛昏死，不知人事；如果阳气复返，阴阳相接，则可以苏醒。

寒邪侵袭于肠胃，迫使肠胃之气逆而上行，故出现疼痛而呕吐。

寒邪侵袭到小肠，小肠为受盛之腑，因寒而阳气不化，水谷不得停留，故泄泻而腹痛。如果是热邪留蓄于小肠，也可发生肠中疼痛，由于内热伤津而唇焦口渴，粪便坚硬难以排出，故腹痛而大便闭结不通。

黄帝问道：以上所说从问诊中可以了解。至于望诊又是怎样的呢？

岐伯回答说：五脏六腑在面部各有所属部

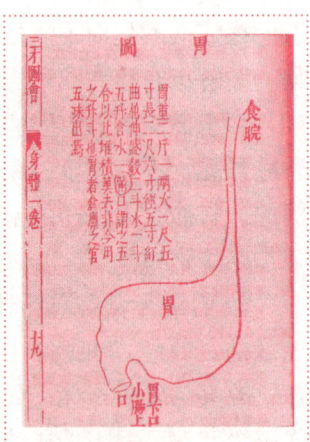

胃图

大肠图

位，望面部五色的变化就可以诊断疾病，如黄色、赤色主热，白色主寒，青色、黑色主痛，这就是通过望诊可以了解的。

黄帝问道：如何通过用手的切诊来知晓患者的病情呢？

岐伯回答说：看患者主病的经脉，然后以手循按，如脉搏坚实、血络充盈、经脉之下陷等情况，都可以通过触摸切脉来观察。

黄帝说：讲得很好。我已知道许多疾病的发生都是由气机失调引起的，如暴怒则气上逆，喜则气舒缓，悲哀则气消沉，恐惧则气下却，遇寒则气收敛，受热则气外泄，受惊则气紊乱，过劳则气耗散，思虑则气郁结。这九种气的病机变化不同，都会导致什么样的疾病发生呢？

岐伯回答说：大怒则使肝气上逆，血随气逆，严重的可引起呕血，或肝气乘脾发生飧泄，所以说"怒则气上"。喜则气和顺而志意畅达，营卫之气通利，所以说"喜则气缓"。悲哀太过则心系急迫，但悲为肺志，悲伤肺则肺叶张举，上焦随之闭塞不通，营卫之气得不到布散，热气淤闭于中而耗损肺气，所以说"悲则气消"。恐惧则使精气下却，精气下却则升降不交，故上焦闭塞，上焦闭塞则气还归于下，气郁于下则下焦胀满，所以说"恐则气下"。寒冷之气侵袭人体，则使腠理闭密，营卫之气不得畅行而收敛于内，所以说"寒则气收"。火热之气能使人腠理开放，营卫通畅，汗液大量外出，致使气随津泄，所以说"炅则气泄"。受惊则心悸动无所依附，神志无所归宿，心中疑虑不定，所以说"惊则气乱"。劳役过度则气动喘息，汗出过多，喘则内气越，汗出过多则外气越，内外之气皆泄越，所以说"劳则气耗"。思则精力集中，心有所存，神归一处，以致正气留结而不运行，所以说"思则气结"。

《黄帝内经》认为，五志，即"怒、喜、思、悲、恐"五种情志变化与内脏有密切的关系。肝"在志为怒"，心"在志为喜"，脾"在志为思"，肺"在志为悲"，肾"在志为恐"。情志的产生以五脏之精气为物质基础。当五脏发生虚实盛衰变化时，往往对外界某种刺激极为敏感，会直接影响到人的情志活动，而有情志异常的相应表现。

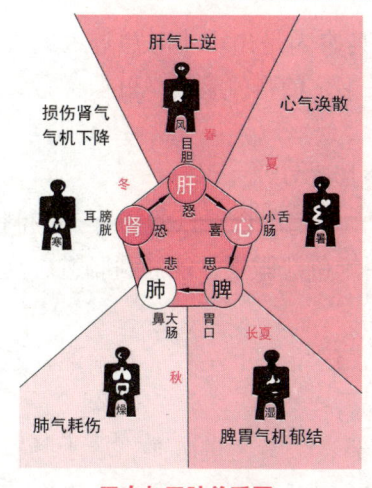

五志与五脏关系图

素问·腹中论篇第四十

本篇要点

一、分析说明鼓胀、血枯、伏梁、热中、消中、厥逆等腹中疾病的病因、症状、治法、禁忌等。

二、介绍鸡矢醴和四乌贼骨一藘茹丸两个方剂。

三、分析说明妊娠与腹中疾病的各自不同,指出了鉴别要点。

黄帝问道:有人患病之后,早晨还能进食,到了晚上就不能再吃了,这是什么病呢?

岐伯回答说:这叫鼓胀病。

黄帝问道:如何治疗呢?

岐伯回答说:可用鸡矢(同屎)醴来治疗,一剂就能见效,两剂病就可以痊愈了。

黄帝问道:什么原因导致这种病时有复发呢?

岐伯回答说:这是因为饮食没有节制,所以病时有复发,在经过治疗之后,当疾病将要痊愈时又复伤于饮食,使邪气复聚于腹中,因此鼓胀就会再发。

黄帝问道:有的人患了病后胸胁满的病,妨碍饮食,发病时会闻到腥臊的气味,鼻流清涕,先唾血,四肢清冷,头目眩晕,时常大小便出血,这种病叫什么名字?是什么原因引起的?

岐伯回答说:这种病的名字叫血枯,究其原因是由于少时患过大的失血病,使内脏有所损伤,成年后又醉后肆行房事,使肾气衰竭,肝血虚亏,如果是女子就会出现月经衰少甚至经闭不行。

黄帝问道:怎样治疗呢?要用什么方法使其恢复?

岐伯回答说:用四分乌贼骨,一分茜草,二药混合,以雀卵拌匀,制成如小豆大小的丸药,每次服五丸,在饭前用鲍鱼汁服下,能通利肠道、治疗肝脏损伤。

黄帝问道:有的人患病后少腹坚硬盛满,病位上下左右都有牵连,这是什么病呢?可以治疗吗?

岐伯回答说:这种病叫伏梁,如果小腹部裹藏着大量脓血,居于肠胃之外,是不可能治愈的。在诊治时,不宜重按,若重按则会致死。

黄帝问道：为什么会这样呢？

岐伯回答说：这种病在下腹部，靠近肛门和尿道，所以，这种病一旦向下发展就会伤及阴精，向上发展又会伤及胃脘，按摩则使脓血下出或上迫胃脘，能使横膈与胃脘之间生痛，此为根深蒂固的病，故难治疗。一般地说，这种病生在脐上的为逆证，生在脐下的为顺证，切不可急切按摩触动，也不能用猛药，以免引起穿孔。关于本病的治法，在《刺法》中有所论述。

黄帝问道：有人患病之后大腿和小腿等部位都发肿，且环绕脐部疼痛，这是什么病呢？

岐伯回答说：这种病的病名叫伏梁，这是由于伤了风寒所致。风寒之气充溢于大肠而滞留在肠外的脂肪系膜上，该系膜的根源在脐下气海，所以绕脐而疼痛。对这种病不可重按患处，也不可轻率地用猛药，否则会发生小便涩滞不利的病。

黄帝问道：先生屡次说患热中、消中病的，不能吃肥甘厚味，也不能吃芳香药草和金石药，因为金石药物能使人发癫，芳草药物能使人发狂。患热中、消中病的，多是富贵之人，现在如禁止他们吃肥甘厚味，则不适合他们的心理，不使用芳草、石药，又治不好他们的病，这种情况如何处理呢？我想听听这其中的道理。

岐伯回答说：芳香草药多数性质辛热，矿石类药物性多猛烈，这两类药物都是骤至急行、坚劲有力，若非性情和缓的人，不可以服用这两类药物。

黄帝问道：不可以服用这两类药物，是什么道理呢？

岐伯回答说：因为这种人平素嗜食肥甘而生内热，热气本身彪悍猛烈，药物的性能也是这样，两者遇在一起，恐怕会损伤人的脾气，脾属木而恶土，所以服用这类药物，逢到甲乙日病情就会更加严重。

黄帝说：有道理。有的人患病之后膺肿颈痛，胸满腹胀，这是什么病，是什么原因引起的？

岐伯回答说：这种病名叫厥逆。

黄帝问道：这种病该如何治疗呢？

岐伯回答说：该病如果用灸法患者便会失音，用砭石治疗患者就会发狂，必须等到阴阳之气上下相合，才能进行治疗。

黄帝问道：为什么呢？

岐伯回答说：上本为阳，阳气又逆于上，重阳在上，则有余于上，若再用灸法，是以火济火，阳极乘阴，阴不能上承，故发生失音；若用砭

上部 素问·腹中论篇第四十

115

石针刺，阳气随刺外泄则虚，神失其守，故发生神志失常的狂证；必须在阳气从上下降，阴气从下上升，阴阳二气交并以后再进行治疗，才可以痊愈。

黄帝说：有道理。妇女怀孕且要生产，如何才能知道呢？

岐伯回答说：妇女怀孕并要生产的时候，身体会出现一些类似疾病的证候，但不见有病脉，就可以诊为妊娠。

黄帝问道：有病发热而兼有疼痛是什么原因呢？

岐伯回答说：阳脉是主热证的，外感发热是三阳受邪，故三阳脉动甚。若人迎大一倍于寸口，是病在太阳；大三倍于寸口，是病在阳明。三阳既毕，则传入于三阴。病在三阳，则发热头痛，今传入于三阴，故又出现腹部胀满，所以患者有腹胀和头痛的症状。

黄帝说：说得很有道理。

素问·刺腰痛篇第四十一

本篇要点

一、详细说明正经、奇经、别络等经络发生病变所致腰痛病的临床表现和针刺治疗方法。

二、针对腰痛，说明针刺治疗中循经取穴的方法，同时论及针刺出血、缪刺取穴以及根据月亮盈亏决定针刺次数等法则。

三、介绍针刺治疗腰痛伴有其他病症的取穴方法。

足太阳经脉所引起的腰痛会牵引到相关的颈椎和骶骨背面，好像担负着沉重的东西一样，治疗时应取足太阳经的委中穴针刺出血。如果在春季，就不要刺出其血。

足少阳经脉发病使人腰痛，痛的时候就像用针刺于皮肤中，逐渐加重，不能前后俯仰，还不能左右回顾。治疗时应刺足少阳经成骨的起点出血，成骨即膝外侧高骨突起处，若在夏季则不要刺出其血。

阳明经脉发病而使人腰痛，患者的颈项不能自由转动回顾，如果回顾则眼花如有所见，此病患者容易悲伤，治疗时应刺足阳明经在胫骨前的足三里等三穴三次，并配合上、下巨虚穴刺出其血，如果在秋季则不要刺出其血。

足少阴脉发病使人腰痛，痛的时候会波及脊骨的内侧，治疗时应刺足少阴经在内踝上的复溜穴两次，若在春季则不要刺出其血。如果出血太多，就会导致肾气损伤而不易恢复。

厥阴经脉发病使人腰痛，患者痛的时候就如同张开的弓弦一般，治疗时应刺足厥阴经的蠡沟穴处，该穴位在下肢小腿肚和足跟之间，肌肉突出部位的外侧，用手摸的时候有如串珠状处，就用针刺之，如果患者多言语或沉默抑郁不爽，可以针刺三次。

解脉（足太阳之脉，是经脉之一分为二的部位）发病使人腰痛，痛的时候会牵引到肩部，眼睛看不清东西，还时常有遗尿表现，治疗时应取解脉在膝后大筋分肉间（委中穴）外侧的委阳穴处，刺的时候会有黑血射出，要刺到血色由紫变红为止。解脉发病使人腰痛，痛的时候就好像有带子牵引一样，腰部好像被折断一样，并且时常有恐惧的感觉，治疗时应刺解脉，解脉在委中穴部位，此取络脉结如小米般块状物，刺的时候会有黑色血液射出，等到血色变红时再停止。

同阴之脉（足少阳之别络）发病使人腰痛，疼痛的时候就好像有小锤在敲击腰部，痛的地方会突然肿胀，治疗时应刺同阴之脉的阳辅穴，该穴位置在外踝上绝骨之端的上部，可针刺三次。

阳维之脉发生病变所引起的腰痛，痛处的经脉会突然肿起，治疗应刺阳维之脉，因为阳维脉与太阳经相合，应在腿肚下部取穴，即距离地面一尺左右的部位。

衡络之脉（指带脉，属奇经之一，环围腰部一周，有如束带）发病使人腰痛，痛起来的时候不可以前俯后仰，后仰则恐怕跌倒，这种病大多因为用力举重伤及腰部，使横络阻绝不通，瘀血滞在里。治疗时应刺委阳大筋间上行数寸处的殷门穴，视其血络横居满者针刺两次，令其出血。

会阴之脉发病使人腰痛，痛的时候痛处会出汗，汗止患者口渴想饮

《易经》说："是故易有太极，是生两仪，两仪生四象，四象生八卦。"八卦又有无穷的衍生。

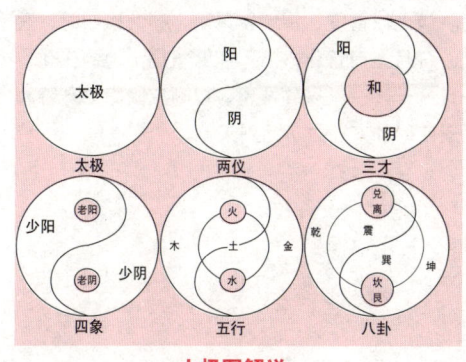

太极图解说

水，并表现出行动不安的状态，治疗时应刺直阳之脉上三次，其部位在阳跷申脉穴上，足太阳郄中穴下五寸的承筋穴处，刺的时候要看准血络盛满的地方，刺其出血。

飞阳之脉（指阴维脉，属奇经，因由阳经别出，故名）的病变使人腰痛，痛的时候，痛处的络脉突然暴张，并且情绪悲痛而恐惧。治疗的时候当刺飞阳之脉的筑宾穴。该穴位置在足内踝上五寸，足少阴肾经上。

昌阳之脉（指阴跷脉）发病使人腰痛，疼痛牵引胸膺部，眼睛视物昏花，严重时腰背向后反折，舌卷短不能言语，治疗时应取筋内侧的复溜穴刺两次，其穴在内踝上大筋的前面，足太阴经的后面，内踝上二寸处。

散脉（指冲脉）发病使人腰痛而发热，热甚则生心烦，腰下好像有一块横木梗阻其中，甚至会发生遗尿，治疗时应刺散脉下腧之巨虚上廉和巨虚下廉，其穴在膝前外侧骨肉分间，看到有青筋缠束的脉络，即用针刺三次。

肉里之脉发病使人腰痛，痛得使人不敢咳嗽，咳嗽则筋脉拘急挛缩，治疗时应刺肉里之脉两次，其穴在足太阳的外前方，足少阳绝骨之端的后面。腰痛挟脊背而痛，上至头部拘强不舒，眼睛昏花，好像要跌倒，治疗时应刺足太阳经的委中穴出血。

腰痛且疼痛处有寒冷感觉的，应刺足太阳经和足阳明经，以散阳分之阴邪；有热感觉的，应刺足厥阴经，以去阴中之风热；腰痛不能俯仰的，应刺足少阳经，以转枢机关；若内热而喘促的，应刺足少阴经，以壮水制火，并刺委中的血络出血。

腰痛时，感觉上部寒冷，头项强急不能回顾的，应刺足阳明经；感觉上部火热的，应刺足太阴经；感觉内里发热兼有气喘的，应刺足少阴经。大便困难的，应刺足少阴经。腰痛并少腹胀满的，应刺足厥阴经。腰痛犹如折

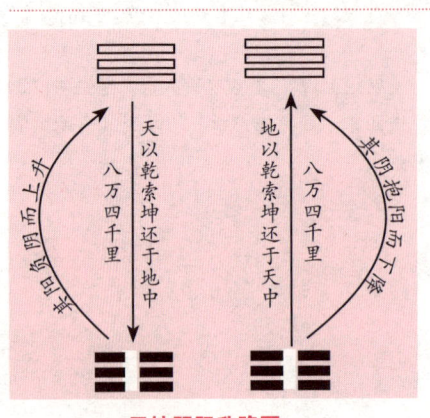

天地阴阳升降图

地气上升，天气下降。阴阳相摩，天地相荡。鼓之以雷霆，奋之以风雨，动之以四时，暖之以日月，而百化兴。人能够根据土地的变化、日月的升降、星辰的位置，以顺应阴阳的升降和适应四时的变迁方可活到天年。

断一样不可前后俯仰，不能举动的，应刺足太阳经。腰痛牵引脊骨内侧的，应刺足少阴经。

腰痛时牵引少腹，引动季胁之下，不能后仰，治疗时应刺腰尻交处的下髎穴，其部位在两踝骨下夹脊两旁的坚肉处，针刺时以月亮的盈亏计算针刺的次数，针后会立即见效，并采用左部痛刺右侧、右部痛刺左侧的方法。

素问·风论篇第四十二

本篇要点

一、论述风邪具有"善行而数变"的性质和致病特点。

二、以五脏风、胃风、首风、漏风、泄风等风病为例印证风邪治病的特点。

三、论述多种风病的病因、症状、诊断要点，并介绍五脏风病的面诊部位和相应色泽。指出风证均有汗出恶风的共同症状，为临床辨证提供了依据。

黄帝问道：风邪侵犯人体，有的导致寒热病，有的导致热中病，有的导致寒中病，有的导致疠风病，还有的导致偏枯病等。虽然同样是风邪致病，由于病变表现不同，所以病名也不一样，有的还导致五脏六腑病变，我不知道如何解释其中的病因病理，想听你讲讲其中的道理。

岐伯回答说：风邪侵犯人体常常留滞在皮肤之间，于内不能通于经脉，于外不能发泄。然而风邪来去迅速，变化多端，若使腠理开张则阳气外泄就会感到恶寒发抖，若使腠理闭塞则阳气内郁就会身热烦闷，恶寒则引起饮食减少，发热则会使肌肉消瘦，所以使人战栗而不能饮食，这种病称为寒热病。

风邪侵犯由阳明经入胃，循经脉上行到目内角，如果患者体型肥胖，腠理致密，则风邪不能向外发泄，稽留体内郁而化热，形成热中病，症见两目发黄；假如患者身体瘦弱，腠理疏松，则阳气外泄就会畏寒，形成寒中病，症见眼泪自出。

风邪由太阳经脉侵入，偏行太阳经脉及其腧穴，散布在身体分肉之天象是指古代对天空发生的各种自然现象的泛称。现代通常指发生在地球大气层外的天文现象。如太阳出没、行星运动、日月变化、彗星、流星、流星雨、陨石等。

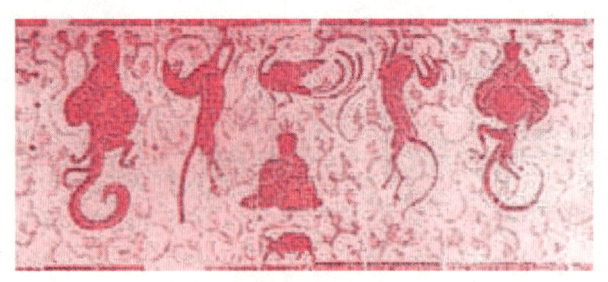

天象图 壁画 东汉

间，与卫气相搏，使卫气运行的道路不通利，所以肌肉肿胀高起而产生疮疡；若卫气凝涩而不能运行，则肌肤麻木不知痛痒。疠风病是营气因热而腐坏，血气污浊不清所致，所以使鼻柱蚀坏而皮色衰败，皮肤生疡。病因是风寒侵入经脉稽留不去，病名叫疠风。有时又称寒热。

在春季或甲乙日都属于肝木，若在此时感受风邪的，名叫肝风；在夏季或丙日、丁日都属于心火，若在此时感受风邪的，名叫心风；在长夏或戊日、己日都属于脾土，若在此时感受风邪的，名叫脾风；在秋季或庚日、辛日都属于肺金，若在此时感受风邪的，名叫肺风；在冬季或壬日、癸日都属于肾水，若在此时感受风邪的，名叫肾风。

风邪侵入五脏六腑的腧穴，沿经内传，就形成了五脏六腑的风病。腧穴是机体与外界相通的门户，若风邪从其血气衰弱场所入侵，或左或右；偏着于一处，就成为偏风病。风邪由风府穴上行入脑，就成为脑风病；风邪侵入头部累及目系，就成为目风病，两眼畏惧风寒；饮酒之后感受风邪，成为漏风病；行房汗出时感受风邪，成为内风病；刚洗过头时感受风邪，成为首风病；风邪久留不去，内犯肠胃，则形成肠风或飧泄病；风邪停留于腠理，则成为泄风病。所以，风邪是引起多种疾病的首要因素。至于它侵入人体后产生变化而引起其他各种疾病，就没有一定常规了，但其病因归根到底都是风邪入侵。

黄帝问道：五脏风病的临床表现有何不同？我还希望听您讲讲五脏风病的诊断要点和临床表现。

岐伯回答道：肺风病的临床表现是：多汗怕风，面色淡白，不时咳嗽气短，白天减轻，傍晚加重，诊察时要注意眉上部位，往往眉间可出现白色。

心风病的临床表现是：多汗怕风，唇舌焦燥，容易发怒，面色发红，病重时言语不爽快，诊察时要注意舌部，往往舌质可呈现红色。

肝风病的临床表现是：多汗怕风，常悲伤，面色微青，易发怒，有时厌恶女性，诊察时要注意目下，往往眼圈可发青色。

脾风病的临床表现是：多汗怕风，身体疲倦，四肢懒于活动，面色微微发黄，食欲不振，诊察时要注意鼻尖部，往往鼻尖可出现黄色。

肾风病的临床表现是：多汗怕风，头面水肿，腰脊痛不能直立，面色黑如煤烟灰，小便不利，诊察时要注意面颊部，往往面颊部可出现黑色。

胃风病的临床表现是：颈部多汗，怕风，吞咽困难，胸膈间堵不通，腹部经常胀满，如少穿衣，则腹胀加重，如吃了寒凉的食物，就发生泄泻，诊察时可见形体瘦削而腹部胀大。

头风病的临床表现是：头痛，面部多汗，怕风，每当起风的前一日病情就加重，以致头痛得不敢离开室内，待到起风的当日，则头痛稍轻。

漏风病的临床表现是：汗多，不能少穿衣服，一吃饭就出汗，严重时就全身出汗，喘息怕风，衣服常被汗浸湿，口干易渴，不耐劳动。

内风病的临床表现是：多汗，汗出湿衣，口中干燥，上半身汗出如水渍一样，不耐劳动，周身疼痛发冷。

黄帝说：讲得好！

五脏及胃风病的临床表现及诊断要点

病　种	临床表现	诊断要点
心风病	多汗怕风，唇舌焦燥，容易发怒，面色发红	舌质可呈现红色
肝风病	多汗怕风，常悲伤，面色微青，易发怒	眼圈可发青色
脾风病	多汗怕风，身体疲倦，四肢懒于活动，面色微黄，食欲不振	鼻尖可出现黄色
肺风病	多汗怕风，面色淡白，不时咳嗽气短，白天减轻，傍晚加重	眉间可出现白色
肾风病	多汗怕风，头面水肿，腰脊痛不能直立，面色黑如煤烟灰，小便不利	面颊部可出现黑色
胃风病	颈部多汗，怕风，吞咽困难，腹部经常胀满	形体瘦削而腹部胀大

素问·痹论篇第四十三

> **本篇要点**
>
> 一、说明痹病的主要成因：即风、寒、湿三邪犯体。
>
> 二、从病因、病理的角度说明风、寒、湿三邪侵入脏腑为痹的两条基本路径。
>
> 三、说明痹病发病机制，以及痹病与营卫之气之间的盛衰关系。
>
> 四、指出病邪的性质、发病部位和预后。

黄帝问道：痹病是怎么产生的？

岐伯回答说：是由风、寒、湿三种邪气混杂侵袭人体而形成的。其中风邪偏胜的叫行痹，寒邪偏胜的叫痛痹，湿邪偏胜的叫著痹。

黄帝问道：痹病又可分为五种，都是什么？

岐伯回答说：在冬天得病称为骨痹；在春天得病的称为筋痹；在农历六月得病的称为脉痹；在长夏得病的称为肌痹；在秋天得病的称为皮痹。

黄帝问道：痹病的病邪又有内侵而累及五脏六腑的，为什么会这样？

岐伯回答说：五脏的筋、脉、肉、皮、骨都是内外相应的，若病邪久留不除，就会内犯于相合的内脏。所以，骨痹不愈，又感受了邪气时，就会内藏于肾；筋痹不愈，又感受了邪气时，就会内藏于肝，脉痹不愈，又感受了邪气时，就会内藏于心；肌痹不愈，又感受了邪气时，就会内藏于脾；皮痹不愈，又感受了邪气时，就会内藏于肺。总之，这些痹证是各脏在所主季节里重复感受了风、寒、湿气所造成的。

病邪侵入到五脏，不同脏器的病变表现各不相同：肺痹的症状是烦闷胀满，喘逆呕吐。心痹的症状是血脉不通畅，烦躁则心悸，突然气逆上壅而喘息，咽干，易嗳气，厥阴上逆则引起恐惧。肝痹的症状是夜眠多惊，饮水多而小便频数，疼痛循肝经由上而下牵引少腹如怀孕之状。肾痹的症状是腹部易作胀，骨痿而足不能行，行步时臀部着地，脊柱曲屈畸行，高耸过头。脾痹的症状是四肢倦怠无力，咳嗽，呕吐清水，上腹部痞塞不通。肠痹的症状是频频饮水而小便困难，腹中肠鸣，时而发生完谷不化的泄泻。膀胱痹的症状是少腹膀胱部位按之疼痛，如同灌了热水似的，小便涩滞不爽，上部鼻流青涕。

五脏的阴气，平和安静的时候则能精神内守，躁动的时候就容易耗散。若饮食过量，肠胃就要受损。导致痹证的病邪会引起呼吸喘促，是痹发生在肺；导致痹证的病邪会引起忧伤思虑，是痹发生在心；导致痹证的病邪会引起遗尿，是痹发生在肾；导致痹证的病邪会引起疲乏衰竭，是痹发生在肝；导致痹证的病邪会引起肌肉瘦削，是痹发生在脾。总之，各种痹病日久不愈，病变就会进一步向内深入。其中风邪偏胜的容易痊愈。

黄帝问道：患了痹病后，有人死亡，有人疼痛长期不愈，有人很容易就恢复了，这是什么缘故？

岐伯回答说：痹邪内犯到五脏的就会死亡，痹邪稽留在筋骨间则持续疼痛而不愈，痹邪停留在皮肤间则容易痊愈。

黄帝问道：痹邪侵犯六腑是什么原因呢？

岐伯回答说：饮食不节、起居失度为导致腑痹的根本原因。六腑也各有腧穴，风、寒、湿三邪从外侵犯它的腧穴，而内有饮食所伤的病理基础与之相应，于是病邪就循着腧穴入里，各自留滞在相应的腑里。

黄帝问道：怎样用针刺治疗呢？

岐伯回答说：五脏各有腧穴可取，六腑各有合穴可取，循着经脉所行的部位，各有发病的征兆可察，根据病邪所在的部位，取相应的腧穴或合穴进行针刺，病就可以痊愈了。

黄帝问道：营卫之气也能使人发生痹病吗？

岐伯回答说：营气是水谷所化生的精气，平和五脏，散布于六腑，然

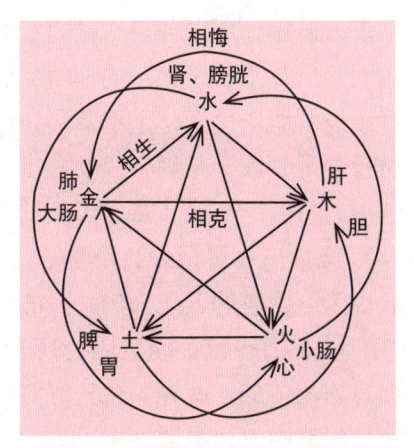

脏腑与五行相生、相克、相侮图

五行失衡与气滞、血瘀、食伤、湿聚、痰结、毒踞、正虚七内伤互为因果，五行失衡导致七内伤，七内伤反过来加剧五行失衡，如果没有得到有效的治疗和调理，从而日积月累，逐渐演化为病症；病症只是五行失衡的外在表现形式，只有消除五行失衡，才能消除及控制病症的发展。

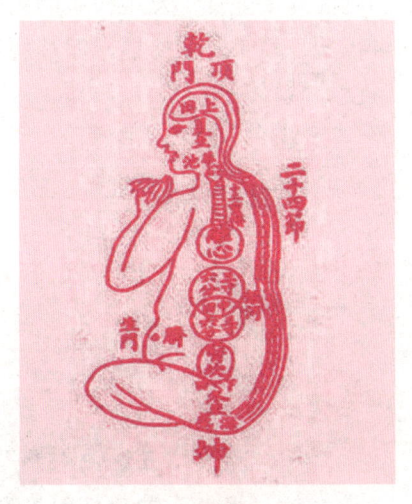

二十四节图

与二十四节气相对应，二十四在天应二十四节气，在地应二十四山向，在日应二十四小时，在人身应督脉二十四节(脊椎)、二十四肋骨和二十四经脉。

后汇入脉中，所以营卫气循着经脉上下运行，起到连贯五脏、联络六腑的作用。卫气是水谷所化生的悍气，它流动迅疾而滑利，不能进入脉中，所以循行于皮肤肌肉之间，上熏蒸于肓膜之间，下散布于胸腹之内。若营卫之气的循行逆乱，就会生病，只要营卫之气顺从调和了，病就会痊愈。总的来说，营卫之气若不与风、寒、湿三邪相合，则不会引起痹病。

黄帝说：讲得好！痹病，有的疼痛，有的不痛，有的麻木不仁，有的表现为寒，有的表现为热，有的皮肤干燥，有的皮肤湿润，这是什么缘故？

岐伯回答说：痛是因为感受寒邪太多造成的，有寒所以才痛。若不痛而麻木不仁的，就说明患病的时间很长久，病邪深入，营卫之气运行涩滞，致使经络中气血空虚，所以不痛；皮肤得不到营养，所以麻木不仁。表现为寒象的，是由于机体阳气不足，阴气偏盛，阴气助长寒邪之势，所以表现为寒象。表现为热象的，是由于机体阳气偏盛，阴气不足，偏胜的阳气与偏胜的风邪相结合而胜阴气，所以出现热象。多汗而皮肤湿润的，是由于感受邪湿太甚，加之机体阳气不足，阴气偏盛，湿邪与偏盛的阴气相结合，所以汗出而皮肤湿润。

黄帝问道：痹病也有不痛的，这又是为什么呢？

岐伯回答说：痹发生在骨则身重；发生在脉则血凝涩而不畅；发生在筋则曲屈不能伸；发生在肌肉则麻木不仁；发生在皮肤则寒冷。如果有这五种情况，就不是很疼痛。但凡痹病一类疾病，遇到寒气就会加重，而遇到热气就会减轻。

黄帝说：你说得很好！

素问·痿论篇第四十四

本篇要点

一、指出"五脏使人痿"的基本观点。
二、指出五种痿证的鉴别方法。
三、论证治痿独取阳明的道理及其他治痿原则。

黄帝问道：五脏都能使人四肢发生痿病，这是为什么呢？

岐伯回答说：肺主全身皮毛，心主全身血脉，肝主全身筋膜，脾主全身肌肉，肾主全身骨髓。所以肺有热，肺叶就会枯萎，皮毛也就会出现虚弱枯干状态，热邪不去，则发生痿病；心脏有热，可使气血上逆，气血上逆就会引起在下的血脉空虚，血脉空虚就会变生脉痿，使关节如折而不能提举，足胫弛缓而不能着地走路；肝脏有热，可使胆汁外溢而口苦，筋膜失养而干枯，以至于筋脉挛缩拘急，变生筋痿；脾有邪热，则灼耗胃筋而口渴，肌肉失养而麻木不仁，变生不知痛痒的肉痿；肾有邪热，热浊则精枯，致使肾精不能生髓而髓少，以致骨失养而枯，于是腰脊不能举动，变生骨痿。可表现为足跟疼痛难以承受体重。

黄帝问道：痿证是怎样引起的？

岐伯回答说：肺是诸脏之首，还覆盖在心脏之上。如果精神失意或者欲望得不到满足，就会使肺气不通畅而发生病变，于是出现喘息有声，进而则气郁化热，使肺叶枯焦，精气因此而不能敷布于周身，五脏都是因肺叶枯焦得不到营养而发生痿躄的，说的就是这个道理。如果悲哀过度，就会因气机郁结而使心包络隔绝不通，心包络隔绝不通则导致阳气在内妄动，逼迫心血下崩，于是屡次小便出血。所以《本病》中说：大的经脉空虚，发生脉痹，最后变为脉痿。如果无穷尽地胡思乱想而欲望又不能达成，或意念受外界影响而惑乱，房事不加节制，这些都可致宗筋弛缓，形成筋痿或白浊、白带之类疾病。所以《下经》中说：筋痿之病发生于肝，是由于房事太过内伤精气所致。有的人日渐感受湿邪侵渍，导致了湿邪痹阻而肌肉麻木不仁，最终则发展为肉痿。所以《下经》中说："肉痿是久居湿地引起的。"如果长途跋涉，劳累太甚，又逢炎热天气而口渴，于是阳气化热内扰，内扰的邪热侵入肾脏，肾为水脏，如水不胜火，灼耗阴精，就会骨枯髓空，致使两足不能支持身体，形成骨痿。所以《下经》中说："骨痿是由于大热所致。"

黄帝问道：该如何区别这五种痿证呢？

阴阳相互相生，相合则和，身体康健。不合则病生。

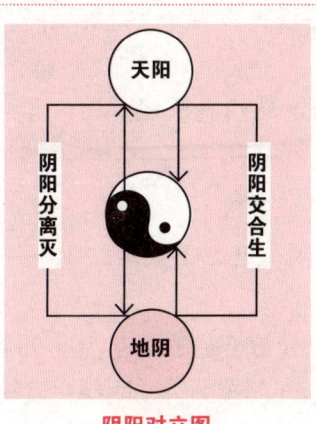

阴阳对立图

岐伯回答说：肺脏热炽的，面色白而毛发衰败；心脏热炽的，面色红而浅表血络充盈显现；肝脏热炽的，面色青而爪甲枯槁；脾脏热炽的，面色黄而肌肉蠕动；肾脏热炽的，面色黑而牙齿枯槁。

黄帝问道：正如先生前面说的五痿病，可以采用分经论治。但是医书中说治痿应独取阳明，这是什么道理呢？

岐伯回答说：阳明是五脏六腑营养的源泉，能濡养宗筋，宗筋负责约束骨节，还能使关节运动自如。冲脉为十二经气血会聚之处，为经脉的源泉，它能送气血以渗透灌溉分肉肌腠，与足阳明经会合于宗筋，阴经阳经都总汇于宗筋，再会合于足阳明经的气街穴，故阳明经是它们的统领，诸经又都连属于带脉，系络于督脉。所以阳明经气血不足则宗筋失养而弛缓，带脉也不能收引诸脉，导致足部痿弱，丧失了正常应有的功能。

黄帝问道：这种情况该怎样治疗呢？

岐伯回答说：调补各经的荥穴，疏通各经的腧穴，以调机体之虚实和气血之逆顺；无论筋、脉、骨、肉哪种病变，只要在其所合之脏当旺的月份进行治疗，病就会痊愈。

黄帝说：讲得好！

素问·厥论篇第四十五

本篇要点

一、从成因、病机、病症特点三个角度说明寒厥和热厥的不同。

二、从临床实践出发，说明昏厥的表现和病机，并提出厥证的治则。

三、论述六经厥证和十二经厥逆的病态表现。

黄帝问道：厥证有寒有热，这是什么道理？

岐伯回答说：阳气从足部渐渐衰竭，就属于寒厥；阴气从足部渐渐衰竭，就是热厥。

黄帝问道：热厥证的发热，一般从足底开始，这是为什么呢？

岐伯回答说：阳经之气在足五趾的外侧端循行，阴经之气集中在足下而

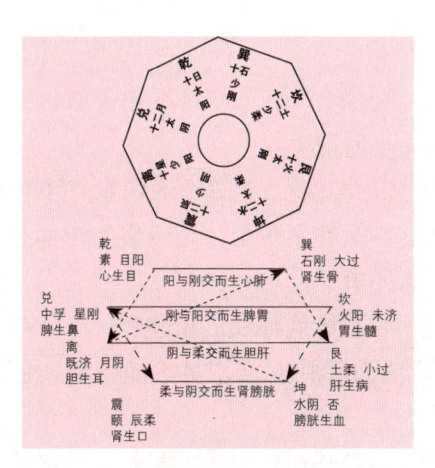

人体小八卦，四脏四腑所对应的先天八卦及其之间的关系

先天八卦四脏四腑图

聚结在足心，所以若阴经之气衰竭于下而阳经之气偏胜，阳气就会乘机占据阴经的位置，导致足底发热。

黄帝问道：寒厥证的厥冷，一般从足五趾渐至膝部，这是为什么呢？

岐伯回答说：阴气起于足五趾的内侧端，汇集于膝下，上聚于膝部。所以若阳经之气衰竭于下而阴经之气偏胜，就会导致从足五趾至膝部的厥冷，这种厥冷，不是由于外寒的侵入，而是由于内部阳虚所致。

黄帝问道：寒厥是怎么形成的？

岐伯回答说：前阴是许多经脉聚集的地方，也是足太阴脾经和足阳明胃经的会合场所。一般来说，人体在春夏季节是阳气偏多而阴气偏少，秋冬季节是阴气偏盛而阳气偏衰。有些人自恃体质强壮，在秋冬阳气偏衰的季节纵欲、过劳，使肾中精气耗损，精气亏虚于下而与上焦之气相争，虽争亦不能迅速恢复，精气不断溢泄于下，元阳亦随之而虚，阳虚生内寒，阴寒之邪随从上争之气而上逆，便为寒厥。寒邪之气，潜居在体内，阳气逐渐衰退，不能渗透营运于经络之中，这样，阳气天天受损害，只有阴气存在，手足自然就会感到发冷。

黄帝问道：热厥是怎样形成的？

岐伯回答说：酒入于胃，其性彪悍，所以络脉中血液充满，而经脉反显得空虚。脾的功能是主管输送胃中的津液营养，若饮酒过度，脾无所输送则阴津亏虚；阴津亏虚则彪悍的酒热之气乘虚入扰于内，导致胃气不和；胃气不和则阴精化生无源而枯竭；阴精枯竭就不能营养四肢。这种人必然是经常在酒醉或饱食太过之后行房纵欲，致使酒食之气郁居于脾中不得宣散，酒气与谷气相搏结，酝酿成热，热盛于中焦，进而波及周身，因有内热而小便色赤。酒性热而猛烈，肾的精气必受其损伤而日益虚衰，形成阴气衰退而阳气独盛于内的局面，所以手足就会感到发热。

黄帝问道：厥证有的使人腹部胀满，有的使人突然不知人事，或者半天甚至长达一天时间才能苏醒，这是什么道理呢？

岐伯回答说：阴气偏盛于上，下部就空虚，下部气虚则水谷不化而引起腹部胀满；阳气偏盛于上，若下部之气又并聚于上，则气机失常而逆乱，气机逆乱则扰乱阳气，阳气逆乱就不醒人事了。

黄帝道：讲得好，我希望听到关于六经厥病症状的论述！

岐伯回答说：太阳经厥证，会表现为头肿发重，足不能行走，病发作时眼花跌倒。

阳明经厥证的临床表现为：癫狂而奔跑呼叫，腹部胀满不得安卧，面部赤热，神志模糊，出现幻觉，胡言乱语。

少阳经厥证的临床表现为：突然性耳聋，面颊肿而发热，两胁疼痛，小腿不能运动。

太阴经厥证的临床表现为：腹部胀满，大便不爽，不思饮食，食则呕吐，不能安卧。

少阴经厥证的临床表现为：口干，小便色赤，腹胀满，心痛。

厥阴经厥证的临床表现为：少腹肿痛，腹胀满，大小便不利，喜欢采取屈膝的体位睡卧，前阴萎缩而肿，小腿内侧发热。

治疗这些厥证的治则是：身体强壮的用泻法，身体虚弱的用补法，本经自生病，不是受他经虚实证影响的，从本经取穴治疗。

足太阴经的经气厥逆，小腿拘集痉挛，心痛牵引腹部，治疗当刺其主

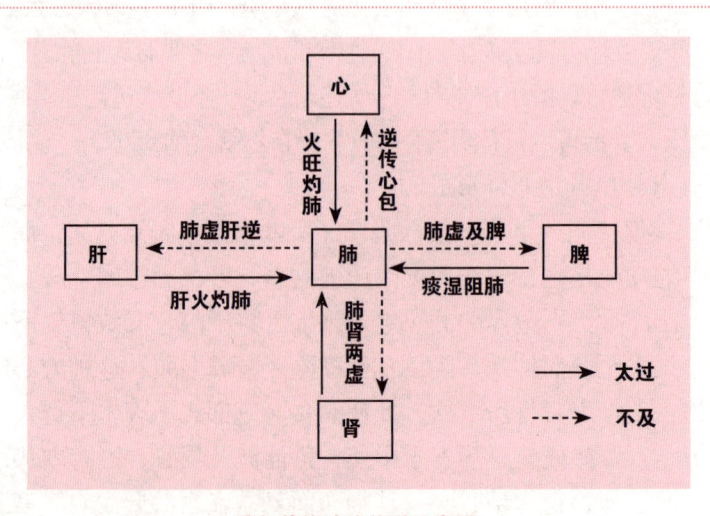

肺与其他脏的关系示意图

病的经穴。

足少阴经的经气厥逆，腹部虚满，呕逆，泄泻，大便稀薄清冷，治疗当刺其主病的经穴。

足厥阴经的经气厥逆，筋脉拘挛而腰痛，腹部虚满，小便不通，胡言乱语，治疗当刺其主病的经。

若足三阴经（太阴、少阴、厥阴）都发生厥逆，患者大小便不通，出现手足逆冷者，多在三天内死亡。

足太阳经的经气厥逆，身体僵直跌倒，呕血，容易鼻出血，治疗当刺其主病的经穴。

足少阳经的经气厥逆，关节活动不灵，关节不利则腰部不能活动，颈项不能回顾，如果伴发肠痈，就为不可治的危证，如若发惊，就会死亡。

足阳明经的经气厥逆，喘促咳嗽，身发热，容易惊骇，鼻出血，呕血。治疗时取患病经脉上的穴位。

手太阴经的经气厥逆，胸中虚满而咳嗽，常常呕吐涎沫，治疗当刺其主病的经穴。

手厥阴和手少阴经的经气厥逆，心痛连及咽喉，身体发热，是不可治的死证。

手太阳经的经气厥逆，耳聋，眼流泪，颈项不能回顾，腰不能前后俯仰，治疗当刺其主病的经穴。

手阳明经和手少阳经的经气厥逆，表现为喉部痹塞，咽部肿痛，颈项强直，治疗当刺其主病的经穴。

素问·病能论篇第四十六

本篇要点

一、分析说明胃脘痈、卧不安，不得卧、腰痛、颈痛、阳厥、酒风等病症的病因、病机、症状、诊断和治法，告诉人们在临床上如何分析病情。

二、以颈痛病治疗因类型不同而治法各异为例，道出了一个诊治原则：同病异治。

三、介绍"阳厥"和"酒风"两种病的治疗方法。

129

黄帝问道：如果患了胃脘痛病，该怎样诊断？

岐伯回答说：诊断这种病，首先应当先检查他的胃脉，患者的脉搏必然沉细，沉细就说明胃气上逆，上逆就表明颈部的人迎穴跳动急促，有热过盛。人迎属于胃脉，出现气逆的情况而人迎又跳动过盛，说明热气聚集于胃口而不得散发，所以胃脘发生痛肿。

黄帝问道：讲得好。那么有人睡卧不能安宁，这又是什么原因呢？

岐伯回答说：这是因为五脏有所伤及，或者是情绪过于偏激所致，如果不能消除这两种状况，那么，睡觉的时候就会不得安宁。

黄帝问道：还有一些人不能仰卧，这是为什么呢？

岐伯回答说：肺居胸上，为五脏六腑的华盖，如果肺脏遭到邪气侵袭，邪气盛满，那么，肺的脉络就会胀大，所以人不能仰卧。古代医书《奇恒阴阳》中已有这方面的论述。

黄帝问道：有因气逆而病的患者，诊得右脉沉而紧，左脉浮而迟，这种情况下该怎么判断主病所在呢？

岐伯回答说：在冬天诊脉，右脉本来应当沉紧，这是和四时相应的正常脉象，左脉浮迟，则是逆四时的反常脉象，所以与肺脏关联。腰为肾之府，故当有腰痛的症状。

黄帝问道：为什么这样说呢？

岐伯回答说：少阴的经脉贯肾络于肺，现于冬季肾脉部位诊得了浮迟的肺脉是肾气不足的表现，虽与肺有关，但主要是肾病，故肾病当主为腰痛。

黄帝说：讲得好。有患颈痈病的，或用砭石治疗，或用针灸治疗，都能治好，这两种方法都能治愈的道理各自在哪儿？

岐伯回答说：这是因为病名虽然一样，但病的类型却有所不同。颈痈属于气滞不行的，宜用针刺开导以除去其病；若是气盛壅滞而血液结聚的，宜用砭石以泻其瘀血。这就是所谓的同病异治。

黄帝问道：还有一种使人怒狂的病，这种病是怎样发生的呢？

岐伯回答说：人因为受到突然强烈的刺激，阳气郁而不畅，气厥而上逆，因而使人善怒发狂，由于此病为阳气厥逆所生，故名"阳厥"。

黄帝问道：怎样知道是阳气受病呢？

岐伯回答说：在正常的情况下，足阳明经脉是常动不休的，太阳、少阳经脉是不太搏动的，现在不太搏动的太阳、少阳经脉也搏动得大而快，这就是病生于阳气的征象。

黄帝问道：如何治疗呢？

岐伯回答说：患者禁止饮食就可以了。因为饮食经过脾的运化，能够助长阳气，所以禁止患者的饮食，使过盛的阳气得以衰减，病就可以痊愈。同时，再给以生铁落煎水服之，因为生铁落有降气开结的作用。

黄帝说：讲得好。有患全身发热，腰体懈怠无力，汗出多得像洗澡一样，怕风，呼吸短而不畅，这是什么病呢？

岐伯回答说：病名叫酒风。

黄帝问道：如何治疗呢？

岐伯回答说：用泽泻和白术各十分，麋衔五分，合研为末，每次服三指撮，在饭前服下。

所谓沉伏而细小的脉，指脉象在手指下细小如针，必须仔细地按摩切循，凡脉气聚而不散的是坚脉；搏击手指下的是大脉。《上经》是论述人体功能与自然界相互关系的；《下经》是论述疾病变化的；《金匮》是论述疾病诊断决定死生的；《揆度》是论述按脉以诊断疾病的；《奇恒》是论述特殊疾病的。所谓奇病，就是不受四时季节的影响而死亡的疾病；所谓恒病，就是随着四时气候的变化而死亡的疾病；所谓揆，是说切按脉搏，以推求疾病的所在及其病理；所谓度，是从切脉得其病处，并结合四时气候的变化进行判断，以知道疾病的轻重、死生规律。

关于八卦的排列，1973年长沙马王堆三号汉墓出土的帛书《周易》上的八卦顺序为：乾、艮、坎、震、坤、兑、离、巽。

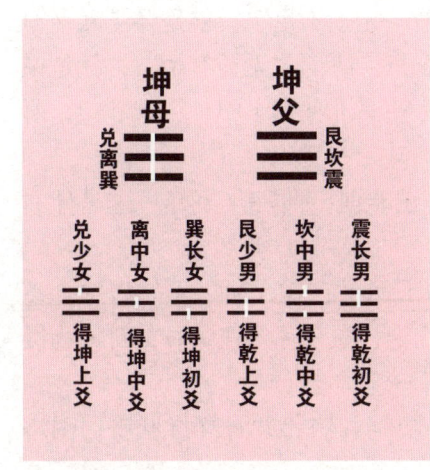

后天八卦次序图

素问·奇病论篇第四十七

> **本篇要点**
>
> 一、从病因、病机、症状、治法及预后等角度，阐述妊娠九月而喑、息积、伏梁、疹筋、厥逆、脾瘅、胆瘅、厥、胎病及肾风等。
>
> 二、提出刺法和药疗法必须遵循的原则，即"无损不足、益有余"。
>
> 三、论述小儿先天性癫痫的发病原因。

黄帝问道：有的妇女在怀孕九个月的时候，想说话但发不出声音，这是什么原因呢？

岐伯回答说：这是因为胞中的络脉被胎儿压迫，阻绝不通所致。

黄帝问道：为什么这样说呢？

岐伯回答说：子宫中的络脉系于肾脏，而足少阴肾经上连舌根，所以，子宫中的络脉受阻，说话时就没有声音了。

黄帝问道：该怎样治疗呢？

岐伯回答说：不需要治疗，等到十月怀胎一朝分娩之后，胞络通，声音就会自然恢复。古书《刺法》上说：正气不足的不可用泻法，邪气有余的不可用补法，以免因误治而造成疾病。所谓"无损不足"，就是怀孕九个月而身体瘦弱的，不可再用针石治疗以伤其正气。所谓"无益有余"，就是说腹中已经怀孕而又妄用泻法，则精气耗伤，使病邪独踞于中，正虚邪实，所以说疾病形成了。

黄帝问道：有人患病后胁下胀满，气逆喘促，两三年不好，这是什么病呢？

岐伯回答说：这种病叫息积，病在胁下而不在胃，所以不妨碍饮食，治疗时切不可用艾灸和针刺，必须逐渐地用导引法疏通气血，并结合药物慢慢调治，如果单靠药物也是不能治愈的。

黄帝问道：有人身体髀部、大腿、小腿都肿胀，并且环绕肚脐周围疼痛，这是什么疾病呢？

岐伯回答说：这种病叫伏梁，是由于风邪久留于体内所致。邪气流溢于大肠，而流着于肓膜，因为肓膜的起源在肚脐下部，所以环绕脐部作痛。这种病不可用按摩方法治疗，否则就会造成小便涩滞不利的疾病。

黄帝问道：有人尺部脉搏跳动快，筋脉拘挛，这是什么病呢？

岐伯回答说：这就是所谓疹筋，患这种病的人腹部必然拘急疼痛，如果面部见到或白或黑的颜色，病情则更加严重。

黄帝问道：有人患头痛病多年不愈，这是怎么得的？叫作什么病呢？

岐伯回答说：患这种病的人一定是受过严重的寒邪侵犯，寒气向内侵入骨髓，脑为髓海，寒气由骨髓上逆于脑，所以使人头痛，齿为骨之余，故牙齿也痛，病由寒邪上逆所致，所以病名叫作"厥逆"。

黄帝说：讲得好。

继而又问道：有的患者口中发甜的，病名叫什么？是怎样得的呢？

岐伯回答说：这是由于五味的经气向上泛溢所致，这种病叫脾瘅。五味入于口，藏于胃，其精气上输于脾，脾为胃输送食物的精华，因病津液停留在脾，致使脾气向上泛溢，就会使人口中发甜，这是由于肥甘美味所引起的疾病。患这种病的人，必然经常吃甘美而肥腻的食物，肥腻厚味食物能使人生内热，甘味能使人中满，所以脾运失常，脾热上溢，就会转成消渴病。本病可用兰草治疗，以排除蓄积郁热之气。

黄帝问道：有患者口中发苦的，针刺足少阳胆经的阳陵泉治疗仍然不愈，这是什么病？是怎样得的呢？

岐伯回答说：这种病叫胆瘅。肝为将军之官，主谋虑，胆为中正之官，主决断，足厥阴肝经上咽喉，因此，咽喉是肝胆的外使。患者因屡次谋略而不能决断，情绪苦闷，遂使胆失却正常的功能，胆汁循经上泛，所以口中发苦。治疗时应取胆募日月穴和背部的胆俞穴，它的治疗原则，记载于《阴阳十二官相使》中。

黄帝问道：有患癃病，一天要解数十次小便，这是正气不足的现象。同时又有身热如炭火，咽喉与胸膺之间阻塞不通的感觉，人迎脉躁动急数，呼吸喘促，肺气上逆，这又是邪气有余的现象。寸口脉微细如头发，这也是正气不足的表现。这种病的原因究竟在哪里？叫作什么病呢？

岐伯回答说：此病是太阴脾脏不足，热邪炽盛在胃，症状却偏重在肺，这种病名字

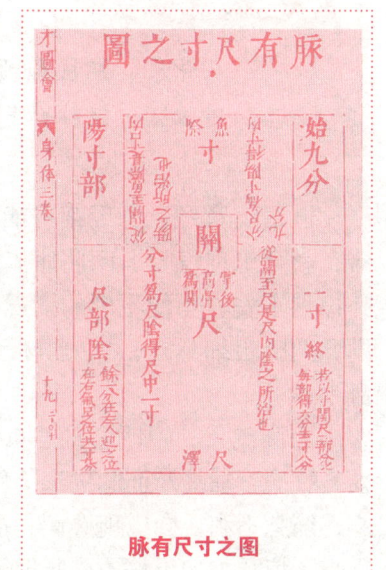

脉有尺寸之图

叫作厥，属于不能治的死证。这就是所谓"五有余、二不足"的证候。

黄帝问道：什么叫"五有余、二不足"呢？

岐伯回答说：所谓"五有余"就是身热如炭、喘息、气逆等五种病气有余的证候。所谓"二不足"，就是尿频、寸口脉微细如发两种正气不足证候。现在患者外见五有余，内见二不足，这种病既不能依有余而攻其表，又不能从不足而补其里，所以说是必死无疑了。

黄帝问道：人出生以后就患有癫痫病的，病的名字叫什么？是怎样得的呢？

岐伯回答说：病的名字叫胎病，这种病是胎儿在母腹中得的，由于其母曾受到很大的惊恐，气逆于上而不下，精也随而上逆，精气并聚不散，影响及胎儿，故其子生下来就患癫痫病。

黄帝问道：面目水肿，像有水状，切按脉搏大而且紧，身体没有痛处，形体也不消瘦，但不能吃饭，或者吃得很少，这种病叫什么呢？

岐伯回答说：这种病发生在肾脏，名叫肾风。肾风患者到了不能吃饭常常惊恐的阶段，若惊后心气不能恢复，心肾俱败，神气消亡，而为死证。

黄帝说：讲得好。

素问·大奇论篇第四十八

本篇要点

一、从脉象、病机和预后等的角度论述一些奇病。
二、对脏腑、经脉精气衰败而出现的诸多死证作了说明。

肝经、肾经、肺经都可能因为邪气壅滞胀满而发生痈肿。如果肺脉壅滞，就会出现气喘、两胁胀满。如果是肝脉壅滞，就会出现两胁胀满、睡卧惊惕不安、小便不利的情况。如果肾脉壅滞，就会出现胁下至少腹部胀满，两腿粗细不同，患侧脾胫肿大，走路不平稳，时间长了就会偏枯（半身不遂）。

心脉满大，说明心经热盛，耗劫肝阴，心神被伤，筋脉失养，所以会发生癫痫、抽搐及筋脉拘挛等症。肝脉小急，是肝血虚而寒滞肝脉，血不养心，筋脉不利，会出现癫痫、抽搐和筋脉拘挛。肝脉的搏动急疾而乱，是由于受了惊吓，如果按不到脉搏或突然出现失音的，这是因惊吓一时气逆而致脉气不通，不需治疗，待其气通即可恢复。肾、肝、心三脉细小而急疾，指下浮取鼓击不明显，是气血积聚在腹中，皆当发为瘕病。

肾脉和肝脉均见沉脉之象，会发生石水的病症；肾、肝如果均见浮脉，便是风水病的病症；如果肾、肝二脉都呈现虚象，就是死证；若二脉均见小而弦之脉，将要发生惊病。肾脉或肝脉沉大而急疾，均为疝病。心脉搏动急疾流利，为心疝；肺脉沉而搏击于指下，为肺疝。太阳之脉（膀胱脉、小肠脉）急疾，是受寒血凝为瘕病；太阴之脉（脾脉、肺脉）急疾，是受寒气聚为疝病；少阴之脉（心脉、肾脉）急疾，是邪乘心肾，发为痫厥；阴阳脉（胃和大肠脉）紧，阳明之脉急疾，说明是惊病。

脾脉见沉而又有向外鼓动之象，是痢疾，病程虽然长一些，但里邪外出就会痊愈。肝脉小而缓慢的也是痢疾，因为邪气较轻，容易治愈。肾脉沉小而动，也是痢疾，或大便下血，若血热身热，是邪热有余，真阴伤败，为预后不良的死证。心、肝二脏所发生的痢疾，亦见下血，如果是两脏同病的，可以治疗，若其脉都出现小沉而涩滞的痢疾，兼有身热的，预后多不良，如果发热持续七天，就会死亡。

胃脉沉而涩，或者浮甚大，以及心脉细小坚硬急疾的，都属气血不通的情况，都可能发生半身不遂的病症。如果男子发病在左侧，女子发病在右侧，说话正常，舌体转动灵活，可以治疗，大约经过三十天就可以痊愈。如果男病在右，女病在左，说话发不出声音的，需要三年才能痊愈。如果患者年龄不满二十岁，外加禀赋不足，不出三年就要死亡。

脉来大而有力，病见衄血病，伴有发热征象的，多是真阴脱败的死证。若是脉来浮钩如悬的，则是失血的常见之脉。脉来喘急，突然昏厥，不能言语的，名叫暴厥。脉来如热盛之数，得之暴受惊吓，过三四天就会自行

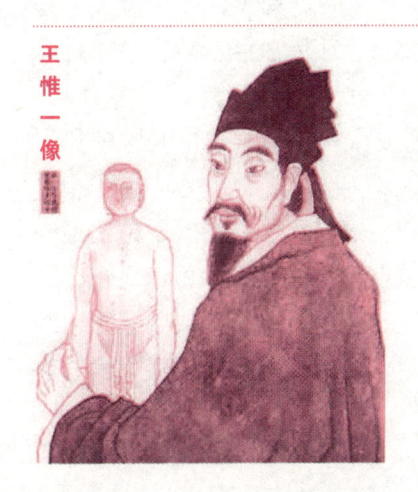

王惟一像

王惟一（987—1067年），又名王惟德，北宋医家。北宋太宗雍熙四年—英宗治平四年人。宋仁宗（赵祯）时当过尚药御，对针灸学很有研究，集宋以前针灸学之大成，著有《铜人腧穴针灸图经》一书，奉旨锻造针灸铜人两座。为我国著名针灸学家之一。

恢复正常。

脉来如果如水波一样浮泛，分合飘忽，一呼一吸跳动十次以上，这是经脉之气均已不足的现象，从开始见到这种脉象起，经过九十天就要死亡。

脉来就好比火烧柴薪，虽然看上去很猛，但浮而无根，这是心脏的精气已经亏虚的征象，到了秋末冬初野草干枯的时候就要死亡。脉来如风吹散落的树叶，浮泛无根，这是肝脏精气亏虚的征象，至深秋树木落叶时就要死亡。脉来如访问之客，或来或去，或停止不动，或搏动鼓指，这是肾脏的精气亏虚的征象，在初夏枣花开到花落的时候，火旺水败，就会死亡。脉来如泥丸，坚强短涩，这是胃腑精气亏虚的征象，在春末夏初榆荚枯落的时候就要死亡。脉来如有横木在指下，长而坚硬，这是胆的精气亏虚的征象，到秋后谷类成熟的时候，金旺木败，就要死亡。脉来紧急如弓弦，细小如丝线，这是胞脉的精气亏虚的征象，若患者反倒言语颇多，便是真阴亏损而虚阳外现，如果大约在冬季下霜的时候，阳气虚败，就会死亡；如果患者静而不言，还可以治疗。

脉来如绞滤漆汁，四面流散，为阴阳偏败，从开始见到这种脉象起三十天就会死亡。

脉来就好比泉水喷涌，浮而有力，鼓动于肌肉之间，这是太阳经的精气亏损的征象，如果伴有少气的现象，大约到春天尝到新韭菜的时候就要死亡。

脉来如果像倾倒的腐土，虚大无力，重按则无，这是脾脏精气亏虚不足的征象，这是脾土衰败的样子，肾水泛滥的征象。若面部先见到五色中的黑色，是土崩水溢的现象，到春天白蓝生芽长叶的时候，木旺土衰，就要死亡。

脉来如悬雍垂一样，上大下小，浮取揣摩则愈觉其大，按之益大，与筋骨相离，这是十二腧的精气不足，十二腧均属太阳膀胱经，故在冬季结冰的时候，阴盛阳绝，就要死亡。

脉来如仰卧的刀口，浮取脉小而急，重按脉大而坚，这是五脏郁热形成的寒热交并于肾脏，这样的患者只能睡卧，不能坐起，至立春阳盛阴衰时就要死亡。脉来如弹丸，短小而滑，按之无根，这是大肠的精气亏虚不足的征象，在初夏枣树生叶的时候，火旺金衰，就要死亡。脉来如草木之花，轻浮柔弱，其人易发惊恐，坐卧不宁，内心多疑，所以不论行走或站立时，经常偷听别人的谈话。这是小肠的精气亏虚不足的征象，到秋末阴盛阳衰的季节就要死亡。

素问·脉解篇第四十九

本篇要点

一、介绍六经与月份对应关系以及相应的月建（指古人用斗柄确定节令和方位的一种方法）。

二、分析四时阴阳盛衰与六经病变之间的内在关系。

三、具体阐述六经病变的病机、病理。

太阳经发生病变就会有腰部肿胀、臀部疼痛的病症，这是因为正月是一年之首，太阳经为三阳经之首，所以，正月配属太阳经，又月建在寅，所以说"正月太阳寅"。正月主阳气生发，然而正月之时阴寒之气尚盛，当旺不旺，病及于经，所以就会发生腰肿和臀部疼痛。有的患者因阳气偏虚而会发生下肢跛足的病症，这是因为正月里阳气促使冰冻解散，地气从下上出，由于寒冬的影响，阳气颇感不足，若阳气偏虚于足太阳经一侧，则发生跛足的症状。有的患者颈项强急而牵引背部，是因为阳气剧烈的上升而争引，影响于足太阳经脉，所以发生颈项强急。有的患者会出现耳鸣症状，是因为阳气过盛，好像万物向上生长而活跃，盛阳循经上逆，故出现耳鸣。有的患者会发生狂病癫痫，是因为阳气尽在上部，阴气却在下面，下虚而上实，所以发生狂病和癫痫病。所谓逆气上浮而致耳聋的，是因为气分失调，阳气进入内部不能言语。若房事不节，内夺肾精，精气耗散而厥逆，严重的就会发生不能讲话、四肢疲软不能运动的瘖痱病，这是因为肾虚，少阴经气不能达到四肢而发生厥逆。

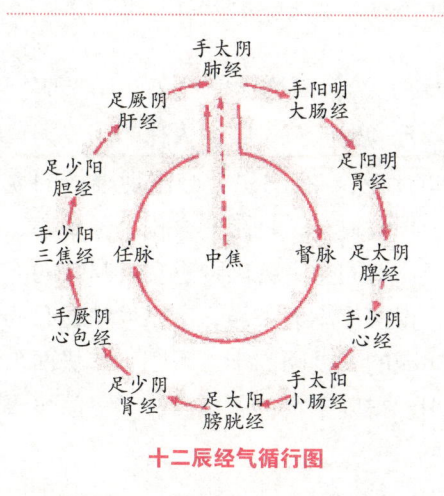

《内经》把十二辰与人体经气相配合，从而奠定了中医时间医学的基础，为针灸学的发展起到了推动作用。

十二辰经气循行图

少阳经如果发生病变就会出现心胁痛的症状，这是因少阳属九月，月建在戌，少阳脉散络心包，为心之表，九月阳气将尽，阴气方盛，邪气循经而病，所以心胁部发生疼痛。所谓不能侧身转动，是因为九月阴气盛，万物皆闭藏不动，人体相应出现喜静而厌动的表现，少阳经气跟着受影响，所以不能转侧。有的患者因为少阳经有病而想跳跃，是因为九月万物衰败，草木尽落而坠地，人身的阳气也由表入里，阴气旺盛在上部，阳气向下而生长，活动于两足，所以出现想跳跃的状态。

阳明经发生病变有恶寒寒战的症状，这是因为阳明旺于五月，月建在午，五月是阳气盛极之时，人体也一样，如果此时阴气逐渐恢复抑制阳气的功能，人就会出现寒冷、颤抖的症状。有的患者出现足胫水肿而大腿不能自由伸缩的情况，这是因为五月阳盛极而阴生，阳气始衰，而一阴之气上升，向上与阳气相争，致使阳明经脉不和，所以会发生足胫水肿而两腿弛缓不收的症状。有的患者会出现水肿进而出现喘息，这是由于土不制水，阴气自下而上，居于脏腑之间，水气不化，故为水肿之病，水气上犯肺脏，所以出现喘息的症状。有的患者会出现胸部疼痛呼吸少气症状，这是由于水气停留于脏腑之间，水液属于阴气，停留于脏腑，上逆于心肺，所以出现胸痛少气的症状。有的人病情严重会出现厥逆，厌恶见人与火光，听到木击的声音则惊恐不已，这是由于阳气与阴气相争，水火不相协调，所以发生惊恐一类的症状。所谓有的患者喜欢关闭门窗而独居，这是由于阴气与阳气相争，结果阳气衰，阴气盛，阴盛者喜静，所以患者要关闭门窗，喜欢独居。所谓病至便要登高唱歌、脱衣乱跑的症状，是由于阴阳之气相争，结果阳气盛，阳主热主动，热盛于上，所以患者喜欢登高而歌，热盛于外，所以弃衣而走。所谓邪侵孙络就出现头痛、鼻塞和腹部胀肿的，是由于阳明经的邪气上逆，若逆于本经的细小络脉，就出现头痛鼻塞的症状，若逆于太阴脾经，就出现腹部肿胀的症状。

太阴经脉发生病变会有腹胀满的症状，这是因为太阴经为阴中至阴，应于十一月，月建在子，此时阴气最盛，万物皆闭藏于中，人体的阳气闭藏在体内，阴邪循经入腹，所以发生腹肿的症状。有的患者会出现嗳气的症状，这是因为阴盛邪，阴邪循脾经上走于阳明胃经，足阳明之正上通于心，心主嗳气，所以说上走于心就会发生嗳气。有的患者会出现进食就呕吐的症状，这是因为暴饮暴食，食物不能运化，胃中盛满而上溢，所以发生呕吐的症状。所谓大便或放屁后就觉得爽快而病减的，是因为十二月阴气盛极而下衰的，阳气初生，人体也是一样，腹中阴邪得以下行，所以腹胀嗳气的患者在大便或放屁后就觉得爽快,就像病减轻了似的。

少阴经病变会有腰痛的症状,这是因为足少阴肾经有病,十月间,月建在申,十月阴气初生,万物肃杀,阳气被抑制,腰为肾之府,所以会出现腰痛的症状。有的患者会出现呕吐、咳嗽、上气喘息的症状,是因为阴气盛于下,阳气浮越于上而无所依附,少阴脉从肾上贯肝膈入肺中,所以会出现呕吐、咳嗽、上气喘息的症状。所谓身体衰弱不能久立,久坐起则眼花缭乱视物不清的,是因为七月秋气始至,微霜始降,阴阳交替尚无定局,万物因受肃杀志气而衰退,人体阴阳之气衰夺,故不能久立,久坐乍起则两目视物不清。有的患者会因为气少而容易生怒气,这是因为秋天阳气下降,失去调节作用,少阳经阳气不得外出,阳气郁滞在内,肝气郁结不得疏泄,不能约束其所管,故容易发怒,怒则其逆而厥,叫作"煎厥"。所谓恐惧不安好像有人要抓捕他一样,是因为秋天阴气始生,万物尚未尽衰,人体应之,阴气初生而少,阳气入里,阴阳交争,循经入肾,所以会出现恐惧不安,就好像有人要抓捕他一样。如同秋季肃杀之气初降,万物阳气尽管已经减弱,但还没有全部褪尽一样,阴气初生而少,阳气入里,阴阳相争于里,所以多有恐惧感。有的患者会出现厌恶食物气味的病症,这是因为肾火不足,不能温养化源,致使胃气虚弱,消化功能已失,故不欲进食而厌恶食物的气味。有的患者会出现面色发黑如地色的病症,是因为秋天肃杀之气耗散内脏精华,精

六阴经六阳经五腧穴五行配属表

表1 六阴经五腧穴五行配属表

穴名 经别	井(木)	荥(火)	输(土)	经(金)	合(水)
肝(木)	大敦	行间	太冲	中封	曲泉
心(火)	少冲	少府	神门	灵道	少海
脾(土)	隐白	大都	太白	商丘	阴陵泉
肺(金)	少商	鱼际	太渊	经渠	尺泽
肾(水)	涌泉	然谷	太溪	复溜	阴谷
心包(水)	中冲	劳宫	大陵	间使	曲泽

表2 六阳经五腧穴五行配属表

穴名 经别	井(金)	荥(水)	输(木)	经(火)	合(土)
胆(木)	窍阴	侠溪	临泣	阳辅	阳陵泉
小肠(火)	少泽	前谷	后溪	阳谷	小海
胃(土)	厉兑	内庭	陷谷	解溪	足三里
大肠(金)	商阳	二间	三间	阳溪	曲池
膀胱(水)	至阴	通谷	束骨	昆仑	委中
三焦(水)	关冲	液门	中渚	支沟	天井

气内夺而肾虚，故面色发黑。有的患者会出现咳嗽则出血的病症，是由于人体上部脉络受了损伤，并不是阳气充盛于上，而是络脉充满了血液，上部脉管充满则咳嗽，所以就会出现咳嗽及鼻出血的症状。

厥阴经脉发生病变，男性会出现阴囊肿大的"颓疝"病症，女性会出现小腹肿胀的病症，这是因为厥阴应于三月，月建在辰，三月阳气方长，阴气尚存，阴邪积聚于中，循厥阴肝经发病，所以就会发生阴囊肿大疼痛及妇女小腹肿胀的症状。有的患者会出现腰脊痛不能俯仰的症状，这是因为三月阳气振发，万物荣华繁茂，然尚有余寒，人体应之，所以就会出现腰脊疼痛而不能俯仰的症状。有的患者会出现有颓疝、癃闭、疝气、肌肤肿胀的病变，也是因为阴邪旺盛，以致厥有病脉胀闭不通，所以就会发生前阴肿痛、小便不利以及肤胀等病。有的患者有咽喉干燥及身体发热的症状，这是因为三月阴阳相争而阳气胜，阳胜产生内热，热邪循厥阴肝经上逆入喉，所以就会出现咽喉干燥的症状。

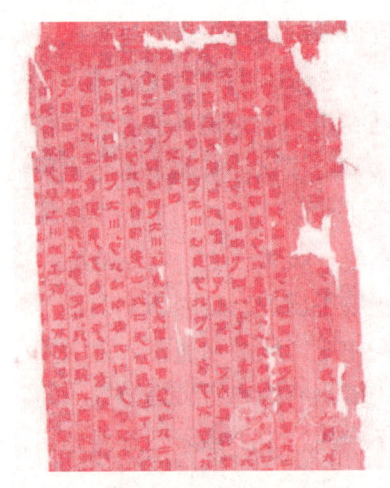

马王堆帛书《周易》图

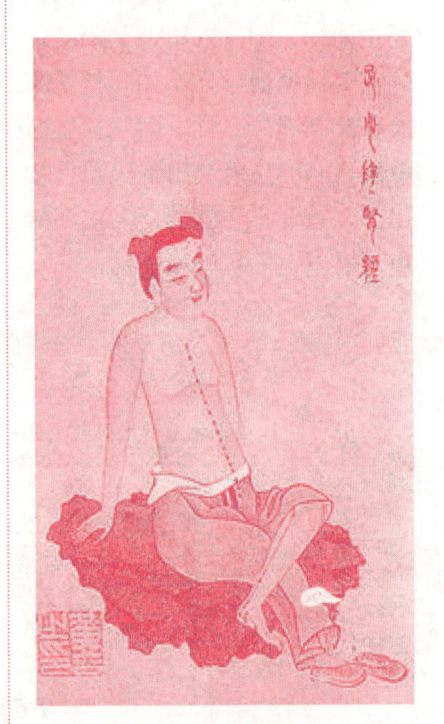

足少阴肾经图

肾脏直行之脉：向上通过肝和横膈，进入肺中，沿着喉咙，挟于舌根两侧。

肺部支脉：从肺出来，联络心脏，流注胸中，与手厥阴心包经相接。

素问·刺要论篇第五十

> **本篇要点**
>
> 一、说明针刺治疗时进针深浅的要领，即依据疾病所在部位确定。
>
> 二、指出违背针刺治疗深浅要领给人体健康造成的危害。
>
> 三、更进一步具体说明人体各部由于针刺深浅不当给五脏造成的病变。

黄帝说：我想知道针刺都有什么要领。

岐伯回答说：疾病有在表在里的区别，刺法也有浅刺、深刺的不同，病在表应当浅刺，病在里应当深刺。但刺得太深，就会损伤内脏；刺得太浅，不仅达不到病处，而且反使在表的气血壅滞，给病邪以可乘之机。因此，针刺深浅不当，反会给人体带来很大的危害，使五脏功能紊乱，继而发生严重的疾病。所以说：疾病的部位有在毫毛腠理的，有已经侵入人的皮肤的，有已经侵入人的肌肉之内的，有在脉的，有已经侵入人的筋脉之中的，有已经侵入人的骨骼中的，有已经侵入人的骨髓的。

所以应该针刺毫毛腠理的，不要伤及皮肤的深层，若皮肤深层受伤，就会影响肺脏的正常功能，肺脏功能扰乱后，到秋天时，易患温疟病，导致恶寒战栗的症状。

该针刺皮肤深层的，不要伤及肌肉，若肌肉受伤，就会影响脾脏的正常功能，以致在每一季节的最后十八天中，导致腹胀烦满、不思饮食的病症。

该针刺肌肉的，不要伤及血脉，若血脉受伤，就会影响心脏的正常功能，以致到夏天时易患心痛的病症。

该刺血脉的，不要伤及筋脉，若筋脉受伤，就会影响肝脏的正常功能，以致到秋天时易患热性病，发生筋脉弛缓的症状。

该针刺筋的，不要伤及骨，若骨受伤，就会影响肾脏的正常功能，以致到冬天时易患腹胀、腰痛的病症。

该针刺骨的，不要伤及骨髓，若骨髓被损伤，髓则日渐消减，不能充养骨骼，就会导致身体枯瘦、足胫发酸、肢体懈怠、不愿行动等病症。

素问·刺齐论篇第五十一

> **本篇要点**
>
> 一、重点说明掌握针刺深浅限度的具体方法。
>
> 二、指出针刺深浅要恰到好处，同时说明深浅太过或不及，都会给人体造成损伤。

黄帝说：请你谈谈针刺浅深不同的具体情况。

岐伯回答说：针刺的基本要领是应该针刺骨骼的就不要伤筋；应该针刺筋的，就不要损伤肌肉；应该针刺肌肉的，就不要损伤脉；应该针刺筋脉的，就不要损伤皮肤（以上四句指的是，应该深刺，则不能浅刺）；针刺皮肤，则不要伤及肌肉；针刺肌肉，则不要伤及筋；针刺筋，则不要伤及骨（以上三句指的是，应该浅刺，则不能深刺）。

黄帝问道：我不明白其中的道理，希望能听听对这些要领的解释说明。

岐伯回答说：所谓刺骨不要伤害筋，是说需刺骨的，不可在仅刺到筋而未达骨的深度时就停针或拔出；刺筋不要伤害肌肉，是说需刺至筋的，不可在仅刺到肌肉而未达筋的深度时就停针或拔出；刺肌肉不要伤害脉，是说需刺至肌肉深部的，不可在仅刺到脉而未达肌肉深处时就停针或拔出；刺筋脉不要伤害皮肤，是说需刺至脉的，不可在仅刺到皮肤而未达脉的深度时就停针拔出。所谓针刺皮肤不要伤及肌肉，是说病在皮肤之中，针就刺至皮肤，不要深刺伤及肌肉；刺肌肉不要伤及筋，是说针只能刺至肌肉，太过就会伤及筋；刺筋不要伤及骨，是说针只能刺至筋，太过就会伤及骨。以上这些，是说若针刺深浅不当，就会违反针刺原则，带来不良后果。

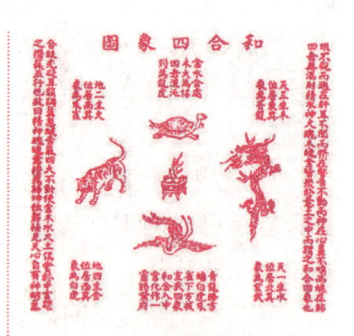

和合四象图

四象与四方结合，引领四季。东、南、西、北对应春、夏、秋、冬，青龙、朱雀、白虎、玄武也分别代表了东、南、西、北，以及春、夏、秋、冬。

素问·刺禁论篇第五十二

> **本篇要点**
>
> 一、首先说明脏腑要害部位应禁针。
>
> 二、从反面举例说明误刺可能导致盲、痈肿、咳、聋、跛、遗尿等后果,重者还可致死亡。
>
> 三、指出不宜施针的几种情况。如暴饮暴食、大饥大渴、过度疲劳以及情绪剧烈波动等。

黄帝说:我想听你讲讲人体禁刺部位的情况。

岐伯回答说:人体五脏各有自己的要害之处,不能不谨慎!肝气生发于左,肺气肃降于右,心脏主管外表的阳气,肾脏管理体内的阴气,脾主运化水谷精微并传输到全身各个脏器等,胃受纳水谷,饮食水谷会聚于此,就好像是一个包罗万象的市场。在横膈膜和膏肓之上,是主宰血气的,对于人体来说,就好像是养育儿女的父母一样的维持生命的心、肺二脏,在脊椎中部,第七椎旁,里面是可以称为小心脏的心包络。上述这些部位要针刺的时候,如果都能发挥其正常作用,则能使人体得以恢复,否则就会产生灾祸。

针刺治疗疾病,如果刺中心脏,患者在一天之内就会死亡,其病变症状为嗳气。如果刺中肝脏,患者在五天之内就会死亡,其病变症状为多言多

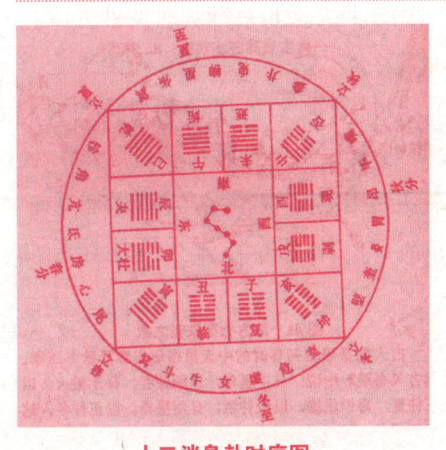

十二消息卦时序图

消息卦以"乾"卦含子、丑、寅、卯、辰、巳,"坤"卦含午、未、申、酉、戌、亥,以两卦十二爻表示一年的十二个月(或称为一年循环周期)。从夏至乾,阳爻逐渐增加,从下往上增长,阴爻逐渐减少,表示阳气逐渐增强,阴气逐渐减弱。为阳息阴消过程;从姤至坤,阴爻逐渐增加,从下往上增长,阳爻逐渐减少,表示阴气逐渐增强,阳气逐渐减弱。为阴息阳消过程。

语。如果刺中肾脏，患者在六天之内就会死亡，其病变症状为打喷嚏。如果刺中肺脏，患者在三天之内就会死亡，其病变症状为咳呛。如果刺中脾脏，患者在十天之内就会死亡，其病变症状为频频吞咽。如果刺中胆，患者在一天半之内就会死亡，其病变症状为呕吐。

在针刺足背腧穴的时候，如果误伤了大血管而出血不止，患者就会不治身亡。针刺面部腧穴，如果误伤了流注于目的经脉，会使患者不幸失明而成为盲人。针刺头部的脑户穴，如果刺至脑髓，就会立即死亡。针刺廉泉穴的时候，如果误伤了血管，出血不止，可使喉哑失音。针刺足下布散的络脉的时候，误伤了血管，如果瘀血留着不去可致局部肿胀。如果针刺委中穴太深，误伤了大经脉，可令人晕倒，面色苍白。如果针刺气街穴的时候，误伤了血管，瘀血留着不去，鼠蹊部就会肿胀。针刺脊椎间隙的时候，如果误伤了脊髓，会使人背曲不伸。针刺乳中穴，伤及乳房，可使乳房肿胀，内部腐蚀溃脓。如果针刺缺盆中央太深，造成肺气外泄，可令人喘咳气逆，呼吸困难。如果针刺手鱼际穴太深，就会造成手掌肿胀。

不要针刺饮酒大醉的人，否则会使气血紊乱。不要针刺正值盛怒的人，否则会使气机上逆。此外，对过度疲劳、刚刚饱食、过分饥饿、极度口渴、刚刚受极大惊吓的人，都不可以针刺。

针刺大腿内侧腧穴时，如果误伤了大血管，出血不止，便会死亡。刺上关穴太深，如果误伤了经脉，可使耳内化脓或致耳聋。刺膝膑部，若误伤以致流出液体，会使人发生跛足。刺手太阴脉，若误伤出血过多，则立即死亡。刺足少阴经脉，如果误伤出血，可使肾气更虚，以致舌体失养，转动不利而语言困难。在针刺胸前正中陷下之处的腧穴时，如果刺得太深而伤及肺脏，就会发生气喘上逆、仰面呼吸的症状。如果针刺肘弯处太深，经气便会聚集在此处，造成胳膊不能屈伸的症状。如果针刺大腿内侧下三寸处太深，使人遗尿。针刺腋下胁肋间太深，使人咳嗽。如果针刺少腹太深，误伤膀胱，使小便漏出流入腹腔，以致少腹胀满。如果针刺小腿肚太深，会使局部肿胀。如果针刺眼眶而深陷骨间，伤及脉络，就会造成流泪不止，甚至失明。如果针刺关节误伤以致液体外流，则患者的肢体就不能屈伸活动了。

素问·刺志论篇第五十三

本篇要点

一、细致说明气与形、谷与气、脉与血之间的虚实关系。
二、说明虚实关系中的正常与反常现象以及反常现象的产生等。
三、说明通过针刺治疗虚实证的手法。

黄帝说：我想了解一下针刺中有关虚实的要领。

岐伯回答说：人的正气充盈的时候，身体就很强壮；正气不足的话，身体就会偏弱，这是正常的情况。若与此相反的，身体就会生病。人的胃口很好食量大的，正气就偏旺盛；胃口不好食量少的，正气就会偏虚，这是正常现象，若与此相反的，就是病态。脉搏大而有力的，是血液充盛，脉搏小而细弱的，是血液不足，这是正常现象，若与此相反的，就是病态。

黄帝又问：反常现象又如何呢？

岐伯回答说：身体正气偏盛但反而感到身体寒冷的，正气虚弱反而觉得身体发热的，是反常现象；饮食虽多而气不足，饮食不进而气反盛的，都是反常现象；脉搏盛而血反少，脉搏小而血反多的，也是反常现象。

正气旺盛而身体反而觉得寒冷，是由于被寒邪所伤造成的；正气虚而身体反而觉得发热，是受了暑热的伤害。饮食虽多而气反少的，是由于失血或湿邪聚居于下部之故。饮食虽少而反气盛的，是由于邪气在胃和肺。脉搏小而血多，是由于饮酒过量而中焦有热。脉搏大而血少，是由于风邪侵入脉中且汤水不进之故。这些就是形成虚实反常的机制。

大凡实证，是由于邪气亢盛侵入人体；虚证，是由于人体正气外泄。气实的多表现为热象；气虚的多表现为寒象。针刺治疗实证，出针后，左手不要按闭针孔，使邪气外泄，从而散邪；治疗虚证，出针后，左手随即闭合针孔，使正气不得外散，从而补虚。

145

素问·针解篇第五十四

本篇要点

一、阐述九针的主要内容以及虚实补泻的方法。

二、细致说明针刺补泻的手法，并说明针下寒热感觉与针刺疗效的关系。

三、强调针刺时医者精神集中的重要性，并注意根据患者的变化把握最佳治疗时机。

四、阐述九针在针刺治疗中的作用与各自的病症主治。

黄帝说：我希望听你讲九针的主要内容以及虚如何补、实如何泻的方法。

岐伯说：治疗虚证的时候要用补法针刺，针刺的关键是要等到针下发热的时候再出针，因为正气恢复得以充实，针下才会发热；治疗实证要用泻的方法针刺，针刺的关键就是要等到针下发凉的时候再出针，因为邪气经过针刺减弱了，针下就会发凉。血液郁积的时间长了，要用针刺放出恶血的方法来消除。邪盛用泻法治疗，就是出针后不要按闭针孔（使邪气得以外泄）。所谓徐而疾则实，就是慢慢出针，并在出针后迅速按闭针孔（使正气充实不泄）；所谓徐而疾则虚，就是快速出针，而在出针后不要立即按闭针孔（使邪气得以外泄），实与虚的根据，是指气至之时针下凉感与热感的多少。若有若无，是说下针后经气到来迅速而不易察觉。审察先后，是指辨别疾病变化的先后。辨别疾病的为虚为实，虚证用补法，实证用泻法。医生治病不可离开这个原则。若医生不能准确地把握，那么就会背离正确的治疗法则。虚实补泻的关键，在于巧妙地运用九针，因为九针各有不同的特点，适宜于不同的病症。所以，针刺补泻的时间也应该与气的开阖相配合（气来为开，可以泻之；气去为阖，可以补之）。不同名称的九种针具，各有不同的形状、规格，以满足不同补法和泻法的不同需要。

刺实证，需要用泻法，下针后应留针直到阴气旺盛到来，待针下出现明显的寒凉之感时，即可出针。刺虚证，要用补法，待针下出现明显的温热之感时，即可出针。经气已经到来，应谨慎守候不要失去；不要变更手法。决定针刺的深浅，就要先察明疾病部位所在，针刺虽有深浅之分，但候气之法都是相同的。行针的时候，就好比是面临深渊，要像担心跌落那样谨慎小心。持针时，也应该像抓着老虎那样坚定有力。思想不要分散于其他事情，应该专心致志地观察患者，不可左顾右盼。针刺手法要正确，端正直下，不可歪斜。下针后，务必注视患者的双目来控制其精神活动，使经气运行通畅。所谓"三里"，是指足三里穴，在膝下外侧三寸的地方。所谓"跗上"，是指冲阳穴，在足背上，举膝易见的地方。所谓"巨虚"，是指巨虚穴，在跷足时小腿外侧肌肉凹陷的地方。所谓"下廉"，是指下廉穴，在小腿外侧肌肉凹陷处的下方。

黄帝问道：我听说九针与天地、四时、阴阳相应合，请你讲讲其中的道理，以使其能流传于后世，作为治病的准则，好吗？

岐伯回答说：一天、二地、三人、四时、五音、六律、七星、八风、九野，人形体的各部分也与自然界相应，针的式样也是根据其所适应的不同病症制成的，所以有九针之名。人的皮肤在外，庇护全身，与天相应，肌肉柔软安静，如土地厚载万物一样，脉与人身体相应，筋约束周身，各部功能不同，犹如一年四季气候各异，人的声音与五音相应。人的脏腑阴阳之气配合犹如六律的高低有节；人的牙齿和面目犹如天上的星辰一样排列有序；人的呼吸之气犹如自然界的风一样；人的九窍、三百六十五络分布全身，犹如地上的百川万水，纵横灌注于九野一样。所以九针之中，一（镵）针刺皮，二（员）针刺肉，三（鍉）针刺脉，四（锋）针刺筋，五（铍）针刺骨，六（员利）针调和阴阳，七（毫）针补益精气，八（长）针驱除风邪，九（大）针通利九窍，祛除周身三百六十五节间的邪气。这就叫作不同的针有不同的功用和适应证。人的心愿、意向与八风相应，人体之气的运行与天气运行相应，人的发齿耳目与五音六律相应，人体阴阳经脉运行气血与大地江河百川相应，肝脏精气通于两目，目又属于九窍，所以肝目与九数相应。

素问·长刺节论篇第五十五

本篇要点

一、说明如何通过针刺的治疗方法治疗头痛、寒热、痈肿、少腹有积、寒疝、筋痹、肌痹、骨痹、狂、癫、大风等病。

二、具体讨论在针刺治疗过程中，如何选择针刺部位，如何把握针刺的深浅、次数与治程的长短，并说明针刺后机体相应的反应。

精通针术的医生，不用诊脉，只要先听听患者对自己病情的叙述就能够了解病情，如果患者头痛得厉害，就用针刺头部，刺到骨部，病就能痊愈，但针刺深浅须恰当，不要损伤骨肉与皮肤，虽然皮肤为针刺必经之路，仍应注意勿使其受损。

阳刺之法，就是先在腧穴正中直刺一针，然后紧挨着在其两侧刺上四针。这种刺法能够治疗寒热的疾病。若病邪深入内脏，当刺五脏的膜穴；邪气迫近而伤及五脏，当刺背部的五脏腧穴，邪气迫近并伤及五脏而针刺背俞，是因为背俞是脏器经气会聚的地方。只要等到腹中寒热褪去，就可以停止。针刺的要领，是出针时要稍微出一点血。

刺治已经成为脓包的痈肿时，应刺痈肿的腐软部位，并根据其大小，决定针刺的深浅。刺大的痈肿，脓血较多，浅刺即可；对小的深部痈肿要深刺，一定要端直进针，达到一定程度就要停止用针。

病邪在少腹而有积聚的病，应当刺腹部皮肉丰厚之处以下的部位（肚脐下横骨之端开始针刺），往上到少腹为止；再针刺第四椎间两旁的腧穴和髂骨两侧的居髎穴，以及季胁肋间等处的穴位，以引导腹中热气下行，则病可以痊愈。病在少腹，腹痛且大、小便不通，病名叫作疝，是受寒所致。应针刺少腹到两大腿内侧间以及腰部和髁骨间穴位，到少腹部都出现热感，病就痊愈了。

病邪在筋脉，导致筋脉拘挛，关节疼痛不已，不能行动，病名为筋痹。应针刺在患病的筋上，由于筋脉在分肉之间，与骨相连，所以针从分肉间刺入，应注意不能刺伤骨。待有病的筋脉出现热感，说明病已痊愈，可以停止针刺。

病在肌肤，周身肌肤疼痛，病名为肌痹，这是被寒湿之邪侵犯所致。应针刺大小肌肉会合之处，取穴要多，进针要深，以局部产生热感为度。不要伤及筋骨，若损伤了筋骨，就会引起痈肿或其他病变。待各肌肉会合之处都出现热感，说明病已痊愈，可以停止针刺。

病在骨，肢体沉重不能抬举，骨髓深处感到酸痛，局部寒冷，病名为骨痹。治疗时应深刺，以不伤血脉、肌肉为度。针刺的道路在大小分肉之间，待骨部感到发热，说明病已痊愈，可以停止针刺。

病在手足三阳经脉，患者出现一会儿寒一会儿热的症状，同时肌肉的所有会合之处也一会儿发冷，一会儿发热，这叫狂病。针刺应当采用泻法，使阳脉的邪气外泄，观察各处肌肉会合之处的反应，如果出现热感，就说明病已痊愈，病愈后就应该停止针刺。这种病，初起每年发作一次，若不及时治疗，则变为每月发作一次；若仍不治疗，则每月发作四五次，这叫作癫病。治疗时应针刺各大小分肉以及各部经脉，患了癫病后如果没有寒邪，可用针刺调理气血，直到病愈为止。

受风得病，出现时寒时热的症状，热则汗出，一日发作数次，应首先针刺肌肉各处的纹理和络脉的腧穴，如果汗出还一会儿发冷一会儿发热，可以三天针刺一次，治疗一百天，疾病就痊愈了。

被大风所伤之后，如果出现全身骨节沉重，胡须眉毛脱落，病名为大风病（麻风病）。应以针刺肌肉为原则，使之出汗，连续治疗一百天后，再针刺骨髓，仍使之出汗，也可再治疗一百天，总计治疗二百天，直到胡须眉毛重新长出，方可停止针刺。

素问·皮部论篇第五十六

本篇要点

一、依次指出十二经脉在皮肤上的分属部位。

二、如何通过不同部位皮肤络脉的色泽改变，来了解相应脏腑经络的病变发生情况。

三、指出外邪侵犯人体的传变过程，说明趁早治疗的重要性。

黄帝问道：我听说人体十二经在皮肤上都各有自己对应的部位，脉络散布但纵横有序，各经脉都有自己与筋骨相连的经络，骨骼有长短大小之别，其所发生疾病的开始和预后，情况也不一样，我想听你讲讲其中的道理。

岐伯回答说：要知道经络在皮肤的所属部位，首先就要以经脉循行部位为准则，所有经脉的情况都是这样的。

阳明经的阳络就好比是该经脉的"害蜚"（门户），手、足阳明经脉的诊法是相同的，诊它上下分属部位所浮现的络脉，都是属于阳明的络，如果这些络脉上青色居多，就表明人患有疼痛相关的疾病；如果黑色居多就表明患有病痹；如果黄色居多就表明受了热邪；如果白色居多就表明受了寒邪；如果五种颜色都存在，就表明患有寒热错杂的病；若络脉的邪气盛，就会向内传于经。因为络脉在外属阳，经脉在内属阴，凡外邪的侵入，一般是由络传经，由表传里的。

少阳经的阳脉，就其作用来看，就好比是少阳经的"枢持"（门轴），这一作用无论对于手少阳经还是足少阳经都是一样的。诊察它上下分属部位所浮现的络脉，都是属于少阳的络。络脉的邪气盛，就会向内传于经，所以邪在阳分主内传入经，邪在阴分主外出或涌入于内，各经的内外出入都是如此。

太阳经的阳脉，就其作用来看，就好比是太阳经的"枢儒"（门闩和门轴），这一作用无论是对手太阳经还是足太阳经来说，诊法都是一样的，诊察它上下分属部位所浮现的络脉，都是属于太阳的络，在络脉的邪气盛，就会向内传入于经。

少阴经的阴脉，就其作用来看，就好比是少阴经的"枢儒"（门窗的枢轴和木格），这一作用，无论对手少阴经还是足少阴经来说，诊法是一样的，诊察它上下分属部位所浮现的络脉，都是属于少阴的络。络脉的邪气盛，就会向内传入于经，邪气传入于经，是先从属阳的络脉注入于经，然后从属阴的经脉出而向内注入于骨部。

厥阴经的阴络，就其作用来看，就好比是厥阴经的"害肩"（门上置枢之处），这一作用，无论对手厥阴心包经还是对足厥阴肝经来说，诊法是一样的，诊察它上下分属部位所浮现的络，都是属于厥阴的络。络脉的邪气盛，就会向内传入于经脉。

太阴经的阴脉，就其作用来看，就好比是太阴经的"关蛰"（门闩与动物的蛰伏），这一作用，无论对手太阴肺经还是对足太阴脾经而言，诊法是一样的，诊察它上下分属部位所浮现的络，都是属太阴的络。络脉的邪气盛，就会向内传入于本经。总之，这十二经之络脉的各个分部，也就是分属于皮肤的各个分部。

因此，百病的发生都一定会先从皮毛开始，病邪侵袭皮毛之后，皮肤的腠理就会自动打开，腠理开则病邪侵入络脉，邪气留滞不去，就会向内传入经脉；若再留而不去，就传入于腑，聚积于肠胃。病邪开始侵犯皮毛时，使人恶寒而毫毛直起，腠理开泄；病邪侵入络脉，则络脉盛满，其色变异常；病邪侵入经脉，是由于经气虚而病邪乃得陷入；病邪留连于筋骨之间，若寒邪盛时则筋挛急骨节疼痛，如果是热邪偏盛，就会使人体筋脉弛缓骨骼无力，同时使得人体肌肉败坏，毛发硬而干枯脱落。

黄帝问道：先生您所讲的十二个部位发生病症，它们发生病变的情况会是怎样的呢？

岐伯回答说：皮肤是络脉分属的部位。邪气侵入皮肤则腠理开泄，腠理开泄则病邪侵入于络脉；络脉的邪气盛，则内注于经脉；经脉的邪气满盛则入腑脏。所以说皮肤有十二经脉分属的部位，若见到病变治而不愈，就会造成大病。

黄帝说：讲得好。

素问·经络论篇第五十七

本篇要点

一、经脉与五脏相通连，说明青、黄、赤、白、黑五色与五脏色之间的对应关系。

二、指出经络相通，但其主色是随四时寒暑的变化而变化的。

三、说明引起络脉色泽变化的原因。

黄帝问道：络脉尽显在外，青、黄、赤、白、黑五色各不相同，这是什么原因呢？

岐伯回答说：经脉有常色固定不变，但络脉则没有固定的颜色，常常会随四时之气的变化而发生变化。

黄帝问道：经脉的常色是怎样的呢？

岐伯回答说：心主赤，肺主白，肝主青，脾主黄，肾主黑，这些都是与其所属经脉的常色相应的。

黄帝问道：阴络与阳络的颜色，也与其经脉所主的颜色相应吗？

岐伯回答说：阴络的颜色与其经脉相应，阳络的颜色则变化无常，它是随着四时的变化而变化的。寒气多时气血运行就迟滞，因而多出现青黑之色；热气多时气血运行就很滑利，因而多出现黄赤的颜色。这都是正常的，是无病的表现。如果青、黄、赤、白、黑五色全部显露，那就表明人体出现了过寒或过热的疾病表现。

黄帝说：讲得好。

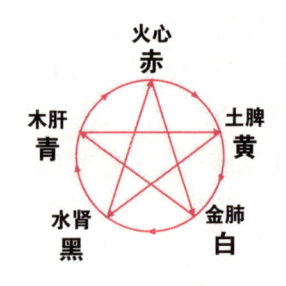

五行五脏之五色图

在中医学理论中，根据五行（木、火、土、金、水）学说，把自然界五脏与五色（青、赤、黄、白、黑）等众多的事物属性联系起来，以说明人与自然的关系。如：心属火，主赤；肺属金，主白；肝属木，主青；脾属土，主黄；肾属水，主黑。这些都是与其所属经脉的常色相应的。

素问·气穴论篇第五十八

本篇要点

一、介绍与一年三百六十五天的天数相应的人体三百六十五气穴的名称及分布。

二、说明孙络与溪谷的基本概念，以及邪入孙络、溪谷造成营卫运行不畅而产生的种种病理变化。

三、指出病邪侵犯人体进而深入脏腑的转变过程。

黄帝向岐伯问道：我听说人体的气穴有三百六十五个，和一年三百六十五天的天数相应，但不知其所在的部位，我想听你详细说说。

岐伯拜谢后回答说：你所提出的这个问题实在是太重要了，除了圣帝，还有谁能穷究这些深奥的道理？因此我把我所知道的腧穴的位置都详尽地讲出来。

黄帝拱手非常谦逊地说：先生对我讲的这些道理条理分明，使我很受启发，我眼里虽然没有看见这些腧穴的部位，还没有听到你讲穴位的具体数字，已经使我耳聪目明，有所领会了。

岐伯回答说：（你领会的如此深刻）这就是所谓的"圣人易语，良马易御"啊！

黄帝又说：我并不是那种闻声知情的圣人，世人说气穴之数理可以开阔人的意识，现在我向你所询问的是气穴的数理，主要是开发蒙昧和解除疑惑，还谈不到什么深奥的理论。然而我希望听先生说得更详细一些，把腧穴的部位全部说出来，我懂得其中的大意，并将它收藏在金匮之中，没有合适的继承人决不轻易传授。

岐伯再拜而起说：圣帝请听我说，背部属阳，胸部属阴。背部与胸部互相牵引而痛，其治疗方法应取任脉的天突穴和督脉的中枢穴，以及胃脘部的中脘穴和下腹部的关元穴。背在后为阳，胸在前为阴，经脉斜系于前后左右，因此其病前胸和背相引而痹涩不通，胸胁痛得不敢呼吸，不能仰卧，上气喘息，呼吸短促，或一侧偏痛，若经脉的邪气盛则溢于络，此络从尻部开始斜出，而络于胸胁部，支心贯穿横膈，上肩而至于任脉，交会于天突穴，再斜下肩交于背部第十椎节之下的肾脏，所以取此处穴位治疗。

五脏各有井、荥、输、经、合五腧，五腧穴五五二十五，左右共五十穴；六腑各有井、荥、输、原、经、合六腧，六六三十六，左右共七十二穴；治热病的有五十九穴，治诸水病的有五十七穴。头部有五行，每行五穴，五五二十五穴。五脏在背部脊椎两旁各有五穴，二五共十穴。大椎上面

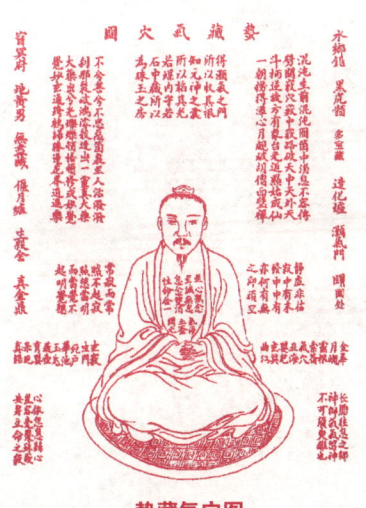

气穴有内外两窍：外窍为阴阳之源、神气之宅、胎息之根、呼吸之祖；内窍者，长胎住息之所入，大定之室。

蛰藏气穴图

两侧的天柱穴共二穴，瞳子髎、浮白二穴，两侧髀厌部环跳二穴，犊鼻二穴，听宫二穴，攒竹二穴，完骨二穴，风府一穴，枕骨处的头窍阴二穴，上关二穴，大迎二穴，下关二穴，天柱二穴，上巨虚、下巨虚左右共四穴，颊车二穴，天突一穴，天府二穴，天牖二穴，扶突二穴，天窗二穴，肩井二穴，关元一穴，委阳二穴，肩贞二穴，哑门一穴，神阙一穴，胸腧左右共十二穴，膈俞二穴，膺腧左右共十二穴，阳辅二穴，解溪二穴，阴跷穴和阳跷穴左右共计四个穴。治诸水病的五十七穴，皆在诸经的分肉之间；治热病的五十九穴，皆在精气聚会之处；治寒热之腧穴在两膝关节的外侧，为足少阳胆经的阳关左右共二穴。大禁之穴是天府穴下五寸处，即手五里穴。针刺不可达到二十五次。以上三百六十五穴都是针刺的部位。

黄帝说道：我已经知道气穴的部位，即行针刺的处所，还想听听孙络与溪谷是否也与一年三百六十五天的天数相应呢？

岐伯回答说：孙络与三百六十五穴相应，也与一岁相应，若邪气客于孙络，溢注于络脉而不入于经就会产生奇病，孙络是外通于皮毛，内通于经脉以通行营卫，若邪气侵入人体，造成荣卫稽留，卫气外散，营血满溢，卫气散尽，营血留滞，外则发热，内则少气。因此治疗时应用泻法迅速针刺，只要见到瘀血停滞的络脉，就行泻法，不必管它是否为交会穴之所在。

黄帝称赞道：讲得很好。我还想听听溪谷交会的情况。

岐伯回答说：较大的肌肉与肌肉会合处叫谷，较小的肌肉与肌肉会合处叫溪。肌肉之间，就是溪谷会合的地方，能通行营卫，也可以停留邪气。如果邪气溢满，正气壅滞，则脉发热，肌肉败坏，营卫不能畅行，必将郁热腐肉成脓，内则侵蚀骨髓，外则可溃大肉，若邪气久留于关节肌腠，必使髓液皆溃为脓，而使筋骨败坏。若寒邪所客，积留而不去，则营卫不能正常运行，以致筋脉肌肉卷缩，肋肘不得伸展，内则发生骨痹，外则肌肤麻木不仁，这是不足的症候，乃由寒邪久居溪谷所致。溪谷与三百六十五穴相会合，以应于一岁。如果痹病范围小，邪在皮肤，随着络脉往来无定，用微针即可治疗，方法与一般刺孙络的方法相同。

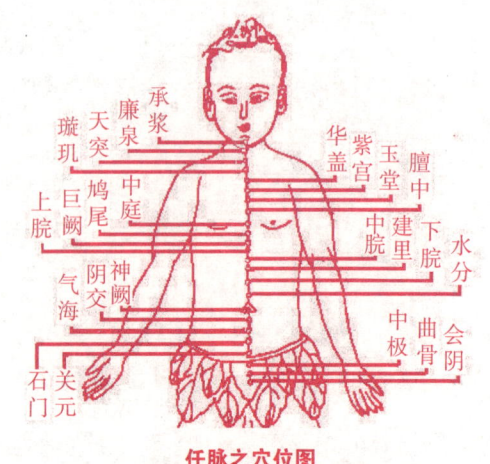

任脉之穴位图

黄帝避退左右，起身再拜说道：今天受你启发，解除了我的疑惑，我要把它藏于金匮之中，不敢轻易拿出来给人看。于是将它藏于金兰之室，题名叫作《气穴》。

岐伯回答说：孙络之脉是属于经脉分出来的别支，若其血盛，应当采用泻法进行针刺，与三百六十五脉的治法相同，若邪气侵入孙络，同样是传注于十二络脉，不仅是与十四络脉相贯通，如果骨解之中经络受邪，也会随时能够向内注泻于五脏之脉。

素问·气府论篇第五十九

本篇要点

一、介绍手足三阳经脉、督脉、任脉、冲脉等经脉之气交会之处的腧穴数目及分布概况。

二、介绍任脉、督脉、冲脉的穴位数及分布情况。

足太阳膀胱经脉气所输注于体表的有七十八个腧穴；在眉头的陷中左右各有一攒竹穴，自眉头直上入发际，当发际正中至前顶穴，其间有神庭、上星、囟会三穴，共长三寸半，前顶居中央一行，两旁各分二行，连中央一行共五行，即中行、次两行和外两行，每行五穴，共五行，五五二十五穴；下行至项中的大筋两旁各有一穴位，即天柱穴；风府穴两旁各有一个风池穴。自此向下至脊背两旁，从大椎骨节往下至骶尾骨有二十一节，其中十五个椎间左右各有一穴；五脏肺、心、肝、脾、肾的腧穴，左右各有一穴；自委中穴向下至足小趾左右各有六个穴，即井、荥、输、原、经、合。

足少阳胆经脉经气所输注于体表的有六十二穴：两头角上左右各有二穴，共计四穴；两目瞳孔直上的发际内各有五穴；两耳前角上各有一穴；两耳前角下各有一穴，耳前锐发下左右各一穴；上关左右各一穴；耳后陷中各有一穴；下关左右各有一穴；两耳下牙车之后各有一穴；缺盆左右各有一穴；腋下三寸，从胁下至季胁，八肋之间左右各有一穴；髀枢中左右各一穴；膝以下至足第四趾的小趾侧各有井、荥、输、原、经、合六穴。

足阳明胃经脉气所输注于体表的有六十八穴：额颅发际旁各有三穴；

155

颧骨骨空中间各有一穴；大迎穴在颌角前至骨陷中，左右各有一穴；在喉结旁的人迎，左右各有一穴；缺盆外的骨空陷中左右各有一穴；膺中的骨空间陷中左右各有一穴；夹鸠尾之外，乳下三寸，夹胃脘左右各有五穴；夹脐横开三寸左右各有三穴；气冲在动脉跳动处左右各一穴；在伏兔上左右各有一穴；足三里以下到足中趾内间，左右各有八个腧穴。这些穴位分布在骨空之中。

手太阳小肠经脉气所输注于体表的有三十六穴：眼睛内角各有一穴；目外眦各有一穴；颧骨下各有一穴；耳郭上各有一穴；耳中听宫穴左右各有一穴；巨骨穴左右各有一穴；曲掖上骨各有一穴；柱骨上陷中各有一穴；两天窗穴之上四寸各有一穴；肩井部各有一穴；肩井部之下三穴处各有一穴；肘部向下至小指端的爪甲根部各有井、荥、输、原、经、合六穴。

手阳明大肠经脉气所输注于体表的有二十二穴：鼻孔的外侧各有一穴；项部左右各有一穴；大迎穴在下颌骨空间左右各有一穴；项骨相会之处左右各有一穴；肩臂之会左右各有一穴；肘部以下至十指端的爪甲根部左右各有井、荥、输、原、经、合六穴。

手少阳三焦经脉气所输注于体表的有三十二穴：颧骨下各有一穴；眉梢处各有一穴；头角处各有一穴；耳后完骨后下各有一穴；项中足太阳经之前各有一穴；挟扶突之外侧各有一穴；肩贞穴左右各有一穴；在肩贞穴之下三寸分肉之间各有三穴；肘部以下至手无名指之端爪甲根部各有井、荥、输、原、经、合六穴。

督脉之经气所输注于体表的有二十八穴：项中央有二穴；前发际向后中行有八穴；面部的中央从鼻至唇有三穴；自大椎以下至尻尾旁有十五穴。自大椎至尾骨共二十一节，这是根据脊椎骨来确定穴位的方法。

任脉之经气所输注于体表的有二十八穴：喉部中行有二穴；胸膺中行至骨陷中有六穴；自蔽骨至上脘是三寸，上脘至脐中是五寸，脐中至横骨是六寸半，计十四寸半，每寸一穴，共计十四穴，这是腹部取穴的方法。自曲骨向下至前后阴之间有会阴穴；两目之下各有一穴；下唇下有承浆一穴；外加龈交一穴。

冲脉之经气所输注于体表的有二十二穴：挟鸠尾旁开五分向下至脐一寸一穴，左右共十二穴；自脐旁开五分向下至横骨一寸一穴，即中注穴、四满穴、气穴、大赫穴、横骨穴，左右共十穴。这是腹脉取穴的方法。

足少阴肾经脉气所注于舌下的有廉泉穴；足厥阴经在毛际中左右各有一急脉穴；阴跷、阳跷左右各有一穴；四肢手足赤白肉分，鱼际之处，是脉气通达灌注的部位。以上共计三百六十五穴。

素问·骨空论篇第六十

本篇要点

一、指出针灸治疗风邪病的所取穴位与手法。

二、分别说明任脉、冲脉、督脉的循行路线及其病症主治。

三、分别说明针灸治疗上气、下肢疼痛、水病等的方法和所取穴位。

四、介绍寒热、犬咬、伤食等病的灸治方法并说明综合治疗的重要性。

黄帝问道：我听说风邪是造成许多疾病的诱因，如果用针刺治疗，该采取什么方法呢？

岐伯回答说：风邪入侵，受邪者会出现寒战、出汗、头痛、身体发重、怕冷等表现。治疗要用风府穴，以调和阴阳。如果是正气不足的虚证就用补法，如果是邪气有余的实证就用泻法。如果感受的风邪较重而颈项疼痛，就要刺风府穴。风府穴在椎骨第一节的上面。若感受风邪较重而汗出，应灸谙谙穴。谙谙穴在背部下第六椎两旁距脊各三寸之处，用手指按压，使患者感觉疼痛可呼出"谙谙"之声，这时谙谙穴就在医生的手指下跳动。

如果是有畏风病症的人，就取刺眉头攒竹穴。颈项部疼痛的落枕患者，应取横骨之间的穴位治疗，取穴的时候应当使患者曲臂，取两肘间相合在一处的姿势，然后在肩胛骨上端引一直线，正当脊部中央的部位，给以灸治。从络季胁牵引到少腹而痛胀的，刺谙谙穴。腰痛而不可以转侧动摇，痛而筋脉挛急，下引睾丸，刺八髎穴与疼痛的地方。八髎穴在腰尻骨间空隙中。得了鼠瘘病而发寒热的，应刺寒府穴。寒府在膝上外侧骨与骨之间的孔穴中。只要取膝上外侧的孔穴，最好让患者弯腰，成一种跪拜的体位；取足心涌泉穴时，应使患者作一种跪的体位。

任脉起源于中极穴的下面，上行经过毛际再到腹部，再上行通过关元穴到咽喉，又上行至颐，循行于面部而入于目下承泣穴。冲脉起源于气街穴，与足少阴经相并，挟脐左右上行，到胸中便分散了。任脉发生病变，在男子则腹内结为七种疝病，在女子则有带下和瘕聚之类疾病。冲脉发生病变，则气逆上冲，腹中拘急疼痛。

督脉发生病变，会引起脊柱强硬反折而屈伸不利的症状。督脉起于小腹之下，横骨中央；在女子则入内系于廷孔。廷孔就是尿道的外侧端。从这

157

里分出的一支络脉，循着阴户会合于阴部，复行分绕于肛门的后面，再分支别行绕臀部，到足少阴经与足太阳经中的络脉，与足少阴经相结合上行经骨内后面，贯穿脊柱，连属于肾脏；与足太阳经共起于目内眦，上行至额部，左右交会于巅顶，内入联络于脑，复返还出脑，分别左右颈项下行，循行于脊膂内，挟脊抵达腰中，入内循膂络于肾。其在男子则循阴茎，下至会阴，与女子相同。其从少腹直上的，穿过脐中央，再上贯心脏，入于喉，上行到颐并环绕口唇，再上行系于两目中央之下。督脉发生病变，症状是气从少腹上冲心而痛，大小便不通，称为冲疝，其在女子则不能怀孕，或为小便不利、痔疾、遗尿、咽喉干燥等症。总之，督脉生病治督脉，轻者至横骨上的曲骨穴，重者可以取脐下的阴交穴。

　　如果患者气喘而且喉咙中明显能听到声音的，治疗的时候应取其喉部中央的天突穴，此穴在两缺盆的中部。如果患者气逆上充于咽喉，那么治疗就应取其大迎穴，大迎穴在面部两旁夹颐之处。

　　对于行走困难、膝关节能伸不能屈的患者，治疗取其股部的经穴。坐下而膝痛，治疗取其环跳穴。站立时膝关节热痛，治疗取其膝关节处经穴。膝痛，疼痛牵引到足大趾的，治疗取其膝弯处的委中穴。坐下膝痛如有东西隐伏其中的，治疗取其承扶穴。膝痛而不能屈伸活动，治疗取其背部足太阳经的腧穴。如疼痛连及尻骨像折断似的，治疗取其阳明经中的陷谷穴；或者另取太阳经的荥穴通谷、少阴经的荥穴然谷。湿渍水湿之邪日久而胫骨酸痛无力，不能久立，治疗的时候应取少阳经的别络光明穴，穴位位置在外踝上五寸。

　　辅骨之上，腰横骨之下叫"楗"。髋骨两侧环跳穴处叫"机"。膝部的骨缝叫"骸关"。挟膝两旁的高骨叫"连骸"。连骸下面叫"辅骨"。辅骨上面的膝弯叫"腘"。腘之上就是"骸关"。头后项部的横骨叫"枕骨"。

冲脉能调节十二经气血，故称为十二经脉之海。与生殖功能关系密切，冲、任脉盛，月经才能正常排泄，故又称血海。

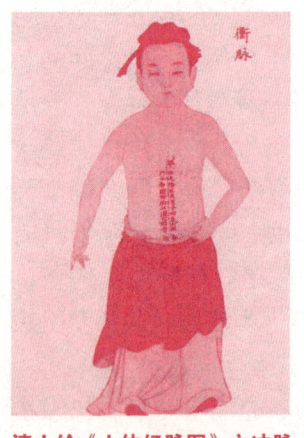

清人绘《人体经脉图》之冲脉

治疗水病的腧穴有五十七个：尻骨上有五行，每行各五穴；伏兔上方有两行，每行各有五穴；其左右又各有一行，每行各五穴；足内踝上各一行，每行各六穴。髓穴在脑后分为三处，都在颅骨边际锐骨的下面，一处在龈基的下面，一处在项后正中的复骨下面，一处在脊骨上孔的风府穴的上面，脊骨下孔在尻骨下面孔穴中。又有几个髓空在面部挟鼻两旁，或有骨孔在口唇下方与两肩相平的部位。两肩膊骨空在肩膊中的外侧。臂骨的骨孔在臂骨的外侧，离开手腕四寸，在尺、桡两骨的空隙之间。股骨上面的骨孔在股骨外侧膝上四寸的地方。骱骨的骨孔在辅骨的上端。股际的骨孔在阴毛中的动脉下面。尻骨的骨孔在髀骨的后面距离四寸的地方。扁骨有血脉渗灌的纹理聚合，没有直通骨髓的孔穴，骨髓通过血脉渗灌的纹理内外交流，所以没有骨孔。

灸寒热证的方法是，先针灸项后的大椎穴，灸的时候需要根据患者的年龄来决定艾灸的壮数；其次灸尾骨的尾闾穴，同样是以年龄为艾灸的壮数。观察背部有凹陷的地方用灸法，上举手臂在肩上有凹陷的地方（肩髃）用灸法，两侧的季胁之间（京门）用灸法，足外踝上正取绝骨穴处用灸法，足小趾与次趾之间（肩髃）用灸法，凹陷处的经脉（承山）用灸法，外踝后方（昆仑）用灸法，缺盆骨上方按之坚硬如筋而疼痛的地方用灸法，胸膺中的骨间凹陷处（天突）用灸法，手腕部的横骨之下（大陵）用灸法，脐下三寸的关元穴用灸法，阴毛边缘的动脉跳处（气冲）用灸法，膝下三寸的两筋间（三里）用灸法，足阳明经所行足跗上的动脉（冲阳）处用灸法，头顶上（百会）也用灸法。

被狗咬伤的，先在被咬处灸三壮，再按常规的治伤病法灸治。以上针灸治寒热证的部位共二十九处。因为伤食而发寒热使用灸法，病仍不愈的，必须仔细观察其由于阳邪过盛，经脉移行到络脉的地方，多刺其腧穴，同时再用药物调治。

素问·水热穴论篇第六十一

本篇要点

一、指出肾与水病之间的联系，并指出治疗水病的腧穴部位及与脏气的关系。

二、说明治疗热病的五十九个腧穴的部位及其病症主治范畴。

三、说明针刺深浅与四时之间的关系。

159

阴阳对应于万物，经络学说中的十二经脉，有手足、五行、阴阳经之分。

手足十二经脉所属图

黄帝问道：为什么说少阴主肾？又为什么说肾主水？

岐伯回答说：肾属于至阴之脏，主管人体水液，所以肾是主水的脏器。肺属于太阴。肾脉属于少阴，是旺于冬令的经脉。所以水肿病的根本在肾，标在肺，肺、肾两脏都能积聚水液而发病。

黄帝又问道：肾为什么能积聚水液而生病？

岐伯回答说：肾就好比是胃的阀门，阀门不通畅，水液就会积聚，阻碍气机，就会上下泛溢于皮肤，所以形成水肿，水肿产生的原因，就是水液的不断积聚。

黄帝又问道：是不是所有的水病都是因为肾的原因而导致的呢？

岐伯回答说：肾脏在下属阴。凡是地气由下而上蒸腾的地方都属于肾，因气化而生为水液，所以叫作"至阴"。如果有人自恃强壮勇猛，劳动（或房劳）太过，则汗出于肾，如果出汗的时候遇到风邪，风邪从开泄之腠理侵入，汗孔骤闭，汗出不尽，向内不能入于脏腑，向外也不得排泄于皮肤，于是逗留在玄府之中，游走于皮肤之内，最后形成水肿病。此病之本在于肾，病名叫"风水"。所谓玄府，就是汗孔。

黄帝问道：治疗水病的腧穴有五十七个，是属哪一脏所主呢？

岐伯回答说：肾腧五十七个穴位，是阴气所积聚的地方，也是水液出入的地方。尻骨之上有五行，每行五个穴位，共计二十五穴，这些是肾的腧穴。所以水病表现在下部就是水肿、腹部胀大，表现在上部就会出现呼吸喘急、不能平卧的病症，这是肺与肾标本同病。所以肺病表现为呼吸喘急，肾病表现为水肿，肺病还表现为气逆，不得平卧；肺病与肾病的表现各不相同，但两者之间相互呼应、相互影响着。之所以肺肾都发生了病变，是由于水气停留于两脏的缘故。伏兔上方各有两行，每行五个穴位，这里是肾气循行的重要道路和肝脾经交结在脚上之处。足内踝上方各有一行，每行六个穴位，这是肾的经脉下行于脚的部分，名叫太冲。以上共五十七个穴位，都隐藏在人体下部或较深部的脉络之中，正好是水液容易停聚的地方。

黄帝问道：春天做针刺治疗的时候，一般要取络脉分肉之间，这是为什么？

岐伯回答说：春天是木气开始之时，与之相应，人体肝气生发，肝气之性急躁，如变动的风一样很迅疾，但是肝的经脉往往藏于深部，而风刚刚发生，尚不太剧烈，不能深入经脉，所以只要浅刺络脉分肉之间就行了。

黄帝问道：夏天做针刺治疗的时候，一般要取盛经分腠之间，这是为什么呢？

岐伯回答说：夏天火气当令，与之相应，人体心气开始生长壮大；尽管脉瘦气弱，但阳气充盈，热气向外熏蒸于分腠之间，向内影响于经脉，所以针刺应当取盛经分腠。针刺不要过深，只要透过皮肤，病就可痊愈，这是因为邪气居于浅表部位的缘故。所谓盛经，是指丰满充足的阳脉。

黄帝问道：秋天做针刺治疗的时候，一般要取经穴和输穴，这是为什么呢？

岐伯回答说：秋季金气主时，与之相应，人体肺气开始收敛肃杀，金气渐旺逐步盛过衰退的火气，阳气在经脉的合穴，阴气初生，遇湿邪侵犯人体，但由于阴气未至太盛，不能助湿邪深入，所以针刺取经的"输"穴以泻阴湿之邪，取阳经的"合"穴以泻阳热之邪。由于阳气开始衰退而阴气未至太盛，所以不取"经"穴而取"合"穴。

黄帝问道：冬天做针刺治疗的时候，一般要取"井"穴和"荥"穴，

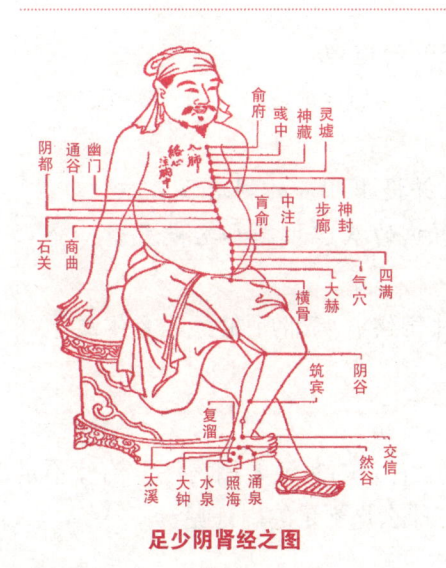

足少阴肾经为人体十二经脉之一。简称肾经。循行部位起于足小趾下面，斜行于足心（涌泉穴）出行于舟骨粗隆之下，沿内踝后缘，分出进入足跟，向上沿小腿内侧后缘，至腘内侧，上股内侧后缘入脊内（长强穴），穿过脊柱，属肾，络膀胱。本经脉直行于腹腔内，从肾上行，穿过肝和膈肌进入肺，沿喉咙到舌根两旁。本经脉一分支从肺中分出，络心，注于胸中，交于手厥阴心包经。

足少阴肾经之图

上部 素问·水热穴论篇第六十一

161

这又是为什么呢？

岐伯回答说：冬天水气当令，与之相应，人体肾气开始闭藏，阳气已经衰少，阴气更加坚盛，太阳之气浮沉于下，阳脉也相随沉伏，所以针刺要取阳经的"井"穴以抑制其阴逆之气，取阴经的"荥"穴以充实不足之阳气。因此说冬取井穴荥穴，春天就不患鼻塞和鼻出血，就是这个道理。

黄帝说：先生说过治疗热病的五十九个腧穴，我已经知道其大概，但还不知道这些腧穴的部位，请告诉我它们的部位，还想听你说说各个部位在治疗上的作用。

岐伯回答说：头上有五行，每行五个穴位，能泻诸阳经上逆的热邪。大杼、中府、缺盆、风门这八个穴位，可以泻胸中的热邪。气冲、足三里、上巨虚和下巨虚这八个穴位，可以泻胃中的热邪。云门、肩髃、委中、横骨这八个穴位，可以泻四肢的热邪。背部五脏腧穴的旁边左右各有五个穴，这十个穴位，可以泻五脏的热邪。以上共五十九个穴位，都是治疗热病的腧穴。

黄帝问道：人感受了寒邪反而会转变为热病，这是什么原因？

岐伯回答说：寒气盛极，就会郁而发热。

素问·调经论篇第六十二

本篇要点

一、说明治疗疾病要重视调治经络的道理。

二、指出了神、气、血、形（肉）、志的虚实症状及针刺补泻治疗的方法。

三、指明疾病症情轻微时的征象并提出相应的刺治方法。

四、阐述气血相并和阴阳虚实寒热的病理机制和症候表现，介绍针刺补泻的手法及其作用。

五、说明疾病治疗必须参合四时气候、病邪所在、患者体质等情况的治疗原则。

黄帝问道：我听《刺法》中说，治疗有余的实证要用泻法，治疗不足的虚证要用补法。但什么是有余的实证，什么是不足的虚证呢？

岐伯回答说：病属有余的实证有五种情况，属于不足的虚证也有五种情况，你要问的是哪一种呢？

黄帝说：我希望你能全部讲给我听。

岐伯回答说：神的病症有余，有不足；气的病症有余，有不足；血的病症有余，有不足；形的病症有余，有不足；志的病症有余，有不足。凡此十种病症，其气血盛衰变化各不相同。

黄帝问道：人有精、气、津液、四肢、九窍、五脏、十六部、三百六十五节，而发生百病，但百病的发生，都有虚实之别。现在先生说病属有余的有五种，病属不足的也有五种，这是怎么产生的呢？

岐伯回答说：这些病症都是生于五脏，五脏中的心主藏神，肺主藏气，肝主藏血，脾主藏肉，肾主藏志，由五脏所藏之神、气、血、肉、志，组成了人的形体。但必须保持志意通达，内与骨髓联系，才能使身形与五脏成为一个整体。五脏是人体之本，经脉之所络属，都要通过经脉发生作用，通过经脉以运行气血，人若血气不和，就会因此变化而发生各种疾病。所以诊断疾病，应以经脉变化作为依据。

黄帝问道：神有余和神不足会是什么症状呢？

岐伯回答说：神有余的则喜笑不止，神不足的则悲哀忧虑。如果病邪还没有与气血相并，五脏还处于安定状态之时，还未见或笑或悲的现象，表明此时邪气还仅仅是在形体之肤表，患者会觉得寒栗起于毫毛，尚未侵入经络，乃属神病微邪，所以叫作"神之微"。

黄帝问道：怎样进行补泻呢？

岐伯回答说：神有余的实证应刺其小络使之出血，但不要向里深推其针，不要刺中大经，神气自会平复。神不足的其络必虚，应在其虚络处，先用手按摩，使气血实于虚络，再以针刺之，以疏利其气血，但不要使之出血，也不要使气外泄，只疏通其经，患者的神气就可以平复。

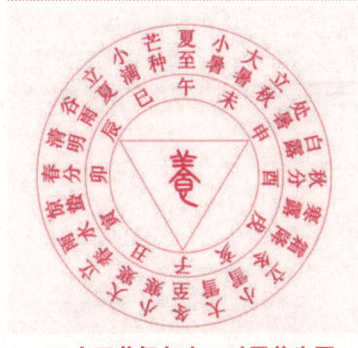

二十四节气与十二时辰养生图

根据中医理论，人与自然界是天人相应、形神合一的整体，人类机体的变化、疾病的发生与二十四节气同样紧密相连。二十四节气养生是根据不同节气阐释养生观点，通过养精神、调饮食、练形体等达到强身益寿的目的。

黄帝问道：怎样刺微邪呢？

岐伯回答说：按摩的时间要久一些，针刺时不要深刺，使气移到不足之处，神气就可以平复。

黄帝说：好。气有余和气不足会出现什么症状呢？

岐伯回答说：气有余的则喘咳气上逆，气不足则呼吸虽然通利，但气息短少表现为鼻塞、呼吸不利、气短。若邪气尚未与气血相并，五脏安定之时，有邪气侵袭，则邪气仅客于皮肤，而发生皮肤微病，使肺气微伤，病情尚轻，这时的病症叫肺气虚弱。

黄帝问道：怎样进行补泻呢？

岐伯回答说：气有余的应当泻其比较表浅的经脉，但不要伤其机体深部的大经脉，不要使之出血，不要使其气泄。气不足的则应补其经髓，不要使其出气。

黄帝问道：怎样刺其微邪呢？

岐伯回答说：先按摩，时间要久一些，然后拿出针来给患者看，并说："我要深刺。"但在针刺时刺入很浅，这样可使患者因为恐惧而精气深伏在内，邪气散乱于外而无所留，邪气从腠理外泄，则真气通达，恢复正常。

黄帝问道：好。血有余和不足会出现什么症状呢？

岐伯回答说：血有余的病症则发怒，血不足的就会恐惧。若邪气尚未与气血相并，五脏安定之时，若有邪气侵袭，则邪气仅客于孙络，孙络盛满外溢，则流于络脉，这样络脉就会有血液滞留。

黄帝问道：怎样进行补泻治疗呢？

岐伯回答说：血有余的应泻其充盛的经脉，并放血。血不足的应察其经脉之虚者补之，刺中其经脉后，久留其针而观察之，待气至而脉转大时，即迅速出针，但不要使其出血。

黄帝问道：血络中有滞留血液的病症该如何针刺呢？

岐伯回答说：诊察血络确有留血，刺出其血，使恶血不得入于经脉而形成其他疾病。

西汉木胎漆盘（Ⅰ式）是太极八卦盘，其纹饰内涵包括老子太极图、八卦六十四卦生成序、河图洛书、十月太阳历、阴阳合历、二十八宿、干支等。

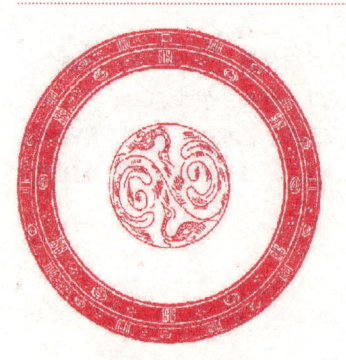

西汉木胎漆盘图

黄帝说：好。形有余和形不足会出现什么症状呢？

岐伯回答说：形有余的病症会有腹胀满、大小便不利的症状，形不足的则四肢不能动。如果邪气还没能与气血相并聚，五脏安定之时，有邪气侵袭，则邪气仅客于肌肉，使肌肉有蠕动的感觉，这叫作"微风"。

黄帝问道：怎样进行补泻呢？

岐伯回答说：形有余的病症应当泻足阳明胃经的经脉，使邪气从内外泻；形不足的应当补足阳明胃经的络脉，使气血得以内聚。

黄帝问道：怎样刺微风呢？

岐伯回答说：应当刺患者的肌肉之间，不要刺中经脉，也不要刺伤络脉，使卫气得到恢复，邪气也可以消散而去。

黄帝问道：好。志有余和志不足会出现什么症状呢？

岐伯回答说：志有余的则腹胀、飧泄，志不足的则手足厥冷。如果邪气尚未与气血相并，五脏安定之时，有邪气侵袭，则邪气仅客于骨，使骨节间犹如有物鼓动的感觉。

黄帝问道：对志的病变怎样进行补泻呢？

岐伯回答说：志有余的应泻然谷穴，针刺放血；志不足的则应补复溜穴。

黄帝问道：当邪气尚未与气血相并，邪气仅客于骨时，应当怎样刺呢？

岐伯回答说：应当在骨节有鼓动处立即刺治，但不要深刺损伤经脉，邪气便会很快驱除掉。

黄帝说：好。我已经知道关于虚实的症状了，但还不了解它是怎样发生的。

岐伯回答说：虚实的发生，是由于邪气与气血相混杂，阴阳间失去协调而有所偏倾，致气乱于卫，血逆于经，血气各离其所，便形成一虚一实的现象。如血并于阴，气并于阳，则发生惊狂的病症。血并于阳，气并于阴，

上部 素问·调经论篇第六十二

《传悟灵济录》，清·张衍恩所著，成书于清同治八年（1869年）。此书专论腧穴，考其分寸，正其错讹，明其行列，并一一绘图。博集诸家论腧穴之精粹，补其缺漏，发其余蕴，可为后学之阶梯。

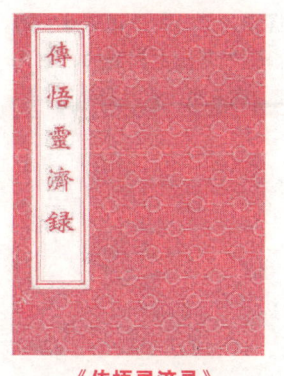

《传悟灵济录》

则发生热中的病症。血并于人体上部，气并于人体下部，则使人心中烦闷而易怒。血并于下，气并聚于上部，就会使人气乱、健忘。

黄帝问道：血并于阴邪，气并于阳邪，像这样血和气各离其所的病症，如何是属于实，如何是属于虚呢？

岐伯回答说：血和气都是喜温暖而恶寒冷的，因为寒冷则气血滞涩而流行不畅，温暖则可使滞涩的气血消散流行。所以气所并之处则血少而为血虚，血所并之处则气少而气虚。

黄帝问道：人身的重要物质是血和气。现在先生说血并的是虚，气并的也是虚，难道没有实吗？

岐伯回答说：有并聚多余的就是实，缺乏的就是虚。所以气并之处则血少，为气实血虚，血并之处则气少，为血实气虚。血和气各离其所不能相济而为虚。人身络脉和孙脉的气血均输注于经脉，如果血与气相并，就成为实了。譬如血与气并，循经上逆，就会发生"大厥"病，使人突然晕厥如同暴死。这种病如果气血能得以及时下行，则可以生；如果气血壅于上而不能下行，就会死亡。

黄帝问道：实是通过什么渠道来的？虚又是通过什么渠道去的？希望能听你讲一讲形成虚和实的道理。

岐伯回答说：阴经和阳经都有腧穴和会穴，所以能互相沟通。如阳经的气血灌注于阴经，阴经的气血盛满则充溢于外，能这样运行不已，保持阴阳平调，形体得到充足的气血滋养，九候的脉象也表现一致，这就是正常的人。凡邪气伤人而发生病变，有发生于阴的内脏，或发生于阳的体表。病生于阳经在表的，都是感受了风、雨、寒、暑之邪气的侵袭；病生于阴经在里的，都是由于饮食不节、起居失常、房事过度、喜怒无常所致。

五禽戏是通过模仿虎、鹿、熊、猿、鸟（鹤）五种动物的动作，以保健强身的一种气功功法。因是中国古代医家华佗在前人的基础上创造的，故又称华佗五禽戏。五禽戏能治病养生，强壮身体。

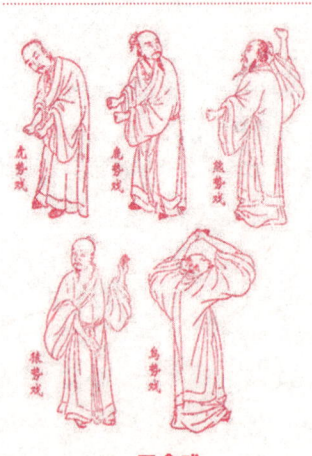

五禽戏

黄帝问道：风雨之邪伤人是怎样的呢？

岐伯回答说：风雨之邪伤人，首先侵入皮肤，由皮肤而传入孙脉，孙脉满则传入络脉，络脉满则输注于大经脉。血气与邪气并聚于肌肉腠理之间，其脉必坚实而大，所以叫作实证。实证受邪部的表面多坚实充满，不可触按，按压就会发生疼痛。

黄帝问道：寒湿之邪伤人是怎样的呢？

岐伯回答说：寒湿之邪气伤人，使人皮肤失去收缩功能，肌肉坚紧，营血滞涩，卫气离去，所以叫作虚证。虚证多见皮肤松弛而有皱折、卫气不足、营血滞涩等，按摩可以致气，使气足能温煦营血，故按摩则卫气充实，营血畅行，便觉得舒服而不疼痛了。

黄帝说：好。阴邪所伤是如何使人产生实证的呢？

岐伯回答说：人若喜怒不加节制，则使阴气上逆，阴气上逆则必虚于下，阴虚之处阳必趋向该处，所以叫作实证。

黄帝问道；阴邪所发生的虚证是怎样的呢？

岐伯回答说：人若过度喜乐则气易下陷，过度悲哀则气易消散，气消散则血行迟缓，脉道空虚；若再寒凉饮食，寒气充满于内，血气滞涩而气耗，所以叫作虚证。

黄帝问道：古代医经上所说的阳虚则生外寒、阴虚则生内热、阳盛则生外热、阴盛则生内寒我已听说过了，但不知是什么原因产生的。

岐伯回答说：诸阳之气，均承受于上焦，以温煦皮肤、肌肉之间，现寒气侵袭于外，使上焦不能宣通，阳气不能充分外达以温煦皮肤肌肉，如此则寒气独留于肌表，因而发生恶寒战栗。

黄帝问道：阴虚则生内热是怎样的呢？

岐伯回答说：过度劳倦则伤脾，脾虚不能运化，必形气衰少，也不能传输水谷的精微，这样上焦既不能宣发五谷气味，下脘也不能化水谷之精，胃气郁而生热，热气上熏于胸中，因而发生内热。

黄帝问道：阳盛则生外热是怎样的呢？

岐伯回答说；若上焦不通利，可使皮肤致密，腠理闭塞，汗孔不通，如此则卫气不得发泄散越，郁而发热，所以发生外热。

黄帝问道：阴盛则生内寒是怎样的呢？

岐伯回答说：若寒厥之气上逆，寒气积于胸中而不下泄，寒气不泻，则阳气必受耗伤，阳气耗伤，则寒气独留，寒性凝敛，营血滞涩，脉行不畅，其脉搏必见盛大而涩，所以成为内寒。

黄帝问道：阴与阳相并，气与血相并，疾病已经形成时，怎样进行刺

上部　素问·调经论篇第六十二

治呢？

岐伯回答说：刺治这种疾病，应取其经脉，病在营分的，刺治其血，病在卫分的，刺治其气，同时还要根据患者形体的肥瘦高矮，四时气候的寒热温凉，决定针刺次数的多少，取穴部位的高下。

黄帝问道：血气和邪气已并，病已形成，阴阳失去平衡的，刺治应怎样用补法和泻法呢？

岐伯回答说：泻实证时，应在气盛的时候进针，即在患者吸气时进针，使针与气同时入内，刺其腧穴以开邪出之门户，并在患者呼气时出针，使针与气同时外出，这样可使精气不伤，邪气得以外泄；在针刺时还要使针孔不要闭塞，以排泄邪气，应摇大其针孔，而通利邪出之道路，这叫作"大泻"，出针时先以左手轻轻切按针孔周围，然后迅速出针，这样亢盛的邪气就可穷尽。

黄帝问道：怎样补虚呢？

岐伯回答说：以手持针，不要立即刺入，先安定其神气，待患者呼气时进针，即气出针入，针刺入后不要摇动，使针孔周围紧密与针体连接，使精气无隙外泄，当气来到，针下有充实感觉的时候，迅速出针，但要在患者吸气时出针，气入针出，使针下所至的热气不能内还，出针后立即按闭针孔使精气得以保存。针刺候气时，要耐心等待，必须在气至针下而充实时，始可出针，这样可使已至之气不致散失，远处未至之气可以导来，这就是针刺的补法。

黄帝问道：先生说虚证和实证共有十种，都是发生于五脏，但五脏只有五条经脉，而十二经脉每经都能发生疾病，先生为什么只单独谈了五脏？况且十二经脉又都联络三百六十五腧穴，腧穴有病也必然波及到经脉，经脉所发生的疾病又都有虚有实，这些虚证和实证又怎样和五脏的虚证和实证相结合呢？

岐伯回答说：五脏和六腑本有其表里关系，经络和肢节各有其所发生的虚证和实证，应根据其病变所在，随其病情的虚实变化，给予适当的调治。如病在脉，可以调治其血；病在血，可以调治其络脉；病在气分，可以调治其卫气；病在肌肉，可以调治其分肉间；病在筋，可以调治其筋；病在骨，可以调治其骨。病在筋，亦可用燔针劫刺其病处与其筋脉挛急之处；病在骨，亦可用焠针和药熨病处；病不知疼痛，可以刺阳跷、阴跷二脉；身有疼痛而九候之脉没有病象，则用缪刺法治之。如果疼痛在左侧，而右脉有病象，则用巨刺法刺之。总之，必须诊察九候的脉象，根据病情，运用针刺进行调治。只有这样，针刺调治虚实病证的方法才算完备。

素问·缪刺论篇第六十三

本篇要点

一、说明什么是缪刺法以及缪刺法的应用原理及其与巨刺法的辨别和应用。

二、说明各经络脉受邪后可能出现的症状，以及针刺的取穴部位、施刺方法、用针次数等。并指出月亮周期中的气血盛衰变化对针刺治疗的影响。

三、介绍病邪侵入手少阴等五经之络发生的病变，并指出了治疗方法。

黄帝问道：我听说有一种"缪刺"的针刺方法，但还不知道它有什么作用，为什么将这种针刺方法叫作缪刺？

岐伯回答说：只要是病邪侵入人体，必定先留滞在皮毛；如果逗留不去，就会进入孙脉，如果再逗留不去，就会进入络脉；如果还是逗留不去，就进入经脉，并向内延及五脏，流散到肠胃；如果阴经与阳经都感受到邪气，那么五脏就要受伤。这就是邪气从皮毛传入，最终影响到五脏的顺序。像这样的情况，就要针刺其相应的经穴。如邪气从皮毛侵入，进入孙络并停留而不离去，就会引起络脉闭塞不通，邪气不得入于经脉，于是就流溢于大络中，从而生成一些异常疾病。邪气侵入大络后，在左边的就流窜到右边，在右边的就流窜到左边，或上或下，或左或右，但只影响到络脉而不能进

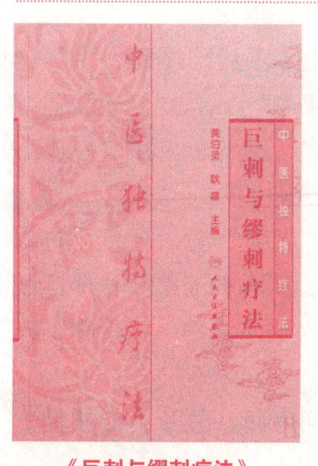

巨刺与缪刺疗法

巨刺与缪刺疗法是一种机体一侧有病，在对侧进行针刺治疗的方法。巨刺主治经脉为病，取其经穴；缪刺主治络脉为病，取其络脉。《巨刺与缪刺疗法》对巨刺与缪刺疗法作了详细的介绍。

《巨刺与缪刺疗法》

169

入经脉之中，从而随大络流布到四肢；邪气流窜无一定地方，也不能进入经脉腧穴，这时候就要采取一种右痛刺左、左痛刺右的刺法，这种刺法就叫作"缪刺"。

黄帝问道：我想听听缪刺的方法，到底如何左病右取、右病左取？它与巨刺有什么区别？

岐伯回答说：邪气侵袭到经脉，如果左边经气较盛则会在右边出现病症，如果右边经气较盛则会在左边出现病症；但邪气也会左右相互转移，如左边疼痛尚未好，而右边经脉已开始有病，像这样，就必须用巨刺法，刺经脉而不是刺络脉。因为络病的病痛部位与经脉所在部位不同，因此称为"缪刺"。

黄帝道：我想听一听如何做缪刺？如何用这种针刺方法治病救人？

岐伯回答说：邪气侵入足少阴肾经的络脉，会使人突然发生心痛、腹胀大，胸胁部胀满但并无积聚，针刺然谷穴出些血，大约过一顿饭的工夫，病情就可以缓解；如果还是没有治愈，左病则刺右边，右病则刺左边。如果是新近发生的病，针刺五天就可痊愈。

如果邪气侵入手少阳三焦经的络脉，使人发生喉痹病、舌卷、口干、心烦、手臂外侧疼痛、手不能上举到头部，针刺无名指的指甲旁，距离指甲如韭菜叶宽那样远处的关冲穴，各刺一针。身体强壮的人马上就能缓解病情，老年人稍等片刻就会出现明显好转。左病刺右边，右病则刺左边，这种刺法，对于新近发生的病，几天就可痊愈。

如果邪气侵袭足厥阴肝经的络脉，使患者突然发生疝气，疼痛剧烈，治疗这种病，应针刺足大趾爪甲与皮肉交接处的大敦穴，左右各刺一针。男子立刻缓解，女子稍待一会儿也就好了。左边出现病症就要刺右，右边出现病症就要刺左边。

如果邪气侵袭足太阳膀胱经的络脉，使人发生头项肩部疼痛，治疗这种病，应针刺小趾爪甲与皮肉交接处的至阴穴，各刺一针，立刻就缓解。若不缓解，再刺外踝下的金门穴三针，大约一顿饭的工夫也就好了。左边出现病症就要刺右边，右边出现病症就要刺左边。

如果邪气侵袭手阳明大肠经的络脉，使人发生胸中气满，喘息而胁肋部撑胀，胸中发热，治疗这种病，应针刺食指内侧指甲角如韭菜叶宽那样远处的商阳穴，各刺一针。左病则刺右边，右病则刺左边。大约一顿饭的工夫也就好了。

如果邪气侵入手厥阴经的络脉，使人臂掌之间疼痛，关节不能屈伸，治疗这种病，应针刺腕踝后，先以手指按压，找到压痛处再针刺。根据月亮的圆缺确定针刺的次数，每月的前半月，月亮渐圆，初一刺一针，初二刺二针，以后逐日加一针，十五日加到十五针；下半月的月亮渐缺，十六日又减为十四针，以后逐日减一针。

邪气侵入足部的阳跷脉，使人发生眼内角的眼痛，应针刺外踝下面约半寸处的申脉穴左右各两次。左病则刺右边，右病则刺左边。大约如人步行十里路的时间就可以痊愈。

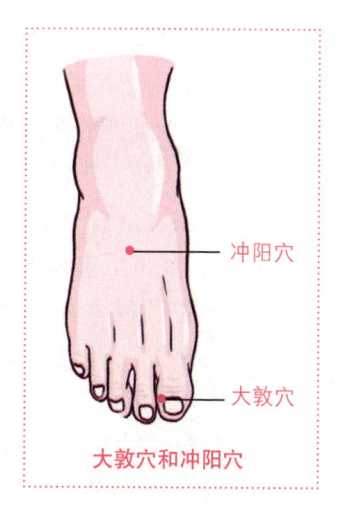

人因为堕坠跌伤，瘀血留在体内，就会使人腹部胀满，大小便不通，治疗的时候要先服通便导瘀的药物。这种病，上面伤了足厥阴肝的经脉，下面伤了足少阴肾经的络脉。针刺取其足内踝之下、然骨之前的血脉，刺其出血，再刺足背上动脉处足阳明胃经的冲阳穴；如果病不缓解，再刺足大趾三毛处的大敦穴各一针，出血后病立即就缓解。左边出现病症就要刺右边，右边出现病症就要刺左边。如果有悲伤或惊恐不乐的现象，针刺方法与上述相同。

邪气侵入手阳明大肠经的络脉，会使患者出现时好时坏的耳聋，出现有时候能听到声音、有时候听不到声音的间断性失去听觉的病证，治疗这种病，应针刺食指端距离指甲角如韭菜叶宽那样远处的商阳穴各一针，立刻就可以恢复听觉；如果不见效，再刺中指爪甲上与皮肉交接处的中冲穴，马上就可听到声音。如果是完全失去听力的，说明络气已绝，就不可用针刺治疗了。假如耳中鸣响，如有风声，也可采取上述方法进行针刺。左边出现病症就要刺右边，右边出现病症就要刺左边。

凡是痹证，疼痛游走不定，那么，应在分肉间疼痛发生部位进行针刺，以月亮盈亏变化来确定针刺的次数。凡有用针刺治疗的，都要随着人体在月周期中气血的盛衰情况来确定用针的次数，如果用针次数超过其应刺的次数，就会损耗人的正气，如果达不到应刺的次数，邪气又不得泻除。左病则刺右边，右病则刺左边。病好了，就不要再刺；若还没有痊愈，按上述方法再刺。月亮新生的初一刺一针，初二刺二针，以后逐日加一针，直到十五日加到十五针，十六日又减为十四针，以后逐日减少。

如果邪气侵入足阳明胃经的络脉，使人鼻塞、流鼻血、上齿寒冷，应针刺足第二趾趾甲与皮肉交接处的厉兑穴，各刺一针。左边出现病症就要刺

冲阳穴
大敦穴
大敦穴和冲阳穴

上部 素问·缪刺论篇第六十三

171

右边，右边出现病症就要刺左边。

如果邪气侵入足少阳胆经的络脉，使人胁痛而呼吸不畅快，咳嗽而汗出，针刺足小趾侧的次趾爪甲上方与皮肉交接处的窍阴穴，各刺一针，呼吸困难马上就缓解，出汗也就很快停止了；如果有咳嗽的，要嘱其注意衣服、饮食的温暖，这样一天就可好了。左病则刺右边，右病则刺左边，疾病很快就可痊愈。如果仍未痊愈，按照上述方法再刺即可。

如果邪气侵入足少阴肾经的络脉，使人咽喉疼痛，不能进食，常常无缘无故生气，气冲胸膈，应针刺足心的涌泉穴，左右各三针，共六针，可立刻缓解。左病则刺右边，右病则刺左边。

如果咽喉肿起而疼痛，不能进饮食，想咳吐痰涎又不能咳出来，针刺足少阴的然谷穴，放血后很快就好了。左边出现病症就要刺右边，右边出现病症就要刺左边。

如果邪气侵入足太阴经的络脉，使人腰痛，还会连累到少腹，牵引到胁下，不能挺胸呼吸，针刺腰尻部的骨缝当中及两旁肌肉上的下髎穴，这是腰部的腧穴，根据月亮圆缺确定用针次数，出针后马上就好了。左边出现病症就要刺右边，右边出现病症就要刺左边。

邪气侵入足太阳膀胱经的络脉，使人背部拘急，牵引胁肋部疼痛，针刺应从项部开始沿着脊骨两旁向下按压，在患者感到疼痛处周围针刺三针，病立刻就好。

如果邪气侵入足少阳经的络脉，患者环跳部疼痛，大腿不能举动，治疗时应用极细的毫针刺其环跳穴，有寒邪的可留针久一些，根据月亮盈亏的情况确定针刺的次数，很快就好。

治疗各经疾病用针刺的方法，如果经脉所经过的部位未见病变，那就是病变发生在络脉的部位，应用缪刺法。耳聋针刺手阳明经商阳穴，如果不好，再刺其经脉走向耳前的听宫穴。龋齿病刺手阳明经的商阳穴，如果不好，再刺其齿中的经络，很快就见效。

如果邪气侵入到五脏之间，所发生的病，脉络牵引作痛，会表现出疼痛，而且时而痛、时而不痛的情况，根据病的情况，在其手足爪甲上进行缪刺法，择有血液淤滞的络脉，刺出其血，隔日刺一次，一次不见好，连刺五次就可好了。

阳明经脉有病气交错感传而牵引上齿，出现唇齿寒冷疼痛，可视其手背上经脉有瘀血的地方针刺出血，再在足阳明中趾爪甲上刺一针，在食指的商阳穴各刺一针，很快就好了。左边出现病症就要刺右边，右边出现病症就要刺左边。

如果邪气侵入到手少阴、手太阴、足少阴、足太阴和足阳明的络脉，这五经的络脉都会聚于耳中，并上绕左耳上面的额角，如果邪气侵袭而致此五络的真气全部衰竭，会使全身经脉都振动而形体失去知觉，就像死尸一样，有人把它叫作"尸厥"。这时应当针刺其足大趾距离内侧爪甲有韭菜叶宽那么远处的隐白穴，然后再刺足心的涌泉穴，再刺足中趾爪甲上的厉兑穴，各刺一针；然后再刺手大指内侧距离爪甲有韭菜叶宽那么远处的少商穴，再刺手心主厥阴心包经的中冲穴，手少阴经在掌后锐骨端的神门穴，各刺一针，当立刻清醒。如仍不好，就用竹管吹患者两耳之中，并把患者左边头角上的头发剃下来，取一方寸左右，烧制为末，用好酒一杯冲服，如因失去知觉而不能饮服，就把药酒灌下去，很快就能将其挽救过来。

针刺治病的方法，必须要先根据患者的经脉，沿着经脉进行切按推寻，然后判断其虚实再进行调治；如果经络不调，就用巨刺法；如果有病痛而经脉没有病变，再采用缪刺的方法，并且要看皮肤有没有瘀血再进行针刺，如有瘀血则应全部把瘀血刺出。以上就是缪刺的方法。

素问·四时刺逆从论篇第六十四

本篇要点

一、说明三阴三阳之气太过、不及与人体五脏疾病的关系。

二、通过气血变化的规律，说明针刺必须顺应四时变化的原理，并从反面说明违逆四时变化可能导致的病变。

三、说明误刺伤及五脏的严重性，导致死亡的，就死期作了相应的预测。

如果足厥阴肝经之气偏盛，就会发生阴痹病；偏弱就会发生热痹病；若见脉滑就会发生狐疝风病；脉涩就会见少腹中有积气。

如果足少阴肾经之气偏盛，就会发生皮痹和隐疹；偏弱就会发生肺痹；如果脉滑就会形成肺风疝；如果脉涩就会见积聚和尿血。

如果足太阴脾经之气偏盛，就会发生肉痹和寒中；偏弱就会形成脾痹病；如果脉滑就会患脾风疝；脉涩滞就会发生积聚和心腹胀满。

如果足阳明胃经之气偏盛，可以发生脉痹，身体经常发热；偏弱就会发生心痹；如果脉滑就会患心风疝；脉涩滞就会患积聚和时常惊恐。

如果足太阳膀胱之气偏盛，可以发生骨痹、身体沉重；偏弱就会发生肾痹；如果脉滑就会患肾风疝；脉涩滞就会患积聚，且不时患头部疾病。

如果足少阳胆经之气偏盛，可以发生筋痹和胁肋满闷；偏弱就会发生肝痹；如果脉滑就会患肝风疝；脉涩滞就会发生积聚，经常发生筋脉拘急和眼睛疼痛等。

这是因为人体脏腑之气是与四季气候变迁相对应的，春季风木之气在经脉，夏天君火之气在孙络，长夏湿土之气在肌肉，秋天燥金之气在皮肤，冬天寒水之气在骨髓中。

黄帝说：我想听听其中的道理。

岐伯回答说：春季，万物开始生长，天之阳气开始升发，地之阴气也开始发泄，冻土已解，冰也开始融化，水道通行，所以人的气血也集中在经脉中流行。夏季，人体经脉气血充盛而流溢于孙络，孙络接受了气血，皮肤也变得充实了。长夏，人体经脉和络脉中的气血都很旺盛，所以能充分地灌溉润泽于肌肉之中。秋季，收获的季节，天气开始收敛，人体腠理随之而闭塞，皮肤也收缩紧密起来了。冬季主闭藏，人体气血收藏在内，聚集于骨髓，并内通于五脏。所以邪气也往往随着四时气血的变化而侵入人体各自不同的部位，至于它们的具体变化，那就难以预测了；但必须顺应四时经气的变化及早进行调治，邪气外泄，气血就不致逆乱。

黄帝问道：针刺违反了四时气候的变化规律而导致气血逆乱，会出现什么样的情况呢？

岐伯回答说：春天人体之气在经脉，如果误刺了络脉，会使血气向外散溢，使人发生气短；如果误刺了肌肉，会使血气循环逆乱，使人发生上气咳喘；如果误刺了筋骨，会使血气留着在内，使人发生腹胀。夏天人体之气在孙脉，如果误刺了经脉，会使血气衰竭，使人疲倦懈惰；如果误刺了肌肉，会使血气弱于内，使人易于恐惧；如果误刺了筋骨，会使血气上逆，使人易于发怒。秋天人体之气在皮肤，如果误刺了经脉，会使血气上逆，使人易于忘事；如果误刺了络脉，则人体气血内敛而不能外行，使人阳气不足而嗜卧懒动；如果误刺了筋骨，会使血气耗散于

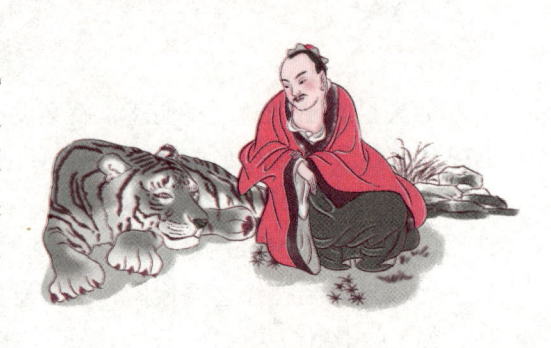

孙思邈医虎图

内，使人恶寒战栗。冬天人体之气在骨髓，如果误刺了经脉，会使血气虚脱，使人目视不明；如果误刺了络脉，则收敛在内的真气外泄，体内血行不畅而成"大痹"；如果误刺了肌肉，会使阳气竭绝于外，使人易于忘事。以上这些四时的刺法，都因为严重违背了四时变化而导致疾病发生，所以不能不注意顺应四时变化而施刺；否则就会产生逆乱之气，扰乱人体生理功能而生病。所以针刺不懂得四时经气的盛衰和疾病之所以产生的道理，不是顺应四时而是违背四时变化，从而导致正气逆乱于内，邪气便与精气相结聚了。所以，针刺的时候一定要仔细审察三部九候的脉象，然后根据脉象进行针刺，正气就不会逆乱了，精气也不会受邪气的搏击了。

黄帝说：讲得好！

针刺五脏的时候，如果误刺了心脏，一天就要死亡，其病变的症状为噫气；如果误刺了肝脏，五天就要死亡，其病变的症状为多语；如果误刺了肺脏，三天就要死亡，其病变的症状为咳嗽；如果误刺了肾脏，六天就要死亡，其病变的症状为打喷嚏和哈欠；如果误刺了脾脏，十天就要死亡，其病变的症状为吞咽状等。刺伤了人的五脏，必致死亡，其病变的症状也随所伤之脏而又各不相同，因此可以根据它来测知死亡的日期。

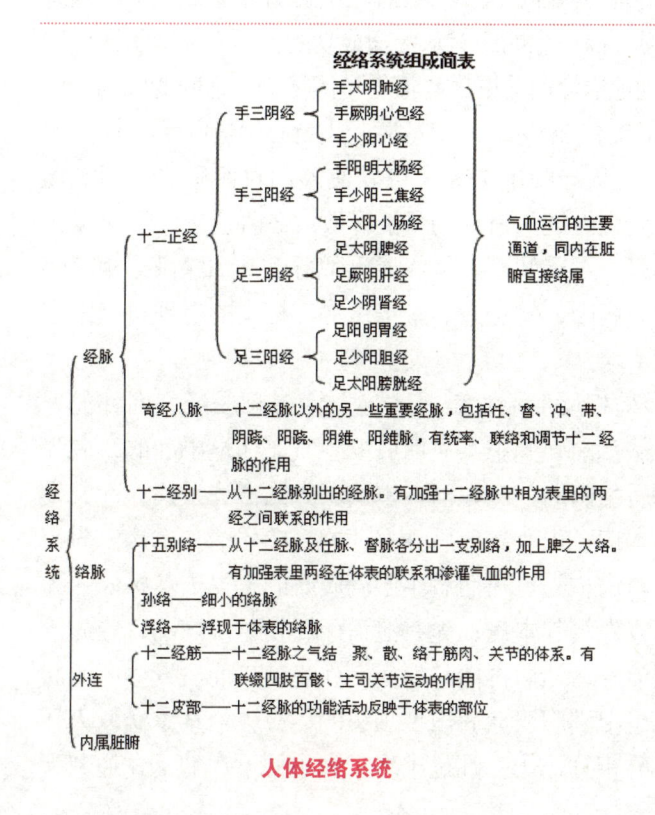

经络系统组成简表

经络
- 经脉
  - 十二正经（气血运行的主要通道，同内在脏腑直接络属）
    - 手三阴经
      - 手太阴肺经
      - 手厥阴心包经
      - 手少阴心经
    - 手三阳经
      - 手阳明大肠经
      - 手少阳三焦经
      - 手太阳小肠经
    - 足三阴经
      - 足太阴脾经
      - 足厥阴肝经
      - 足少阴肾经
    - 足三阳经
      - 足阳明胃经
      - 足少阳胆经
      - 足太阳膀胱经
  - 奇经八脉——十二经脉以外的另一些重要经脉，包括任、督、冲、带、阴跷、阳跷、阴维、阳维脉，有统率、联络和调节十二经脉的作用
  - 十二经别——从十二经脉别出的经脉。有加强十二经脉中相为表里的两经之间联系的作用
- 络脉
  - 十五别络——从十二经脉及任脉、督脉各分出一支别络，加上脾之大络。有加强表里两经在体表的联系和渗灌气血的作用
  - 孙络——细小的络脉
  - 浮络——浮现于体表的络脉
- 外连
  - 十二经筋——十二经脉之气结、聚、散、络于筋肉、关节的体系。有联缀四肢百骸、主司关节运动的作用
  - 十二皮部——十二经脉的功能活动反映于体表的部位
- 内属脏腑

人体经络系统

经络内与脏腑联系，外联肢节分布于体表。经络可以充分反映生命能量，相对应于一年十二月，一日十二时辰，体现天、地、人三者的互动，古圣说人体就是个小宇宙。事实上，经络学说就是一种时空能量学说，我们如能彻底了解经脉气血的循行原理，配合季节、时辰做脏腑保养，即可治病、防病、养生。

素问·标本病传论篇第六十五

> **本篇要点**
>
> 一、说明疾病有标本之分，刺法有逆从之分的道理。同时指出了标和本的运用范围及其在临床上的价值。
>
> 二、举例说明标本在临床运用上的原则。即急则治标，缓则治本，以及标本兼治。
>
> 三、运用五行配五脏(包括腑)的方法，说明疾病发展过程中的传变与预后。

黄帝问道：疾病有标、本之分，刺法有逆、从之别，这是怎么回事呢？

岐伯回答说：大凡针刺，一个基本原则就是要辨别阴、阳属性，并弄清楚各种病变之间的先后顺序，然后决定是该采用逆治还是该采用从治，治标还是治本，并灵活地处理治疗中的标本先后关系。所以病在标就治标，病在本就治本，有的病在本却治标，有的病在标却需要治本。在治疗上，有治标而缓解的，有治本而见效的，有逆治而痊愈的，有从治而成功的。所以懂得了逆治和从治的原则，便能进行正确地治疗而无疑虑；懂得了治标治本之间的原则，治疗的时候就能万无一失；如果不知标本，治疗的时候也就必然是盲目行事了。

病情的阴阳，治疗的逆从与标本选择，可以使人们对疾病的认识见微知著，从一个细微的病症变化就能知道疾病可能导致的各种危害，又可以由少推多，执简驭繁，所以言一可以知百。从浅显入手可以推知深微，观察目前的病象可以了解它过去的病因，知晓它的未来走势。标本的道理讲起来容易，可运用起来就比较难了。

迎着病邪而泻的属于是相反而治，就是"逆"治，顺应经气而补的方法属于相顺而治，就是"从"治。先患某病而后发生气血违逆不和的，应先治其本病；先气血逆乱而后生病的，应先治其本病。先因寒邪致病，而又发生其他病变的，应先治其本病；先有病而后生寒证的，应先治其本病。先有热而后生病的，应先治其本病；先有热而后生中满腹胀的，先治其标病。先有某病而后发生泄泻的，应先治其本病；先有泄泻而后发生疾病的，应先治其本病，必须先把泄泻调治好，然后再治其他病。先患某病而后发生中满腹胀的，应先治其标病；先患中满腹胀而后出现烦心的，应先治其本病。人体疾病过程中有邪气和正气的相互作用，凡是出现了大小便不利的，先通利大乾卦为老阳，坤卦为老阴，因合而生六子也。乾得坤之一气而生巽，长女也；乾得坤之二气而生离，中女也；乾得坤之三气而生兑，少女也。坤得乾之一气而生震，长男也；坤得乾之二气而生坎，中男也；坤得乾之三气而生艮，少男也。故曰乾生三女巽离兑，坤生三男震坎艮是也。

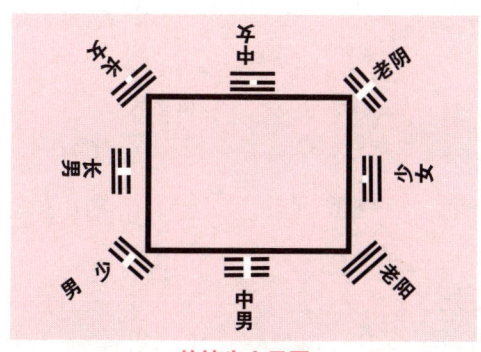

乾坤生六子图

小便以治其标；大小便通利则治其本病。疾病发作表现为有余的实证，就用"本而标之"的治法，即先祛邪以治其本，后调理气血、恢复生理功能以治其标；疾病发作表现为正气不足的虚证，就用"标而本之"的治法，即先固护正气防止虚脱以治其标，后祛除邪气以治其本。总之，要先谨慎地观察疾病的轻重深浅和缓解期与发作期中标本缓急的不同，然后根据具体的情况而进行适当治疗。病情轻的可以标本同治；病重的，要从实际出发，或治本，或治标。如果先有大小便不利而后并发其他疾病的，应当先治大小便不利这一本病。

但凡疾病的传变，与五行中生克制约的规律相应，先传到患病之脏所克制的脏中。如果心病先发心痛，过一天后病传于肺而咳嗽；又过三天之后病传入肝而胁肋胀痛；又过五天之后病传入脾而大便闭塞不通、身体疼痛沉重；再过三天之后不愈，就要死亡；冬天死于半夜，夏天死于中午。

如果肺病先发喘咳，三天不好病传于肝，就会胁肋胀满疼痛；再过一天病邪传脾，则身体沉重疼痛；再过五天病邪传胃，则发生腹胀。再过十天不愈，就要死亡；冬天死于日落之时，夏天死于日出之时。

如果肝病先是头痛目眩，胁肋胀满，三天后病传于脾，使人产生体沉身痛；再过五天病传于胃，产生腹胀；再过三天病传于肾，产生腰脊少腹疼痛，腿胫发酸；再过三天不愈，就要死亡；冬天死于日落之时，夏天死于吃早饭的时候。

如果脾病先是身体沉重疼痛，一天后病邪传入胃发生腹胀；再过两天病邪传于肾，发生少腹腰椎疼痛，腿胫发酸；再过三天病邪入膀胱，发生背脊筋骨疼痛，小便不通；再过十天不愈，就要死亡；冬天死于申时之后，夏天死于寅时之后。

如果肾病先是少腹腰脊疼痛，腿胫发酸，三天后病邪传入膀胱，发生背脊筋骨疼痛，小便不通；再过三天病邪传入于胃，产生腹胀；再过三天病邪传于肝,发生两肋胀痛;再过三天不愈,就要死亡;冬天死于天亮,夏天死于黄昏。

如果胃病则心腹部胀满,五天后病邪传于肾,发生少腹腰脊疼痛,腿胫发酸;再过三天病邪传入膀胱,发生背脊筋骨疼痛,小便不通;再过五天病邪传于脾,则身体沉重;再过六天不愈就要死亡;冬天死于半夜之后,夏天死于午后。

如果膀胱发病则先小便不通,五天后病邪传于肾,发生少腹胀满,腰脊疼痛腿胫发酸;再过一天病邪传入于胃,发生腹胀;再过一天病邪传于脾,发生身体疼痛;再过两天不愈,就要死亡;冬天死于半夜后,夏天死于午后。

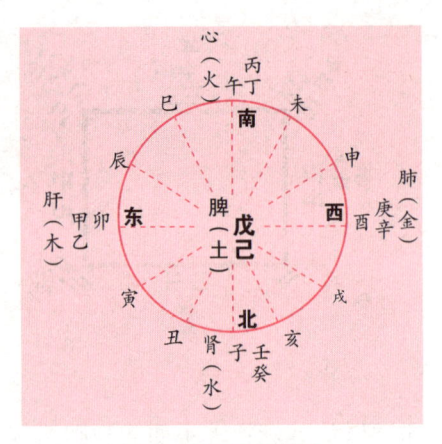

五脏五行天干对应图

各种疾病是按一定次序传变的,是为相传,正如上述所说的,都有一定的死期,不可以用针刺治疗;如果不按上述次序相传,而是间隔一脏相传或者隔三四脏相传,才可以用针刺治疗。

素问·天元纪大论篇第六十六

本篇要点

一、说明五运和三阴三阳结合的情况,论述五运六气学说的一些基本法则,同时对五运六气与四时气候变化、万物生长衰老死灭的关系作了说明。

二、对太过、不及、平气以及天符、岁会、三合等作了概念性的说明。

黄帝问道:天有木、火、土、金、水五行,统御东、西、南、北、中五个方位,从而产生寒、暑、燥、湿、风等气候变化,人有五脏生五志之气,从而产生喜、怒、思、忧、恐等情志变化。经论称所谓五运递相沿袭,各有自己主治的季节,到了一年终结之时,又重新开始新一轮五运的沿袭。对此我已经知道了。还想再听听五运和三阴三阳的结合是怎样的呢?

鬼臾区跪拜后回答说：你提的这个问题很高明啊！五运和阴阳是自然界变化的一般规律，是自然万物的一个总纲，是事物发展变化的基础，是万物生长和毁灭的根本，是宇宙间奥妙无穷变化的根源所在。对这些道理哪能不通晓呢？因而事物的生长叫作"化"，生长发展到极点叫作"变"，难以探测的阴阳变化叫作"神"，能够掌握和运用这种无穷变化规律的人，叫作"圣"。

阴阳变化的作用，在宇宙空间则表现为深远无穷，在人则表现为对自然规律的认识，在地则表现为万物的生长变化，物质的生长变化就产生五味。认识了自然规律而产生智慧，在深远的宇宙空间，这种规律就能产生无穷尽的变化。

阴阳变化玄妙莫测，在天表现为风，在地表现为木；在天表现为热，在地表现为火；在天表现为湿，在地表现为土；在天表现为燥，在地表现为金；在天表现为寒，在地表现为水。

所以在天表现为无形的六气，在地表现为有形的五行，形和气相互感应，就能化生万物。天覆于上，地载于下，所以天地是万物的上下；阳升于左，阴降于右，所以左右是阴阳升降的道路；水属阴，火属阳，所以水火是阴阳的象征；万物发生于春，属木，成熟于秋，属金，所以金木是万物生成的终始。阴阳之气有多有少，五行有盛有衰，形与气相互感应化生，事物的太过和不足的现象就会显露出来。

黄帝说道：我想听听五运是如何分主四时的。

鬼臾区说：五运各主一年，并非只仅仅主四季。

黄帝说：请你把其中的道理讲给我听。

鬼臾区说：我考查过《太始天元册》已经很长时间了，文中说：广阔无边的天空，是物质变化发展的基础，是万物滋生的开始，五运的迁徙终而复始，布施着天地间的真元之气，统领着大地万物的生化。九星悬照天空，

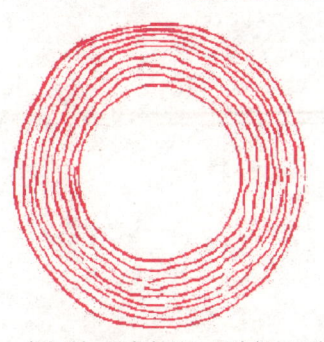

老子云："道生一，一生二，是为太极分两仪，两仪分则包天地，天地中间是阴阳，阴中有阳，阳中有阴。"

一气既判，两仪始分，重为轻根，静为躁君。

太极分阴阳之图

上部　素问·天元纪大论篇第六十六

七曜按周天之度旋转，于是万物有阴阳的不断变化，有柔刚的不同性质，幽暗和显明按一定的位次出现，寒冷和暑热按一定的季节往来，这些生生不息之机，变化无穷之道，宇宙万物的不同形象，都表现出来了。我家祖传已经十代了，就是研究前面所说的这些道理。

黄帝说：讲得好。那什么叫气有多少、形有盛衰呢？

鬼臾区说：阴气和阳气各有多少的不同，厥阴为一阴，少阴为二阴，太阴为三阴，少阳为一阳，阳明为二阳，太阳为三阳，所以叫作三阴三阳。形有盛衰，是指天干所主的运气，各有太过与不及的区别。例如开始是太过，随之而来的下一运便是不足；如果刚开始是不足，随之而来的下一运便是太过。懂得了有余和不足的道理，就可以推知运气的周期。凡一年的中运之气与司天之气相符的，叫作"天符"，与该岁年支相符的叫作"岁直"，若运气与天气、年支相会合，属于"三合"之年，就是"治"。

黄帝问道：天气和地气互相感召是怎样的呢？

鬼臾区说：寒、暑、燥、湿、风、火是天的阴阳之气，人体三阴三阳各自与之相应。木、火、土、金、水、火是地的阴阳，生、长、化、收、藏的变化与之相应。上半年由天气主管，主生主长；下半年由地气主管，主杀主藏。天气有阴阳，地气也有阴阳。因此说，阳中有阴，阴中有阳。所以想要知道天地的变化情况，就要了解五行应于天干而为五运，常动而不息，故五年之间，自东向西，每运转一次；六气应于地支，分为三阴三阳，各守其位，每六年环绕一周。由于天地之气动和静互相感应，天气和地气阴阳相互交错，于是六十年的运气变化就由此产生了。

周敦颐以阴阳五行理论依立式多层次形象地描绘了宇宙万物的生成演化模式。他提出了"中正仁义而主静"的养生主张。他认为，人超越万物，是宇宙间最为灵秀者，并提出了人通过自我修养达到的最高标准，即"中正仁义而主静"。

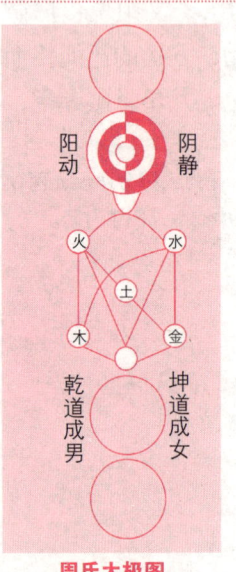

周氏太极图

黄帝问道：天气和地气循环周旋，有没有一定的规律呢？

鬼臾区说：六气为天气，以六为节段，五运为地气，以五为周期。司天之气，六年循环一周，称为一备；司地之气，五年循环一周，称为一周。主运之气的火运，君火有名而不主令，相火代君宣化火令。六气和五运互相结合，七百二十个节气，称为一纪，共三十年；一千四百四十个节气为一周期，共六十年，在这六十年中，五运和六气的太过、不及都会出现。

黄帝说：先生所谈论的，上通天气，下达地理，说得非常详尽了。我想在听后把它记录保存下来，上以调治百姓的疾苦，下以保养自己的身体，并使百姓也都明白这些道理，使上下和睦互爱，德泽广泛流行，并能传之于子孙后世，使他们不必发生忧虑，永无穷尽，你能不能再给我讲一讲呢？

鬼臾区说：五运六气结合的规律，可以说近乎微妙。来的时候，可以看得见；去的时候，是可以追溯的。遵从这些规律，就能繁荣昌盛；违背这些规律，就会受到伤害。如果不能遵守这些规律，而只按个人的意志去行事，必然要遇到灾殃。请让我根据自然规律的变化来讲讲其中的道理。

黄帝说：凡是善于谈论事理的起始，也必能领会事物发展的结局，善于谈论近的，也必然就知道远的。如此看来，不被深远的道理迷惑，这就是所谓明达的意思。请先生把这些道理进一步进行推演，使其更有条理，简明而没有遗漏，永远相传，容易掌握而不会忘记，使其能提纲挈领，简明扼要，我想听你详细地讲讲。

鬼臾区说：你提的问题很高明！好像鼓槌击在鼓上的应声，又像发出声音立即得到回响一样。我听说过，凡是甲己年都是土运统管，乙庚年都是金运统管，丙辛年都是水运统管，丁壬年都是木运统管，戊癸年都是火运统管。

黄帝问道：三阴三阳与六气是怎样相合的呢？

鬼臾区说：子午年是少阴司天，丑未年是太阴司天，寅申年是少阳司天，卯酉年是阳明司天，辰戌年是太阳司天，巳亥年是厥阴司天。地支十二，始于子，终于亥，子是少阴司天，亥是厥阴司天，所以按这个顺序排列，少阴是起首，厥阴是终结。厥阴司天，风气主令；少阴司天，热气主令；太阴司天，湿气主令；少阳司天，相火主令；阳明司天，燥气主令；太阳司天，寒气主令。这就是三阴三阳的本元，所以叫作六元。

黄帝说：你的论述博大精深，我将把它刻在玉版上，藏在金柜里，题上名字，题名为《天元纪》。

素问·五运行大论篇第六十七

本篇要点

一、根据宇宙中存在着五种不同的气色的观点阐述五运学说的起始。

二、说明六气是怎样形成的，并阐述六气的假设位置、运行方向和次序。

三、说明五运六气的变化对人体健康的影响，以及对万物化生的作用和影响。

黄帝坐在明堂里，开始验算校正天文，观看八方地形，研究五行六气的阴阳变化理论，乃向天师岐伯询问道：之前医学论著中曾经说到天地的动静变化，是以自然界中变化莫测的阴阳为纲纪，阴阳升降是以寒暑更换来显示的。我也听先生讲过五运的规律，先生所讲的仅是五运之气各主一岁。关于六十甲子，从甲年开始定运的问题，我又与鬼臾区进一步加以讨论。

鬼臾区说：土运主甲己年，金运主乙庚年，水运主丙辛年，木运主丁壬年，火运主戊癸年。子午年是少阴司天，丑未年是太阴司天，寅申年是少阳司天，卯酉年是阳明司天，辰戌年是太阳司天，巳亥年是厥阴司天，这些内容与以前所论的阴阳不怎么相符，这是什么道理呢？

岐伯回答说：这是很明显的道理。这里指的是天地间运气的阴阳变化。可以计算而知的，是人体的阴阳之数。那么，人体与天地相合的阴阳之数，可以通过计算得知。人体的阴阳之数如果推算到十，就可以推算到百，进而计算到千和万。至于天地的阴阳变化，则不能用数字去类推，只能从自然万象的变化中去推知。

黄帝说：我想听听运气学说是怎样形成的？

岐伯回答说：你这个问题提得很高明啊！我曾看到《太始天元册》记载，赤色的气象，经过牛、女二宿及西北方的戊分，黄色的气象，经过心、尾二宿及东南方的己分；青色的气象，经过危、室二宿与柳、鬼二宿之间；白色的气象，经过亢、氐二宿与昴、毕二宿之间；黑色的气象，经过张、翼二宿与娄、胃二宿之间。所谓戊分，即奎、壁二宿所在处；己分，即角、轸二宿所在处。奎、壁正当秋分时，日渐短，气渐寒；角、轸正当春分时，日渐长，气渐暖。所以是天地阴阳的门户。这是推演气候的开始，自然规律的所在，不可以不通。

黄帝说道：好。在《天元纪大论》中曾论述说：天地是万物的上下，左右是阴阳的道路，但不知道是什么意思？

岐伯回答说：这里所说的"上下"指的是从该年客气的司天、在泉，以司天、在泉可以显现阴阳所在的位置。所说的"左右"指的是司天的左右间气，凡是厥阴司天，左间是少阴，右间是太阳；少阴司天，左间是太阴，右间是厥阴；太阴司天，左间是少阳，右间是少阴；少阳司天，左间是阳明，右间是太阴；阳明司天，左间是太阳，右间是少阳；太阳司天，左间是厥阴，右间是阳明。这里说的左右，是面向北方所见的位置。

黄帝问道：什么叫作"下"（在泉）呢？

岐伯回答说：厥阴司天，那么少阳就在在泉的位置，在泉的左间是阳明，右间是太阴；少阴司天，那么阳明就在在泉的位置，在泉的左间是太阳，右间是少阳；太阴司天，那么太阳就在在泉的位置，在泉的左间是厥阴，右间是阳明；少阳司天，那么厥阴就在在泉的位置，在泉的左间是少阴，右间是太阳；阳明司天，那么少阴就在在泉的位置，在泉的左间是太阴，右间是厥阴；太阳司天，那么太阴就在在泉的位置，在泉的左间是少阳，右间是少阴。这里所说的左右是面向南方所见的位置。客气和主气互相交感，客主之六气互相加临，若客主之气相生则气候平和，若客主之气相克则气候失常，就要生病。

黄帝问道：有时候客、主之气相得却仍会生病，这是什么原因呢？

岐伯回答说：气相得指的是客气生主气，若主气生客气，是上下颠倒，叫作下临上，仍属不当其位，所以也要生病。

黄帝问道：天地的动静变化有什么规律呢？

岐伯回答说：天在上，自东而西向右运行；地在下，自西而东向左运

形容岁运加临于主运气位，产生不同的变化情况。现在已经约定俗成，称为客运了。客运的五步顺序："太阳、太商、太阴、庚辰、庚戌"。

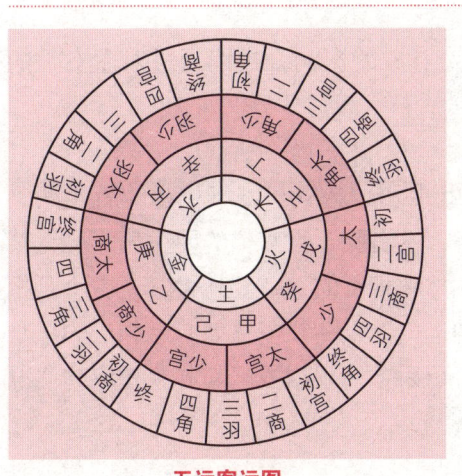

五运客运图

上部 素问·五运行大论篇第六十七

183

行。左行和右行，经过了一年的时间，经周天三百六十五度（一年）及其余数四分之一度，就会又恢复到原来的位置。

黄帝说：我听鬼臾区说与地相应的气是静止而不动的。现在先生乃说"下者左行"，我不明白其中的道理，我想听你说说这是为什么。

岐伯回答说：天地的运动和静止，五行的递迁和往复，是极其复杂的，即使是鬼臾区也只能知道天的运行情况，但是没有全面地了解。关于天地变化的作用，天显示的是日月二十八宿等星象，地形成了有形的物质。日月五星围绕在太空之中，五行附着在大地之上。所以大地载运着各类有形的物质。太空布列受天之精气的星象。地之形质与天之精气的运动，就像根和枝叶的关系。虽然距离很远，但通过对形象的观察，仍然可以认识它们的情况。

黄帝问道：大地是不是在下面呢？

岐伯回答说：大地是在人的下面，居于太空中间。

黄帝问道：大地在太空中间依靠的是什么力量呢？

岐伯回答说：是空间的大气把它举起来的。燥气使它干燥，暑气使它蒸发，风气使它动荡，湿气使它滋润，寒气使它坚实，火气使它温暖。所以风寒在于下，燥热在于上，湿气在于中，火气游行于中间，一年之内，风、寒、暑、湿、燥、火六气下临于大地，由于大地感受了六气的影响而化生为万物。所以燥气太过地就干燥，暑气太过地就炽热，风气太过地就动荡，湿气太过地就泥泞，寒气太过地就坼裂，火气太过地就坚固。

黄帝问道：司天、在泉之气对人的影响，从脉象上怎样观察呢？

岐伯回答说：司天、在泉之气，胜气和复气的发作，不表现于脉搏上。《脉法》上说：司天、在泉之气的变化，不能根据脉象进行诊察，说的也就是这个意思。

黄帝问道：间气的反应又如何呢？

岐伯回答说：可以依据每年间气对脉象的影响，进而通过对左右手的脉搏变化去测知。

黄帝问道：怎样测知呢？

岐伯回答说：脉气与岁气相应的就平和，脉气与岁气相违的就生病，相应之脉不当其位而见于他位的要生病，左右脉互移其位的要生病，反见其相克的脉象时，病情危重，两手尺脉和寸脉相反的，就要死亡，左右手互相交见的，也要死亡。首先要确立每年的运气，以测知岁气与脉象相应的正常情况，明确左右间气应当出现的位置，然后才能根据岁气与脉象相应的情况预测人的生死和病情的逆顺。

黄帝问道：寒、暑、燥、湿、风、火六气，与人体是怎样应和的呢？对于万物的生化，又有什么关系呢？

岐伯回答说：东方应春而生风，春风能使木类生长，木类能生酸味，酸味滋养肝脏，肝滋养筋膜，肝气输于筋膜，其气又能滋养心脏。六气在天为幽玄深远，在人为认识事物的变化规律，在地为万物的生化。生化然后能生成五味，认识了事物的规律，然后能生成智慧，深远无边的宇宙，生成变幻莫测的神，变化而生成万物之气机。神的变化，具体表现为：在天应在风，在地应在木，在人体应在筋，在气应在柔和，在五脏应在肝。其性为温暖，其德为平和，其功用为动，其色为青，其生化为繁荣，在动物为毛虫，其气候特点为升散，其令为宣布舒发，其变动为摧折败坏，其灾为陨落，其味为酸，其情志为怒。怒能伤肝，悲哀能抑制怒气；风气能伤肝，燥气能克制风气；酸味能伤筋，辛味能克制酸味。

南方应夏而生热，热盛则生火，火能生苦味，苦味入心，滋养心脏，心能生血，心气通过血以滋养脾脏。变幻莫测的神，其具体表现为：在天应在热，在地应在火，在人体应在脉，在气应在阳气生长，在五脏应在心。其性为暑热，其德为显现物象，其功用为躁动，其色为赤，其生化为茂盛，在动物为羽虫，其作用为显明，其令为热盛，其变动为炎热灼烁，其灾为焚烧，其味为苦，其情志为喜。喜能伤心，恐惧能抑制喜气；热能伤气，寒能克制热气；苦味能伤气，咸味能克制苦味。

中央应长夏而生湿，湿能生土，土能生甘味，甘味入脾，能滋养脾脏，脾能滋肌肉，脾气通过肌肉而滋养肺脏。变幻莫测的神，其具体表现为：在天应于湿，在地应于土，人体应于肉，在气应于物体充盈，在五脏应于脾。其性安静能兼化万物，其德为濡润，其功用为生化，其色黄，其生化为万物盈满，在动物为倮虫，其特性为安静，其令为布化云雨，其变化为久雨不止，其灾为湿雨土崩，其味为甘，其情志为思。思能伤脾，愁能抑制思虑；思能伤肌肉，风能克制湿气，甘味能伤脾，酸味能克制甘味。

西方应秋而生燥，燥能生金，金能生辛味，辛味入肺而能滋养肺脏，肺能滋养皮毛，肺气通过皮毛而又能滋养肾脏。变幻莫测的神，其具体表现为：在天应于燥，在地应于金，在人体应于皮毛，在气应于万物成熟，在五脏应于肺。其性为清凉，其德为洁净，其功用为坚固，其色为白，其生化为收敛，在动物为介虫，其作用为刚劲急切，其令为雾露，其变动为严酷摧残，其灾为青干而凋落，其味为辛，其情志为忧愁。忧能伤肺，喜能抑制忧愁；热能伤皮毛，寒能克制热气；辛味能伤皮毛，苦味能克制辛味。

上部 素问·五运行大论篇第六十七

北方应冬而生寒，寒能生水，水能生咸味，咸味入肾而能滋养肾脏，肾能滋养骨髓，肾气通过骨髓而能滋养肝脏。变幻莫测的神，其具体表现为：在天应于寒，在地应于水，在人体应于骨，在气应于物体坚实，在五脏应于肾。其性为严凛，其德为寒冷，其功用为闭藏，其色为黑，其生化为整肃，在动物为鳞虫，其政为平静，其令为霰雪，其变动为水冰气寒，其灾为冰雹，其味为咸，其情志为恐。恐能伤肾，思能抑制恐惧，寒能伤血，燥能克制寒气；咸味能伤血，甘味能克制咸味。如果五气出现在它不该出现的时令，那便是邪气；如果五气与时令相合，那便是正常的气候。

黄帝问道：邪气致病所发生的变化是怎样的呢？

岐伯回答说：气候与主时之方位相合，则病情轻微；气候与主时之方位不相合，则病情严重。

黄帝问道：五气主岁是怎样的呢？

岐伯回答说：凡气有余，则能克制自己能克制的气，而又能欺凌克制自己的气；气不足，则克制自己的气，趁其不足而来欺凌，自己所能克制的气也轻蔑地欺凌自己。由于本气有余而进行欺凌或乘别气之不足而进行欺凌的，也往往要受邪，是因为它无所顾忌而缺少防御的能力。

黄帝说：讲得好。

素问·六微旨大论篇第六十八

本篇要点

一、说明六气学说的创始根据，并指出人体的六气标本中气的相互关系。

二、天体的变化有盛衰，气候的变化有太过和不及。但六气具有互相承制的作用。

三、解释了什么叫"岁会""天符"和"太一天符"。说明自然界升降出入的运行对万物生化的影响。

黄帝问道：啊呀，天的规律是多么深邃远大呀！就好像是仰望空中的浮云，又好像是俯视深渊，深渊虽深还可以被测知，仰望浮云则不知它的终极之处。先生多次谈到，要小心谨慎地尊奉气象变化的自然规律，我听后，都怀记在心，但是心里颇有疑惑，不明白说的是什么意思。请先生尽可能详

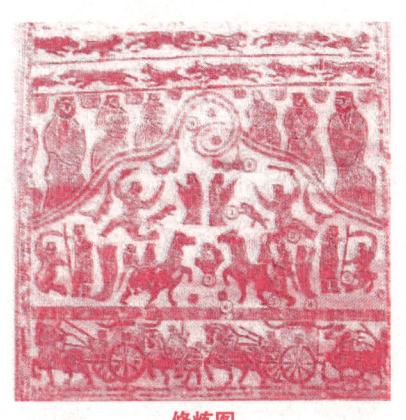

《黄帝内经》认为，精、气、神是人体生命活动的根本，是人体之三宝，天之三宝为日、月、星。这是古人天人合一思想的具体体现。

修炼图

细地讲讲其中的道理，使其永远地流传下去而不致灭绝。你能把这些道理讲给我听吗？

岐伯行礼参拜后回答说：你提的问题很高明啊！所谓天之道，这是由于自然变化所显示出来的时序和盛衰变化所致。

黄帝问道：我想听听关于天道六六之节的盛衰是怎样的情况？

岐伯回答说：六气司天在泉有一定的位置，左右升降有一定的范围，所以，少阳的右间，是由阳明所司，阳明的右间，是由太阳所主治；太阳的右间，是厥阴主治；厥阴的右间，是少阴主治；少阴的右间，是太阴主治；太阴的右间，是少阳主治。这就是所说的六气之标，是面向南方而定的位置。所以说，要根据自然气象变化的顺序和盛衰的时间，即日影移动的刻度确定位置，南面正立以进行观察。就是这个道理。

少阳司天，火气主治，少阳与厥阴相表里，所以，中见之气为厥阴；阳明司天，燥气主治，阳明与太阴相表里，所以中见之气为太阴；太阳司天，寒气主治，太阳与少阴相表里，所以中见之气为少阴；厥阴司天，风气主治，厥阴与少阳相表里，所以中见之气为少阳；少阴司天，热气主治，少阴与太阳相表里，所以中见之气为太阳；太阴司天，湿气主治，太阴阳明相表里，所以中见之气为阳明。这就是所谓本元之气，本气之下，是中见之气，中见之气的下方，是气的标象。由于本和标的不同，在脉的反应有差异，病症也就不一样。

黄帝问道：六气有时至而气也至的，有时至而气不至的，有先于时而气至太过的情况，这是为什么呢？

岐伯回答说：时至而气亦至的，为和平之气；有时至而气不至的，是应至之气有所不及；时未至而气已至，是应至之气有余。

黄帝问道：时至而气不至，时未至而气已至的会怎样呢？

上部 素问·六微旨大论篇第六十八

岐伯回答说：时与气相应的是顺，时与气不相应的是逆，逆就要发生反常的变化，反常的变化就是要生病。

黄帝说：好，请你再讲讲相应的情况。

岐伯回答说：万物对六气的感应，表现为其生长的情况。六气对人体的影响，从脉象上可以反映出来。

黄帝说：好。我想听你讲讲六气之应于地理位置是怎样的呢？

岐伯回答说：正当春分之时，它的右边，为君火主治的位置；君火的右边，再退行一步，为相火主治的位置；再退行一步，为土气主治的位置；再退行一步，为金气主治的位置；再退行一步，为水气主治的位置；再退行一步，为木气主治的位置；再退行一步，为君火主治的位置。六气各有相克之气，承于其下，以制约之。水能制火，相火的下面，有水气来制约它；土能制水，水位的下面，土气承之；木能制土，土位的下面，有风气来制约它；金能制木，风气的下面，有金气来制约它；火能制金，金气的下面，有火气来制约它。阴能制阳，君火的下面，有阴精来制约它。

黄帝问道：这是什么原因呢？

岐伯回答说：六气亢盛时就要为害，相承之气可以制约它，递相制约才能维持正常的生化，在四时之气中表现为气盛者必衰，衰者必盛，若亢盛为害，则生化之机毁败紊乱，必然发生大病。

黄帝问道：那么，自然界的盛衰是怎样的呢？

岐伯回答说：不合其位的是邪气，恰合其位的是正气。邪气的变化很严重，正气的变化很轻微。

黄帝问道：合其位该是怎样的呢？

岐伯回答说：例如木运遇到卯年，火运遇到午年，土运遇到辰、戌、

《类经图翼》解说：天符者，中运与司天相符也。如丁年木运，上见厥阴风木司天，即丁巳之类，共十二年。太一天符者，如戊午年以火运火支，又见少阴君火司天，三合为治也，共四年。

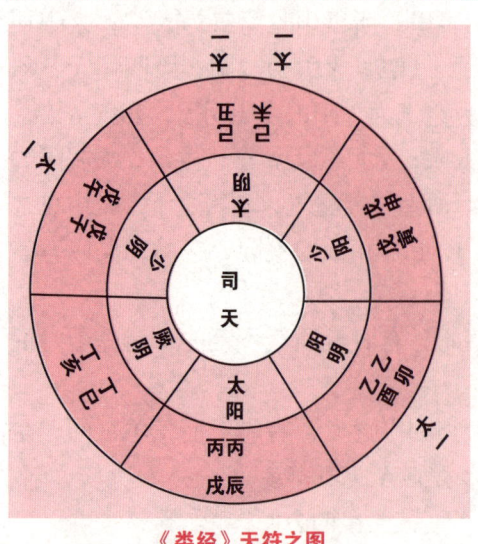

《类经》天符之图

丑、未年，金运遇到酉年，水运遇到子年，乃是中运之气与年之方位五行之气相同，所以说"岁会"就为运气和平之年。

黄帝问道：不当其位是怎样的呢？

岐伯回答说：主岁的天干与地支不能相会于五方正位。

黄帝问道：土运之年，遇到太阴司天；火运之年，遇到少阳司天；金运之年，遇到阳明司天；木运之年，遇到厥阴司天；水运之年，遇到太阳司天是怎样的呢？

岐伯回答说：这是中运与司天相会，所以《天元册》中叫作"天符"。

黄帝问道：既是"天符"，又是"岁会"，是怎样的呢？

岐伯回答说：这叫作"太一天符"。

黄帝问道：它们有什么贵贱的不同吗？

岐伯回答说：天符好比执法，岁会好比行令，太一天符好比贵人。

黄帝问道：邪气伤人发病时，三者有什么区别呢？

岐伯回答说：伤于执法之邪，发病快速而危重；伤于行令之邪，发病缓慢而持久；伤于贵人之邪，发病急剧而多死。

黄帝问道：主气、客气位置互易时是怎样的呢？

岐伯回答说：君位客气居于臣位主气之上的为顺，臣位客气居于君位主气之上的为逆。逆者发病快而急，顺者发病慢而轻。这里主要是指君火和相火而言的。

黄帝问道：好。我想听听关于六步的情况是怎样的？

岐伯回答说：所谓"步"，就是指六十度有零余的时间，每年是六步，所以在二十四步中，也就是四年内，积每年刻度的余数共为一百刻，就成为一日。

黄帝问道：六气应五行的变化是怎样的呢？

岐伯回答说：每一气所占的位置，是有始有终的，一气中又分为初气和中气，由于天气和地气的不同，所以推求起来，也就有了差异。

黄帝问道：怎样推求呢？

岐伯回答说：天气始于天干之甲，地气始于地支之子，子和甲交和起来，就叫"岁立"，紧密地注意交气的时间，六气变化的情况，就可以推求出来。

黄帝问道：我想听听关于每年六气的始终早晚是怎样的？

岐伯回答说：你提的这个问题是很高明的啊！甲子之年，初之气，天时的刻数，开始于漏水下一刻，终于八十七刻五分；二之气，开始于八十七刻六分，终止于七十五刻；三之气，开始于七十六刻，终止于六十二刻五分；四之气，开始于六十二刻六分，终止于五十刻；五之气，开始于五十一刻，终止于三十七刻五分；六之气，开始于三十七刻六分，终止于二十五刻。这就是所说的第一个六步，天时终始的刻数。

乙丑之年，初之气，天时的刻数，开始于二十六刻，终止于十二刻五分；二之气，开始于十二刻六分，终止于漏水下至一百刻；三之气，开始于一刻，终止于八十七刻五分；四之气，开始于八十七刻六分，终止于七十五刻；五之气，开始于七十六刻，终止于六十二刻五分；六之气，开始于六十二刻六分，终止于五十刻。这就是所说的第二个六步，天时始终的刻数。

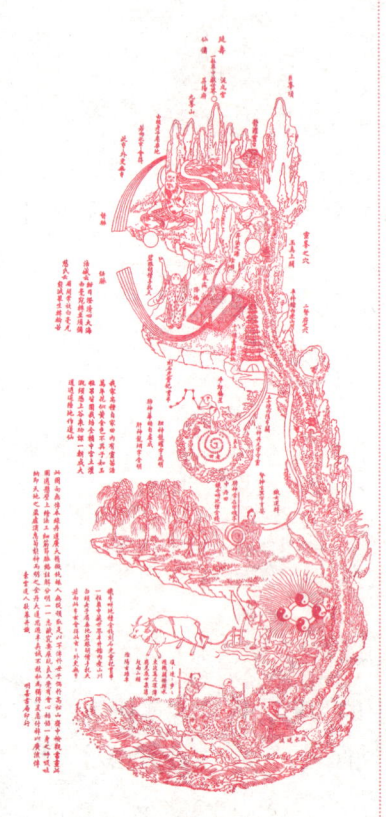

丙寅之年，初之气，天时的刻数开始于五十一刻，终止于三十七刻五分；二之气，开始于三十七刻六分，终止于二十五刻；三之气，开始于二十六刻，终止于十二刻五分；四之气，开始于十二刻六分，终止于漏水下至一百刻；五之气，开始于一刻，终止于八十七刻五分；六之气，开始于八十七刻六分，终止于七十五刻。这就是所说的第三个六步，天时终始的刻数。

丁卯之年，初之气，天时的刻数开始于七十六刻，终止于六十二刻五分；二之气，开始于六十二刻六分，终止于五十刻；三之气，开始于五十一刻，终止于三十七刻五分；四之气，开始于三十七刻六分，终止于二十五刻；五之气，开始于二十六刻，终止于十二刻五分；六之气，开始于十二刻六分，终止于漏水下至一百刻。这就是所说的第四个六步，天时终始的刻数。依次相推便是戊辰年，初之气又开始于一刻，经常如此，没有终时，一周之后又重新开始。

内经图

《内经图》或称之为《内景图》，其实二者按照内容与图示目的是很不相同的，当然也有相关性。《内景图》严格讲是人体内脏的解剖图，其目的是要给予学习人体解剖、内脏关系的人以图示，而《内经图》则富有道家养生方法图示的目的。《内经图》之命名，包含着"内丹修炼"经典之意。

黄帝问道：我想听听每年时刻的计算方法？

岐伯回答说：你问得很详尽啊！太阳运行第一周时，天时开始于漏水下一刻；太阳运行于第二周时，天时开始于漏水下二十六刻；太阳运行于第三周时，天时开始于漏水下五十一刻；太阳运行于第四周时，天时开始于七十六刻；太阳运行于第五周时，天时又开始于一刻。太阳运行四周，就叫作"一纪"。所以寅、午、戌三年，岁时与六气会同，卯、未、亥三年，岁时与六气会同，辰、申、子三年，岁时与六气会同，巳、酉、丑三年，岁时与六气会同，周流不息，终而复始。

黄帝说：我想听听六气的运用。

岐伯回答说：谈论天气的变化，当推求于六气的本元；谈论地气的变化，当推求于六气应五行之位；谈论人体的变化，当推求于气交。

黄帝问道：什么是气交呢？

岐伯回答说：天气居于上位，降于下，地气居于下位，升于上，上下交互于气交之中，为人类生活之处。所以说：天枢以上，天气主之；天枢以下，地气主之；在气交之处，人气顺从天地之气的变化，万物也由此而生。就是这个意思。

黄帝问道：什么是初气、中气呢？

岐伯回答说：初气占每一气中的三十度多一些，中气也是这样。

黄帝问道：为什么要分初气和中气呢？

岐伯回答说：是为了区别天气与地气。

黄帝说：我想听你详尽地讲讲。

岐伯回答说：初气为地气，中气为天气。

黄帝问道：它们的升降是怎样的呢？

岐伯回答说：气的升降，是天气和地气互相作用的结果。

黄帝问道：我想听听它们的互相作用是怎样的？

岐伯回答说：地气可以上升，但升到极点就要下降，而下降乃是天气的作用；天气可以下降，但降到极点就要上升，而上升乃是地气的作用。天气下降，其气乃流荡于地；地气上升，其气乃蒸腾于天。由于天气和地气的相互召感，上升和下降的相互为因，天气和地气才能不断地发生变化。

黄帝问道：好。寒气与湿气相遇，燥气与热气相接，风气与火气相逢，它们发生的情况能够讲给我听吗？

岐伯回答说：六气都有太过的胜气和胜极而复的复气，胜气和复气的不断发作，使气有正常的功用，有生化的作用，有异常的变化，异常变化就要产生邪气。

黄帝问道：什么是邪气？

上部 素问·六微旨大论篇第六十八

191

岐伯回答说：物体的新生，是从化而来，物体发展到极点，是由变而成，变和化的互相克制与转化乃是成败的根本原因。由于气有往来进退，作用有缓慢与迅速，有进退迟速，就产生了化和变，并发生了六气的变化。

　　黄帝问道：气有迟速进退，所以发生六气变化，有化有变，是由于气的盛衰变化所致。成和败相互为因，潜藏于事物之中，是什么原因呢？

　　岐伯回答说：成败互因的关键在于六气的运动，不断地运动，就会发生不断的变化。

　　黄帝问道：运动有停止的时候吗？

　　岐伯回答说：不生不化，乃是停止的时期。

　　黄帝问道：物有不生不化吗？

　　岐伯回答说：凡动物之类，如果停止呼吸，生命就会立即消失；植物、矿物类如果阴阳升降停止，则活力萎顿。因此，没有出入，也就不会有发生、成长、壮实、衰老与灭亡；没有升降，也就不会有发生、成长、变化、收敛与闭藏。所以升降出入，是没有一种物体所不具备的。因而物体就像是生化之器，若器物的形体不存在了，则升降出入也就要发生变化，生化之机也就停止了。因此说，任何物体，无不存有出入升降之机。不过化有大小的不同，时间有远近的区别，不管大小远近，贵在保持正常，如果反常，就要发生灾害。所以说只有无形体的东西，才能免于灾患。就是这个意思。

　　黄帝说：好。有没有不生不化的呢？

　　岐伯回答说：你问的很详尽啊！能够结合自然规律并适应其变化的，只有"真人"。

　　黄帝说：好。

素问·气交变大论篇第六十九

本篇要点

　　一、说明五脏本气和六经血气动荡不安的起始原理和一般规律，以及影响人体产生疾病的情况。

　　二、五运之化的太过或不及能够引起气候变化，而气候的变化又常有变，因此必须时时加以观察才能知其变化，明其变化。

　　三、从正邪相搏的角度，说明气候变化与疾病之间的关系。

黄帝问道：五运之气交替往复，上与一年的时令气候相对应，阴阳往复，与寒暑变化相随，正气、邪气相搏，人体内外不能协调，表里分离，六经的血气动荡不安，五脏的本气相互倾轧而转移，太过则一气独胜，不及则二气相并，我想知道它的起始原理和一般运化规律，能讲给我听吗？

岐伯跪拜后回答说：你问得太好了！这是很高深的理论，一直是历代帝王所注意的问题，也是历代医师传授下来的，我的学问虽然很肤浅，但过去曾听老师讲过这个道理。

黄帝问道：我听说遇到适当的人而不教，就会使学术的相传受影响，称为"失道"；如传授给不适当的人，是轻视学术，不负责任的表现。我虽然德薄功寡，不一定符合传授学术的要求；但是我很怜惜百姓不得终寿，所以，希望先生为了保全民众的健康和学术的永远流传，而把这些理论讲出来，只要先生讲出来，我一定按照规矩去做，你看怎样？

岐伯回答说：让我详细地讲给你听吧！《上经》说：研究医学之道者，要上知天文，下知地理，中知人事，他的学说才能保持长久。就是这个道理。

黄帝又问：这是什么意思？

岐伯回答说：这是为了推求天、地、人三气的位置啊！求天位的，是天文；求地位的，是地理；通晓人气变化的，是人事。因而太过的气先天时而至，不及的气后天时而至，所以说，天地的运动有正常的变化，而人体的活动也随之起着相应的变化。

五运太过情况简表

种　类	流行特点	所致疾病
木运太过	风气流行，伤及脾土	泄泻，饮食减少，肢体沉重无力，烦闷抑郁，肠中鸣响，肚腹胀满
火运太过	暑热之气流行，肺受火邪	疟疾，呼吸少气，咳嗽气喘，吐血，衄血，二便下血，水泻如注，咽喉干燥，耳聋，胸中热，肩背热
土运太过	雨湿之气流行，肾受湿邪	腹痛，四肢厥冷，情绪忧郁，身体困重而烦闷
金运太过	燥气流行，邪气伤肝	两胁之下及少腹疼痛，目赤而痛，眼角溃烂，耳朵听不到声音
水运太过	寒气流行，邪气伤心	发热，心悸，烦躁，四肢逆冷，全身发冷，谵语妄动，心痛等

黄帝问道：五运气化太过会怎么样？

岐伯回答说：木运太过之年，就会风气流行，伤及脾土。人们多患消化不良的泄泻，饮食减少，肢体沉重无力，烦闷抑郁，肠中鸣响，肚腹胀满，这是由于木气太过的缘故。在天上应木星光明，显示木气过于亢盛的征象，甚至会不时容易发怒，并出现头昏眼花等头部病症。这是土气不能行其政令、木气独胜的现象，风气就更猖獗，好像天上的云在飞跑，地上的万物迅速变动，草木动摇不定，甚至树叶摇落，在人就会发生胁部疼痛，呕吐不止。若冲阳脉绝，多死亡而无法治疗。在天上应金星光明，这是显示木胜则金气制之。

火运太过之年，暑热之气就会流行，肺受火邪。人们多患疟疾、呼吸少气、咳嗽气喘、吐血、衄血、二便下血、水泻如注、咽喉干燥、耳聋、胸中热、肩背热。在天上应火星光明，显示火热之气过于亢盛的征象。在人体就会有胸中疼痛、胁下胀满、胁痛、胸背肩胛间等部位疼痛，两臂内侧疼痛、身热肤痛，而发生浸淫疮。这是金气不振、火气独旺的现象，火气过旺就会有雨冰霜寒的变化，这是火热之极，寒水来复的关系。在天上应水星光明，这是显示火盛则水气制之。如果遇到少阴或少阳司天的年份，火热之气更加亢盛，有如燃烧烤灼，以致水源干涸，植物焦枯。人们发病，多见谵语妄动、发狂越常、咳嗽气喘、痰鸣，火气甚于下部则血从二便下泄不止。若太渊脉绝，多死亡而无法治疗。在天上应火星光明，这是火盛的表现。

土运太过之年，雨湿之气就会流行，肾受邪湿，人们多患腹痛、四肢厥冷、情绪忧郁、身体困重而烦闷，这是土气太过所致。在上应土星光明，甚至见肌肉枯萎，两足痿弱不能行动，抽掣挛痛，土病则不能克制水，以致水饮之邪积于体内而生胀满、饮食减少、四肢无力、不能举动。若遇土旺之时，水气无权，土气独旺，则湿令大行，因此泉水喷涌，河水高涨，本来干涸的池泽也会滋生鱼类了，若木气来复，风雨暴至，使堤岸崩溃，河水泛滥，陆地可出现鱼类。人们就会患肚腹胀满、大便溏泄、肠鸣、泄泻不止。而太溪脉绝，多死亡而无法治疗。这时木星分外明亮。

金运太过之年，燥气就会流行，邪气伤肝。人们多患两胁之下及少腹疼痛，目赤而痛，眼角溃烂，耳朵听不到声音。燥金之气过于亢盛，就会身体重而烦闷，胸部疼痛并牵引及背部，两胁胀满而痛势下连少腹。在上应金星光明。金气过旺，人体就会发生喘息咳嗽、呼吸困难、肩背疼痛、尻、阴、股、膝、足等处都感疼痛的病症。在上应火星光明。如金气突然亢盛，水气下降，在草木则生气收敛，枝叶干枯凋落。在人体，因为肝气被抑制，所以多见胁肋急剧疼痛，不能翻身，咳嗽气逆，甚至吐血、衄血。若太冲脉绝，多死亡而无法治。这时候金星分外明亮。

水运太过之年，就会寒气流行，邪气伤心。人们多患发热、心悸、烦躁、四肢逆冷、全身发冷、谵语妄动、心痛等病症。寒气非时早至，在天上应水星光明。水邪亢盛，在人体就会有腹水，足胫水肿，气喘咳嗽，盗汗，怕风。土气来复则大雨下降，尘土飞扬如露一样的迷蒙郁结，在天上应土星光明。如遇太阳寒水司天，则雨冰霜雪不时下降，湿气大盛，物变其形。人们多患腹中胀满，肠鸣便泻，食不化，渴而昏冒。如神门脉绝，多死亡而无法治疗。在天上火星昏暗，水星明亮。

黄帝道：讲得好！那么，五运不及的情况又是怎样的呢？

岐伯回答说：问得真详细啊！木运不及之年，燥气就会旺盛，生气与时令不相适应，草木茂盛就要推迟。肃杀之金气亢盛，使坚硬的木受刑而碎裂如辟，本来柔嫩苍翠的枝叶变得萎弱干枯，在天上应金星光明。人们多患气虚寒、肋胁部疼痛、少腹痛、腹中鸣响、大便溏泄。在气候方面是冷雨不时下降，在天上应金星光明，在五谷是青色的谷不能成熟。如遇阳明司天，金气抑木，木气失却了应有的生气，草木在夏秋才变繁荣，所以开花结实的过程非常急促，很早就凋谢，在天上应金、土二星光明。金气抑木，木起反应而生火，于是就会炎热如火，湿润的变为干燥，柔嫩的变为干枯焦槁，枝叶从根部重新生长，开花、结实并见。在人体则炎热之气郁于皮毛，易患寒热、疮疡、痱疹、痛、痤。在天上应金、火二星，在五谷则外强中干，秀而不实。白霜提早下降，秋收肃杀之气流行，寒雨非时，损害万物，味甘色黄之物多生虫蛀，所以稻谷没有收成。在人则脾土先受其邪，火气后起，所以心气亦继之亢盛，火气克金，金气乃得抑制，所以其谷物不能成熟，在人体会出现咳嗽、鼻塞。与此相应，天上的火星明亮、金星昏暗。

火运不及之年，寒气就会大规模流行，夏天生长之气不能发挥作用，万物就缺乏茂盛向上的力量。阴寒凝滞之气过盛，则阳气不能生化，繁荣美

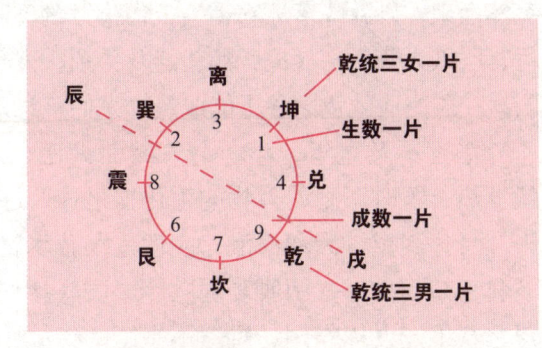

先天八卦洛数入后天八卦之生成两片

丽的生机就受到摧折，在天上应水星光明。人们会感觉胸中疼痛，胁部胀满，两胁疼痛，上胸部、背部、肩胛之间及两臂内侧都感疼痛，抑郁眩晕，头目不清，心痛，突然失音，胸腹肿大，胁下与腰背相互牵引而痛，甚则四肢曲屈不能伸展，髋骨与大腿之间不能活动自如。在天上应火星失明、水星光明，赤色的谷类不能成熟。火被水抑，火起反应则生土气来复，于是尘埃郁滞，大雨倾盆，水气受到抑制，故病见大便时时溏泄，腹中胀满，饮食不下，腹中寒冷鸣响，大便泄泻如注，腹中疼痛，两足急剧拘挛、萎缩麻木，不能行走。在天上应土星光明、水星失明。黑色之谷不能成熟。

　　土运不及之年，风气就会流行，土气失却生化之能力，风气旺盛，则草木茂盛繁荣。生化无能，则华秀但不结果实，在天上应木星光明。人们的疾病多见消化不良的泄泻，上吐下泻的霍乱，身体重，腹中痛，筋骨动摇，肌肉跳动酸痛，时常容易发怒。寒水之气失制而旺，虫类提早伏藏，人都患寒泄中满之症，在天上应木星光明、土星失明，黄色之谷类不能成熟。木邪抑土，土起反应则生金，于是秋收之气当令，出现一派严肃峻烈之气，坚固的树木也不免要枝叶凋谢，所以胸胁急剧疼痛，波及少腹，常呼吸少气而太息。凡味甘色黄之物被虫蛀食，邪气客于脾上，人们多患饮食减少，食而无味之症。金气胜木，所以青色之谷受到损害，在天上应金星光亮、木星减明。如遇厥阴司天相火在泉，则流水不能结冰，本来早已冬眠的虫类，重新又活动起来。不及的土运，得在泉相火之助，所以寒水之气不致独旺，而土得火助，木气不能克土，所以也没有金气的反应，而人们也就康健，在天上应木星正常。

　　金运不及之年，火气与木气相应旺盛，长夏之气专胜，所以万物因而茂盛，干燥灼热，在天上应火星光明。人们多患肩背闷重、鼻塞流涕、喷嚏、大便下血、泄泻如注。秋收之气不能及时而至，在天上应金星失明、火星光明，白色的谷类不能及时成熟。火邪抑金起反应而生水，于是寒雨之气突然而来，以致降落冰雹霜雪，伤害万物，阴气厥逆而格拒，使阳气反而上行，所以人头后部疼痛，病势连及头顶，发热。在天上应水星光明、火星失明，在谷类应红色之谷不能成熟。人们多患口腔生疮，甚至心痛。

　　水运不及之年，湿土之气因而大盛，水不治火，火气反而生旺，天气炎热，不时下雨，万物的生化很迅速，在天上应土星光明。人们多患腹胀，身体困重，大便溏泄，阴性疮疡脓水稀薄，腰股疼痛，下肢关节活动不利，烦闷抑郁，两脚萎弱厥冷，脚底疼痛，甚至足背水肿。这是由于冬藏之气不能发挥作用，肾气不平衡的缘故，与此相应，在天上土星光明，水星失明，在谷类应黑黍不能成熟。如遇太阴司天，寒水在泉，则寒气时时侵袭，虫类很早就冬眠，地上的积水结成厚冰，阳气伏藏，不能发挥它温暖的作用，人们多患下半身的寒性疾病，甚至腹满水肿，在天上应土星光明、火星失明，在谷类应黄色之稻成熟。土邪抑水而起反应则生风木，因而大风暴发，草类偃伏，树木凋零，生长的力量不能显著，面色时时改变，筋骨拘急疼痛，活动不利，肌肉跳动抽搐，两眼昏花，视觉不明或失常，物体视之若分裂，肌肉发出风疹，若邪气侵入胸膈之中，就有心腹疼痛。这是木气太过，土气受伤，属土的谷类没有收获，与此相应，木星明亮。

黄帝说道：讲得好，希望听你讲一讲五运与四时相应的关系。

岐伯回答说：问得真详细啊！在木运不及的年份，如果春天有鸟语花香的正常时令，那秋天也就有雾露润泽而凉爽的正常气候；如果春天反见寒冷惨凄霜冻残虐的秋天气候，那夏天就有特别炎热的反应。自然灾害在东方，在人体应在肝脏，其发病部位，内在胸胁部，外在筋骨关节。

在火运不及的年份，如果夏天有景色明显的正常气候，那冬天也就有严肃霜寒的正常时令；如果夏天反见萧条惨凄寒冻的冬天气候，常会有倾盆大雨的反应。自然灾害在南方，在人体应在心脏，其发病部位，内在胸胁部，外在经络。

在土运不及的年份，如果辰、戌、丑、未月有埃云润泽的正常时令，那春天也就有风和日暖的正常气候；如果辰、戌、丑、未月仅见狂风拔倒树木的变化，那秋天也就有久雨霜雪的反应。自然灾害在东南、东北、西南、西北四隅，在人体应在脾脏，其发病部位，内在心腹，外在肌肉四肢。

在金运不及的年份，如果夏天有景色明显、树木茂盛的正常时令，那冬季也就有冰冻寒冷的正常气候；如果夏天出现如火烧灼的过于炎热的气候，那秋天就会有冰雹霜雪的反应。自然灾害在西方，在人体应在肺脏，其发病部位，内在胸胁肩背，外在皮毛。

五运不及与五脏的关系

五运不及	在人体的表现
木运不及	在人体应在肝脏，其发病部位，内在胸胁部，外在筋骨关节
火运不及	在人体应在心脏，其发病部位，内在胸胁，外在经络
土运不及	在人体应在脾脏，其发病部位，内在心腹，外在肌肉四肢
金运不及	在人体应在肺脏，其发病部位，内在胸胁肩背，外在皮毛
水运不及	在人体应在肾脏，其发病部位，内在腰脊骨髓，外在腧穴及膝关节、小腿肌肉等部位。

在水运不及的年份，辰、戌、丑、未月有流水润泽、埃云弥漫的气候，则时常有和风吹拂的正常气候；如果辰、戌、丑、未月出现飞沙走石、狂风暴雨的变化，则时时会有暴风飞扬、草木扬折的情形。自然灾害在北方，在人体应在肾脏，其发病部位，内在腰脊骨髓，外在腧穴及膝关节、小腿肌肉等部位。

五运的作用，就好比是权衡之器，太过的要加以抑制，不及的要加以帮助，正常则和平，反常则必起反应，这是生长化收藏的道理，是四时气候应有的规律，如果失却了这些规律，天地之气不升不降，就是闭塞不通了。所以说：天地的动静，受自然力量的规律所控制，阴去阳来、阳去阴来的变化，可以通过四时寒暑来显示出它的征兆，说的也就是这个道理。

黄帝说：先生讲五运之气的变化与四时气候的相应，可以说很详尽了。既然气的动乱是互相遇合而发生的，发作又没有一定的规律，往往突然相遇而生灾害，怎样才能预测呢？

岐伯回答说：五气错综复杂的变化，尽管不是经常存在的，然而它们的特性、生化的作用、治疗的方法与表现，以及一定的损害作用和变异，都是各不相同的。

黄帝又问：这是什么原因呢？

岐伯回答说：东方生风，与木气相应。风能使木气旺盛。木的特性是柔和地散发，它的生化作用是滋生荣盛，它行使的职权是舒展阳气，宣通筋络，行时令是风，它的异常变化是发散太过而动荡不宁，它的灾害是摧残散落。南方生热，与火气相应，热能使火气旺盛。火的特性是光明显著，它的生化作用是繁荣茂盛，它行使的职权是明亮光耀，行时令是热，它的异常变化是销铄煎熬，它的灾害作用是焚烧。中央生湿，与土气相应，湿能使土气旺盛。土的特性是洋溢，它的生化作用是充实丰满，它行使的职权比较安静，行时令是湿，它的演变是急剧的暴风雨，它的灾害是久雨不止，泥烂堤崩。西方生燥与金气相应，燥能使金气旺盛。金的特性是清洁凉爽，它的生化作用是紧缩收敛，它行使的职权是锐急的，行时令是干燥，它的异常变化是肃杀，它的灾害是干枯凋落。北方生寒，与水气相应，寒能使水气旺盛。水的特性是寒冷的，它的生化作用是清静而安谧的，它行使的职权是凝固严厉的，行时令是寒冷，它的异常变化是剧烈的严寒和冰冻，它的灾害是冰雹霜雪。所以观察五运之气的运动，分辨其特性、生化、权力、表现、变异、灾害，就可以知道万物因之而起的变化，以及人类因之而生的疾病了。

黄帝说：先生讲过五运的不及、太过，与天上的五星相应。现在五运的德、化、政、令、灾害、变异，并不是按常规发生的，而是突然的变化，天上的星星是不是也会随之变动呢？

岐伯回答说：五星是随天的运动而运动的，所以它不会妄动，不存在不应的问题。突然而来的变动，是气相交和所起的偶然变化，与天运无关，所以五星不受影响。因此说，常规发生是相应的，突然发生是不相应的。就是这个意思。

黄帝问道：五星与天运正常相应的规律是怎样的？

岐伯回答说：各从其天运之气的变化而变化。

黄帝问道：五星运行有快慢逆顺的不同，这些又都说明了什么呢？

岐伯回答说：五星在它的轨道上运行，如久延而不进，或逆行留守，其光芒变小，叫作"省下"；若在其轨道上去而速回，或屈曲而行的，称为"省遗过"；若久延不进而回环旋转，似去似来的，称为"议灾"或"议德"。气候的变化近则小，变化远则大。光芒大于正常一倍的，气化亢盛；大两倍的，灾害即至。小于正常一倍的，气化减退；小两倍的，称为"临视"。省察在下之过与德，有德的获得幸福，有过的会得灾害。所以五星之象，高而远的就小，低而近的就大；大则灾变近，小则灾变远。岁运太过的，主运之星就向北越出常道；运气相和，则五星各运行在经常的轨道上。所以岁运太过，被制之星就暗淡而兼母星的颜色。取法天地的人，看见了天的变化，如果尚不知道是什么道理，心里非常忧惧，不知道应该怎样才好，妄行猜测，毫无征兆，徒然使候王畏惧。

黄帝又问道：其在灾害方面的应验怎样？

岐伯回答说：也是各从其变化而变化的。所以时令有盛衰，侵犯有逆顺，留守时间有长短，所见的形象有好坏，星宿所属有胜负，征验所应有吉有凶了。

黄帝问道：好坏怎样？

岐伯回答说：有喜悦有愤怒，有忧愁有悲伤，有润泽有燥乱，这是星象变化所常见的，必须小心观察。

黄帝又问道：星象的喜、怒、忧、丧、泽、燥六种现象，对星的高低有无关系？

岐伯回答说：五星的形象虽有高下的不同，但其应于物候是一致的，所以人体也是这样相应的。

黄帝问道：它们的德、政、化、令的动静损益是怎样的？

岐伯回答说：五气的德、政、化、令与灾、变都是有一定规律而不能彼此相加的，胜负和盛衰不能随意增多，往来大小不能随便超越，升降作用不会互不存在，这些都是随五气的运动而与之相应的。

黄帝问道：它们与疾病发生的关系是怎样的？

岐伯回答说：德化是五气正常的吉祥之兆，政令是五气的规则和表现形式，变易是产生胜气与复气的纲纪，灾祸是万物损伤的开始。但凡人的正气能抗拒邪气就和平无病，不能抗拒邪气就会生病，重复感受邪气病就会加重了。

黄帝说道：讲得好。这些正是所谓精深高明的理论，伟大神圣的事业，要阐释发扬它的道理，深究其无穷尽的奥义。我听说：善于谈论自然规律的，必定能应验于人；善于谈论古代的，必定能验证于现在；善于谈论气化的，必定能通晓万物；善于谈论应变的，就会采取与天地同一的步骤；善于谈论化与变的，就会通达自然界变幻莫测的道理。除非先生，还有谁能够说清楚这些至理要道呢？于是我选择了一个好日子，把它藏在书室里，每天早晨取出来诵读，这篇文章称为《气交变》。我非常珍重它，不是专心诚意时不敢打开，并且不肯轻易传给他人。

素问·五常政大论篇第七十

本篇要点

一、说明五运中的平气的命名、标志和表现，并对太过和不及的一般变化，以及四方地势高下阴阳对人们的影响做了说明。

二、说明六气对动物的生、育、死亡的影响，得出人体五脏之气受六气影响的道理。

三、指出针对人体疾病的治疗原则和治疗方法在临床上都有重要的指导意义。比如从治、逆治、上病取下、下病取上、无盛盛、无虚虚等治疗原则；以及用药不可过剂、热药冷服、寒药热服、病后调养方法等。

黄帝说：天空深远广阔，五运循环不息，运动不止。其中有盛衰的不同，随之而有损益的差别，请你告诉我五运中的平气，是根据什么命名的，又有什么标志来识别？

岐伯回答说：你问的这个问题很高明呀！木运平气称为"敷和"，散布着温和之气，使万物荣华；火运平气称为"升明"，明朗而有生长之气，使万物繁茂；土运平气称为"备化"，具备着生化万物之气，使万物具备形体；金运平气称为"审平"，发着宁静和平之气，使万物结实；水运平气称为"静顺"，有着寂静和顺之气，使万物归藏。

黄帝问道：五运不及又该怎样呢？

岐伯回答说：如果木运不及称为"委和"，无阳和之气，使万物委靡不振；火运不及称为"伏明"，少温暖之气，使万物暗淡无光；土运不及称为"卑监"，无生化之气，使万物萎弱无力；金运不及称为"从革"，无坚硬之气，使万物质松无弹力；水运不及称为"涸流"，无封藏之气，使万物干枯。

黄帝问道：五运太过的情况又该是怎样的呢？

岐伯回答说：木运太过称为"发生"，过早地散布温和之气，使万物提早发育；火运太过称为"赫曦"，散布着强烈的火气，使万物烈焰不安；土运太过称为"敦阜"，有着浓厚坚实之气，反使万物不能成形；金运太过称为"坚成"，有着强硬之气，使万物刚直；水运太过称为"流衍"，有溢满之气，使万物漂流而不能归宿。

黄帝问道：平气、太过和不及的物候怎么样来判断呢？

岐伯回答说：你问的真精细！木运平气，敷和的年份，木的德行不达于四方上下，阳气舒畅，阴气散布，五行的气化都能发挥其正常的功能。其功能表现能曲能直，其性顺从万物，其作用如树木枝干的曲直自由伸展，其生化能使万物繁荣，其属类是草木，其功能是发散，其征兆是温和，其表现是风，应于人的内脏是肝；肝畏惧清凉的金气（金克木）。肝开窍于目，所以主目。在谷类是麻，果类是李，其所充实的是核，所应的时令是春。其所应的动物，在虫类是毛虫，在畜类是犬。其在颜色是苍，其所充养的是筋，如发病则为里急而胀满。其在五味是酸，在五音是角，在物体是属于中坚的一类，其在河图成数是八。

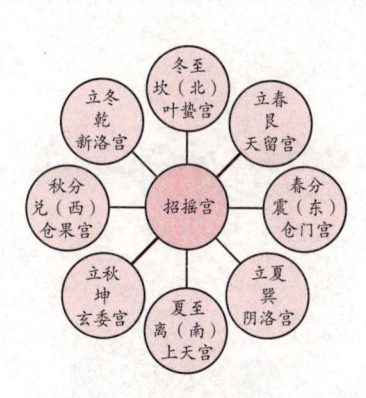

九宫图（风向顺位如图表）

火运平气，升明的年份，南方火运正常行令，其作用普及四方，使五行气化平衡发展。其气上升，其性急速，其变动是燃烧，其在生化能使繁荣茂盛，其属类是火，其功能是使光明显耀，其征兆是炎暑，其表现是热，应于人体内脏是心；心畏惧寒冷的水气（水克火），心开窍于舌，所以主于舌。其在谷类是麦，果类是杏，其所充实的是络，所应的时令是夏。所应的动物，在虫类是羽虫，在畜类是马。其在颜色是赤，其所充养的是血脉，如发病则表现为肌肉跳动、身体抽搐。其在五味是苦，在五音是徵，在物体来说是属于脉络一类，其在河图成数是七。

土运平气，备化的年份，天地的气化协调和平，其作用流布于四方，使五行气化都能完善地发挥其作用。其气和平，其性和顺，其作用能高能下，其生化能使万物成熟丰满，其属类是土，其功能是使之安静，其征兆是湿热交蒸，其表现是湿，应于人体内脏是脾；脾畏惧风（木克土）。脾开窍于口，所以主于口。其在谷类是稷，果类是枣，其所充实的是肉，其所应的时令是长夏。所应的动物，在虫类是倮虫，在畜类是牛。在颜色是黄，其充养的是肉，若发病则为痞塞。在五味是甘，在五音是宫，在物体来说是属于皮肤一类，其在河图成数是五。

金运平气，审平的年份，金的所化虽主收束，但无肃杀残害的现象，五行的气化都得宣畅清明。其气洁净，其性刚强，其作用是成熟散落，其生化能使万物结实收敛，其属类是金，其功能是使遒劲严肃，其气候清凉，其表现是燥，应于人体的内脏是肺；肺畏火热（火克金）。肺开窍于鼻，所以主于鼻。其在谷类是稻，果类是桃，其所充实的是壳，所应的时令是秋。所应的动物，在虫类是介虫，在畜类是鸡。其在颜色是白，其所充养的是皮毛，如发病则为咳嗽。其在五味是辛，在五音是商，在物体来说是属于外壳坚硬一类，其在河图成数是九。

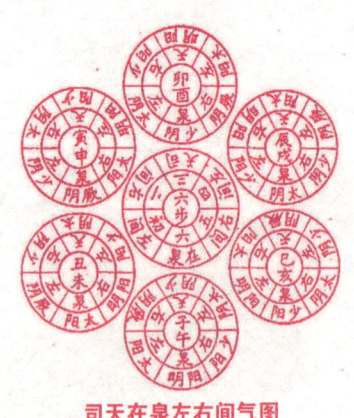

司天在泉左右间气图

图中央是定式，环周六图是六个动式。定式是对六个动式的形式抽象，动式中六气的位置则各不相同。图中占据司天位置的是当年的主事之气，特别对上半年气候起着决定性作用；在泉之气则对下半年气候有着一定影响。图中司天与在泉奠上下之位，按六步之气，司天之气为阳，在泉之气必为阴，反之亦然。司天、在泉、左右间气，按十二地支之次轮转。

水运平气，静顺的年份，藏气能纳藏而无害于万物，其德性平顺而下行，五行的气化都得完整。其气明净，其性向下，其作用为水流灌溉，其生化为凝固坚硬，其属类为水，其功能是流动不息，其气候严寒阴凝，其权利的表现是寒，应于人体的内脏是肾；肾怕湿土（土克水）。肾开窍于二阴，所以主于二阴。在谷类是豆，果类是栗，其所充实的是液汁，所应的时令是冬。所应的动物，在虫类是鳞虫，在畜类是猪。其在颜色是黑，其所充养的是骨髓，如发病则为气逆。其在五味是咸，在五音是羽，在物体来说是属于流动的液体一类，其在河图成数是六。

所以生长化收藏的规律不容破坏，万物生时而不杀伤，长时而不削罚，化时而不制止，收时而不残害，藏时而不抑制，这就叫作平气。

木运不及，委和的年份，称为胜生。生气不能很好地发挥作用，化气于是发扬（土不畏木），于是土气播散，长气自然平静（木不能生火），收令于是提早（金胜木），而凉雨不时下降，风云经常发起，草木生发得晚，不能及时繁荣，并且易于干枯凋落，万物早秀早熟，皮肉充实。委和之气收敛，其作用是聚集，不得曲直伸展，在人体的变动是筋络收缩无力，或者易于惊骇，其应于内脏为肝，在果类是枣、李，相应的果实为核和壳，在谷类是稷、稻，在五味是酸、辛，在颜色是白而苍，在畜类是犬和鸡，在虫类是毛虫和介虫，所主的气候是雾露寒冷之气，在声音是角、商，若发生病变则摇动和狂怒，这是由于木运不及而从金化的关系。所以少角等同半商。若逢厥阴风木司天，则不及的木运得司天之助，也可以成为平气，所以委和逢上角，则其气可与正角相同。若逢阳明燥金司天，则木运更衰，顺从金气用事，而成为金之平气，所以逢上商便和正商相同。在人体可发生四肢萎弱、痈肿、疮疡、生虫等病，这是由于邪气伤肝的关系。如正当太阴湿土司天，因土不畏，亦能形成土气用事，而成为土之平气，所以逢上宫则和正宫相同。故委和的年份，起初是一片肃杀的景象，但随之则为火热蒸腾，其灾害应于东方，这是由于金气克木，迫使火气前来报复。当火气来复，主多飞虫、蠹虫、蛆虫和雉。木郁火复，发为雷霆。

火运不及，伏明的年份，称为胜长。火的长气不得发扬，藏气反见布散，收气也擅自行使职权，化气平定而不能发展，寒冷之气常现，暑热之气衰薄，万物虽承土的化气而生，但因火运不足，既生而不能成长，虽能结实，然而很小，及至生化的时候，已经衰老，阳气屈伏，蛰虫早藏。火气郁结，所以当其发作时，必然横暴，其变动为显明与隐伏变易无常，在人体病发为痛，其应于内脏为心，其在果类为栗和桃，其所充实的是络和汁，在谷类是豆和稻，在五味是苦和咸，在颜色是玄和丹，在畜类是马和猪，在虫类是羽虫鳞虫，在气候主冰雪霜寒，在声音是徵、羽，若发生病变则为精神昏乱，悲哀易忘，这是火运不及而从水化的关系。所以少徵和少羽相同。若逢阳明燥金司天，因金不畏火，形成金气用事，而成为金之平气，所以伏明逢上商则与正商相同。故所发之病，是由于邪气伤心，火运衰，所以有阴凝惨淡、寒风凛冽的现象，但随之而暴雨淋漓不止，其灾应南方，这是土气来复，以致暴雨下注，雷霆震惊，但火郁到极点，又会乌云蔽日，阴雨连绵。所以说伏明主暴雨、雷霆及霪雨。

土运不及，卑监的年份，称为减化。土的化气不得其令，而木的生气独旺，火的长气自能完整如常，雨水不能及时下降，收气平定，风寒并起，草木虽繁荣美丽，但秀而不能成实，所成的只是空壳一类东西。其气散漫，其作用不足而过于静定，在人体的变动为病发疮疡、脓多、溃烂、痈肿，并发展为水气不行，其应于内脏为脾，在果类是李和栗，在果实与仁、核相应，在谷类是豆和麻，在五味是酸、甘，在颜色是苍、黄，在畜类是牛和犬，在虫类是倮虫、毛虫，因木胜风动，有振动摧折之势，在声音是宫、角，若发生病变则为胀满痞塞不通，这是土运不及而从木化的关系。所以少宫和少角相同。若逢太阴湿土司天，虽土运不及，但得司天之助，也可成为平气，所以卑监逢上宫则和正宫相同。若逢厥阴风木司天，则土运更衰，顺从木气用事，而成为木之平气，所以逢上角则和正角相同。在发病来讲，消化不良的泄泻，是由于邪气伤脾。土衰木胜，所以见风势振动，草木摇折，随之而草木干枯凋落，其灾害应于中宫而通于四方。由于金气来复，所以有主败坏折伤，由于有如虎狼之势，清冷之气发生作用，木之生气便被抑制。

金运不及，从革的年份，称为折收，收气不能及时，生气得以发扬，长气和化气合而相得，火的作用就发动了，万物繁盛。其气发扬，其作用躁急，在人体的变动发病为咳嗽失音、烦闷气逆，其发病表现为咳嗽气喘，其应于内脏为肺，在果类是李和杏，在果实相应的是果壳和果络，在谷类是麻和麦，在五味是苦与辛，在颜色是白和朱红，在畜类是鸡和羊，在虫类是介虫、飞鸟。因为金虚火胜，主有发光灼热之势，在声音是商、徵，若发生病变则为喷嚏、咳嗽、鼻涕、鼻血，这是因金运不及而从火化的关系。所以少商和少徵相同。若逢阳明燥金司天，则金运虽不及，得司天之助，也能变为平气，所以从革逢上商就和正商相同。若逢厥阴风木司天，因金运不及，木不畏金，亦能形成木气用事而成为木之平气，所以逢上角便和正角相同。其病变是由于邪气伤于肺脏。因金衰火旺，所以火势炎热，但随之见冰雪霜雹，其灾害应于西方。这是水气来复，故主如鳞虫伏藏，猪、鼠之阴沉，冬藏之气提早而至，于是发生大寒。

水运不及，涸流的年份，称为反阳。水的藏气衰弱，不能行使其封藏的权利，土化之气因而昌盛，长气反见宣行而布达于四方，蛰虫应藏而不藏，土润泽而泉水减少，草木条达茂盛，万物繁荣秀丽而丰满。其气不得流畅，故其作用为暗中渗泄，其变动为症结不行，发病为干燥枯槁，其应于内脏为肾，在果类是枣、杏，其所充实的是汁液和肉，在谷类是黍和稷，在五味是甘、咸，在颜色是黄、黑，在畜类是猪、牛，在虫类是鳞虫、倮虫，水运衰，土气用事，故所主的气候是尘土昏郁，在声音是羽、宫，在人体的病变为痿厥和下部的症结，这是水运不及而从土化的关系。所以少羽和少宫相同。若逢土气司天，则水运更衰，顺从土气用事，所以这时逢上宫与正宫相同。其病见大小便不畅或闭塞不通，是邪气伤于肾脏。因水运不及，故尘埃昏蔽，或骤然下雨，但木气来复，反见大风振动，摧折倒拔，其灾害应于北方，这是木气来复，所以又见毛虫，善于变动而不主闭藏。

所以当运气不及的年份，所胜与所不胜之气，就乘其衰弱而行令，好像不速之客，不招自来，暴虐而毫无道德，结果其自己反而受到损害，这是子气来报复的关系。凡施行暴虐轻微的所受的报复也轻，厉害的所受到的报复也厉害，这种有胜必有复的情况，是运气中的一种常规。

木运太过，发生的年份，称为启陈。土气疏松虚薄，草木之青气条达，阳气温和，布化于四方，阴气随阳气而动，生气淳厚，化生万物，万物因之而欣欣向荣。其变化为生发，万物得其气则秀丽，其功能为散布，其表现为舒展畅达，其在人体的变动是眩晕和巅顶部的疾病，其正常的性能是风和日暖，使万物奢靡华丽，推陈出新，若变动为狂风振怒，把树木摧折拔倒，在谷类是麻、稻，在畜类是鸡、犬，在果类是李、桃，在颜色是青、

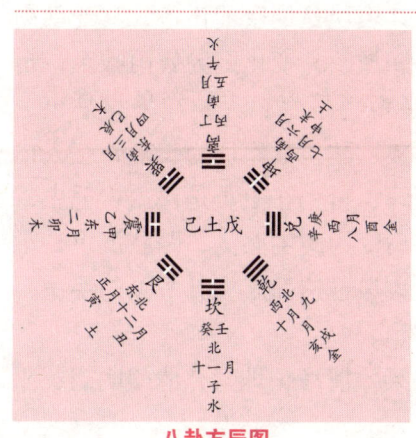

八卦方辰图

八卦对应方位、时辰及干支。易学在中国文化史上具有极为重要的作用，对于中医学的发展产生了十分深刻的影响，中国的历代著名医家都非常重视对于易学的研究工作。唐朝孙思邈说："不知易，不足以言太医。"从而指出了易学对医学的指导作用。明朝张景岳则更系统地提出："天地之道，以阴阳二气而长养百骸。易者，易也，具阴阳动静之妙；医者，意也，合阴阳消长之机。虽阴阳已备于内经，而变化莫大乎周易。"

黄、白三色杂见，在五味是酸、甘、辛，其象征为春天，在人体的经络是足厥阴及少阳，其应于内脏为肝、脾，在虫类是毛虫、介虫，在物体属内外坚硬的一类，若发病则表现为怒。这是木运太过，是为太角，木太过则相当于金气司天，故太角与上商同。若逢上徵，正当火气司天，木运太过亦能生火，火性上逆，木旺克土，故病发气逆、吐泻。木气太过失去了正常的性能，则金之收气来复，以致发生秋令劲急的景象，甚则有肃杀之气，气候清凉，草木凋零，若为人们的病变，则邪气伤肝。

火运太过，赫曦的年份，称为蕃茂。少阴之气从内而化，阳气旺盛于外，炎暑的气候施行，万物得以昌盛。其生化之气为成长，火气的性质是上升，其功能是推动，其表现为显露声色，其对应人体为发生高热，并且因为过热而缭乱烦扰，其正常的性能是暑热郁蒸，其变化则为热度高涨如烈火，在谷类是麦、豆，在畜类是羊、猪，在果类是杏、栗，在颜色是赤、白、黑，在五味是苦、辛、咸，其象征为夏天，在人体的经脉是手少阴、手太阳和手厥阴、手少阳，其应于内脏为心、肺，在虫类是羽虫、鳞虫，在人体属脉络和津液，在人体的病变是因为心气实则妄笑，伤于暑则疟疾、疮疡、失血、发狂、目赤。火运太过，若逢太阳寒水司天，水能胜火，适得其平，故赫曦逢上羽和正徵相同。水运既平，金不受克，所以收令得以正常，因水气司天，水受火制，所以在人发病为痉。若火运太过又逢火气司天，二火相合，则金气受伤，故逢上徵则收气不能及时行令。由于火运行令，过于暴烈，水之藏气来复，以致经常看到阴凝惨淡的景象，甚至下雨、下雹、下霜，转为寒冷，若见病变，多是邪气伤心脏。

土运太过，敦阜的年份，称为广化。其德行浑厚而清静，使万物顺时生长乃至充盈，土的至阴之气充实，则万物能生化而成形，土运太过，则见土气蒸腾如烟，隐约呈现于山丘之上，大雨常下，湿气横行，燥气退避。其化圆满，其气丰盛，其职权主静，其表现是周密而详备，其变动则湿气积聚，其性能柔润，使万物不断得到润泽，其变化则为暴雨骤至，雷霆震动，山崩堤溃，在谷类是稷、麻，在畜类是牛、犬，在果类是枣、李，在颜色是黄、黑、青，在五味是甘、咸、酸，其象征为长夏，在人体的经脉是足太阴、足阳明，其应于内脏为脾、肾，在虫类是倮虫、毛虫，在物体属于人体肌肉和植物果核一类，在病变为腹中胀满，四肢沉重，举动不便，由于土运太过，木气来复，所以大风迅速而来，其所见的疾病，多由邪气伤脾脏。

金运太过，坚成的年份，称为收引。天气清净，地气亦清静明朗，阳气跟随阴气的权利而生化，因为阳明燥金之气当权，于是万物都成熟，但金运太过，故秋收之气旺盛四布，以致长夏的化气未尽而顺从收气行令。它的生化作用是成熟，所以，提早收成，其气是削伐，其职权主严厉肃杀，其表现是尖锐锋利而刚劲，其在人体之变动为强烈的折伤、疮疡、皮肤病，其正常的性能是散布雾露凉风，其变化则为肃杀凋零的景象，在谷类是稻、黍，在畜类是鸡、马，在果类是桃、杏，在颜色是白、青、丹，它的化生在五味是辛、酸、苦，其象征为秋天，在人体上相应的经脉是手太阴、手阳明，在内脏是肺与肝，化生的虫类是介虫、羽虫，生成物体是属于皮壳和筋络的一类，如果发生病变，大都为气喘有声而呼吸困难。若遇金运太过而逢火气司天的年份，因为火能克金适得其平，所以说上徵与正商相同。金气得到抑制，则木气不受克制，生气就能正常行令，发生的病变为咳嗽。金运太过的年份剧变暴虐，各种树木受到影响，不能发荣，使得草类柔软脆弱都会焦头，但继之火气来复，好像夏天的气候前来相救，故炎热的天气又流行，蔓草被烧灼而渐至枯槁，人们发生病变，多由邪气伤肺脏。

水运太过，流衍的年份，称为封藏。天寒地冻，寒气执掌万物的变化，天地间严寒阴凝，闭藏之气行使其权利，火的生长之气不得发扬。其化为凛冽，其气则坚凝，其职权主静，其表现是流动灌注，其活动则或为漂浮，或为下泻，或为灌溉，或为外溢，其性能是阴凝惨淡、寒冷雾气，其气候的异常变化为冰雪霜雹，在谷类是豆、稷，在畜类是猪、牛，在果类是栗、枣，显露的颜色是黑、朱红与黄，化生的五味是咸、苦、甘，其象征为冬天，在人体相应的经脉是足少阴、足太阳，其应于内脏为肾和心，化生的虫类是鳞虫、倮虫，生成物体属充满汁液肌肉的一类，如果发生病变是胀满。若逢水气司天，水运更太过，二水相合，火气更衰，故流衍逢上羽，火生长之气更不能发挥作用。如果水行太过，则土气来复而化气发动，以致地气上升，大雨不时下降，人们发生的病变，由于邪气伤肾脏。

以上论太过的年份，其所行使的权利失去了正常的性能，横施暴虐，而欺凌被我所胜者，但结果必有胜我者前来报复，若行使政令平和，合乎正常的规律，即使所胜的气来侵，也

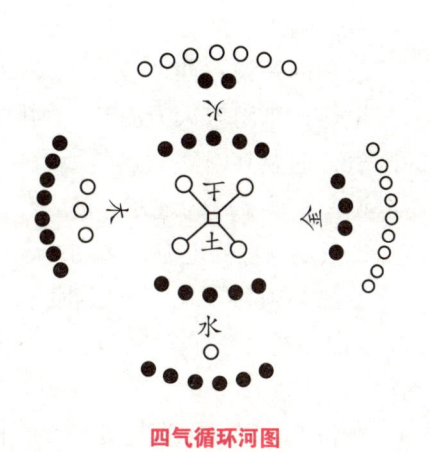

四气循环河图

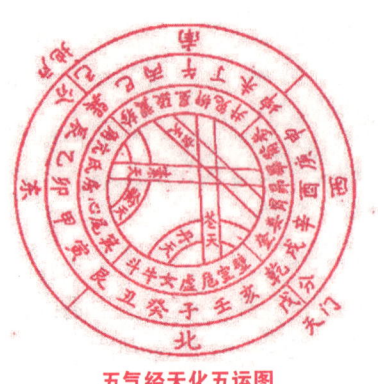

运气学说是古人研究自然气候变化规律及其对疾病影响的一门学问，其中涉及医学、天文、气象、历法、地理、物候等多方面的知识，具有很高的科学价值。

五气经天化五运图

可能被主岁的运气同化。就是这个意思。

黄帝问道：西北方的阳气不足，北方寒而西方凉；东南方的阴气不足，所以南方热而东方温。这是什么缘故？

岐伯回答说：天气有阴阳，地势有高低，其中都有太过与不及的差异。东南方属阳；阳气有余，阳精自上而下降，所以南方热而东方温。西北方属阴；阴气有余，阴精自下而上奉，所以北方寒而西方凉。因此，地势有高有低，气候有温有凉，地势高的气候寒凉，地势低下的气候温热。所以在西北寒凉的地方多胀病，在东南温热的地方多疮疡。胀病用下法则胀可消，疮疡用发汗药则疮疡自愈。这是气候和地理影响人体腠理开闭的一般情况，无非是受寒受热的程度大小不同而已。

黄帝问道：天气寒热、地势高下与人的寿命长短有什么关系？

岐伯回答说：阴精上承的地方，阳气坚固，故其人长寿；阳精下降的地方，阳气常发泄而衰薄，故其人多短命。

黄帝问道：若发生病变，应怎样处理？

岐伯回答说：西北方天气寒冷，其病多外寒而里热，应散其外寒，而凉其里热；东南方天气温热，因阳气外泄，故生内寒，所以应收敛其外泄的阳气，而温其内寒。这是所谓"同病异治"，即同样发病而治法不同。所以说：气候寒凉的地方，多内热，可用寒凉药治之，并可以用汤液浸渍的方法，气候温湿的地方，多内寒，可治以温热的方法，以加强内部阳气的固守。治法必须与该地的气候相同，才能使之平调，但必须辨别其相反的情况，如西北之人有假热之寒病，东南之人有假寒之热病，又当用相反的方法治疗。

黄帝说：对。但有地处一州，而生化寿夭各有不同，是什么缘故？

岐伯回答说：虽在同一州，而地势高下不同，故生化寿夭的不同，是地势的不同所造成的。因为地势高的地方，属于阴气所治，地势低的地方，属于阳气所治。阳气盛的地方气候温热，万物生化往往先四时而早成；阴气盛的地方气候寒冷，万物常后于四时而晚成。这是地理的常规，影响着生化迟早的规律。

黄帝问道：有没有寿和夭的分别呢？

岐伯回答说：地势高的地方，阴气所治，故其人寿；地势低下的地方，阳气多泄，其人多夭。而地势高下相差有程度上的不同，相差小的其寿夭差别也小，相差大的其寿夭差别也大，所以治病必须懂得天道和地理，阴阳的相胜，气候的先后，人的寿夭，生化的时间，然后可以知道人体内外形气的病变了。

黄帝道：很对！一岁之中，有应当病而不病，脏气应当相应而不相应，应当发生作用的而不发生作用，这是什么道理呢？

岐伯回答说：这是由于受司天之气的制约，人身脏气顺从于天气的关系。

黄帝说：请你详细告诉我。

岐伯回答说：少阳相火司天的年份，火气下临于地，人身肺脏之气上从天气，燥金之气起而用事，地上的草木受灾，火热如烧灼，金气为之变革，且被消耗，火气太过故暑热流行，人们发生的病变如咳嗽、喷嚏、鼻涕、衄血、鼻塞不利、口疮、寒热、水肿；少阳司天则厥阴在泉，故风气流行于地，沙尘飞扬，发生的病变为心痛、胃脘痛、厥逆、胸膈不通，其变化急暴快速。

阳明司天的年份，燥气下临于地，人生肝脏之气上从天气，风木之气起而用事，故脾土必受灾害，凄沧清冷之气常见，草木被克伐而枯萎，所以发病为胁痛、目赤、眩晕、摇动、战栗、筋痿不能久立。

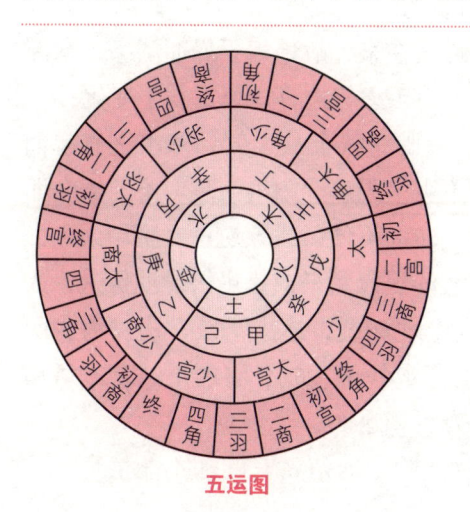

五运指标记有五行属性的风、寒、湿、燥、热气候变化与时令、物化关系的理论。五运六气是天地之间存在的一种综合能量，以五运为周期和以六气为周期的两套变化系统。受它的影响，生存在地球上的一切生物体都随之呈现出节律性的变化。这种能量之大、作用之强，只能用"天道"来形容，天道就是天的法律，是不以人的意志为转移的。

五运图

阳明司天则少阴君火在泉，故暴热至，地气变为暑热蒸腾，在人则阳气郁于内而发病，小便变色，寒热往来如疟，甚至发生心痛。火气流行于冬令草木枯槁之时，气候不寒而流水不得结冰，蛰虫反外见而不藏。

　　太阳司天的年份，寒气下临于地，人身心脏之气从天气，火气照耀显明，火热之气起而用事，则肺金必然受伤，寒冷之气非其时而出现，寒气太过则水结成冰，因火气被迫而应从天气，故发病为心热烦闷、咽喉干、常口渴、鼻涕、喷嚏、易于悲哀、时常打呵欠、热气妄行于上，故寒气来复于下，则寒霜不时下降，寒复则神气伤，发病为善忘，甚至心痛。太阳司天则太阴湿土在泉，土能制水，故土气滋润，水流丰盛，太阳司天则寒水之客气加临于三之气，太阴在泉则湿土之气下加临于终之气，水湿相合而从阴化，万物因寒湿而发生变化，应在人身的病则为水饮内蓄、腹中胀满、不能饮食、皮肤麻痹、肌肉不仁、筋脉不利，严重的还会发生水肿，背部生痈。

　　厥阴司天的年份，风木之气下临于地，人身脾脏之气上从天气，土气兴起而隆盛，湿土之气起而用事，于是水气必受损，土从木化而受其克制，其功用亦为之变易，人们发病为身体重、肌肉枯萎、饮食减少、口败无味。风气行于宇宙之间，云气与万物为之动摇，在人体之病变为目眩、耳鸣。厥阴司天则少阳相火在泉，风火相扇，故火气横行，地气变为暑热，在人体则见大热而迫大肠生赤痢，因气候温热，故蛰虫不藏而常见，流水不能成冰，其所发的病机急速。

　　少阴君火司天的年份，火热之气下临于地，人身肺脏之气上从天气，燥金之气起而用事，则草木必然受损，人们发病为气喘、呕吐、寒热、喷嚏、鼻涕、衄血、鼻塞不通、暑热流行，甚至病发疮疡、高热，暑热如火焰，有熔化金石之状。少阴司天则阳明燥气在泉，故地气干燥而清净，寒凉之气常至，在病变为胁痛、好叹息等症，肃杀之气施行，草木发生变化。

　　太阴司天的年份，湿气下临于地，肾脏之气上从天气，寒水之气起而用事，火气必然受损，人体发病为胸中不爽、阳痿、阳气大衰、不能振奋而失去作用，当土旺之时则感腰臀部疼痛，转动不便，或厥逆；太阴司天则太阳寒水在泉，所以地气阴凝闭藏，大寒气候提前到来，蛰虫很早就伏藏，人们发病则心下痞塞而痛，若寒气太过则土地冻裂，冰冻坚硬，病发为少腹痛，常常妨害饮食，水气上乘肺金，则寒水外化，故少腹痛止，若水气增多，则口味觉咸，必使水气通行外泄，方可减退。

　　黄帝问道：在同一年中，有的动物能胎孕繁殖，有的却不能生育，这是什么气使它们这样的？

岐伯回答说：六气和五行所化的五类动物之间，有相胜而制约的关系。若六气与动物的五行相同，则生育力就强盛，如果不同，生育力就衰退，这是自然规律，万物生化的常规。所以逢厥阴风木司天之年，毛虫不受影响而安静，羽虫可以生育，介虫不能生育；厥阴风木在泉之年，毛虫生育，倮虫耗损，羽虫不生育。

少阴君火司天，羽虫同其气，故羽虫不生育，亦不耗损，少阴司天则阳明燥金在泉，介虫同地之气，故得以生育，金克木，故毛虫不能生成；少阴在泉，羽虫同其气，则多生育，火克金，故介虫遭受损耗且不得生育。

太阴湿土司天，倮虫同其气，故倮虫不生育，亦不耗损，太阴司天则太阳寒水在泉，鳞虫同地之气，故鳞虫多生育，水克火，故羽虫不能生成；太阴在泉，倮虫同其气，则多生育，土克水，故鳞虫不能生成。

少阳相火司天，羽虫同其气，故羽虫不能生育，亦不耗损，少阳司天则厥阴风木在泉，毛木同地之气，故多生育，木克土，故鳞虫不能生成；少阳在泉，羽虫同其气，则多生育，火克金，故介虫遭受损耗，而毛虫静而不育。

阳明燥金司天，介虫同天之气，故介虫静而不生育，阳明司天则少阴君火在泉，羽虫同地之气，则多生育，火克金，故介虫不得生成；阳明在泉，介虫同其气，则多生育，金克木，故毛虫损耗，而羽虫不能生成。

太阳寒水司天，鳞虫同天之化，故鳞虫静而不育，太阳司天则太阴湿土在泉，倮虫同地之气，故多生育；太阳在泉，鳞虫同其气，则多生育，水克火，故羽虫损耗，倮虫静而不育。

凡五运被六气所乘的时候，被克之年所应的虫类则更不能孕育。所以六气所主的司天在泉，各有制约的作用，自甲相合，而岁运在中，秉五行而立，万物都有所生化，在泉之气制约我所胜者，司天之气制约岁气之胜我者，司天之气制色，在泉之气制形，五类动物的繁盛和衰微，各自随着天地六气的不同而相应。因此有胎孕和不育的分别，生化的情况也不能完全一致，这是运气的一种常度，因此称之为中根。在中根之外的六气，同样根据五行而施化，所以万物的生化有五气、五味、五色、五类的分别，随五运六气而各得其宜。

黄帝问道：这是什么道理？

岐伯回答说：生物的生命，其根源藏于内的叫作神机，它是生化作用的主宰，所以神去则生化的功能也停止；根于外的叫作气立，假如没有六气在外，则生化也随之而断绝。故运各有制约，各有相胜，各有所生，各有所成。因此说，如果不知道当年的岁运和六气的加临，以及六气和岁运的异同，就不足以谈生化。就是这个意思。

黄帝说：万物开始受气而生化，气的流动造就万物的形体，气敷布而繁殖，气终的时候形象便发生变化，万物虽不同，但这种情况是一致的。然而如五谷的滋生，生化有厚有薄，成熟有少有多，开始和结果也有不同，这是什么缘故呢？

岐伯回答说：这是由于受在泉之气所控制，故其生化非天气则不生，非地气则不长。

黄帝又道：请告诉我其中的道理。

岐伯回答说：寒、热、燥、湿等气，其气化作用各有不同。故少阳相火在泉，则寒毒之物不生，火能克金，味辛的东西被克而不生，其所主之味是苦和酸，在谷类是属青和火红色的一类。阳明燥金在泉，则湿毒之物不生，味酸及属生的东西都不生，其所主之味是辛、苦、甘，在谷类是属于火红和白色的一类。太阳寒水在泉，则热毒之物不生，凡苦味的东西都不生，其所主之味是淡和咸，在谷类属土黄和黑色一类。厥阴风木在泉，则消毒之物不生，凡甘味的东西都不生，其所主之味是酸、苦，在谷类是属于青和红色之类；厥阴在泉，则少阳司天，上阳下阴，木火相合，故其气化专一，其味纯正。少阴君火在泉，则寒毒之物不生，味辛的东西不生，其所主之味是辛、苦、甘，在谷类是属于白色和火红之类。太阴湿土在泉，燥毒之物不生，凡咸味及气热的东西都不生，其所主之味是甘和咸，在谷类是属于土黄和黑色之类；太阴在泉，是土居地位，所以其气化醇厚，足以制水，故咸味得以内守，其气专精而能生金，故辛味也得以生

司天象征在上，主上半年的气运情况；在泉象征在下，主下半年的气运情况。司天与在泉，可推算一年中岁气的大体情况，及由于气运影响与发生疾病的关系。

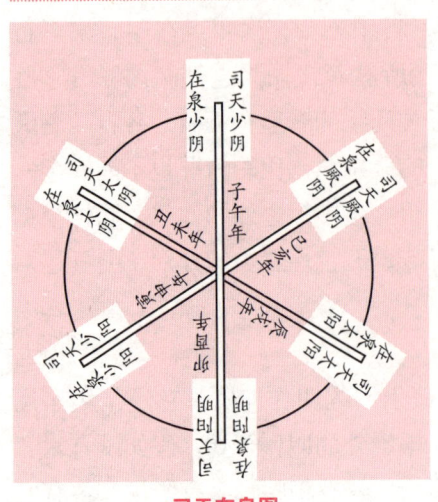

司天在泉图

化，而于湿土同治。

所以说，因司天在泉之气不及而病不足的，用补法当顺其气，因太过而病有余的，治疗时当逆其气，根据其寒热盛衰进行调治。所以说，从上、下、内、外取治，总要探求致病的原因。凡体强能耐受毒药的就给以性味厚的药物，凡体弱不能耐受毒药的就给以性味薄的药物，就是这个道理。若病标本不同而反常时，如病在上，治其下；病在下的，治其上；病在中的，治其四旁。治热病用寒药，而用温服法；治寒病用热药，而用凉服法；治温病用凉药，而用冷服法；治清冷的病用温药，而用热服的方法。故用消法通积滞，用削法攻坚积，用吐法治上部之实，补法治虚证，泻法治实证，无论久病新病，都可根据这些原则进行治疗。

黄帝问道：如果病在内，不实也不坚硬，有时聚而有形，有时散而无形，那怎样治疗呢？

岐伯回答说：您问的真仔细！这种病如果没有积滞的，应当从内脏方面去探求病因，虚的用补法，有邪的可先用药驱其邪，然后以饮食调养之，或用热汤法调和其内外，便可使病痊愈。

黄帝问道：有毒药和无毒药，服用时有一定的规则吗？

岐伯回答说：病有新有旧，处方有大有小，药物有毒无毒，服用时当然有一定的规则。凡用大毒之药，病去十分之六，不可再服；一般的毒药，病去十分之七，不可再服；小毒的药物，病去十分之八，不可再服；即使没有毒的药，病去十分之九，也不可再服。以后就用谷类、肉类、果类、蔬菜等饮食调养，使邪去正复而病痊愈，不要用药过度，以免伤其正气。如果邪气未尽，再用药时仍如上法。必须首先知道岁气的偏胜情况，不可违反天人相应的规律。不要实证更实、虚证更虚，而造成使人折损生命的灾害。不要误补而使邪气更盛，不要误泄而损伤人体正气，断送了人的性命！

黄帝问道：有久病的人，气机虽已调顺而身体不得康复，病虽去而形体依然瘦弱，应当怎样处理呢？

岐伯回答说：您问得真精细啊！要知道天地之气化，是不可用人力来代行的，四时运行的规律，是不可以违反的。若经络已经畅通，血气已经和顺，要恢复正气的不足，使之与平常人一样，就必须注意保养，协调阴阳，耐心等待天时，谨慎守护真气，不使其有所消耗，人的形体就可以壮实，生气得以供养，这就是圣王的调养之法。所以《大要》上说：不要以人力来代替天地之气化，不要违反四时的运行规律，必须善于调养，协调阴阳，等待真气的恢复。就是这个意思。

黄帝道：讲得很对。

素问·六元正纪大论篇第七十一

> **本篇要点**
>
> 一、通过阐述气化的一般规律，以及六气所致的自然现象、万物的变化、人们的疾病和治法宜忌等，说明顺应天时养生的重要性。
>
> 二、说明五运六气胜复、郁发的自然现象及其所致病症的表现、治法。
>
> 三、指出论治的一个重要法则，即适应天时气候，结合患者的病情灵活施治。
>
> 四、特别说明妊娠患病在用药上要注意的问题。

黄帝问道：六气的正常生化和异常变化，以及胜气、复气等淫邪致病及其和平气之间的关系，甘、苦、辛、咸、酸、淡诸气味所化的先后情况，我已经知道了。关于五运主岁的气化，或与司天之气相顺，或与司天之气相逆，或与岁运之气相生，或与岁运司天相制，我还未能完全明了其中的道理。我想通晓司天在泉的道理，并据此以协调运气之所化，使上下能相互应合，不致破坏正常的秩序，天地升降的正常规律不失其宜，五运之气的布化运行不致违背其应时的政令，根据运气的顺逆情况，调和五味的从与逆，应当怎样做呢？

岐伯跪拜两次回答道：这个问题提得很高明啊！这是有关天气和地气问题的一个总纲，是万物变化的本源，若非圣明之帝，谁能够穷尽这些至理要道呢！我对这个问题虽然领会不深，但还是愿意讲述其中的道理，使它不致永远灭绝，能长久流传。

两仪为一阳一阴，一阳生出一阳一阴，一阴生出一阴一阳，构成四象。四象为春、夏、秋、冬。按夏秋冬春的循环顺序，老阳为夏为1，少阴为秋为2，老阴为冬为3，少阳为春为4。

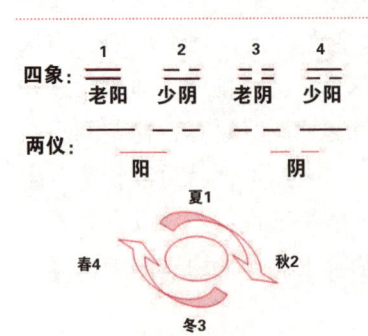

两仪四象图

黄帝说：希望先生把这些道理进一步推演，使其更加具有条理，根据干支的属类和一般的顺序，分析司天在泉等所主的部位，分别每年主岁之气与各步之气，明了司天岁运所属之气与数，及正化邪化的变化情况等，可以听你进一步讲述吗？

岐伯回答说：首先要确立纪年的干支，以明了主岁之气与金、木、水、火、土五行运行之数，及寒、暑、燥、湿、风、火六气司天在泉的气化，则自然界的变化规律就可以被发现，人们可以根据这种规律调养身体，阴阳之气屈伸的道理也就浅近易知，不被迷惑。关于它的一般礼数可以加以推数的，我尽量讲给你听。

黄帝问道：太阳寒水值年的施政情况是怎样的呢？

岐伯回答说：太阳寒水值年的施政在辰年与戌年。

壬辰年、壬戌年，太阳寒水司天，太阴湿土在泉。丁壬为木运，壬为阳干，在五行属木，所以，这两年木运太过，故运为太角。木运之气为风，其正常气化为微风吹拂，万物鸣响，自然界万物萌芽；其反常变化为大风震撼，摧毁折拔，其致病为头目眩晕，视物不明。

客运以每年的"中运"为初运，按五行太少相生的顺序分五步运行，辰戌年的客运五步：初之运太角（客运与主运之气相同，气得正化），二之运少徵，三之运太宫，四之运少商，终之运太羽。主运五步与客运相同，起于太角，终于太羽。

戊辰、戊戌年（运火虽太过，但为司天之寒水所克，则与火运平气相同），太阳寒水司天，太阴湿土在泉。戊癸为火运，戊为阳年，故运为太徵。火运之气为热，其正常气化为温暑郁热，其反常变化为火炎沸腾，其致病为热邪郁滞。客运五步：初之运太徵，二之运少宫，三之运太商，四之运少羽，终之运太角。主运五步：初之运少角，二之运太徵，三之运少宫，四之运太商，终之运少羽。

甲辰年、甲戌年（此二年既是岁会，又是同天符），太阳寒水司天，太阴湿土在泉。甲己为土运，甲为阳年，这两年土运太过，故运为太宫。土运之气为阴雨，其正常气化为柔软厚重润泽，其反常变化为风飘雨骤，震撼惊骇，其致病为湿邪下重。客运五步：初之运太宫，二之运少商，三之运太羽，四之运少角，终之运太徵。主运五步：初之运太角，二之运少徵，三之运太宫，四之运少商，终之运太羽。

庚辰年、庚戌年，太阳寒水司天，太阴湿土在泉。乙庚为金运，庚为阳年，这两年金运太过，故运为太商。金运之气为凉，其正常气化为雾露萧瑟，其反常变化为肃杀，其致病为津液干燥，胸背满闷。客运五步：初之运太商，二之运少羽，三之运太角，四之运少徵，终之运太宫。主运五步：初之运少角，二之运太徵，三之运少宫，四之运太商，终之运少羽。

丙辰年，丙戌年（此二年均为天符），太阳寒水司天，太阴湿土在泉。丙辛为水运，丙为阳年，故运为太羽。水运之气寒冷肃杀，其正常气化为寒风凛冽，凝敛凄惨，其反常变化为冰雪霜雹，其致病为大寒流滞于筋肉关节空隙处。因岁运属金，客运五步：初之运太羽，二之运少角，三之运太徵，四之运少宫，终之运太商。主运五步：初之运太角，二之运少徵，三之运太宫，四之运少商，终之运太羽。

凡此辰戌太阳司天之政，其气太过，先天时而至，太阳寒水司天，其气肃历，太阴湿土在泉，其气沉静，寒湿之气临于太空，阳气不能正常布散，水土二气相合，以为功德，上应于辰星与镇星之光较强。其在谷类，应于黑色与黄色者，其司天之政严肃，其在泉之令徐缓。由于寒水之政大起，阳气不得伸张，故湖泽中不见阳热的气焰升腾，火气则需等到其相应之时方能舒发。主气少阳居为三之气，因火气过胜，则应时之雨水穷尽不降，四之气，在泉的湿土之气发挥作用，雨水止极而云散，气还于太阴主令之时，云会于北极雨府之处，湿气乃得布化，万物为之润泽，太阳寒气布于高空，少阴雷火动而在下，寒湿之气则持续于气交之中。人们易患寒湿病发作、肌肉痿弱、两足痿软不收、大便泄泻、血液外溢等症。

初之气，主气为厥阴风木，客气为少阳相火，上年在泉之气迁移退位，温气大行，草木繁荣较早，人们易患疫疠病，温热病发作，其症状为身热、头痛、呕吐、肌肤疮疡等病。

二之气，主气为少阴君火，客气为阳明燥金，故凉气反而大行，阳气不得舒发，人们感到凄惨，草木因遇到寒凉之气，也不易生长，火气受到抑制，人们易患气郁不舒、腹中胀满等病，寒气开始发生。

三之气，主气为少阳相火，客气为太阳寒水，司天之气布其政令，寒气大行，雨乃降下。人们易患寒病于外、热反病于内、痈疽、下利如注、心热烦闷等病，热郁于内，易伤心神，若不急治，病多死亡。

四之气，主气为太阴湿土，客气为厥阴风木，风湿二气，争于气交，湿得风气乃化为雨，万物乃得盛长、化育、成熟，人们易患大热少气、肌肉痿弱、两足痿软、下利赤白等病。

五之气，主气为阳明燥金，客气为少阴君火，阳气重新施化，草木之类得以盛长、化育而成熟，人们感到舒畅无病。

终之气，主气为太阳寒水，客气为太阴湿土，在泉之气，得其政令，湿气大行，阴寒之气凝集太空，尘埃昏暗，笼罩郊野，人们感到凄惨，若寒风骤至，风能胜湿，则土气不胜，脾不得长养，尽管能够妊娠，但多会受影响而流产。

六气主时主气客气主病表

六气种类	主　时	主　气	客　气	所主疾病
初之气	大寒~惊蛰	厥阴风木	少阳相火	易患温热病，症状为身热、头痛、呕吐、肌肤疮疡等
二之气	春风~立夏	少阴君火	阳明燥金	易患气郁不舒、腹中胀满等
三之气	小满~小暑	少阳相火	太阳寒水	易患寒病于外、热反病于内、痈疽、下利如注、心热烦闷等
四之气	大暑~白露	太阴湿土	厥阴风木	易患大热少气、肌肉痿弱、两足痿软、下利赤白等
五之气	秋风~立冬	阳明燥金	少阴君火	人们常感舒畅无病
终之气	小雪~小寒	太阳寒水	太阴湿土	易流产

　　凡此太阳寒水司天之年，则火气郁而不行，宜食苦味以泻火，以燥治湿，以温治寒，必须折减其政郁之胜气，资助不胜之气，不要使运气太过而发生疾病，应当食用得岁气的谷类以保全真气，避免虚邪贼风以安定正气。根据中运与司天在泉阴阳五行之气的同异裁定药食性味的多少而制之，运与气寒湿相同者，其气微，可少用制其气之品。凡用寒性药品时，应避开寒气主令之时；用热性药品时，应避开炎热的天气；用凉性药品时，应避开清冷的天气；用温性药品时，应避开温暖的天气；用饮食调养时，也应遵照这个原则，这是就一般情况而言。若气候有反常变化时，就不必拘守这一原则，若不遵守这些规律，就会导致疾病的发生。就是说要根据四时气候变化的具体情况决定治疗原则，这就是所谓的因时制宜。

　　黄帝说：好。阳明燥金值年的施政情况是怎样的呢？

　　岐伯回答说：阳明燥金施政在卯年与酉年。

　　丁卯年（为岁会）、丁酉年，阳明燥金司天，少阴君火在泉。丁壬为木运，丁为阴年，故运为少角。木运不及，则克我之金的清气乃为胜气，胜气之后，则我生之火的热来复，此二年胜负之气相同。由于木运不及，司天之燥金胜之，则金兼木化，反得其政，故同金运平气。凡次二年，运气为风，胜气为清，复气为热。

客运五步：初之运少角（客运与主运之气相同，气得正化），二之运太徵，三之运少宫，四之运太商，终之运少羽。主运五步与客运相同，起于少角，终于少羽。

癸卯年、癸酉年（此二年俱为同岁会），阳明燥金司天，少阴君火在泉。戊癸为火运，癸为阴年，故火运不及为少徵。火运不及，则克我之水的寒气乃为胜气，胜气之后，则我生之土的雨气来复，此二年胜负之气相同。由于火运不及，无力克金，司天之金气得政，故同金运平气。凡此二年，运气为热，胜气为寒，复气为雨。

客运五步：初之运少徵，二之运太宫，三之运少商，四之运太羽，终之运少角。主运五步：初之运太角，二之运少徵，三之运太宫，四之运少商，终之运太羽。

己卯年、己酉年，阳明燥金司天，少阴君火在泉。甲己为土运，己为阴年，故土运不及为少宫。土运不及，则克我之木的风气乃为胜气，胜气之后，则我生之金的凉气来复，此二年胜复之气相同。凡此二年，运气为雨，胜气为风，复气为凉。

客运五步：初之运少宫，二之运太商，三之运少羽，四之运太角，终之运少徵。主运五步：初之运少角，二之运太徵，三之运少宫，四之运太商，终之运少羽。

乙卯年（为天符）、乙酉年（既是岁会，又是太一天符），阳明燥金司天，少阴君火在泉。乙庚为金运，乙为阴年，故金运不及为少商。金运不及，则克我之火的热气乃为胜气，胜气之后，则生我之水的寒气来复，此二年胜负之气相同。金运虽不及，但得司天金气相助，故同金运平气。凡此二年，运气为凉，胜气为热，复气为寒。

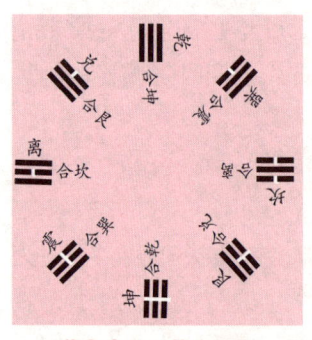

羲皇先天八卦方位图

先天八卦与河图是盖天派概括天地自然的一种模式图。因为盖天派定义了天为阳，地为阴。所以，先天八卦把天（乾）定位在上（南），把地（坤）定位在下（北）。一乾、二兑、三离、四震、五巽、六坎、七艮、八坤。

客运五步：初之运少商，二之运太羽，三之运少角，四之运太徵，终之运少宫。主运五步：初之运太角，二之运少徵，三之运太宫，四之运少商，终之运太羽。

辛卯年、辛酉年，阳明燥金司天，少阴君火在泉。丙辛为水运，辛为阴年，故水运不及为少羽。水运不及，则克我之土的雨气乃为胜气，胜气之后，则我生之木的风气来复，此二年胜负之气相同。凡此二年，运气为寒，胜气为雨，复气为风。

客运五步：初之运少羽，二之运太角，三之运少徵，四之运太宫，终之运少商。主运五步：初之运少角，二之运太徵，三之运少宫，四之运少商，终之运少羽。

凡此卯酉年阳明司天之政，其气不及，气化运行比正常天气晚。阳明燥金司天，其气急切，少阴君火在泉，其气盛明，金气不及，火气乘之，则阳气得专其令，炎暑之气大行，万物干燥而坚硬，金气不及则木无所谓，和风主治，风气与燥气相兼而流行与气交之内，使阳气多而阴气少，阳气盛极必衰，衰则阴气来复，当四之气主客二气，即太阴与太阳主令之时，云归于雨府，湿气敷布，干燥之气又变为润泽。其在谷类，应于白色与赤色者，间谷则为借间气太过而得成熟者，金气不及，火气乘之，损伤属金之白色甲虫类，待水气来复则损及属火之羽虫类，金气与火气相合，以为功德，上则应于太白星与荧惑星之光较强。其司天之政急切猝暴，其在泉之令，蛰虫不欲归藏，流水不得结冰。人们易患咳嗽、咽喉肿塞、寒热发作暴急、恶寒颤慄、大小便不通畅等病。如果燥气清凉之气早至而急切，则属木的毛虫类乃死，如在泉之热气后至而急暴，则属金的介虫类乃受灾殃。胜气与复气发作急暴，正常的气候，被扰乱而不定，司天之清气与在泉之热气，持续于气交之内。

初之气，主气为厥阴风木，客气为太阴湿土，上年在泉之气迁移退位，阳明司天燥金用事，阴气开始凝集，天气肃历，水乃结成冰，寒水之气化。其发病为内热胀满，满目水肿，善眠，鼻塞衄血，喷嚏呵欠，呕吐，小便赤黄，甚则淋沥不通。二之气，主气为少阴君火，客气为少阳相火，二火用事，阳气乃布，人们感到舒适，万物开始生长繁荣。若疫疠大行时，人们容易猝暴死亡。三之气，主气为少阳相火，客气为阳明燥金，司天之政乃布，凉气乃行，客气之燥气与主气之热气相互交合，燥气急则湿气复而润泽，人们易患寒热之病。四之气，主气为太阴湿土，客气为太阳寒水，水土气化，寒雨降下。发病为猝然仆倒、振动战栗、谵言妄语、少气、咽喉干燥而引饮，以及心痛、痈肿疮疡、疟疾寒冷、骨痿软、便血等病。五之气，主气为阳明燥金，客气为厥阴风木，秋行春令，草木又得生长而繁荣，人们也气血平和无病。终之气，主气为太阳寒水，客气为少阴君火，在泉之气用事，阳气敷布，气反湿暖，蛰虫现于外面，流水不得结冰，人们也健康平安，阳气盛则易发温病。

因而在阳明司天之年，应当食用得岁气的谷类以安定正气，食用得间气的谷类以去邪气，本年当用咸味、苦味、辛味的药物以汗之、清之、散之的方法进行治疗，安定其不胜之气的生化之源。根据寒热的轻重，决定制方药物的多少，若中运与在泉之热气相同时，应多用与司天凉气相同之品，若中运与司天之凉气相同时，应多用与在泉之热气相同之品。用凉药时，应避开寒气主令之时，用温药时，应避开温气主令之时，用饮食调养时，也应遵照这个原则，这是就一般情况而言。若气候有反常的变化时，就不必拘守这一原则，这是指自然变化之道，若违背了它，就会扰乱天地阴阳的自然规律。

黄帝说：好。少阳相火值年的施政是怎样的呢？

岐伯回答说：少阳相火施政在寅年与申年。

壬寅年、壬申年（此二年俱为同天符），少阳相火司天，厥阴风木在泉。丁壬为木运，壬为阳年，故运为太角。木运之气为风气鼓动，其正常气化为风声紊乱，物体启开，其反常变化为大风震撼摧毁折拔，其致病为头目眩晕，两胁支满，神魂惊骇。

客运五步：初之运太角（客运与主运之气相同，气得正化），二之运少徵，三之运太宫，四之运少商，终之运太羽。主运五步与客运相同，起于太角，终于太羽。

戊寅年、戊申年（此二年俱为天符），少阳相火司天，厥阴风木在泉。戊癸为火运，戊为阳年，故运为太徵。活运之气为暑热，其正常气化为火盛热郁，其反常变化为火炎沸腾，其致病为热郁于上，热甚迫血妄行则血溢泄，心痛。

客运五步：初之运太徵，二之运少宫，三之运太商，四之运少羽，终之运太角。主运五步：初之运少角，二之运太徵，三之运少宫，四之运太商，终之运少羽。

甲寅年、甲申年，少阳相火司天，厥阴

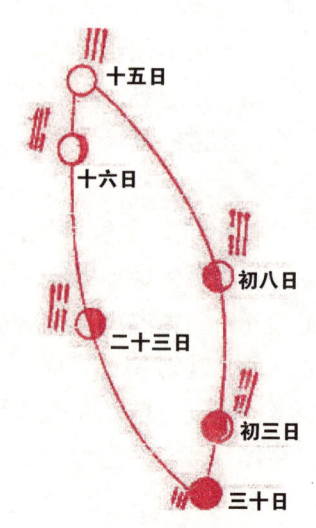

月体的阴阳变化，一周为一月；阴消阳长，阴长则阳消

月体阴阳变化图

风木在泉。甲己为土运，甲为阳年，故运为太宫。土运之气为阴雨，其正常气化为柔软厚重润泽，其反常变化为风飘雨骤，震撼惊骇，其致病为身重水肿，水饮痞满。

客运五步：初之运太宫，二之运少商，三之运太羽，四之运少角，终之运太徵。主运五步：初之运太角，二之运少徵，三之运太宫，四之运少商，终之运太羽。

庚寅年、庚申年，少阳相火司天，厥阴风木在泉。乙庚为金运，庚为阳年，故运为太商。金运虽太过，但被司天相火所克，故同金运平气。金运之气为凉，其正常气化雾露清冷急切，其反常变化为肃杀凋零，其致病则发为肩背与胸中。

客运五步：初之运太商，二之运少羽，三之运太角，四之运少徵，终之运太宫。主运五步：初之运少角，二之运太徵，三之运少宫，四之运太商，终之运少羽。

丙寅年、丙申年，少阳相火司天，厥阴风木在泉。丙辛为水运，丙为阳年，故运为太羽。水运之气为寒，其正常气化凝敛凄惨，寒风凛冽，其反常变化为冰雪霜雹，其致病为寒气水肿。

客运五步：初之运太羽，二之运少角，三之运太徵，四之运少宫，终之运太商。主运五步：初之运太角，二之运少徵，三之运太宫，四之运少商，终之运太羽。

凡此寅申少阳司天之政，其气太过，先天时而至，司天之气得其正化之位，厥阴风木在泉，其气扰动不宁，大风突然而起，草被吹倒，走石飞沙，少阳相火之气为之流行，岁半之前，为君火、相火与太阴湿土行令之时，阴气流行，阳气布化，雨乃应时而降，少阳司天为火，厥阴在泉为木，木火相生，故同为功德，上应于荧惑星与岁星之光较强。其在谷类应于赤色与青色者，其司天之政严厉，在泉之令扰动。所以司天之热与在泉之风相参而敷布，云雾沸腾，流动不定，太阴湿土之气横行气交，寒气有时而至，则凉雨并起。人们易患寒病于内，外部发生疮疡，内为泄泻胀满等病。所以聪明圣智的人，遇到这种情况时，则调和而顺适之，不与之抗争。寒热之气，反复发作，人们易患疟疾、泄泻、耳聋、目瞑、呕吐、心肺气郁、发生肿块、皮肤变色等症。

初之气，主气为厥阴风木，客气为少阴君火，上年在泉之气，迁移退位，风气盛时则摇动不宁，主客二气木火相生，寒气乃去，气候大温，草木早期繁荣。有时寒气虽来但不能行其杀伐之令，温热病发生，其发病为气郁于上、血液外溢、目赤、咳嗽气逆、头痛、血崩、胁部胀满、皮肤肌腠生疮等。

二之气，主气为少阴君火，客气为太阴湿土，火气反为湿土之气郁遏而不发，白色云埃四起，云气归于雨府，风气若不胜湿土之气，则雨水降下，人们身体安康。其发病为热郁于上部、咳嗽气逆、呕吐、疮疡发生于内部、胸中与咽喉不利、头痛身热，甚至昏愦不清、脓疮等。

三之气，主气为少阳相火，客气亦为少阳相火，主客气同，司天之气施布政令，炎暑乃至，少阳相火上临，火气过甚，故雨水不降。人们易患热病、耳聋、目瞑、血外溢、脓疮、咳嗽、呕吐、鼻塞衄血、口渴、喷嚏呵欠、喉痹、目赤等病。

四之气，主气为太阴湿土，客气为阳明燥金，阳明主令，凉气乃至，炎暑之气间时而化，白露降下，人的气血平和，其发病为胀满身重。

五之气，主气为阳明燥金，客气为太阳寒水，阳气乃去，寒气乃至，由于阳气敛藏，气门乃闭，刚硬的树木早已凋零，人们应避开寒邪，通晓养生之道，居处周密，以避寒气。

终之气，主气为太阳寒水，客气为厥阴风木，在泉之气得其正化之位，风气乃至，万物反而有生发之施，雾气流行。由于气机外泄，故其发病为应关闭者发而不能禁固、心痛、阳气不得收敛、咳嗽等。

凡此少阳司天之年，防治疾病的时候，必须抑制中运与司天的太过之气，扶助所不胜之气，折减其致郁的胜气，资助不胜之气的生化之源，则猝暴太过之气不能发生，重病可以不生。所以本岁当用咸、辛味及酸味药物，用渗泄、水渍、发散等方法进行治疗，观察气候的寒热变化，以调治其太过之邪气。若中运遇太角、太徵与岁气风热不同之年，应多用寒化之品；若中运遇太宫、太商、太羽岁气风热不同之年，应少用寒化之品；用热性药品时应避开热气主令之时，用温性药品时应避开温气主令之时，用寒性药品时应避开寒气主令之时，用凉性药品时应避开凉气主令之时，用饮食调养时也应遵照这个原则，这是就一般情况而言。若气候有反常变化时，就不必拘守这一原则，若不遵守这些规律，就会导致疾病的发生。

黄帝问道：好。太阴湿土值年的施政是怎样的呢？

岐伯回答说：太阴湿土施政在丑

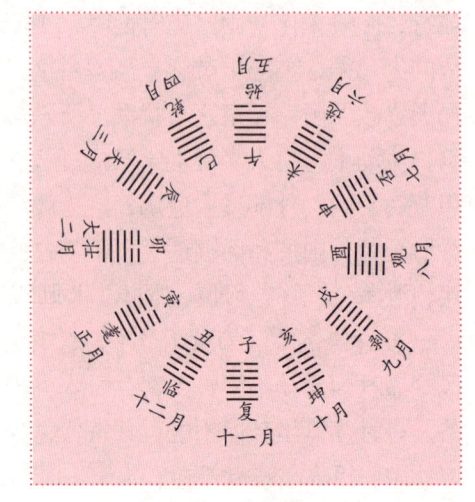

十二辟卦图

年与未年。

丁丑年、丁未年，太阴湿土司天，太阳寒水在泉。丁壬为木运，丁为阴年，故运为少角。木运不及，则克我之金的清气乃为胜气，清气之后，则我生之火的热来复，此二年胜负之气相同。木运不及，无力克土，司天之气得政，故同土运平气。凡次二年，运气为风，胜气为清，复气为热。

客运五步：初之运少角（客运与主运之气相同，气得正化），二之运太徵，三之运少宫，四之运太商，终之运少羽。主运五步与客运相同，起于少角，终于少羽。

癸丑年，癸未年，太阴湿土司天，太阳寒水在泉。戊癸为火运，癸为阴年，故运少徵。火运不及，则胜我之水的寒气乃为胜气，胜气之后，则我生之土的雨气来复，此二年胜负之气相同。凡此二年，运气为热，胜气为寒，复气为雨。

客运五步：初之运少徵，二之运太宫，三之运少商，四之运太羽，终之运少角。主运五步：初之运太角，二之运少徵，三之运太宫，四之运少商，终之运太羽。

己丑年、己未年（此二年俱为太一天符），太阴湿土司天，太阳寒水在泉。甲己为土运，己为阴年，故运为少宫。土运不及，则克我之木的风气乃为胜气，胜气之后，则我生之金的清气来复，此二年胜复之气相同。土运虽不及，但得司天土之助，故同土运平气。凡此二年，运气为雨，胜气为风，复气为清。

客运五步：初之运少宫，二之运太商，三之运少羽，四之运太角，终之运少徵。主运五步：初之运少角，二之运太徵，三之运少宫，四之运太商，终之运少羽。

乙丑年、乙未年，太阴湿土司天，太阳寒水在泉。乙庚为金运，己为

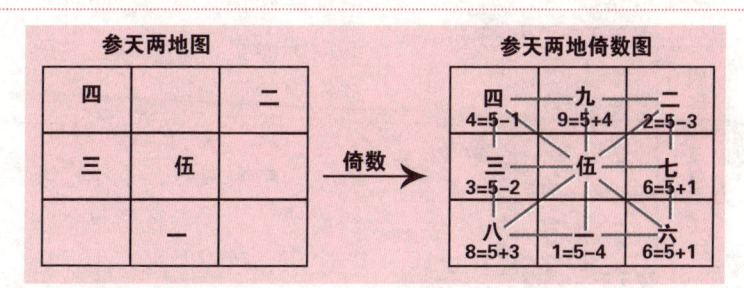

参天两地图

四		二
三	伍	
	一	

倚数 →

参天两地倚数图

四 4=5-1	九 9=5+4	二 2=5-3
三 3=5-2	伍	七 6=5+1
八 8=5+3	一 1=5-4	六 6=5+1

注：参天两地又称为参伍。参天：天数（天的变数）为三（参）。两地：地数（地的变数）为二（两）。所以，天地的易数（变化）二三为六（六个阶段），故而易六爻而成卦，以经天，以弥地

参天两地倚数图

阴年，故运为少商。金运不及，则克我之火的热气乃为胜气，胜气之后则生我之水的寒气来复，此二年胜负之气相同。凡此二年，运气为凉，胜气为热，复气为寒。

客运五步：初之运少商，二之运太羽，三之运少角，四之运太徵，终之运少宫。主运五步：初之运太角，二之运少徵，三之运太宫，四之运少商，终之运太羽。

辛丑年、辛未年（此二年俱为同岁会），太阴湿土司天，太阳寒水在泉。丙辛为水运，辛为阴年，故运少羽。水运不及，则克我之土的雨气乃为胜气，胜气之后，则我生之木的风气来复，此二年胜负之气相同。由于水运不及，司天之土气胜之，则土兼水化，反得其政，故同土运平气。凡此二年，运气为寒，胜气为雨，复气为风。

客运五步：初之运少羽，二之运太角，三之运少徵，四之运太宫，终之运少商。主运五步：初之运少角，二之运太徵，三之运少宫，四之运少商，终之运少羽。

凡丑未太阴司天之政，其气不及，气化运行比正常天气更慢，太阴司天，太阳在泉，其气皆阴，故阴气取得支配地位，阳气退避，时常有大风兴起，司天之气下降于地，在泉之气上腾于天，原野雾气昏暗，白色云埃四起，云奔于南极雨府，由于太阴湿土与太阳寒水主令，故寒雨频频降下，万物成熟于夏末秋初。人们易患寒湿、腹部胀满、全身肿胀、水肿、痞满气逆、寒气厥逆、筋脉拘急等病。湿气与寒气相合，以为功德，黄黑色尘埃昏暗，流行于气交之内，上则应于镇星与辰星之光较强。司天之政严肃，在泉之令寂静，其在谷类应于黄色与黑色者。由于司天之阴气凝集于上，在泉之寒气积聚于下，寒水之气胜于火气，则为冰雹，阳光不得施治，阴寒肃杀之气乃行。所以对于谷物的种植，太过年应在高地，不及年应在低地，太过年应晚种，不及年应早种，这不仅要看土地条件是否有利，而且要根据气化的情况而定，对于养生之道，也必须适应这些情况。

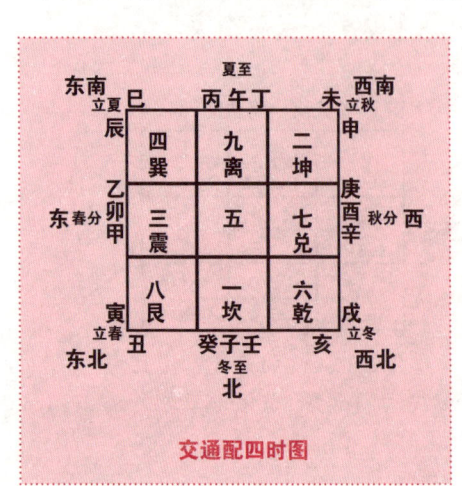

初之气，主气为厥阴风木，客气亦为厥阴风木，上年在泉之气，迁移退位，由于主客二气相同，春得化气之正，风气乃来，生发之气布化，万物因而繁荣，人们感到条畅舒适，由于湿气为风气所迫，降雨较迟。人们易患血液外溢、筋络拘急强直、关

交通配四时图

节不利、身体沉重、筋脉痿软等病。二之气，主气为少阴君火，客气亦为少阴君火，主客二气相同，故火得气化之正，万物因而生化，人们也感到平和，其发病为温热与疫病大行，远近的患者病皆相同。湿与热气相搏，雨水乃按时降下。三之气，主气为少阳相火，客气为太阴湿土，司天之气布化，湿气乃降，地气上升，雨水时常降下。寒气随之而来。如果人们感受寒湿，就会患身体沉重、水肿、胸腹胀满等症。四之气主气为太阴湿土，客气为少阳相火，相火加临于主气之上，湿热合化，地气上升，与天气隔塞不通，早晚俱有寒风吹来，热气与寒气相迫，烟雾凝集于草木之上，湿化之气不得流动，则白露阴布，成为秋令。这时人们易患肌肤发热、突然出血、疟疾、心腹胀满、皮肤发胀甚至水肿等症。五之气，主气为阳明燥金，客气亦为阳明燥金，凄惨寒凉之气以行，寒露降下，霜乃早降，草木萎黄凋落，寒气侵及人体，善于养生的人们应居处周密，人们易患皮肤与腠理等部位的疾病。终之气，主气为太阳寒水，客气亦为太阳寒水，寒气大起，湿气大化，霜乃聚积，阴气凝结，水结成坚冰，阳光不得施治。感受寒邪，则人们易患关节强急、活动不灵、腰部与臀部疼痛等病，乃是由于寒湿之气相持于气交所致。

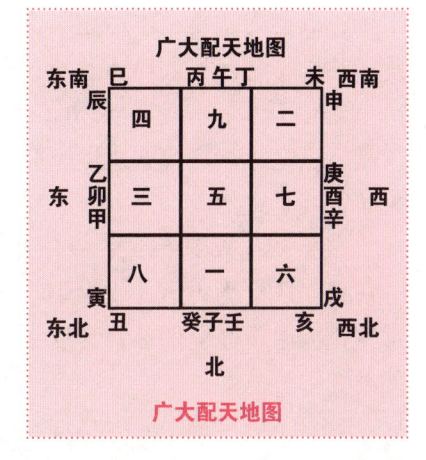

　　凡此太阴司天之年，必须折减其致郁的邪气，而取其不胜之气的生化之源，补益不及的岁气，不使邪气过胜，食用得岁气的谷类以保全其真气，食用得间气的谷类以保养精气。所以本年宜用苦味的药物，用燥性以去湿，用温性以去寒，甚则用发泄的方法以去湿邪。如果不发不泄，湿气向外溢出，肌肉溃烂，皮肤破裂，则根据水血相交之属性的异同，以指定药物性味的多少。岁运与岁气相同为寒性的，用热性之品，相同的，多用调和之品。用凉性药品时应避开凉气主令之时，用寒性药品时应避开寒气主令之时，用热性药品时应避开热气主令之时，用温性药品时，用饮食调养时也应遵照这个原则，这是就一般情况而言。若气候有反常变化时，就不必拘守这一原则，若不遵守这些规律，就会导致疾病的发生。

　　黄帝说：好。少阴君火值年司天的运气情况是怎样的呢？

　　岐伯回答说：少阴君火施政在子年与午年。

　　壬子年、壬午年，少阴君火司天，阳明燥金在泉。丁壬为木运，壬为阳年，故运为太角。木运之气为风气鼓动，其正常气化为风声紊乱，物体启开，其反常变化为大风震撼摧毁折拔，其致病为胁下支撑胀满。

客运五步：初之运太角（客运与主运之气相同，气得正化），二之运少徵，三之运太宫，四之运少商，终之运太羽。主运五步与客运相同，起于太角，终于太羽。

戊子年（天符年）、戊午年（太一天符年），少阴君火司天，阳明燥金在泉。戊癸为火运，戊为阳年，故运为太徵。火运之气为火炎暑热，其正常气化为温暖光耀郁热，其反常变化为火炎沸腾，其致病为热在上部、血液外溢。

客运五步：初之运太徵，二之运少宫，三之运太商，四之运少羽，终之运太角。主运五步：初之运少角，二之运太徵，三之运少宫，四之运太商，终之运少羽。

甲子年、甲午年，少阴君火司天，阳明燥金在泉。甲己为土运，甲为阳年，故运为太宫。土运之气为阴雨，其正常气化为柔软厚重润泽，其反常变化为风飘雨骤，震撼惊骇，其致病为腹中胀满，肢体沉重。

客运五步：初之运太宫，二之运少商，三之运太羽，四之运少角，终之运太徵。主运五步：初之运太角，二之运少徵，三之运太宫，四之运少商，终之运太羽。

庚子年、庚午年，少阴君火司天，阳明燥金在泉。乙庚为金运，庚为阳年，故运为太商。金运虽太过，但被司天相火所克，故同金运平气。金运之气为凉，其正常气化雾露萧瑟，其反常变化为肃杀凋零，其致病则为下部清凉。

客运五步：初之运太商，二之运少羽，三之运太角，四之运少徵，终之运太宫。主运五步：初之运少角，二之运太徵，三之运少宫，四之运太商，终之运少羽。

丙子年（岁会年）、丙午年，少阴君火司天，阳明燥金在泉。丙辛味水运，丙为阳年，故运为太羽。水运之气为寒，其正常气化凝敛凄惨，寒风凛冽，其反常变化为冰雪霜雹，其致病为寒气在下。

客运五步：初之运太羽，二之运少角，三之运太徵，四之运少宫，终之运太商。主运五步：初之运太角，二之运少徵，三之运太宫，四之运少商，终之运太羽。

凡此子午年少阴司天之政，其气太过，气化运行比正常的天气早，少阴司天，阳明在泉，在泉之气肃杀，司天之气光明，初之气，客气之寒，与上年终气少阳之暑相交，司天之热与在泉之燥气相加，云驰于雨府，湿化之气乃得流行，雨乃应时而降，金之燥气与火之热气相合，以为功德，上则荧惑星与太白星之光较强。司天之政光明，在泉之气急切，其在谷类应于赤色与白色者。水之寒气与火之热气相持于气交，为疾病发生的起因，热性病变发生在上部，凉性病变发生在下部，寒气与热气相互侵犯而争扰于中部，人们易患咳嗽气喘、血液上溢或下泄、鼻塞喷嚏、目赤、眼角疮痒、寒气厥逆入于胃部、心痛腰痛、腹部胀大、咽喉干燥、上部肿胀等病。

初之气，主气为厥阴风木，客气为太阳寒水，上年在泉之气迁移退位，少阳之暑气将要退去，寒冷之气始至，蛰虫重又归藏，水结为冰，霜又降下，主气之风受客气之影响而凛冽寒冷，阳气因而被郁，不得宣发，人们反而居处周密，以避寒气，易患关节强硬、活动不灵、腰部与臀部疼痛等病，初之气后，炎暑之气即将发生，可致内部与外部疮疡之病。

二之气，主气为少阴君火，客气为厥阴风木，阳气乃得舒布，风气乃得流行；春气属于正化之令，万物亦当繁荣，寒气虽然有时而至，但因主客二气均属阳，所以人们仍然感到平和。其发病为小便淋沥，目视不清，两眼红赤，气郁于上部可发生热病。

三之气，主气为少阳相火，客气为少阴君火，司天之气布化，主客二气皆为火，所以大火流行，万物繁盛而鲜明，寒气有时而至。人们易患气厥逆而心痛，寒热交替发作，咳嗽气喘，目赤等病。

四之气，主气为太阴湿土，客气亦为太阴湿土，暑湿俱至，大雨时常降下，寒热交互而至。人们易患寒热、咽喉干燥、黄疸、鼻塞、衄血、水饮等病。

五之气，主气为阳明燥金，客气为少阳相火，少阳之烈火降临，暑气反而又至，阳热之气生化，万物又出现生长繁荣景象，人们大都安康，其发病为温病。

终之气，主气为太阳寒水，客气为阳明燥金，燥气流行，由于燥金之收敛，使五之气的余火隔拒于内，不得外泄，则肿于上部，咳嗽气喘，甚则血液外溢。若寒气时常发起，则雾气弥漫，其为病多发生于皮肤，邪气居于胁部，向下连及少腹而发生内部寒冷的病，终之气之末，则在阳泉之气将要改变。

凡此少阴司天之年，必须抑制其太过的运气，资助岁气所胜之气，折减郁发之气，先取化源，不要让岁气猝暴太过而发生疾病。食用得岁气的谷类以保全真气，食用得间气的谷类以避虚邪。本年宜用咸味以泄之，以调其上部，甚则用苦味以泄之。应根据中运与岁气的同异而制定用多或用少。中运与司天之气同为热者用寒凉之品以化之，若中运与在泉之气同为凉者，用温热之品以化之。用热性药品时应避开热气主令之时，用温性药品时应避开温其主令之时，用寒性药品时应避开寒气主令之时，用凉性药品时应避开凉气主令之时，用饮食调养时也应遵照这个原则，这是就一般情况而言。若气候有反常变化时，就不必拘守这一原则，若不遵守这些规律，就会导致疾病的发生。

黄帝问道：好。厥阴风木值年的施政情况是怎样的呢？

岐伯回答说：厥阴风木值年施政在巳年与亥年。

丁巳年、丁亥年（此二年俱为天符年），厥阴风木司天，少阳相火在泉。丁壬为木运，丁为阴年，故运为少角。木运不及，则克我之金的清气乃为胜气，胜气之后，则我生之火的热来复，凡此二年，运气为风，胜气为清，复气为热。

客运五步：初之运少角（客运与主运之气相同，气得正化），二之运太徵，三之运少宫，四之运太商，终之运少羽。主运五步与客运相同，起于少角，终于少羽。

癸巳年，癸亥年（此二年俱为同岁会年），厥阴风木司天，少阳相火在泉。戊癸为火运，癸为阴年，故运少徵。火运不及，则胜我之水的寒气乃为胜气，胜气之后，则我生之土的雨气来复，此二年胜负之气相同。凡此二年，运气为热，胜气为寒，复气为雨。

客运五步：初之运少徵，二之运太宫，三之运少商，四之运太羽，终之运少角。主运五步：初之运太角，二之运少徵，三之运太宫，四之运少商，终之运太羽。

己巳年、己亥年，厥阴风木司天，少阳相火在泉。甲己为土运，己为阴年，故运为少宫。土运不及，则克我之木的风气乃为胜气，胜气之后，则我生之金的凉气来复，此二年胜复之气相同。由于土运不及，司天之木气胜

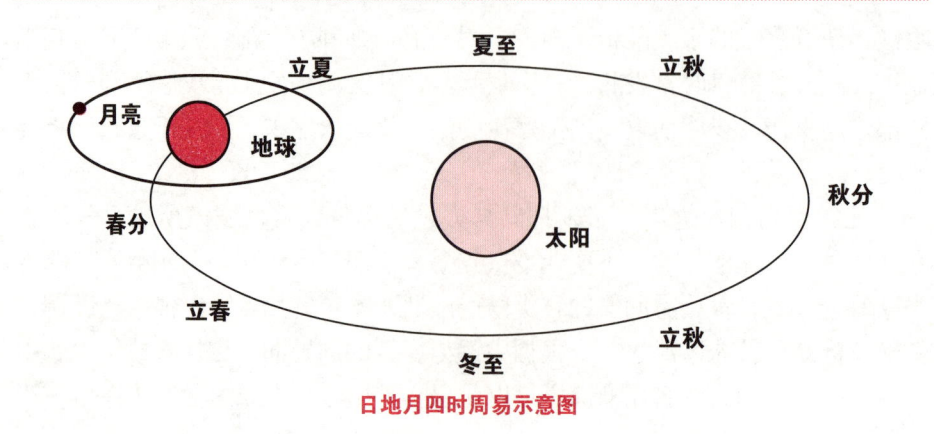

日地月四时周易示意图

之，则木兼土化，反得其政，故同土运平气。凡此二年，运气为雨，胜气为风，复气为清。

客运五步：初之运少宫，二之运太商，三之运少羽，四之运太角，终之运少徵。主运五步：初之运少角，二之运太徵，三之运少宫，四之运太商，终之运少羽。

乙巳年（为天符）、乙亥年（既是岁会，又是太一天符），厥阴风木阳明燥金司天，少阳相火在泉。乙庚为金运，乙为阴年，故运为少商。金运不及则克我之火的热气乃为胜气，

巽四	离九	坤二伍
坎	坎	坎
震三 坎	井既济比 屯节 塞坎需	兑七 坎
坎	坎	坎
艮八	坎一	乾六

将八卦分宫相错综即"八卦相荡，因而重之"演出六十四卦来，此即"错综其数"。

错综其数阳一局图

胜气之后则生我之水的寒气来复，此二年胜负之气相同。金运虽不及，无力克木，司天之木气反而得政，故同木运平气。凡此二年，运气为凉，胜气为热，复气为寒。

客运五步：初之运少商，二之运太羽，三之运少角，四之运太徵，终之运少宫。主运五步：初之运太角，二之运少徵，三之运太宫，四之运少商，终之运太羽。

辛巳年、辛亥年，厥阴风木司天，少阳相火在泉。丙辛为水运，辛为阴年，故运少羽。水运不及，则克我之土的雨气乃为胜气，胜气之后，则我生之木的风气来复，此二年胜负之气相同。凡此二年，运气为寒，胜气为鱼，复气为风。

客运五步：初之运少羽，二之运太角，三之运少徵，四之运太宫，终之运少商。主运五步：初之运少角，二之运太徵，三之运少宫，四之运太商，终之运少羽。

凡此巳亥年厥阴司天之政，其气不及，后天时而至。上述所谓同正角诸岁，其气化情况，中运与司天之气相同，均为木运平气。厥阴司天，少阳在泉，司天之气扰动，在泉之气正化，司天之风气，生于高远之处，在泉之炎热自下而从上，云归于雨府，湿化之气流行，司天之风气与在泉之火相合，以为功德，上则应于岁星与荧惑星之光较强。司天之政扰动，在泉之令迅速，其在谷类应于青色与赤色者，间谷则为借间气太过而得成熟者，易耗损具有纹角虫类及羽虫类动物。风气燥气，火气热气，互为胜复，交替发

作，蛰虫出现，流水不能结冰，热病生于人之下部，风病生于人之上部，风气与燥气则互为胜复，见于人体中部。

初之气，主气为厥阴风木，客气为阳明燥金，寒气清凉，杀伐之气方来。人们右胁易患寒病。二之气，主气为少阴君火，客气为太阳寒水，所以寒冷之气不去，雪花飘，水成冰，杀伐之气施化，霜乃降下，草类上部干燥，寒冷的雨水时常降下，若阳气来复则人们易患内部热证。三之气，主气为少阳相火，客气为厥阴风木，司天之政布化，大风时起，人们易患两目流泪、耳鸣、头目眩晕等病。四之气，主气为太阴湿土，客气为少阴君火，暑湿湿热之气交争于司天之左间，人们易患黄疸病，以至于水肿。五之气，主气为阳明燥金，客气为太阴湿土，燥气与湿气互有胜负，阴寒沉降之气乃得布化，寒气侵及人体，风雨流行。终之气，主气为太阳寒水，客气为少阳相火，由于少阳之烈火主令，阳气大化，蛰虫出现，流水不得结冰，地中阳气发泄，草类生长，人们也感到舒适，其发病则为温热疫病。

凡此厥阴司天之年，必须折减其致郁之气，资助不胜之气的生化之源，赞助其不及的运气，不要使邪气太胜。本年宜用辛味以调治司天之风邪，用咸味以调治在泉之火邪，少阳相火，其性尤烈，不可轻易触犯，应当慎重调治。用温性药品时应避开温气主令之时，用热性药品时应避开热气主令之时，用凉性药品时应避开凉气主令之时，用寒性药品时应避开寒气主令之时，用饮食调养时也应遵照这个原则，这仅是就一般情况而言。若气候有反常变化时，就不必拘守这一原则，这些都是防治疾病的一般规律。若不遵守这些规律，就会导致疾病的发生。

黄帝说：好。先生讲的可以说是很详尽了，然而怎样才能知道这些道理应不应呢？

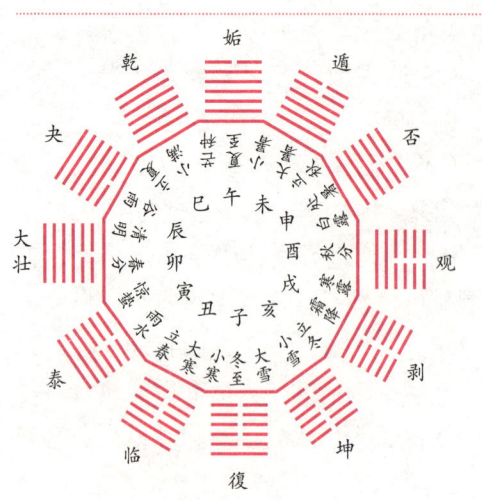

二十四气加临乾坤二象阴阳损益图

冬至之日，一阳始生而成复卦；大寒之日，二阳始生而成临卦；雨水之日，三阳始生而成泰卦；春分之日，四阳始生而成大壮卦；谷雨之日，五阳始生而成夬卦；小满之日，纯阳而成乾卦。夏至之日，一阴始生而成姤卦；大暑之日，二阴始生而成遁卦；处暑之日，三阴始生而成否卦；秋分之日，四阴始生而成观卦；霜降之日，五阴生而成剥卦；小雪之日，纯阴坤卦用事。所谓损之而益，益之而损也。

岐伯回答说：你提的问题很高明啊！关于六气的问题，其运行有一定的次序，其终止有一定的方位，所以通常以正月初一早晨的气候为标准进行观察，根据六气主时所在的位置，就可以知道应或不应。中运太过的，其气先时而至；中运不及的，其气后时而至。这是自然气象的一般规律和六气的正常情况。若中运既非太过也非不及的平气，谓之"正岁"，其气正当其时而至。

黄帝问道：胜气和复气是经常存在的，灾害时时发生，怎样能够测知呢？

岐伯回答说：不属正常气化的，就属于灾害。

黄帝问道：司天在泉之气的开始和终止是怎样的呢？

岐伯回答说：你问的很详细啊！这是属于阐明气象变化规律的问题。司天在泉之数。开始于司天，终止于在泉。上半年，司天主其气；下半年，在泉主其气。天气地气相交之处，气交主其气，作为一年气数的纲领，乃尽于此。所以说司天在泉所主之方位既然明白了，六气之应于十二个月，就是六气分主六步的气数。

黄帝问道：我负责这件事情，并按照这些原则去运用它，有时与实际的气数不完全符合，是什么原因呢？

岐伯回答说：岁气有太过不及的差别，四时主治的气化也有盛衰的不同，盛衰的多少与春、夏、长夏、秋、冬之气化相同。

黄帝问道：同化是怎样的？

岐伯回答说：六气、五运、四时、五行，它们之间如果遇到性质相同的时候，就可以听"同化"。风温与春季之气化同，炎热气候与夏季之气化同，胜气与复气的同化也是一样的，燥清烟露与秋季之气化同，寒冷霜雪之气与冬天水气同，这就是天地间五运六气之气化及运气互有胜衰的一般情况。

黄帝问道：五运值年与司天之气同化的，叫作"天符"，我已经知道了。我想听听五运与在泉之气同化是怎样的呢？

岐伯回答说：岁运太过而与司天之气同化的有三，岁运不及而与司天之气同化的也有三，岁运太过而与在泉之气同化的有三，岁运不及而与在泉之气同化的也有三，属于这类情况的年份共有二十四年。

黄帝问道：请你把上述情况进一步加以说明。

岐伯回答说：甲辰、甲戌年中运太宫，为土运太过，下加太阴湿土在泉；壬寅、壬申年中运太角，为木运太过，下加厥阴风木在泉；庚子、庚午年中运太商，为金运太过，下加阳明燥金在泉。像这种情况的有三。癸巳、癸亥年中运少徵，为火运不及，下加少阳相火在泉；辛丑、辛未年中运少羽，为水运不及，下加太阳寒水在泉；癸卯、癸酉年中运太徵，为火运太过，下加少阴君火在泉。像这种情况的也有三。戊子、戊午年中运太徵，为火运太过，上临少阴君火司天；戊寅、戊申年中运太徵，为火运太过，上临少阳相火司天；丙辰、丙戌年中运太羽，为水运太过，上临太阳寒水司天。像这种情况有三。丁巳、丁亥年中运少角，为木运不及，上临厥阴风木司天；乙酉、乙卯年中运少商，为进运不及，上临阳明燥金司天；己丑、己未年中运少宫，为土运不及，上临太阴湿土司天。像这种情况的也有三。除此二十四年之外的，就是中运与司天、在泉不加不临的年份。

黄帝问道：加是什么意思呢？

岐伯回答说：岁运太过而与在泉相加的是"同天符"，岁运不及而与在泉相加的是"同岁会"。

黄帝问道：临是什么意思呢？

岐伯回答说：凡是岁运太过或不及与司天相临的，都叫作"天符"，由于运气变化有太过、不及的不同，病情变化则有轻微与严重的差异，生死转归也有早晚的区别。

黄帝问道：先生说"用寒远寒，用热远热"，我不明白其所以然，还想听听怎样叫作"远"。

岐伯回答说：用热性药品者不要触犯主时之热，用寒性药品者不要触犯主时之寒，适从这一原则时，就可以和平，违背这一原则时，就能导致疾病，所以对主时之气不可不畏而忌之，这就是所说的应时而起的六步之气的方位。

黄帝问道：温凉之气，次于寒热，应当怎样对待呢？

岐伯回答说：主时之气为热的，用热性药品时不可触，主时之气为寒的，用寒性药品时不可触犯，主时之气为凉的，用凉性药品时不可触，主时之气为温的，用温性药品时不可触，间气与主气相同的，不可触犯，间气与

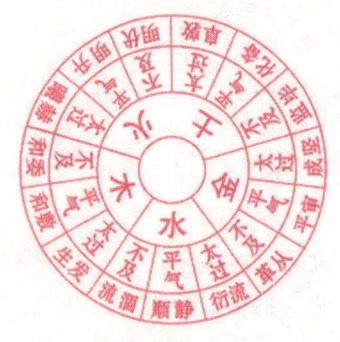

五运平气太过不及图

五运平气太过不及歌

木曰敷和火升明，土曰备化金审平，
水曰静顺皆平运，太过木运曰发生，
火曰赫曦土敦阜，水曰流衍金坚成，
不及委和伏明共，卑监从革涸流名。

主气不相的，可以稍稍犯之，由于寒、热、温、凉四气，不可随意触犯，所以谓之"四畏"，必须谨慎地加以考察。

黄帝说：好。在什么情况下则可以触犯呢？

岐伯回答说：天气与主时之气相反的，可以主时之气为依据，客气胜过主气的，则可以触犯，以到达平衡协调为目的，而不可使之太过，这是指邪气胜过主气者而言。所以说不要误了气候的常识，不要违背了六气之所宜，不可帮助胜气，不可辅助复气，这才是最好的治疗原则。

黄帝说：好。五运之气的运行与主岁之年，有一定的规律吗？

岐伯回答说：让我把它排列出来，讲给你听吧。

甲子年、甲午年：上为少阴君火司天；中为太宫土运太过；下为阳明燥金在泉。司天之气数为热化二，中运之气数为雨化五，在泉之气数为燥化四，凡不出现胜气的，就是所谓正化日。其气化致病时，司天热化所致宜用咸寒，中运雨化所致宜用苦热，在泉燥化所致宜用酸温，这就是所谓适宜的药食性味。

乙丑年、乙未年：上为太阴湿土司天；中为少商金运不及；下为太阳寒水在泉。金运不及，则可出现热化的胜气与寒化的复气，丑年与未年相同，凡出现胜气复气的，就是所谓邪化日。灾变发生在西方七宫。司天之气数为湿化五，中运之气数为清化四，在泉之气数为寒化六，若不出现胜气复气的，就是所谓正化日。其气化致病时，司天湿化所致宜用苦热，中运清化所致宜用酸和，在泉寒化所致宜用甘热，这就是所谓适宜的药食性味。

丙寅年、丙申年：上为少阳相火司天；中为太羽水运太过；下为厥阴风木在泉。司天之气数为热化二，中运之气数为寒化六，在泉之气数为风化三，凡不出现胜气复气的，就是所谓正化日。其气化致病时，司天热化所致宜用咸寒，中运寒化所致宜用咸温，在泉风化所致宜用辛温，这就是所谓适宜的药食性味。

丁卯年（属岁会年）、丁酉年：上为阳明燥金司天；中为少角木运不及；下为少阴君火在泉。木运不及，则可出现清化的胜气与热化的复气，卯年与酉年相同，凡出现胜气复气的，就是所谓邪化日。灾害发生在东方三宫。司天之气数为燥化九，中运之气数为风化三，在泉之气数为热化七。若不出现胜气复气的，就是所谓正化日。其气化致病时，司天燥化所致宜用苦小温，中运风化所致宜用辛和，在泉湿化所致宜用咸寒，这就是所谓适宜的药食性味。

戊辰年、戊戌年：上为太阳寒水司天；中为太徵火运太过；下为太阴湿土在泉。司天之气数为寒化六，中运之气数为热化七，在泉之气数为湿化五，凡不出现胜气的，就是所谓正化日。其气化致病时，司天寒化所致宜用苦温，中运热化所致宜用甘和，在泉湿化所致宜用甘温，这就是所谓适宜的药食性味。

己巳年、己亥年：上为厥阴风木司天；中为少宫土运不及；下为少阳相火在泉。土运不及，则可出现风化的胜气与清化的复气，巳年与亥年相同，凡出现胜气复气的，就是所谓邪化日。灾变发生在中央五宫。司天之气数为风化三，中运之气数为湿化五，在泉之气数为火化七。若不出现胜气复气的，就是所谓正化日。其气化致病时，司天风化所致宜用辛凉，中运湿化所致宜用甘和，在泉火化所致宜用咸寒，这就是所谓适宜的药食性味。

庚午年、庚子年（二年俱为同天符）：上为少阴君火司天；中为太商金运太过；下为阳明燥金在泉。司天之气数为热化七，中运之气数为清化九，在泉之气数为燥化九，凡不出现胜气的，就是所谓正化日。其气化致病时，司天热化所致宜用咸寒，中运清化所致宜用辛温，在泉燥化所致宜用酸温，这就是所谓适宜的药食性味。

辛未年、辛丑年（二年俱为同岁会）：上为太阴湿土司天；中为少羽水运不及；下为太阳寒水在泉。水运不及，则可出现雨化的胜气与风化的复气，未年与丑年相同，凡出现胜气复气的，就是所谓邪化日。灾变发生在北方一宫。司天之气数为雨化五，中运之气数为寒化一，在泉之气数为寒化一。若不出现胜气复气的，就是所谓正化日。其气化致病时，司天热化所致宜用苦温，中运寒化所致宜用苦和，在泉寒化所致宜用苦热，这就是所谓适宜的药食性味。

壬申年、壬寅年（二年俱为同天符）：上为少阳相火司天；中为太角木运太过；下为厥阴风木在泉。司天之气数为火化二，中运之气数为风化八，在泉之气数亦为风化八，凡不出现胜气的，就是所谓正化日。其气化致病时，司天火化所致宜用咸寒，中运风化所致宜用酸和，在泉风化所致宜用辛凉，这就是所谓适宜的药食性味。

癸酉年、癸卯年（二年俱为同岁会）：上为阳明燥金司天；中为少徵火运不及；下为少阴君火在泉。火运不及，则可出现寒化的胜气与雨化的复气，酉年与卯年相同，凡出现胜气复气的，就是所谓邪化日。灾变发生在南方九宫。司天之气数为燥化九，中运之气数为热化二，在泉之气数为热化二。凡不出现胜气复气的，就是所谓正化日。其气化致病时，司天燥化所致宜用小温，中运热化所致宜用咸温，在泉寒化所致宜用咸寒，这就是所谓适宜的药食性味。

甲戌年、甲辰年（二年既是岁会，又是同天符）：上为太阳寒水司天；中为太宫土运太过；下为太阴相火在泉。司天之气数为寒化六，中运之气数为湿化五，在泉之气数亦为湿化五。凡不出现胜气的，就是所谓正化日。其气化致病时，司天寒化所致宜用苦热，中运湿化所致宜用苦温，在泉湿化所致宜用苦温，这就是所谓适宜的药食性味。

乙亥年、乙巳年：上为厥阴风木司天；中为少商金运不及；下为阳明燥金在泉。金运不及，则可出现热化的胜气与寒化的复气，亥年与巳年相同，凡出现胜气复气的，就是所谓邪化日。灾变发生在西方七宫。司天之气数为风化八，中运之气数为清化四，在泉之气数为火化二。凡不出现胜气复气的，就是所谓正化日。其气化致病时，司天热化所致宜用辛凉，中运清化所致宜用酸和，在泉火化所致宜用咸寒，这就是所谓适宜的药食性味。

丙子年（为岁会年）、丙午年：上为少阴君火司天；中为太羽水运太过；下为阳明燥金在泉。司天之气数为热化二，中运之气数为寒化六，在泉之气数亦为清化四，凡不出现胜气的，就是所谓正化日。其气化致病时，司天热化所致宜用咸寒，中运寒化所致宜用咸温，在泉清化所致宜用酸温，这就是所谓适宜的药食性味。

丁丑年、丁未年：上为太阴湿土司天；中为少角木运不及；下为太阳寒水在泉。木运不及，则可出现清化的胜气与热化的复气，丑年与未年相同，凡出现胜气复气的，就是所谓邪化日。灾变发生在东方三宫。司天之气数为雨化五，中运之气数为风化三，在泉之气数为寒化一。若不出现胜气复气的，就是所谓正化日。其气化致病时，司天雨化所致宜用温苦，中运风化所致宜用辛和，在泉寒化所致宜用甘热，这就是所谓适宜的药食性味。

戊寅年、戊申年（二年俱为天符年）：上为少阳相火司天；中为太徵火运太过；下为厥阴风木在泉。司天之气数为火化七，中运之气数为气化七，在泉之气数为风化三。凡不出现胜气的，就是所谓正化日。其气化致病时，司天火化所致宜用咸寒，中运火化所致宜用甘和，在泉风化所致宜用辛凉，这就是所谓适宜的药食性味。

己卯年、己酉年：上为阳明燥金司天；中为少宫土运不及；下为少阴君火在泉。土运不及，则可出现风化的胜气与热化的复气，卯年与酉年相同，凡出现胜气复气的，就是所谓邪化日。灾变发生在中央五宫。司天之气数为清化九，中运之气数为雨化五，在泉之气数为热化七。若不出现胜气复气的，就是所谓正化日。其气化致病时，司天清化所致宜用小温，中运雨化所致宜用甘和，在泉热化所致宜用咸寒，这就是所谓适宜的药食性味。

庚辰年、庚戌年：上为太阳寒水司天；中为太商金运太过；下为太阴湿土在泉。司天之气数为寒化一，中运之气数为清化九，在泉之气数为雨化五，凡不出现胜气的，就是所谓正化日。其气化致病时，司天寒化所致宜用苦热，中运清化所致宜用辛温，在泉雨化所致宜用甘热，这就是所谓适宜的药食性味。

辛巳年、辛亥年：上为厥阴风木司天；中为少羽水运不及；下为少阳相火在泉。水运不及，则可出现雨化的胜气与风化的复气，巳年与亥年相同，凡出现胜气复气的，就是所谓邪化日。灾变发生在北方一宫。司天之气数为风化三，中运之气数为寒化一，在泉之气数为火化七。若不出现胜气复气的，就是所谓正化日。其气化致病时，司天风化所致宜用辛凉，中运寒化所致宜用苦和，在泉火化所致宜用咸寒，这就是所谓适宜的药食性味。

壬午年、壬子年：上为少阴君火司天；中为太角木运太过；下为阳明燥金在泉。司天之气数为热化二，中运之气数为风化八，在泉之气数为清化四。凡不出现胜气的，就是所谓正化日。其气化致病时，司天热化所致宜用咸寒，中运风化所致宜用酸凉，在泉清化所致宜用酸温，这就是所谓适宜的药食性味。

癸未年、癸丑年：上为太阴湿土司天；中为少徵火运不及；下为太阳寒水在泉。火运不及，则可出现寒化的胜气与雨化的复气，未年与丑年相同，凡出现胜气复气的，就是所谓邪化日。灾变发生在北方九宫。司天之气数为雨化五，中运之气数为火化二，在泉之气数为寒化一。若不出现胜气复气的，就是所谓正化日。其气化致病时，司天雨化所致宜用苦温，中运火化所致宜用咸温，在泉寒化所致宜用甘热，这就是所谓适宜的药食性味。

甲申年、甲寅年：上为少阳相火司天；中为太宫土运太过；下为厥阴风木在泉。司天之气数为火化二，中运之气数为雨化五，在泉之气数为风化八。凡不出现胜气的，就是所谓正化日。其气化致病时，司天火化所致宜用咸寒，中运雨化所

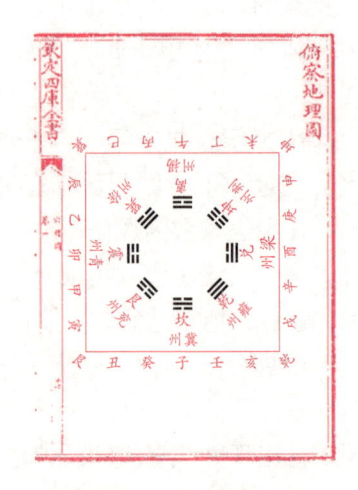

钦定四库全书·俯查地理图

致宜用咸和，在泉风化所致宜用辛凉，这就是所谓适宜的药食性味。

乙酉年（为太一天符年）、乙卯年（为天符年）：上为阳明燥金司天；中为少商金运不及；下为少阴君火在泉。金运不及，则可出现热化的胜气与寒化的复气，酉年与卯年相同，凡出现胜气复气的，就是所谓邪化日。灾变发生在西方七宫。司天之气数为燥化四，中运之气数为清化四，在泉之气数为热化二。若不出现胜气复气的，就是所谓正化日。其气化致病时，司天燥化所致疾病宜用苦小温，中运清化所致疾病宜用苦和，在泉热化所致疾病宜用咸寒，这就是所谓适宜的药食性味。

丙戌年、丙辰年（二年俱为天符年）：上为太阳寒水司天；中为太羽水运太过；下为太阴湿土在泉。司天之气数为寒化六，中运之气数为寒化六，在泉之气数为雨化五。凡不出现胜气的，就是所谓正化日。其气化致病时，司天寒化所致宜用苦热，中运寒化所致宜用咸温，在泉雨化所致宜用甘热，这就是所谓适宜的药食性味。

丁亥年、丁巳年（二年俱为天符年）：上为厥阴风木司天；中为少角木运不及；下为少阳相火在泉。木运不及，则可出现清化的胜气与热化的复气，亥年与巳年相同，凡出现胜气复气的，就是所谓邪化日。灾变发生在东方三宫。司天之气数为风化三，中运之气数为风化三，在泉之气数为火化七。若不出现胜气复气的，就是所谓正化日。其气化致病时，司天风化所致宜用辛凉，中运风化所致宜用辛和，在泉火化所致宜用咸寒，这就是所谓适宜的药食性味。

戊子年（为天符年）、戊午年（为太一天符年）：上为少阴君火司天；中为太徵火运太过；下为阳明燥金在泉。司天之气数为热化七，中运之气数为热化七，在泉之气数为清化九。凡不出现胜气的，就是所谓正化日。其气化致病时，司天热化所致宜用咸寒，中运热化所致疾病宜用甘寒，在泉清化所致疾病宜用酸温，这就是所谓适宜的药食性味。

己丑年、己未年（二年俱为太一天符年）：上为太阴湿土司天；中为少宫土运不及；下为太阳寒水在泉。土运不及，则可出现风化的胜气与清化的复气，丑年与未年相同，凡出现胜气复气的，就是所谓邪化日。灾变发生在中央五宫。司天之气数为雨化五，中运之气数为雨化五，在泉之气数为寒化一。若不出现胜气复气的，就是所谓正化日。其气化致病时，司天雨化所致宜用苦热，中运雨化所致宜用甘和，在泉寒化所致宜用甘热，这就是所谓适宜的药食性味。

庚寅年、庚申年：上为少阳相火司天；中为太商金运太过；下为厥阴风木在泉。司天之气数为火化七，中运之气数为清化九，在泉之气数为风化三。凡不出现胜气的，就是所谓正化日。其气化致病时，司天火化所致宜用咸寒，中运清化所致宜用辛温，在泉风化所致宜用辛凉，这就是所谓适宜的药食性味。

辛卯年、辛酉年：上为阳明燥金司天；中为少羽水运不及；下为少阴君火在泉。水运不及，则可出现雨化的胜气与风化的复气，卯年与酉年相同，凡出现胜气复气的，就是所谓邪化日。灾变发生在北方一宫。司天之气数为清化五，中运之气数为寒化一，在泉之气数为热化七。若不出现胜气复气的，就是所谓正化日。其气化致病时，司天清化所致宜用苦小温，中运寒化所致宜用苦和，在泉热化所致宜用咸寒，这就是所谓适宜的药食性味。

壬辰年、壬戌年：上为太阳寒水司天；中为太角木运太过；下为太阴湿土在泉。司天之气数为寒化六，中运之气数为风化八，在泉之气数为雨化九。凡不出现胜气的，就是所谓正化日。其气化致病时，司天寒化所致宜用苦温，中运风化所致宜用酸和，在泉雨化所致宜用甘温，这就是所谓适宜的药食性味。

癸巳年、癸亥年（二年俱为同岁会）：上为厥阴风木司天；中为少徵火运不及；下为少阳相火在泉。火运不及，则可出现寒化的胜气与雨化的复气，巳年与亥年相同，凡出现胜气复气的，就是所谓邪化日。灾变发生在南方九宫。司天之气数为风化八，中运之气数为火化二，在泉之气数为火化二。若不出现胜气复气的，就是所谓正化日。其气化致病时，司天风化所致宜用辛凉，中运火化所致宜用咸温，在泉火化所致宜用咸寒，这就是所谓适宜的药食性味。

凡此五运六气之定期值年，胜气复气及正化邪化的不同变化，都有一定的规律可循，不可不加以考察。所以说，有关五运六气的问题，只要掌握了它的要领，只需简要加以说明就能明白，如果不能掌握它的要领，则漫无头绪，就是这个意思。

黄帝说：好！五运六气也会有复气之年吗？

岐伯回答说：五运之气郁到极点，就要暴发，不过需要等待一定的时机才能发作。

黄帝问道：请问其中的道理是什么呢？

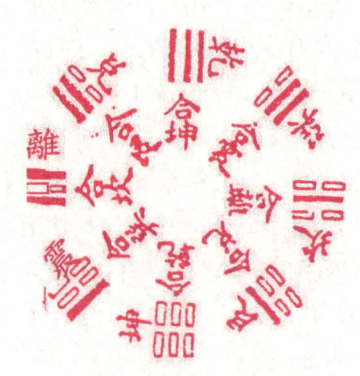

羲皇八卦方位古图

岐伯回答说：五运之气的太过和不及，其复气的发作是不一样的。

黄帝说：我想请你详尽地讲讲。

岐伯回答说：太过者，发作急暴；不及者，发作徐缓。急暴者，致病严重；徐缓者，致病持续。

黄帝问道：太过与不及的气化之数是怎样的呢？

岐伯回答说：气太过，其气化之数为五行的成数；气不及的，其气化之数为五行的生数。唯有土运，不管太过不及，其气化之数，皆为生数。

黄帝问道：五气郁而发作是怎样的呢？

岐伯回答说：土气郁发而发作的情况是：山谷惊动，雷声震于气交，尘埃黄黑昏暗，湿气蒸发则化为白气，急风骤雨降于高山深谷，山崩石陷，撞击横飞，山洪暴发，大水随之而至，河流湖泊泛滥漫延，土质破坏，水去之后，田土荒芜，只可牧畜而已。土郁发作，则土之化得以敷布，喜降应时之雨，万物开始生长化成。湿气过胜则使人体水湿的运化受到影响，所以人们易患心腹部胀满、呕吐霍乱、水饮发作、大便泄下如注、水肿身重等病。云气奔向雨府，朝霞应贯于朝阳之处，尘埃昏暗，山泽不清，这就是土郁开始发作的现象，发作时间多在四时之时。发现云雾横贯于天空与山谷，或骤或散，忽生忽灭，浮动不定，乃是土郁即将发作的先兆。

金气郁而发作的情况是：天气清爽，地气明净，风清凉，气急切，凉气大起，草木之上轻浮着云烟，燥气流行，时常有雾气弥漫，肃杀之气至，草木干枯凋落，发为秋声。燥气过胜则气化受到影响，所以人们易患咳嗽气逆、心与胁部胀满牵引少腹部、经常急剧疼痛、不能转动、咽喉干燥、面色如烟尘一样难看等病。山泽干枯，地面凝聚着如霜一样的卤碱，这就是金郁开始发作的现象，发作时间多在五气当令之时，即秋分的时候。如果发现夜间降下白露，丛林深处风声凄凉，乃是金郁即将发作的先兆。

水气郁而发作的情况是：阳气退避，阴气骤起，大寒的气候乃至，川流湖泽，被严寒冻结，寒冷的雾气结为霜雪，甚则雾气黄黑昏暗遮避，流行于气交，而为霜雪肃杀之气，水乃预先发现某些征兆。所以人们易患寒气侵犯人体而心痛、腰部与臀部疼痛、大关节活动不灵、屈伸不便、多厥逆、腹部痞满坚硬等病。阳气不得主治，阴气聚积于空中，白色尘埃昏暗，这就是水郁开始发作的现象，发作时间，多在君火与相火主时的前后。发现太空之气散乱如麻，深远昏暗，隐约可见，颜色黑微黄，乃是水郁即将发作的先兆。

木气郁而发作的情况是：在空中尘埃昏暗，云雾飘动，大风乃至，屋被刮坏，树木折断，草木之类发生变化。所以人们易患胃脘当心处疼痛、向上撑两胁、咽喉隔塞不通、食饮难以咽下，甚则耳鸣、头目眩晕旋转、两眼辨不清人物、多突然僵直仆倒等病。太空中尘埃苍茫，天空和山脉同样颜色，或呈现浊气，色黄黑郁滞不散，云虽横于空中，而雨水不降，这就是木郁开始发作的现象，发作的时间不固定。发现平野中的草皆低垂不起，柔软的树叶子皆背面翻转向外，高山之松，被风吹作响，虎叫于山崖风峦之上，乃是木郁即将发作的先兆。

火气郁而发作的情况是：太空中有黄赤之气遮蔽，太阳光不甚明亮，火炎流行，大暑乃至，高山湖泽似被火炎烧燎一样，木材流出液汁，广大的房屋烟气升腾，地面上浮现出霜卤样物质，不流动的水减少，蔓草类焦枯干黄，风热炽盛，人们言语惑乱，湿之化气，乃后期而至。所以人们易患少气、疮疡痈肿、胁腹胸背、头面四肢、胀满而不舒适、生疮疡与痱子、呕逆、筋脉抽搐、骨节疼痛而抽动、泄泻不止、温疟、腹中急剧疼痛、血外溢流注不止、精液乃少、目赤、心中烦热，甚则昏晕烦闷等病，容易突然死亡。每日在百刻终尽之后，阳气来复，气候大温，汗湿汗孔，这就是火郁开始发作的现象，发作的时间，多在四气之时。事物动极则静，阳极则阴，热极之后，湿气随之化成。花开之时又见水结成冰，山川出现冰雪，则火乃被郁，而于午时，见有阳热之气生于湖中，乃是火郁即将发作的先兆。

五气之郁，必有先兆，而后才发生报复之气，都是在郁极的时候开始发作，木郁的发作，没有固定的时间，水郁的发作，在君、相二火主时的前后。细心地观察时令，发病的情况是可以预测的，失于

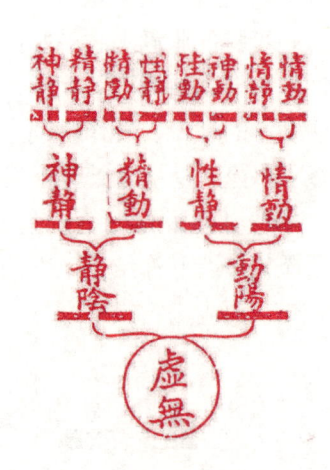

真空者，不空而空，空而不空，所谓有名万物之母

无中生有图

正常的时令及岁气运行的规律，则五行之气运行错乱，生长化收藏的政令，也就不正常了。

黄帝说：水郁而发为冰雪霜雹，土郁而发为骤雨，木郁而发为毁坏断折，金郁而发为清爽明净，火郁而发为热气黄赤昏暗，这是什么气造成的呢？

岐伯回答说：五运之气有太过、不及的不同，发作时有轻微和严重的差别，发作轻微的，只限于本气，发作严重的，则兼见于其下承之气。只要观察下承之气的变化，就知道五郁发作的轻重情况。

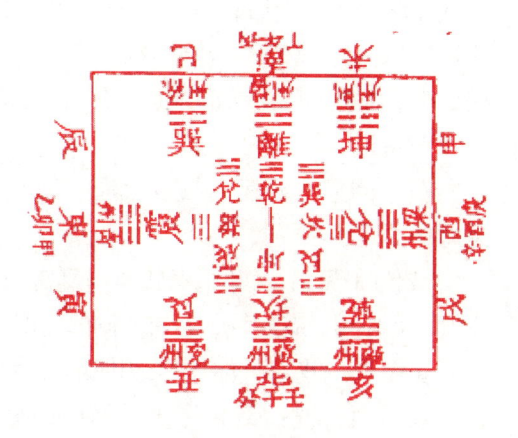

先后天俯察地理图

黄帝说：好。五郁之气的发作，不在其应发之时，是什么道理呢？

岐伯回答说：这是属于时间上的差异。

黄帝问道：这种差异，有一定的日数吗？

岐伯回答说：差异都在相应时令之后三十天多一点。

黄帝问道：主时之气，来时有先后的不同，是什么原因呢？

岐伯回答说：岁运太过，气先时而至；岁运不及，气后时而至，这属于正常的气候。

黄帝问道：岁运之气，正当应至之时而来的，是为什么呢？

岐伯回答说：五运没有太过和不及，则正当其时而至，不按时到来就要发生灾害。

黄帝说：好。气有非其时而有其化的，是什么道理呢？

岐伯回答说：太过者，其气化则正当其时；气不及的，其气化则归之于胜己者之所化。

黄帝问道：四时之气，来时有早晚高下左右的不同，怎样测知呢？

岐伯回答说：气的运行有逆有顺，气之来时有快有慢。所以气太过的，气化先于天时；气不及的，气化后于天时。

黄帝问道：我想听听关于气的运行情况是怎样的呢？

岐伯回答说：春气生于东而西行，夏气生于南而北行，秋气生于西而东行，冬气生于北而南行。所以春气自下而升于上，秋气自上而降于下，夏气布化于中，冬气始于外表。春气在东，故始于左；秋气在西，故始于右；

241

冬气在北，故始于后；夏气在南，故始于前。这就是四时正常气化的一般规律。所以高原地带，气候严寒，冬气常在；下洼地带，气候温和，春气常在。必须根据不同的时间地点，仔细地加以考察。

黄帝道：好。

黄帝问道：五运六气变化应于所见的物象，其正常气化与反常的变化是怎样的呢？

岐伯回答说：关于六气正常与反常的变化，有气化，有变化，有胜气，有复气，有作用，有病气，各有不同的情况，你想了解哪一方面的呢？

黄帝说：我想听你详尽地讲讲。

岐伯回答说：请允许我详细地讲给你听吧。关于六气之所至，厥阴风木之气至时，则为平和；少阴君火之气至时，则为温暖；太阴湿土之气至时，则为尘埃湿润；少阳相火之气至时，则为火炎暑热；阳明燥金之气至时，则为清凉刚劲；太阳寒水之气至时，则为寒冷气氛。这是四时正常气化的一般情况。

厥阴之气至，为风化之府，为物体破裂而开发；少阴之气至，为火化之府，为万物舒发繁荣；太阴之气至，为雨化之府，为物体充盈圆满；少阳之气至，为热化之府，为气化尽现于外；阳明之气至，为肃杀之府，为生发之气变更；太阳之气至，为寒化之府，为阳气敛藏。这是六气司化的一般情况。

厥阴之气至，为万物发生，风气动摇；少阴之气至，为万物繁荣，为形象显现；太阴之气至，为万物化育，为湿化云雨；少阳之气至，为万物盛长，为繁盛鲜明；阳明之气至，为收敛，为雾露之气；太阳之气至，为闭藏，为生机闭密。这是六气所化的一般情况。

厥阴之气至，为风气发生，厥阴之下，金气承之，故气终则肃杀；少阴之气至，为热气发生，少阴之中见为太阳，故其中为寒化；太阴之气至，为湿气发生，太阴之下，风气承之，风来湿化，故终则大雨如注；少阳之气至，为火气发生，相火之下，水气承之，故气终为湿热交蒸；阳明之气至为燥气发生，故气终发生寒凉；太阳之气至，为寒气发生，太阳之中见为少阴，故其中为温化。这是六气所化的一般情况。

厥阴之气至，为有毛动物化育；少阴之气至，为有翅膀的动物化育；太阴之气至，为倮体的动物化育；少阳之气至，为有羽昆类化育；阳明之气至，为有甲的动物化育；太阳之气至，为鳞虫类化育。这是六气化育万物的一般情况。

厥阴之气至则万物生发，故为生化；少阴之气至，则万物繁荣，故为荣化；太阴之气至，则万物湿润，湿气散布；少阳之气至，则火气散布，万物茂盛；阳明之气至，则万物坚实，故为坚化；太阳之气至，则万物闭藏，故为藏化。这是六气施政的一般情况。

厥阴风木之气至，为旋风怒狂，风木亢盛则金气承而制之，其气大凉；少阴君火之气至，为气甚温暖，火气亢盛则阴精承而制之，其气寒冷；太阴湿土之气至，为雷雨剧烈，湿土亢盛则风气承而制之，其气为狂风；少阳相火之气至，为旋风及火烧火燎，火气亢盛则水气承而制之，其气为霜凝；阳明燥金之气至，为物体散落，金气亢盛则火气承而制之，其气温暖；太阳寒水之气至，为寒雪冰雹，寒水亢盛则土气承而制之，其气为白色尘埃。这是六气异常变化的一般情况。

厥阴风木之气至，为物体扰动，为随风往来；少阴君火之气至，为火焰高明，为空中有黄赤之气色；太阴湿土之气至，为阴气沉滞，为白色尘埃，为晦暗不明；少阳相火之气至，为虹电光显，为赤色之云，为空中有黄赤之色；阳明燥金之气至，为烟尘，为霜冻，为刚劲急切，为凄惨之声；太阳寒水之气至，为坚硬，为锋利，为挺立。这是六气行令的一般情况。

厥阴风木之气至而致病，易患筋脉缩急的病症；少阴君火之气至而致病，易患疮疡皮疹身热；太阴湿土之气至而致病，易患水饮积滞、胸脘痞塞的病症；少阳相火之气至而致病，易患喷嚏、呕吐，为疮疡；阳明燥金之气至而致病，易患皮肤气肿；太阳寒水之气至而致病，易患关节屈伸不利。这是六气致病的一般情况。

厥阴之气至而致病，为肝气不舒，胁部支撑疼痛；少阴之气至而致病，易患心神不宁，易惊而惑乱，恶寒战栗，谵言妄语；太阴之气至而致病，为脾气不运，易患蓄积胀满；少阳之气至而致病，为胆气被伤，易惊，躁动不安，昏晕蒙昧，常突然发病；阳明之气至而致病，为胃足阳明之经脉不适，易患鼻塞，尻阴股膝胫足等处发病；太阳之气至而致病，为膀胱足太阳之经脉不适，会引起腰痛。这是六气致病的一般情况。

厥阴之气至而致病，为胁痛、呕吐、泻利；少阴之气至而致病，为多言善笑；太阴之气至而致病，为身重水肿；少阳之气至而致病，为急剧泻利不止、肌肉抽搐、常突然死亡；阳明之气至而致病，为鼻塞喷嚏；太阳之气至而致病，为大便泻痢、津液之窍道闭止不通。这是六气致病的一般情况。

凡此十二变者，六气作用赋予万物"德化政令"，那么万物以德回应它；六气作用为化者，那么万物以化回应它；六气作用为政者，那么万物以政回应它；六气作用为令者，那么万物以令回应它。气在上的则病位高；气在下的则病位低；气在中的则病位在中；气在外的则病位在外。这是六气致病之病位的一般情况。所以风气胜者则动而不宁，热气胜者则肿，燥气胜者则干，寒气胜者则虚浮，湿气胜者则湿泻，甚则水气闭滞而为水肿。随着六气所在之处，就可以知道病变的情况。

黄帝说：我想听听六气的作用是怎样的。

岐伯回答说：关于六气的作用，各自归之于被我克之气而以为气化。所以太阴的雨化，作用于太阳；太阳的寒化，作用于少阴；少阴的热化，作用于阳明；阳明的燥化，作用于厥阴；厥阴的风化，作用于太阴。各随其所在的方位而显示它们的作用。

黄帝问道：六气自得其本位的，是怎样的呢？

岐伯回答说：六气自得其本位的，是正常的气化。

黄帝说：我想听听六气本位的所在。

岐伯回答说：确立了六气所居的位置，就可以知道它所主的方隅和时间了。

黄帝问道：岁气六步之位的太过、不及是怎样的呢？

岐伯回答说：太过和不及是不相同的。太过之气，来时缓慢而时间持续较长；不及之气，来时躁急而容易消失。

黄帝问道：司天与在泉之气的太过和不及是怎样的呢？

岐伯回答说：司天之气不足时，在泉之气随之上迁；在泉之气不足时，司天之气从之下降；岁运之气居于中间，若在泉之气上迁则运气先上迁，司天之气下降则运气先下降，所以岁运之气的迁降，常在司天在泉之先。岁运不胜司天在泉之气时则相恶；岁运与司天在泉之气相和时，则同归其化；随着岁运与司天在泉之气所归从，而发生各种不同的病变。所以司天之气太过时，则天气下降；在泉之气太过时，则地气上迁。上迁下降的多少，随着天地之气胜之多少，存在着一定的差异，气微则差异小，气甚则差异大，甚则可以改变气交的时位。气交时位改变时则有大的变化，疾病就要发作。《大要》上说：差异大的有五分，差异小的有七分，这种差异就表现出来了。就是这个意思。

黄帝说：好。前面论述过用热性药物时，不要触犯主时之热；用寒性药物时，不要触犯主气之寒。我想在用药时不避热不避寒，应当怎样呢？

岐伯回答说：你问得很全面啊！解表时可以不避热，攻里时可以不避寒。

黄帝问道：不解表不攻里而触犯了主时的寒热会怎样呢？

岐伯回答说：若寒热之邪伤害于内，他的病就更加严重了。

黄帝问道：我想听听这对无病的人会怎样呢？

岐伯回答说：无病的人，能够生病，有病的人会更加严重。

黄帝问道：生病的情况是怎样的呢？

岐伯回答说：不避热时则热至，不避寒时则寒至。寒至则发生腹部坚硬痞闷胀满、疼痛急剧、下痢等病；热至则发生身热、呕吐下痢、霍乱、痈疽疮疡、混冒郁闷泻下、肌肉抽动、筋脉抽搐、肿胀、呕吐、鼻塞衄血、头痛、骨节改变、肌肉疼痛、血外溢或下泄、小便淋沥、癃闭不通等病。

黄帝问道：应当怎样治疗呢？

岐伯回答说：主时之气，必须顺从之，触犯了主时之气时，可用相胜之气的药品加以治疗。

黄帝问道：妇女怀孕，若用毒药攻伐时，会怎样呢？

岐伯回答说：只要有应攻伐的疾病存在，则母体不会受伤害，胎儿也不会受伤害。

黄帝问道：我想听听这是什么道理呢？

岐伯回答说：身虽有孕，而有大积大聚这种病，是可以攻伐的，但是在积聚衰减一大半时，就要停止攻伐，攻伐太过了就要引起死亡。

黄帝说：好。郁病之严重者，应当怎样治疗呢？

岐伯回答说：肝木郁的，应当舒畅条达之；心火郁的，应当发散之。脾土郁的，应当劫夺之；肺金郁的，应当疏泄之；肾水郁的，应当抑制之。这样去调整五脏的气机，凡气太过的，就要折损其气，因为太过则畏惧折损，这就是所谓泻法。

黄帝问道：假借之气致病，应当怎样治疗呢？

岐伯回答说：如果主气不足而有假借之气致病时，就不必要遵守"用寒远寒，用热远热"等禁忌法则了。这就是所谓主气不足，客气胜之而有非时之气的意思。

黄帝说：圣人的理论真伟大呀！关于天地变化、运行的节律，运用的纲领，阴阳的治化，寒暑的号令，不是先生谁能通晓它！我想把它藏在灵兰室中，署名叫《六元正纪》，不经斋戒沐浴，不敢随意将其展示，不是诚心实意的人，不可轻易传授给他。

素问·刺法论篇第七十二（遗篇）

本篇要点

一、指出六气升降不前致郁发病以及岁气之间应降而不降可能导致的疾病及其调治方法。

二、介绍岁气的升降往来，相互有承袭和抑阻导致的疾病，在治疗时所运用的针刺法。

三、对司天在泉刚柔失守病发疫疠做了治疗说明，并指出预防与治疗五疫的方法。

黄帝问道：岁气的左右四间气得不到升降，气交后就会出现异常变化，形成非常暴烈的致病邪气，尽管我已经知道这个道理。但该怎样预防，又该如何挽救人类的生命，得到一种退邪气的方法呢？

岐伯跪拜两次回答说：你提的这个问题很高明啊！我曾经听先生说过，既明白了天地六元之气的变化，还必须深知刺法，才可以折减郁气，扶助运气，补助虚弱，保全真气，泻其盛气，除去余邪，消除由此产生的病苦。

黄帝说：我想听你仔细说说这其中的道理。

岐伯回答说：如果间气原本应该向上升腾而得不到升腾时，便会有严重的灾害降临。厥阴风木欲升为司天之左间气，遇金气过胜，而天柱阻抑之，则木气低郁。木之低郁气欲发，必须等到木气当位之时，在人体则应当刺足厥阴的井穴大敦穴，以泻木郁。火欲升为司天之左间气，遇水气过胜，而天蓬阻抑之，则火气郁，火之郁气欲发，必须等到火气当位之时，在人体则不管君火还是相火，同样应当刺心包络手厥阴之荥穴劳宫穴，以泻火郁。太阴湿土欲升为司天之左间气，遇木气过胜，而天冲阻抑之，则土气郁，土气欲发，必须等到土气当位之时，在人体则应当刺足太阴之输穴太白穴，以泻土郁。阳明燥金欲升为司天之左间气，遇火气过胜，而天应阻抑之，则金气郁，金之郁气欲发，必须等到金气当位之时，在人体则应当刺手太阴之经渠穴，以泻金郁，水之郁气欲发，必须等到土气当位时，在人体则应当刺足少阴之合穴阴谷穴，以泻水郁。

黄帝问道：岁气之间应升而不能升可能导致的疾病可以预防，我想听听岁气之间应降而不降可能导致的疾病，是不是也可以事先防备呢？

岐伯回答说：已经通晓了气升的道理，也必然能明白气降的道理。间气不能上升、不能下降所导致的疾病，都是可以预先调治的。厥阴风木欲降为在泉之左间，遇金气过胜，而地白阻抑之，则木郁降而不得入，木被抑则发为郁气，待郁气散则木可降入其位，气应降而不得降之郁气发作，其暴烈程度和司天间气应升不升之郁气待时发作相同，应降不得降，能够很快地形成郁气，降则可以折减其胜气，在人体则应当针刺手太阴之井穴少商与手阳明之合穴曲池。火欲降为在泉之左间，遇水气过胜，而地玄阻抑之，则火欲降而不得入，火被抑则发为郁气，待郁气散则火气可入，应当折减其胜气，可以散其郁气，在人体则应当针刺足少阴之井穴涌泉与足太阳之合穴委中。太阴湿土欲降为在泉之左间，遇木气过胜而地苍阻抑之，则土欲降而不能下，土被抑则发为郁气，待郁气散则土气可入，应当折减其胜气，可以散其郁气，在人体则应当刺足厥阴之井穴大敦与足少阳之合穴阳陵泉。阳明燥金欲降为在泉之左间，遇火气过胜而地形阻抑之，则金欲降而不能下，金被抑则发为郁气，待郁气散金气可入，应当折减其胜气，可以散其郁气，在人体则应当针刺手厥阴心包络之井穴中冲与手少阳之合穴天井。太阳寒水欲降为在泉之左间，遇土气过胜而地阜阻抑之，则土欲降而不能下，水被抑则发为郁气，待郁气散则水气可入，应当折减其胜气，可以散其郁气，在人体则应当针刺足太阴之井穴隐白与足阳明之合穴足三里。

　　黄帝问道：关于五运之气的运行，有时候来得早，有时候来得迟，以及岁气的升降往来，相互有承袭和抑阻，我可以听听这些变化导致疾病时所运用的针刺法则吗？

　　岐伯回答说：这种情况应当针对六气生化之源采取治疗。岁气太过所致的病症用泻法治疗；相反，如果岁气不足导致的病症就要用补法。太过取之，应据其郁之气的五行生克次序进行，取治于运气生化之源，以折减其郁气。不及应当用辅助帮补来治疗，是用以助运气之不足，从而避免虚邪之气，其治疗的方法，记录在《密语》之中。

　　黄帝问道：因为六气升降不前导致疾病的针刺方法，我已掌握了基本的要领，我想再听听司天之气未能迁于正位，使司天之气化政令失常，也就是一切生化或都失于正常，这样则使百姓患病，可否使其预先解除，以普济人类，请你讲讲这个问题。

　　岐伯再次跪拜回答说：你问得很细致啊！谈到这些至理要言，体现了你作为圣王的仁慈怜悯之心，普济苍生，我一定详尽地来陈述这些道理，申明其深奥微妙的意义。若上年司天的太阳寒水，继续施布其政令，则厥阴风木，不能迁居于司天之正位，厥阴不迁正则气郁塞于上，应当泻足厥阴脉气所流的荥穴行间。若上年司天的厥阴风木,继续施布其政令,则少阳君火不能迁居于司天之正位,厥少阴迁正则气郁塞于上,应当针刺手厥阴心包络气所流的荥穴劳宫。若上年司天的少阴君火,继续施布其政令,则太阴湿土不能迁居于司天之正位,太阴不迁正则气留居于上,应当针刺足太阳脉气所流的荥穴大都。若上年司天的太阴湿土,继续施布其政令,则少阳相火不能迁居于司天之正位,少阳不迁正则气闭塞而不通,应当手少阳脉气所流的荥穴液门。若上年司天的少阳相火,继续施布其政令,则阳明燥金不能迁居于司天之正位,阳明不迁正则气又闭塞不通,应当针刺足少阴脉气所流的荥穴然谷。

黄帝问道:岁气应迁正而不能迁正的道理,我已经懂得了其中的要领,还想听听关于岁气该退位不退位的问题,怎么样才能折服它的有余之气,不使它因为太过而导致疾病?

岐伯回答说:若上一年的岁气太过而有余,继续居于正位,行使它的权利,那么,这就叫不退位。因此,在泉之气也就不能退位于右间。新的一年,司天之气不能迁居于正位,所以上一年的司天之气仍旧发挥它的作用。例如巳年、亥年的司天之气有余,超过常数,因此到了子年、午年,厥阴风木仍然不退位,风气继续运行于上半年,布散风木的生化之气,在人体肝气偏盛,应当针刺厥阴的合穴曲泉。子年与午年,司天的气数有余,超过常数,到了丑年与未年,则少阴君火之气不得退位,热气运行于上,火的余气布化于天,应当针刺手厥阴的合穴曲泽。丑年与未年,司天的气数有余,超过常数,到了寅年与申年,则太阴湿土之气不得退位,湿气运行于上,雨气化布于天,在人体则脾气有余偏盛,应当针刺足太阴的合穴阴陵泉。寅年与申年,司天之气有余,超过常数,到了卯年、酉年则少阳相火之气不得退位,热气仍行于上,火的热气布化于天,应当针刺手少阳三焦经的合穴天井。卯年与酉年,司天的气数有余,超过常数,到了辰年与戌年,则阳明燥金之气不得退位,金气运行于上,燥气化布于天,应当针刺手太阴的合穴尺泽。辰年与戌年,司天的气数有余,超过常数,到了巳年与亥年,则太阳寒水之气不得退位,寒气运行于上,凛冽的水气化布于天,应当针刺足少阴穴阴谷。所以说司天在泉之气,出现异常变化,就要导致人们的疾病,按照前法进行针刺,可以预先平定将要发生的疾病。

黄帝问道:刚干与柔干失守,其司天在泉之位,能使司天与中运之气都虚吗?是否会使人体发病?能否避免呢?

岐伯回答说:你提的这个问题很深奥啊!需要明白其奥妙的意义,司天在泉之气,逐年更迭迁移,若刚柔失守,其起被室,三年左右,化而为疫，因此说，认识了它的根本所在，必定能有避去疫病的方法门路。

假如甲子年刚柔失守，司天之刚气不得迁正，在泉之柔气也必孤立而亏虚，四时的气候，失去正常的秩序，气候也像音律一样不能相从，这样，在三年左右，就要变为较大的疫病。应审察其程度的微甚与浅深，当其将要发生而可刺之时，用针刺之，土疫易伤水脏，当先取背部之肾俞穴，以补肾水，隔三日，再刺足太阴脉之所注太白穴，以泻土气。又有在泉之气卯不能迁正，而司天甲子阳刚之气，则孤立无配，三年左右，也可发作土疫病。其补泻方法，和上述甲子司天不得迁正致疫之法是一样的。针刺完毕，在七天之内不可夜行或远行，务须洁净，素食养神。凡是原来肾脏有息，吸而不呼，连做七次，伸直颈项，用力咽气，要像咽很硬的东西那样，这样连做七遍，然后吞咽舌下的津液，不拘其数。

假如丙寅年刚柔失守，司天之刚干失守其位，不得迁正，在泉之柔干不能独主其令，由于司天之气不迁正，故丙年虽阳干，则水运不为太过，不可拘执常法以论定。司天之气虽属有余，但不得迁正其位，天地上下，不相配合，阳律阴吕其音各异，这样，就是天气运行失去正常的秩序，其后三年左右，就要变为疫病。审察其程度的微甚和差异大小，徐缓的可在三年后发生疾病，严重的可在三年内发生疫病，水疫易伤心脏，当其将要发生而可刺之时，用针刺之，土疫易伤水脏，当先取背部的心俞穴，以补心水，隔五日，再刺肾足少阴脉气所入的阴谷穴，以泻肾水。又如辛巳年，在泉的柔干不能迁移正位而附随于司天之刚干，这叫作失守，就会使运与在泉之气都虚，其后三年左右，变成水疫，其补泻方法，也和上述司天不得迁正致疫之法是相同的。针刺完毕，慎无大喜情动于中，如不加以禁忌，就会使气再度耗散，应使其安静七日，心要坦实，不可有过多的思虑。

假如庚辰年刚柔失守，司天之刚气不得迁正，在泉之位无所配合，乙庚为金运，刚柔失守，上下不能相招，上年阳明燥金司天之气不退，其在泉之火，来胜今年中运之金，司天在泉，其位相错，叫作失守。使太商阳律之姑洗与少商阴吕之林钟不能相应，这样，则天运变化失常，三年左右就要发生较大的疫病。审察其天运变化规律，及差异微甚，差异甚的疫气甚，也在三年左右疫疠气至，金疫易伤肝木，当先取背部之肝俞穴，以补肝木，隔三日，再刺肺手太阴脉所行的经渠穴，以泻肺金。针刺完毕，可安静神志七日，切不可大怒，大怒则使真气散失。又或在泉柔干乙未失守，不得迁正即下乙柔干不至，上庚刚干独治，也叫作失守，即司天与中运独治之年，三年左右，变为疫气，名叫金疫，审察其在泉变化规律，推断其疫气之微甚，即可知道发病的迟速。凡是乙庚刚柔失位，其刺法都相同，肝木应保持平和，不可发怒，以伤其气。

假如壬午年刚柔失守，配司天之壬不得迁正，配在泉之丁，孤独无配，壬虽阳年，不得迁正，不得迁正则亏，不同于正常之气，上下失守，则其相应当有一定时间，其差异的微甚，各有一定之数，太角的阳律与少角的阴吕相失而不能配合，待上下得位之时，则律吕之音相同有日，根据其微甚的差异，三年左右便可发生较大的疫气，木疫易伤脾土，当先取背部之脾俞穴，以补脾土，隔三日，再刺肝足厥阴脉气所出的大敦穴，以泻肝木。行针完毕，安静神志七日，不可大醉及歌唱娱乐，使真气再度消散，也不要过饱或吃生的食物，要使脾气充实，不可滞塞饱满，不可久坐不动，食物不可太酸，不可吃一切生的食物，宜食甘淡之味。又或在泉干支丁酉，不得迁正，失守其位，不能与中运司天之气相应，即下位不能奉合于上，也叫作失守，不能叫作合德，因而为柔不附刚，即在泉之气，与中运不合，三年便可变为疫疠，其针刺方法，与上述针刺木疫之法相同。

假如戊申年刚柔失守，戊、癸虽然是火运阳年，则阳年也不属火运太过，司天之气不得迁正，上失其刚，在泉之柔，独主无配，岁气不正，因而有邪气干扰。司天在泉之位，更迭便移，其差异有深浅，刚柔之位，将欲应合，阳律与阴吕必先应而同象这样天运失去正常时位的，在三年之中，火疫就要发生，火疫易伤肺金，应取背部之肺俞穴，以补肺金，针刺完毕，安静神志七日，且不可大悲伤，悲伤则动肺气，使真气再度消散，人们要使肺气充实，重要的方法是闭气养神。又或在泉干支癸亥失守，不得迁正，则司天之刚气无配，也叫作戊癸不能合德，也就是中运之气与在泉之气俱虚，三年之后变为疫气，名叫火疫。

所以用五运之气，分立五年，以明刚柔失守之义，以尽针刺之法，于是可知疫与疠，就是根据上下刚柔失守而定名的，虽有二名，全归一体，就是刺疫疠方法，且只有上述五法，这也是汇总了诸刚柔之位失守的治法，全归之于五行而统之。

黄帝问道：我听说五疫发病都有传染性，不论大人、小儿，症状几乎一样，如果不用上法进行预防，那么，该如何做才能不互相传染呢？

岐伯回答说：五疫发病而不受感染者，是由于正气充实于内，邪气不能触犯，还必须避其毒气侵袭，邪气自鼻孔而入，又从鼻孔而出，正气出自于脑，则邪气便不能干扰侵犯。所谓正气出之于脑，就是说，在屋内先要集中神思，觉得自身好像太阳一样光明。将要进入病室时，先想象有青气自肝脏发出，向左而运行于东方，化作繁荣的树木，以诱导肝气。其次想象有白气自肺脏发出，向右而运行于西方，化作干戈金甲，以诱导肺气。然后再想象有赤气自心脏发出，向南而运行于上方，化作火焰光明，以诱导心气。然后再想象有黑气自肾脏发出，向北而运行于下方，化作寒冷之水，以诱导肾气。然后再想象有黄气自脾脏发出，留存于中央，化作黄土，以诱导脾气。有了五脏之气护身之后，还要想象头上有北斗星的光辉照耀，然后才可以进入病室。

还有一种预防疫病传染的方法，就是在春分那天太阳还未出来的时候，运用吐法。还有一种方法，就是在雨水节后，用药水洗浴三次，促使出汗，也可以达到驱除邪气，预防疫病的发生。还有一种方法，就是服用小金丹。小金丹方：辰砂二两，水磨雄黄一两，上好的雌黄一两，紫金半两，上药一同放入盒中，外面密封牢固，在地上挖一尺深，筑成地穴，不用火炉，也不用其他方法炮制，只用燃料二十斤煅烧，七天煅烧完毕冷却，七天后从地穴中取出。第二天从盒子中取出，直接把药再埋入地里，再过七天取出来；每天研磨，三天后，用熬炼的白沙蜜做成梧桐子大小的药丸，每天清晨日出的时候，面向东方，深吸大自然精华之气，再用冰水送服药丸一粒，连同吸气一起咽下，服用十粒，就不会受到疫气的传染了。

黄帝问道：人体虚弱，就会使神志游离无主，失其常位，从而使邪气自外部干扰，因而导致不正常的死亡，怎样才能保全真气呢？我想听听关于针刺治疗的方法。

岐伯再次跪拜回答说：你提的这个问题很高明啊！神志虽然游离无主，失其常位，但并没有离开形体，这样也不至于死亡，若再有邪气侵犯，便会造成短命而亡。例如厥阴司天不得迁正，失守其位，天气因虚，若人体素患肝气虚弱，感受天气之虚邪谓之重虚，使神魂不得归藏而游离于上，邪气侵犯则大气厥逆，身体温暖，尚可以针刺救治，先刺足少阳脉气所过的原穴"丘墟"，再刺背部肝脏的腧穴"肝俞"，以补本脏之气。人体素病患气虚弱，又遇到君火、相火司天不得迁正，失守其位，若脏气复伤，感受外邪，谓之三虚，遇到火不及时，水疫之邪侵犯，使人突然死亡，可以先刺手少阳脉气所过的原穴"阳池"，再刺背部心脏的腧穴"心俞"，以补本脏之气。人体素病脾气虚弱，又遇到太阴司天不得迁正，失守其位，若脏气复伤，感受外邪，谓之三虚，遇到土不及时，木疫之邪侵犯，使人突然死亡，可以先刺足阳明脉气所过的原穴"冲阳"，再刺背部脾脏的腧穴"脾俞"，以补本脏之气。人体素患肺气虚弱，遇到阳明司天不得迁正，失守其位，若脏气复伤，感受外邪，谓之"三虚"，又遇到金不及时，火疫之邪侵犯，使人突然死亡，可以先刺手阳明脉气所过的原穴"合谷"，再刺背部肺脏的腧穴"肺俞"，以补本脏之气。人体素患肾气虚弱，又遇到太阳司天，不得迁正，失守其位，若脏气复伤，感受外邪，谓之"三虚"，又遇到水运不及之年，土疫之邪侵犯，伤及正气，人的神魂像被取去一样，致使突然死亡，可以先刺足太阳脉气所过的原穴"京骨"，再刺背部肾脏的腧穴"肾俞"，以补本脏之气。

黄帝说：十二个脏器是相互为用的，若脏腑的神气失守其位，就会使外表的神彩不能丰满，恐怕为邪气侵犯，可以用刺法治疗，我想听听关于针刺治疗的要点。

岐伯再次跪拜后恭敬地回答说：你问得真全面呀！问及这些至要的道理，如果不是圣明的帝王，岂能如此深究这些根源。这就是所谓精、气、神，合乎一定的自然规律，符合司天之气。心之职能比如君主，神明由此而出，可以刺手少阳脉的原穴"神门"。肺的职能，如同宰相、太傅，治理与调节的作用，由此而出，可以刺手太阴脉的原穴"太渊"。肝的职能，如同将军，深谋远虑，由此而出，可以刺足厥阴脉的原穴"太冲"。胆的职能，如同中正，临事决断，由此而出，可以刺足少阳脉的原穴"丘墟"。膻中的职能，如同臣使，欢喜快乐，由此而出，可以刺心包络脉的荥穴"劳宫"。脾的职能，如同谏议，智慧周密，由此而出，可以刺脾足太阴脉的原穴"太白"。胃的职能，如同仓廪，饮食五味，由此而出，可以刺足阳明脉的原穴"冲阳"。大肠的职能，如同传导，变化糟粕，由此而出，可以刺大肠手阳明脉的原穴"合谷"。小肠的职能，如同受盛，化生精微，由此而出，可以刺小肠太阳脉的原穴"腕骨"。肾的职能，如同作强，才能技巧，由此而出，可以刺肾足少阴脉的原穴"太溪"。三焦的职能，如同决渎，水液隧道，由此而出，可以刺三焦少阳脉的原穴"阳池"。膀胱的职能，如同州都，为精液储藏之处，通过气化，才能排出，可以刺膀胱足太阳脉的原穴"京骨"。以上这十二脏器的职能，不得相失，因此刺法有保全神气、调养真元的意义，也具有修养真气的道理，并不只能单纯治疗疾病，所以一定要修养与调和神气。调养神气之道，贵在持之以恒，补养神气，巩固根本，使精气不能离散，神气内守而不得分离，只有神守不去，才能保全真气，若人神不守，就不能达到养生的最高境界，所谓养生的最高境界，在于天玄之气，人的神气能与大自然的气相互配应，又入本元之气，叫作归宗。

素问·本病论篇第七十三（遗篇）

> **本篇要点**
>
> 一、说明六气升降不前的气候变化与发病情况。
> 二、说明六气不得迁正、退位的气候变化与发病情况。
> 三、在阐述失守概念的基础上，说明五运失守的气候变化与化疫致病的情况。
> 四、说明运气失常与五脏虚实变化发病之间的关系。

黄帝问道：关于天元之气窒抑的情况，我已经知道了，还想听听气交变化，怎样叫失守呢？

岐伯回答说：说的是司天在泉的迁正退位与左右间气升降的问题，司天在泉的迁正退位，各有经文论述之，左右间气各有升降不前的反常现象，叫作失守。由于气交失守，不能移易其时位，气交就要发生异常的变化，也就是四时节令失去正常的秩序，万物生化不得平安，人类就要发生疾病。

黄帝问道：关于升降不前的问题，我想听听它的原因，气交发生变化，怎样才能晓得呢？

岐伯回答说：你提的问题很高明啊！必须明白其中的道理。气交所以发生一定的变化，乃是天地运转固有的机制，气欲降而不得降的，是由于地之五气窒抑相胜所致。又有五运之气太过，先天时而至，使气交升降不前，也是受中运的阻抑，但欲降而不得降，也是受中运的阻抑。于是有升之不前的，有降之不下的，有降之不下而升者至天的，有升降俱不得前进的，作出这样分别，乃是由于在气交的各种变化之中，异常的变化，各不相同，因此，发生的灾害也就有轻有重了。

黄帝问道：我想听听关于气交相遇、相会、相胜、相抑的原因，变而为疾，其病情轻重是怎样的呢？

岐伯回答说：气交有胜气相会时，就可以抑伏而使气交有变。因此在辰戌之年，厥阴风木应从上年在泉的右间，升为本年司天的左间，若遇到天柱金气过胜，使木气升之不前。又若遇到辰戌之年，金运之气先天时而至，中运之胜气，乃使木气忽然升之不前。木气欲升天，金气抑制之，升而不前，则发生清凉之气，风气反而减少，肃杀之气行于春季，露霜再次降下，草木因而枯萎。人们易患温疫早发、咽喉干燥、两胁胀满、肢节皆痛等病。木气

253

不升，久而化为郁气，郁极则发，就要出现大风摧拉折损，鸣声紊乱。人们易患卒中、半身麻痹、手足不仁等病。

因此在巳亥之年，少阴君火应从上年在泉的右间，升为本年司天的左间，若遇到天蓬水气过胜，使君火升之不前。又若遇到厥阴司天，未得迁居正位，则少阴君火也就不能升于司天的左间，这是由于水运在中间阻抑所致。少阴君火欲升司天的左间，受到水运的阻抑而升之不前，则清凉寒冷的气候再度发作，早晚都有冷气发生。人们易患阳气伏郁于内，而生烦热、心神惊悸、寒热交作等病。君火不升，久而化为郁气，郁及则发，就要出现暴热发作。火热之风气聚积覆盖于上，化为疫气，温疫逢温暖之时乃作，由于火气暴露化为火疫，则可发生心烦而躁动口渴等症。渴甚者，可以泻其火热，以阻止病情的发展。

因此在子午年，太阴湿土应从上年在泉的右间，升为本年司天的左间，若遇到天冲木气过胜，使土气升之不前。又若遇到壬子年，木运之气先天时而至，中运之胜气，土气升天则风土埃尘昏暗，雨湿之气不得布化。人们易患风厥，涎液上涌，半身麻痹不隧，腹部胀满等病。土气不升，久而化为郁气，郁极则发，就要发生土气尘埃化为疫病，人们容易患猝然死亡，易患面部、四肢、六腑胀满、闭塞、黄疸等病，湿气不能布化，雨水就要减少。

因此在丑未年，少阳相火应从上年在泉的右间，升为本年司天的左间，若遇到天蓬水气过胜，使少阳相火升之不前。又或遇到太阴司天，未得迁居正位，则少阴相火也就不能升于司天的左间，这是由于水运阻抑所致。少阳之气欲升司天的左间，受到水运的阻抑而升之不前，则寒冷的雾露反而布化，气候凛冽如似冬季，河水又干涸，冰冻再次凝结，突然出现温暖的气候，接着就有寒气的布化，忽冷忽热，发作不时。人们易患阳气伏郁在内、烦热升于心中、心神惊骇、寒热交作等病。相火不繁荣昌盛，久而化为郁气，郁极则发，就要出现暴热之气，风火之气聚积覆盖于上，化为疫气，变为伏热内烦，肢体麻痹而厥逆，甚至发生血液外溢的病变。

因此在寅申年，阳明燥金应从上年在泉的右间，升为本年司天的左间，若遇到天英火气过胜，使金气升之不前。又若遇到戊申戊寅年，中运之火则先天时而至，金气欲升之为司天之左间，中运之火阻抑之，金气升之不前，则应时之雨不得降下，西风频作，土地干燥，咸卤发生。人们易患气喘咳嗽、血液外溢等病。燥气不升，久而化为郁气，郁极则发，就要发生白色埃雾笼罩天空，清冷而肃杀之气。人们易患胁下胀满、易悲伤、伤寒鼻塞喷嚏、咽喉干燥、手部坼裂、皮肤干燥等病。

因此在卯酉年，太阳寒水应从上年在泉的右间，升为本年司天的左间，若遇到天芮土气过胜，使太阳寒水升之不前。又或遇到阳明司天，未得迁居正位，则太阳寒水也就不能升于司天的左间，土运应时已至。寒水之气欲升司天的左间，受到土运的阻抑而升之不前，则湿热相蒸，寒气发生于天地之间。人们易患泄泻如注、食谷不化等病。寒水不升，久而化为郁气，郁极则发，冷气又胜过客热之气，冰雹突然降下。人们易患厥逆呃逆，热病生于内，阳气痹于外，足胫酸疼，烦恼而发生心悸、懊侬、烦热、暴烦而又厥逆等病。

黄帝说：六气升之不前的问题，我已经完全明白了它的意义。还想听听关于六气降之不下的问题，可以让我明白吗？

岐伯回答说：你问得很全面啊！这其中讲的是天气与地气变化的精妙意义，我可以全面地讲述其道理。简言之，就是说六气上升之后，必然还要下降。六气中的每一气，上升至天，居时三年，至火年即第四年，必然下降入地，成为地之左间，又在之居时三年。这样一升一降，一往一来，共为六年，叫作六纪。

因此，丑未之年，厥阴风木应从上年司天的右间，降为本年在泉的左间，若遇到地白金气过胜，厥阴风木降之不前。又或遇到少阴司天，不得退位，则厥阴风木也就不能降于在泉的左间，居中的金运则应时而至。金运居于司天之下而承其气，厥阴风木，降之不下，则青色的尘埃远见于上，白气承之于下，大风时起，尘埃昏暗，清燥之气行杀令，霜露再次降下，肃杀之气施布其令。若木气日久不降，其气被抑则化为郁气，就会发生风气与燥气伏郁，气候温暖后而反见清冷，草木虽已萌芽生长，严寒霜冻又至，蛰虫不能出现，人们要提防这种清凉之气伤害脏气。

因此在寅申年，少阳君火应从上年在泉的右间，降为本年在泉的左间，若遇到地玄火气过胜，则少阴君火不得降入地下。又或遇到丙申丙寅年，则水运太过，先天时而至。少阴君火欲降，水运居中承之，使君火不得降下，则赤色之云气始现，黑色云气反生，温暖的气候使万物舒适，却有寒雪降下，严寒发作。少阴君火久伏而不降，则化为郁气，郁久必发，所以寒气过胜之后，又有热气发火，火风化为疫气，则人们易患面赤心烦、头痛目眩等病，火气暴露之后，温病就要发作。

因此在卯酉年，太阴湿土应从上年司天的右间，升为本年在泉的左间，若遇到地苍木气过胜，是太阴湿土不得降入地下。又或遇到少阳司天，不得退位，则太阴湿土不得降入在泉的左间，或木运应时已至。木运居于司天之下而承其气，太阴湿土降之不下，则出现黄云而又有青色云霞显露，云

上部 素问·本病论篇第七十三（遗篇）

气郁蒸而大风发作，雾气遮蔽，尘埃过胜，草木为之折损。若太阴湿土日久不降，伏而不布则化为郁气，天空出现尘埃黄气，地上湿气郁蒸。人们易患四肢不能举动、头晕眩、肢节疼痛、腹胀胸满等病。

因此在辰戌年，少阳相火应从上年司天的右间，降为本年在泉的左间，若遇到地玄火气过胜，则少阳相火不得降入地下。又或遇到水运太过，则先天时而至。水运居中承之，相火欲降而不得降下，则赤色云气始见，黑色云气反而发生，温暖之气才欲发生，冷气又突然而至，甚至降下冰雹。若少阳相火日久不得降下，伏而不布则化为郁气，冷气之后随又生热，火风之气化为疫气，则人们易患面赤心烦、头痛目眩等病，火气暴露之后，热病就要发生。

因此在巳亥年，阳明燥金应从上年司天的右间，升为本年在泉的左间，若遇到地肜火气过胜，则阳明燥金不得降入地下。又或遇到太阳司天不得退位，则阳明燥金不得降入在泉的左间，或火运应时已至。火运居于司天之下而承其气，阳明燥金降之不下，则天气清冷而肃降，火气显露则温热发作。人们感到昏沉困倦，夜卧不安，易患咽喉干燥、口渴引饮、懊憹烦热等病，早晚有大凉之气，而湿热之气却又发作。若阳明燥金日久不降，伏而不布则化为郁气，天空清凉而寒冷，远处有白气发生。人们易患眩晕、手足强直、麻木不仁、两肋作痛、双目视物不清等病。

因此在子午年，太阳寒水应从上年司天的右间，降为本年在泉的左间，若遇到地阜土气过胜，则太阳寒水不得降入地下。又或遇到土运太过，则先天时而至。土运居中承之，太阳寒水欲降而不得降下，则天空暴露黑气，昏暗凄惨，才出现黄色尘埃而又湿气弥漫，寒气布化之后，又出现热化与湿化之令。若太阳寒水日久不得降下，伏而不布则化为郁气，则人们易患大厥、四肢沉重倦怠、阴痿少力等病，天气阴沉，热气与湿气交替发作。

黄帝说：关于间气升降的问题，我已经完全明白了它的意义。还想听听关于六气迁正的问题，可以吗？

岐伯回答说：值年的岁气，迁居于一年的中位，叫作迁正位。司天之气不得迁居于正位，就是上年司天之气超过了交司之日，也就是上年司天之气太过，其值时有余日，仍旧治理着本年的司天之数，所以使新司天不得迁正。

巳亥之年，若上年太阳不退位，则本年的厥阴不得迁正，风木温暖之气不能应时施化，则花卉枯萎，人们易患淋病、目系转、转筋、善怒、小便赤等病。风气欲施其令而寒气不退，温暖的气候不得正时，则失去正常的春令。

子午年，若上年厥阴不退位，则本年少阴不得迁正，冷气不退，春天先冷而后又寒，温暖之气不能应时施化。人们易患寒热、四肢烦痛、腰脊强直等病。上年厥阴木之气虽有余，但其不退位的情况，不能超过主气二之气君火当令之时。

丑未年，若上年少阴不退位，则本年太阴不得迁正，雨水不能及时，万物枯焦，应当生长发育的不能生发。人们易患手足肢节肿满、大腹水肿、胸满不食、飧泄胁满、四肢不能举动等病。雨气欲布其令，但由于少阴君火仍居天位而治之，所以温暖之气化亢盛而缺少雨泽。

寅申年，若上年太阴不退位，则本年少阳不得迁正，炎热的气候不得施布其令，植物的苗莠不能繁荣，少阳之气晚治，则酷暑见之于秋季，肃杀之气亦必晚至，霜露不得应时而降。人们易患疟疾、骨中发热、心悸、惊骇甚至出血等病。

卯酉年，若上年少阳不退位，则本年阳明不得迁正，因而少阳相火暑热气候发生在前，火胜克金，阳明燥金的肃杀之气出现在后，草木反季节繁荣。人们易患寒热、鼻塞喷嚏、皮毛脆折、爪甲枯焦，甚则喘咳上气、悲伤不乐等病。由于热化之令继续施布，燥令不行，也就是清冷急切之气不行，肺金又要患病。

辰戌年，若上年阳明不退位，则本年太阳不得迁正，致使冬季寒冷之令反而改行于春季，肃杀霜冻之气在前，严寒冰雪之气在后，若阳光之气复得而治，则凛冽之气不得发作，雾云待时而现。人们易患温疫发作、喉闭咽干、烦躁口渴、喘息有音等病。太阳寒化之令，须待燥气过后，才能司天主治，若燥气过期不退，时令失去正常规律，就会对人们造成灾害。

黄帝问道：对于迁正早晚的问题，你已将它的意义告知了我，我还想听听有关退位的情况，可以明白地告诉我吗？

岐伯回答说：所谓不退位，就是指司天之数不尽，也就是司天之数有余，名叫复布政，所以也叫再治天，是由于司天之数有余，依然如故而不得退位的缘故。

厥阴风木不退位时，则大风早起，时雨不得降下，温令不能施化，人们易患温疫、黑斑、肢体偏废。风病发生，人们普遍出现肢节痛、头目痛、伏热在内而心烦、咽喉干燥、口渴引饮等病。

少阴君火不退位时，则温暖之气发生于春冬季节，蛰虫早期出现，草木提前发芽生长。人们易患膈热咽干、血液外溢、惊骇、小便赤涩、丹瘤、疹、疮疡等病。

太阴湿土不退位时，则寒冷与暑热就不能按时发生，尘埃昏暗弥布天空，湿令不去，人们易患四肢少力、饮食不下、泄泻如注、小便淋沥、腹满、足胫寒冷、阳痿、大便闭塞、小便失禁或小便频数等病。

少阳相火不退位时，则炎热的气候发生于春季，由于暑热在后期布化，故冬季温暖而不冻，流水不结冰，蛰虫出现，人们易患少气、寒热交替发作、便血、上部发热、小腹坚硬而胀满、小便赤、甚则血液外溢等病。

阳明燥金不退位时，则春天发生清冷之气，草木繁荣推迟，寒气与热气相间发作。人们易患呕吐、暴发泄泻、饮食不下、大便干燥、四肢不能举动、头目眩晕等病。

太阳寒水不退位时，则春季又发生寒冷的气候，冰雹降下，阴沉之气昏暗覆盖，至二之气时，寒气尚未退去，人们易患寒痹厥逆、阳痿、小便失禁、腰膝皆痛等病，温疫之发作较晚。

黄帝问道：岁气司天的早晚，我已经知道了。还想听听在泉之数，你可以告知我吗？

岐伯回答说：地之三气，每年有一气迁正，一气升天，一气退位，其不得前进，便应于土地的生化，使万物的生化失于正常的时令。

黄帝问道：我听说天地二甲子，十干与十二支配合。司天在泉，上下相合而主治天地之气，其气位能互相更移，有时会失守其位，可以明白地告诉我吗？

岐伯回答说：失其更移之正位，就是说虽然已得岁时之正位，但是未得主管正位之气，就会四时气候失常，发生大疫。

假如甲子年，本为阳年，而土运受到阻抑，如果上年癸亥年，司天的气数太过而有余，在时间上随已交得甲子年，但厥阴风木仍居于司天之位，本年地气已经迁正，阳明在泉，去年在泉之少阳，已退为本年在泉的右间，这样，去年司天之厥阴不退位仍在上，本年在泉之阳明已迁正在下，因此二者不相协调。由于在上之癸与在下之己反而相会，则本应太过的土运，却变虚而为木气胜，所以就不是太过了，况且应于土运之黄钟阳年不应受到抑塞，今木气既胜，则土之子金气来复，金气来复，若少阴君火随之而至，则木之胜气随从君火之气，故金之复气乃微，这样，上甲与下己失守其位，其后三年则化成土疫，晚至丁卯年，早在丙寅年，土疫就要发作，发作的大小和善恶，可以根据当年司天在泉之气的盛衰及北极星所指的方位去推断。又如甲子年，在上的甲与子相结合，交于司天以治天之位，而在下的己卯未得迁正，上年戊寅在泉至少阳不得退位，也属上甲与下己未能合德，也就是土运不属太过，而木气也要乘虚克土，土之子金气又有复气，以反其邪气之化。司天在泉，阴阳属性不同，其变为疫疠之气的大小善恶，和司天在泉失守其位的变化规律是一致的。

假如丙寅年，本为阳年太过，如果上年乙丑年司天的气数太过而有余，在时间上虽已交得丙寅年，但太阴湿土仍居于司天之位，本年地气已经迁正，厥阴在泉，去年在泉之少阳，已退为本年在泉的右间，这样，去年司天之太阴不退位在上，本年在泉之厥阴已迁正在下，因此，在泉的厥阴不能奉和于司天的气化。由于在上的乙与在下的辛反而相会，则本应太过的水运，却变虚而为土气所胜，所以就不是水运太过了，如同太簇之律管，不应太羽之音。土胜而雨气施化，水之子来复为风化，这样，上丙与下辛失守其位而不得相会，其后三年则化成水疫，晚至己巳年，早在戊辰年，水疫甚者发作迅速，水疫微者发作徐缓，水疫发作的大小善恶，可以根据当年司天在泉之气的盛衰及北极星所指的方位去推断。又如丙寅年，在上的丙与寅相合，少阳相火交于司天已治天之位，而在下的辛巳未得迁正，上年庚辰在泉至少阳不得退位，也属于上丙与下辛未能合德，便使水运小虚而有小的胜气，或有小的复气，其后三年化而为疠，名叫水疠，其症状如水疫，治法同前。

假如庚辰年，本为阳年太过，如果上午己卯年司天的气数太过而有余，在时间上虽然已交得庚辰年，但阳明燥金仍居于司天之位，本年地气已经迁正，太阴在泉，去年在泉之少阴，已退为本年在泉的右间，这样，去年的阳明燥金在上，司天不退位，本年的太阴湿土在下，已迁居在泉正位，因此在泉的太阴湿土不能奉和司天的太阳寒水之气化。由于上己和下乙相会，那么本应金运太过却因此而变虚为火气制胜，所以就不属于金运太过了，如同姑洗之律管与太商之音不相应一样。火胜热化，金之子气水寒来复，气候先热后寒，这是上庚与下乙失守其位不得相会，以后的三年就化为金疫，早在壬午年，迟在癸未年，金疫就要发作，发作致病的大小轻重，可以根据疫病发作之年的司天在泉之盛衰及北极星所指方位推算。又如庚辰年，在上的庚与辰相合，交于司天的太阳寒水迁居正位，在下的乙未不能迁正，也就是旧岁甲午少阴未得退司天之位，也属于上庚与下乙不能合德，下乙的柔干与上庚刚干失于配合，使金运小虚而有小胜而复气，后三年化成疠疫，叫作金疠，其病状如同金疫，治法如前。

假如壬午年，本为阳年太过，如果上年辛巳年司天的气数太过而有余，在时间上虽已交得壬午年，但厥阴风木仍居于司天之位，本年地气已经迁正，太阳在泉，去年丙申在泉的少阳已退为本年在泉的右间，这样，去年司天之厥阴不退位在上，本年在泉之阳明已迁正在下，因此，在泉的阳明不能奉和于司天的气化。由于在上的辛与在下的丁相会，则本应太过的木运，却变虚而为金气所胜，所以就不是木运太过了，如同蕤宾之律管，不应太角之音。金气行而燥气胜，木之子火气来复则热化，其后化成木疫，疫甚的发作迅速，疫微的发作徐缓，木疫发作的大小善恶，可以根据当年司天在泉之数的盛衰及北极星所指的方位去推断。又如壬午年，在上的壬与午相合，交

259

于司天已治天之位，而在下的丁酉未得迁正，也就是上年甲午在泉至少阴未得退位，也属于上庚与下乙未能合德，也就是下丁的柔干与上壬刚干的配合，也可以使木运小虚，并有小的胜气与小的复气，其后三年化而为疠，名叫木疠，其症状与风疫相似，治法同前。

假如戊申年，本为阳年太过，如果上年丁未年司天的气数太过而有余，在时间上虽已交得戊申年，但太阴湿土仍居于司天之位，本年地气已经迁正，厥阴在泉，去年壬戌在泉的太阳，已经退为本年在泉的右间，这样，去年丁未司天之太阴不退位而仍在上，本年癸亥在泉之厥阴已迁正在下，因此在泉的厥阴不能奉和于司天的气化。由于在上的丁与在下的癸相会，则本应太过的火运，却变虚而为水气所胜，所以就不属火运太过了，就如同夷则之律管，不应太徵之音。这样上戊与下癸失守其位而不得相会，其后三年化而为疫，迅速的至庚戌年便要发作，发作的大小善恶，可以根据当年司天之气的北极星所指方位去推断。又如戊申年，在上的戊与在下的申相会，且应交于司天已治天之位，而在下的癸亥未得迁正，也就是上年壬戌在泉至少阴未得退位，属于上戊与下癸未能合德，即下癸的柔干失与戊壬刚干的配合，使火运小虚，有小胜气，或虽有胜气而无复气，其后三年化而为疠，名叫火疠，治法同前。其治法可以用寒法与泄法。

黄帝问道：人体的正气不足，天气也不正常，则神志失守，神光不得聚敛，邪气伤人，导致暴亡，我可以听听这是什么道理吗？

岐伯回答说：人的五脏，只要有一脏不足，遇上岁气不及，就要感受邪气。人若过度忧愁思虑就要伤心，又或遇少阴司天之年，天气不及，则间气太阴接之而至，这就是所谓天虚，也就是人气与天气同虚。又遇因惊而劫夺精气，汗出而伤心之液，因而形成三虚，则神明失守。心为一身之君主，神明由此而出，神明失守其位，则游离于丹田，也就是泥丸宫下，神既失守而不得聚敛，却又遇到火运不及之年，必有水疫之邪气发病，使人突然死亡。

人若饮食不节，劳倦过度就要伤脾，又或遇太阴司天之年，天气不及，则间气少阳接之而至，这就是所谓天虚，也就是人气虚与天气虚。又遇饮食过饱，汗出伤胃之液，或醉饱行房，汗出伤脾之液，因而形成三虚，则脾之神志失守。脾的职能比之于谏议之官，智谋周密自此而出，神既失守其位而不得聚敛，却又遇土运不及之年，必有风疫发病，使人突然死亡。

人若久居湿地，或强力劳动而又感受水湿邪气，则必伤肾脏。肾的职能是作强，一切技巧都由此而出，由于人虚加以天气虚，因而形成三虚，使肾的神志失守，神志失守其位而不得聚敛，却又遇水运不及之年，必有土疫邪气发病，使人突然死亡。

　　人或者因忿怒，气上逆而不下，就要伤肝。又或遇厥阴司天，天气不及，则间气少阴接之而至，这就是所谓天虚，也就是天虚与人虚。又或遇急走恐惧，则汗出而伤肝之液。肝的职能，比之于将军，人的谋虑自此而出，神志失守其位而不聚敛，又遇木运不及之年，或丁年上丁与下壬不相符合，或上壬与下丁失守其位，或厥阴司天，天气不及，必有金疫邪气发病，使人突然死亡。

　　上述五种失守其位，乃是由于天气虚与人气虚，致使神志游离失守其位，便会有五疫之邪伤人，使人突然死亡，名叫尸厥。人犯了五脏神志易位，就会使神光不圆，不但是疫邪，一切邪气伤人，都是由于神志失守其位的缘故。所以说，神志内守的就可以生，神志失守的就要死亡，得神者就会安康，失神者就要死亡。

素问·至真要大论篇第七十四

本篇要点

　　一、详细叙述司天在泉、六气分治的种种变化，说明人体与司天在泉之气相适应的情况及其所引起的疾病。

　　二、通过气候变化对药性的影响，说明采药必须及时。同时，说明治疗六气淫胜所宜的药物性味，以及处方的君臣佐使配伍、剂量、服法、禁忌、五味的作用等。

　　三、论述治疗六气所致之病，有取标、取本、取中气，还有从取、逆取等不同。

　　四、通过病机十九条，指出如何对病因病机进行分析，进一步就诊断、治法、方剂选择加以说明。

　　五、通过治寒以热、治热以寒的一般规则，说明临床上要根据病情的寒热虚实，灵活决定治法。

　　六、指出长期服用某种性味的药物会引起脏气偏胜，造成疾病甚至死亡。

　　黄帝问道：五运相互交和主岁，太过不及互相交替，我已经知道了。六气分治一年中，主管司天在泉，其气到来时的变化是怎样的？

岐伯拜而回答说：问得真高明啊！这是自然变化的基本规律，人体的功能活动是与天地变化相适应的。

黄帝问道：人体与司天在泉之气相适应的情况是怎样的呢？

岐伯回答说：这是受自然规律所主宰的，也是研究这些理论的医生最感疑惑的问题。

黄帝道：我想听听其中的道理。

岐伯说：厥阴司天，气从风化；少阴司天，气从热化；太阴司天，气从湿化；少阳司天，气从火化；阳明司天，气从燥化；太阳司天，气从寒化。它们都是根据客气所临的脏位，来确定其疾病名称的。

黄帝问道：在泉之气的气化是怎样的？

岐伯回答说：与司天同一规律，间气也是如此。

黄帝问道：什么是间气？

岐伯回答说：分司在司天和在泉之左右的，就叫作间气。

黄帝问道：间气与司天、在泉有何分别？

岐伯回答说：司天、在泉主岁之气，主管一年的气化，间气之气，主一步（六十日多）的气化。

黄帝道：很对！一岁之中气化的情况是怎样的呢？

岐伯回答说：厥阴司天为风化，在泉为酸化，岁运为苍化，间气为动化；少阴司天为热化，在泉为苦化，岁运不司气化，间气为灼化；太阴司天为湿化，在泉为甘化，岁运为黅化；间气为柔化；少阳司天为火化，在泉为苦化，岁运为丹化，间气为明化；阳明司天为燥化，在泉为辛化，岁运为素化，间气为清化；太阳司天为寒化，在泉为咸化，岁运为玄化，间气为藏化。所以医生治病，必须明了六气所司的气化，以及五味、五色的产生与五脏之所宜，然后才可以说对气化运行的太过、不及和疾病发生的关系有了头绪。

黄帝问道：厥阴在泉而从酸化，我早就知道了。风的气化运行又怎样呢？

岐伯回答说：风气行于地，这是本于地之气而为风化，其他火、湿、燥、寒诸气也是这样。因为本属于天的，是天之气，本属于地的，是地之气，天地之气相互通化，六节之气分，而后万物才能生化。所以说，要谨慎地观察六气分别主时之所宜，不可贻误病机。就是这个意思。

黄帝问道：主治疾病的药物有何规律？

岐伯回答说：根据岁气来采备其所生化的药物，则药物就不会有所遗漏了。

黄帝问道：为什么要采备岁气所生化的药物？

岐伯回答说：因其能得天地精专之气，故气全而力厚。

黄帝问道：每年司岁运的药物又是如何的呢？

岐伯回答说：司岁运的药物与主岁气的药物是一样的，然而所不同的是岁运有太过与不及的差异。

黄帝问道：不属司岁之气生化的药物，又怎样呢？

岐伯回答说：其气散而不专。所以非司岁和司岁的药物比较，形质虽同，却有等级上的差别，气味有厚薄之分，性能有躁静之别，疗效有多少的不同，药力所及也有深浅之异，说的就是这个道理。

黄帝问道：主岁之气，伤害五脏，应当怎样来说明？

岐伯回答说：以脏气所不胜之气来说明，就是这个问题的要领。

黄帝问道：治疗的方法怎样？

岐伯回答说：司天之气淫胜于下的，以其所胜之气来平调之；在泉之气淫胜于内的，以其所胜之气来治疗之。

黄帝说道：对。岁气平和之年用药情况怎样呢？

岐伯回答说：仔细观察阴阳病变之所在来加以调整，达到平衡为目的。正病用正治法，反病用反治法。

黄帝问道：先生说观察阴阳之所在来调治，医论中说人迎和寸口脉相应，像牵引绳索一样大小相等的，称为平脉。那么阴脉所在的寸口脉是什么情况呢？

岐伯回答说：看主岁是南政还是北政，就可以知道了。

黄帝道：请你详尽地讲给我听。

岐伯说：北政主岁的年份，少阴在泉，则寸口不应；厥阴在泉，则右脉不应；太阴在泉，则左脉不应。南政的年份，少阴司天，则寸口不应；厥阴司天，则右脉不应；太阴司天，则左脉不应。凡是寸口脉不应于指的，用相反的诊法脉象就可应指了。

黄帝问道：尺部之候怎样？

岐伯回答说：北政主岁的年份，三阴在泉，则扣脉沉细而伏；三阴司天，则尺部脉沉细而伏。南政的年份，三阴司天，则寸部不应；三阴在泉，则尺部不应。左右脉是相同的。所以说：能掌握其要领的，用很少的语言就可以介绍完了，如果不知其要领，就会茫无头绪。说的就是这个道理。

黄帝说道：很对。司天在泉之气，淫胜于内而发病的情况是怎样的？

岐伯回答说：厥阴在泉之年，风气淫盛，则地气不明，原野昏暗不清，草类提早结实。人们多病如洒洒然振栗恶寒，频繁地伸腰呵欠，心痛而有撑满感，两侧胁里拘急不舒，饮食不下，胸膈咽部不利，食入则呕吐，腹胀，多嗳气，得大便或矢气后觉得轻快，好像病情衰减，全身沉重。

少阴在泉之年，热气淫盛，川泽中阳气蒸腾，阴处反觉清明。人们多患腹中时常鸣响，逆气上冲胸脘，气喘不能久立，寒热，皮肤痛，眼模糊，齿痛，目下肿，恶寒发热如疟状，少腹疼痛，腹部胀大等。气候温热，虫类迟不伏藏。

太阴在泉之年，草类提早开花，湿气淫盛，则岩谷之间昏暗浑浊，黄色见于水位，与至阴之气色相交和。人们多患饮邪积聚、心痛、耳聋、头目不清、咽喉肿胀、喉痹、阴病而有出血症状、少腹疼痛、小便不通、气上冲头痛、眼如脱出、项部似拔、腰像折断、大腿不能转动、膝弯结滞不灵、小腿肚好像裂开等。

少阳在泉之年，火气淫盛，则郊野热气光明，时寒时热。人们多患泄泻如注、下痢赤白、少腹痛、小便赤色，甚则血便。其余症候与少阴在泉之年相同。

阳明在泉之年，燥气淫盛，则雾气清冷昏暗。人们多患吐呕、呕吐苦水、常叹息、心胁部疼痛不能转侧，甚至咽喉干、面暗如蒙尘、身体干枯而不润泽、足外侧反热。

太阳在泉之年，寒气淫盛，则天地间凝肃惨栗。人们多患少腹疼痛牵引睾丸、腰脊、向上冲心胸、出血、咽喉痛、颔部肿。

黄帝说道：对。怎样治疗呢？

岐伯回答说：凡是在泉之气，风气太过而伤人体的，主药用辛凉，辅佐用苦味，用甘味来缓和肝木，用辛味来散其风邪；热气太过而伤人体的，主治用咸寒，辅佐用甘苦，以酸味来收敛阴气，用苦味药来发泄热邪；湿气太过而侵淫体内的，主治药用苦热，辅佐药用酸淡，用苦味药以燥湿，用淡味药以渗泄湿邪；火气太过而伤人体的，主治药用咸冷，辅佐药用苦辛，用酸味来收敛阴气，以苦味药发泄火邪；燥气太过而伤人体的，主治药用苦温，辅佐药用甘辛，以苦味泄下；寒气太过而伤人体的，主治药用甘热，辅佐药用苦辛，用咸水以泻水，用辛味以温润，以苦味来巩固阳气。

黄帝说道：对。司天之气的变化又怎样呢？

岐伯回答说：厥阴司天，风气淫胜，则天空尘埃昏暗，云雾扰动不宁，寒冷的季节反而温暖如春，流水不能结冰，蛰虫不去潜伏。人们多患胃脘、心部疼痛，上撑两胁，咽膈不通利，饮食不下，舌本强硬，食则呕吐、冷泻、腹胀、便溏泄、瘕，小便不通，病的根本在脾脏。如冲阳脉绝，多属不治的死证。

少阴司天，热气淫胜，则天气郁热，君火行其政令，热极则大雨将至。人们易患胸中烦热、咽喉干燥、右胁部胀满、皮肤疼痛、寒热、咳喘、唾血、便血、衄血、鼻塞流涕、喷嚏、呕吐、小便变色，甚则疮疡，浮肿，肩、背、臂、臑及缺盆等处疼痛，心痛，肺胀，腹胀满，胸部胀满，气喘咳嗽，病的根本在肺脏。如尺泽脉绝，说明肺气已败，多属不治的死证。

太阴司天，湿气淫胜，则天气阴沉，乌云满布，雨多反使草木枯槁。人们多患水肿、骨痛阴痹、阴痹之病按之不知痛处、腰脊头项疼痛、时时眩晕、大便困难、阳痿、饥饿而不欲进食、咳唾则有血、心悸如悬，病的根本在肾脏。如太溪脉绝，说明肾气已败，多属不治的死证。

少阳司天，火气淫胜，则温热之气流行，秋金之令不平。人们多患头痛、发热恶寒而发疟疾、热气在上、皮肤疼痛、色便黄赤、传于里则变为水病、身面水肿、腹胀满、仰面喘息、泄泻暴注、赤白下痢、疮疡、咳嗽吐血、心烦、胸中热，甚至鼻流涕出血，病的根本在肺脏。如天府脉绝，说明肺气已败，多属不治的死证。

阳明司天，燥气淫胜，则树木繁荣推迟，草类生长较晚。筋骨发生变化，大凉之气使天气反常，树木生发之气被抑制而郁伏于下，草类的花叶均现焦枯，应该蛰伏的虫类反而出动。人们多患左胁肋疼痛，寒凉清肃之气感受之后则为疟疾、咳嗽、腹中鸣响、暴注泄泻、大便稀溏、心胁突然剧痛、不能转侧、咽喉干燥、面色如蒙尘、腰痛、男子癞疝、妇女少腹疼痛、眼目昏昧不明、眼角疼痛、疮疡痈痤，病的根本在肝脏。如太冲脉绝，说明肝气已败，多属不治的死证。

太阳司天，寒气淫胜，则寒气非时而至，水多结冰，如遇戊癸火运炎烈，则有暴雨冰雹。人们体内的血脉易发生变化，火热内郁而易生痈疡、厥逆心痛、呕血、便血、衄血、鼻塞流涕、善悲、时常眩晕仆倒、胸腹满、手热、肘臂挛急、腋部肿、心悸甚、胸胁胃脘不舒、面赤木黄、善嗳气、咽喉干燥，甚至面黑如饴、口渴欲饮，病的根本在心脏。如神门脉绝，多属不治的死证。所以说，由脉气的搏动，可以测知五脏之气的存亡。

黄帝说道：对。怎样治疗呢？

岐伯回答说：司天之气，风气淫胜，治以辛凉，佐以苦甘，以甘味缓其急，以酸味泻其邪；热气淫胜，治以咸寒，佐以苦甘，以酸味收敛阴气；湿气淫胜，治以苦热，佐以酸辛，以苦味药燥湿，以淡味泄湿邪；如湿邪甚于上部而有热，治以苦味温性之药，佐以甘辛，汗解法恢复其常态而止；火气淫胜，治以咸冷，佐以苦甘，以酸味收敛阴气，以苦味药发泄火邪，以酸味药复其真气，热淫与火淫所胜相同；燥气淫胜，治以苦温，佐以酸辛，以苦味下其燥结；寒气淫胜，治以辛热，佐以苦甘，以咸味药泄其寒邪。

黄帝说道：对！本气不足而邪气反胜所致之病，应当怎样治疗？

岐伯回答说：风气在泉，而反被清气胜的，治以酸温，佐以苦甘，以辛味药平之；热气在泉，而寒气反胜的，治以甘热，佐以苦辛，以咸味药平之；湿气在泉，而热气反胜的，治以苦冷，佐以咸甘，以苦味药平之；火气在泉，而寒气反胜的，治以甘热，佐以苦辛，以咸味药平之；燥气在泉，而热气反胜的，治以平寒，佐以苦甘，以酸味之药平之；以冷热平和为方制所宜；寒气在泉，而热气反胜的，治以咸冷，佐以甘辛，以苦味药平之，使水气得以潜藏。

黄帝问道：司天之气被邪气反胜所致之病，应当怎样治疗？

岐伯回答说：风气司天而清凉之气反胜的，治用酸温之药，佐以甘苦；热气司天而寒水之气反胜的，治用甘温炎药，佐以苦酸辛之药；湿气司天而热气反胜的，治用苦寒，佐以苦酸；火气司天而寒气反胜的，治用甘热，佐以苦辛；燥气司天而热气反胜的，治用辛寒之药，佐以苦甘之药；寒气司天而热气反胜的，治用咸冷之药，佐以苦辛之药。

黄帝问道：六气偏胜引起人体发病等情况是怎样的？

岐伯回答说：厥阴风气偏胜，发为耳鸣头眩，胃中翻腾混乱而欲吐，胃脘横膈处寒冷；大风屡起，倮虫不能滋生，人们多患胁部气滞，化而成热，小便黄赤，胃脘当心处疼痛，上支两胁，肠鸣飧泄，少腹疼痛，痢下赤白，病甚则呕吐，咽膈之间隔塞不通。

少阴热气偏胜，则病心下热，常觉饥饿，脐下有动气上逆，热气游走三焦；炎暑到来，树木因之流津，草类因之枯萎，人们多患呕逆、烦躁、腹部胀满而痛、大便溏泻，转变成血痢。

太阴湿气偏胜，火气郁于内则酝酿成疮疡，流散在外则病生于肢胁，甚则心痛，热气阻格在上部，所以发生头痛、喉痹、项强；单纯由于湿气偏胜而内郁，寒迫下焦，痛于头顶，牵引至眉间，胃中满闷；多雨之后，湿化之象方始出现，少腹满胀，腰臀部重而强直，妨碍入房，时时泄泻如注，足下温暖，头部沉重，足胫水肿，水饮发于内而水肿见于上部。

少阳火气偏胜，热气客于胃，烦心，心痛，目赤，欲呕，呕酸，易饥饿，耳痛，小便赤色，易惊，谵妄；暴热之气消烁津液，草萎枯，水干涸，介虫屈伏，人们少腹疼痛，下痢赤白。

阳明燥气偏胜，则清凉之气发于内，易患左胠胁疼痛，大便溏泄，内则咽喉窒塞，外为癫疝；大凉肃杀之气施布，草木之花叶改色，有毛的虫类死亡，人们患胸中不舒，咽喉窒塞而咳嗽。

太阳寒气偏胜，阴寒凝冽之气到来，有非时之冰冻，羽类之虫延迟生化。发病为痔疮，疟疾，寒气入胃则生心病，阴部生疮疡，房事不利，连及两股内侧，筋肉拘急麻木，血脉凝滞，络脉郁滞充盈而色变，或为便血，皮肤因气血否塞而肿，腹中痞满，饮食减少，热气上逆，而头、项、巅顶、脑户等处疼痛，眼睛肿胀像要脱出，寒气入于下焦，转变成为水泻。

黄帝问道：怎样治疗？

岐伯回答说：厥阴风气偏胜致病，治用甘清的药品，佐以苦辛的药品，用酸味泻其胜气；少阴热气偏胜致病，治用心寒的药品，佐以苦咸的药品，用甘味泻其胜气；太阴湿气偏胜致病，治用咸热的药品，佐以辛甘的药品，用苦味泻其胜气；少阳火气偏胜致病，治用辛寒的药品，佐以甘咸的药品，用甘味泻其胜气；阳明燥金偏胜致病，治用酸温的药品，佐以辛甘的药品，用苦味泻其胜气；太阳寒气偏胜致病，治用苦热的药品，佐以辛酸的药品，用咸味泻其胜气。

黄帝问道：六气互为复气引起人体发病等情况是怎样的？

岐伯回答说：问得真详细啊！厥阴风气之复，则发为少腹部坚满，腹胁之内拘急暴痛，树木倒卧，尘沙飞扬，倮虫不得繁荣；发生厥心痛，多

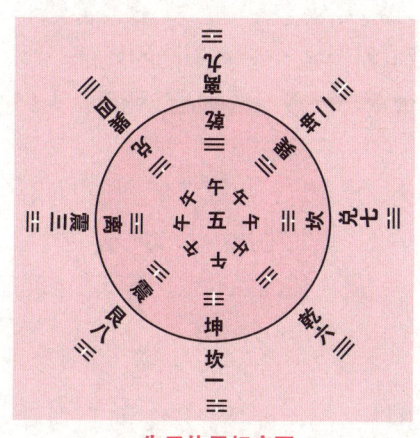

先天体用相应图

先天之体不动，先天之气常动，易以无形之气动有形之形，先天之坤在于坤，六爻皆偶，故用者为六，乾之后天在离乾，皆三阳爻，乾用九，三九二十七年，一运之先天坤得三六一十八年，余仿此，阳奇阴偶数，本二元算法，以上皆是二元八运之元运法，近代物理原子同出于此，科学、哲理本数理同源。

汗，呕吐，饮食不下，或食入后又吐出，筋脉抽痛，眩晕，手足逆冷，甚至风邪入脾，食入痹阻不能消化，必吐出而后已。如果冲阳脉绝，说明脾脏已经衰败，多属不治的死证。

少阴君火为复气时，烦热从内部发生，烦躁，鼻塞流涕，喷嚏，少腹绞痛；火势盛而燔的，咽喉干燥，大便时泄时止，动气生于左腹部而向上逆行于右侧，咳嗽，皮肤痛，突然失声，心痛，昏迷不省人事，继续则洒淅恶寒，振栗寒战，谵语妄动，寒罢而发热，口渴欲饮水，少气，骨软痿弱，肠道梗塞而大便不通，肌肤水肿，呃逆，嗳气；少阴火热之气后化，因此流水不会结冰，热气流行过甚，介虫不蛰伏，病多疿疹、疮疡、痈疽、痤、痔等外症，甚至热邪入肺，咳嗽，鼻渊。如果天府脉绝，说明肺脏已败，多属不治的死证。

太阴湿气为复气时，则湿气发作太过，于是发生身体沉重，胸腹满闷，饮食不消化，阴气上逆，胸中不爽，水饮生于内，咳喘有声；大雨时常下降，洪水淹没了田地，鱼类游行于陆地，人们病发头顶痛而重，头晕抽搐，呕吐，神情默默，口吐清水，甚则湿邪入肾，泄泻频甚而不止。如果太溪脉绝，说明肾脏已经衰败，多属不治的死证。

少阳热气为复气时，则大热将至，干燥灼热，介虫亦死亡。人们易患惊恐抽搐，咳嗽，衄血，心热烦躁，小便频数，怕风，厥逆之气上行，面色如蒙浮尘，眼睛抽掣不宁，火气内生则上为口糜，呕逆，吐血，便血，发为疟疾，则恶寒战慄，寒极转热，咽喉部干槁，渴而善饮，小便变为黄赤，少气，脉萎弱，气蒸热化则为水病，传变为水肿，甚则邪气入肺，咳嗽，便血，如果尺泽脉绝，说明肺脏已败，多属不治的死证。

阳明燥金为复气时，则清肃之气大行，树木苍老干枯，兽类因之多发生疫病。人们的疾病生于肢胁，燥气偏行于左侧，善于叹息，甚则心痛痞满，腹胀而泄泻，呕吐苦水，咳嗽，呃逆，烦心，病在膈中，头痛，甚则邪气入肝，惊骇，筋挛。如果太冲脉绝，说明肝脏已败，多属不治的死证。

太阳寒气为复气时，则寒气上行，水结成雨与冰雹，禽类因此死亡。人们易发生心胃生寒气，胸膈不宽，心痛痞满，头痛，容易伤悲，时时发生眩晕昏倒，纳食减少，腰臀部疼痛，屈伸不利等病症。地裂坼，冰厚而坚，阳光不温暖，少腹痛牵引睾丸并连及腰脊，逆气上冲于心，以致唾出清水或呃逆嗳气，甚则邪气入心，善忘善悲。如果是神门脉绝，说明心脏已经衰败，多属不治的死证。

黄帝说道：对。怎样治疗呢？

岐伯回答说：厥阴风木为复气所致的病，治用酸寒之药，佐以甘辛之药，以酸泻其邪，以甘缓其急；少阴复气所致的病，治用咸寒之药，佐以苦辛之药，以甘泻其邪，以酸味收敛，辛苦发散，以咸坚；太阴复气所致的病，治用苦热之药，佐以酸辛之药，以苦泻其邪，燥其湿，渗其湿；少阳复气所致的病，治用咸冷之药，佐以苦辛之药，以咸味坚，以酸味收敛，以辛苦发汗，发汗之药不必避忌热天，但不要触犯温凉的药物，少阴复气所致的病，用发汗药物时与此法相同；阳明复气所致的病，治用辛温之药，佐以苦甘之药，以苦渗泄，以苦味通下，以酸味补虚；太阳复气所致的病，治用咸热之药，佐以甘辛之药，以苦味坚其气。

凡治各种胜气复气所致之病，寒的用热，热的用寒，温的用清，清的用温，气散的用收敛，气抑的用发散，燥的使用润泽，急的使用缓和，坚硬的使用柔软，脆弱的使用坚固，衰弱的补，亢盛的泻。用各种方法安定正气，使其清静安宁，病气自然衰退，各归其类属，自然无偏胜之害。这是治疗上的基本方法。

黄帝说道：对。气有上下之分，是什么意思？

岐伯回答说：身半以上，其气有三，是人身应天的部分，所以是司天之气所主持的；身半以下，其气亦有三，是人身应地的部分，所以是在泉之

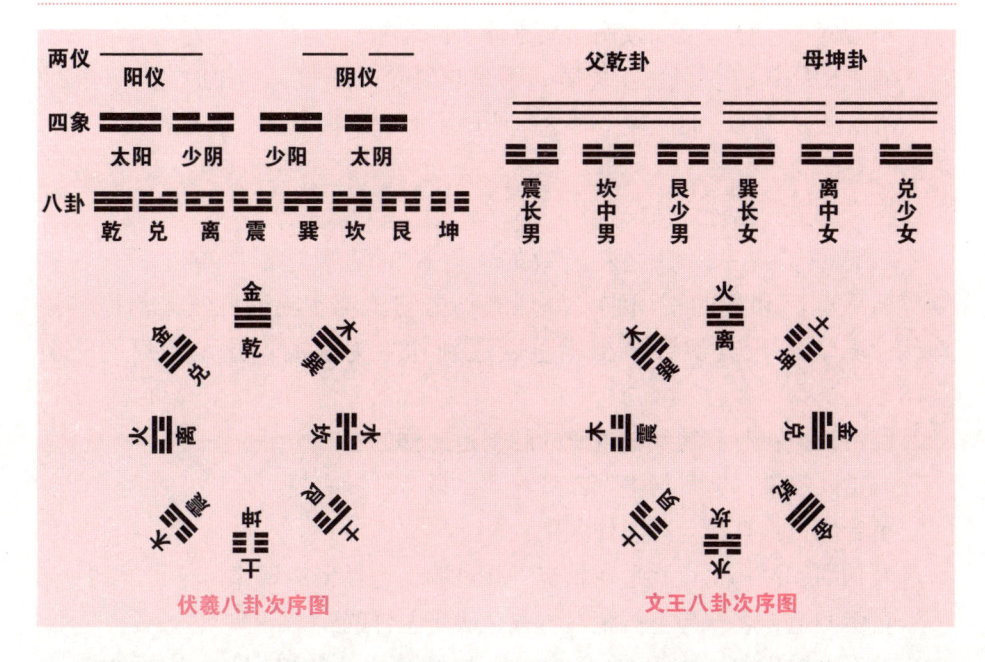

伏羲八卦次序图　　　　文王八卦次序图

伏羲八卦与文王八卦其卦形、卦象皆相同，区别仅在于排列方位和顺序。伏羲八卦：乾南坤北，离东坎西。文王八卦以离坎定南北，震兑定东西，故以震离坎兑划分东南西北，代表春温、夏热、秋凉、冬藏，而纪万物的生、长、化、收、藏的五个阶段。

气所主持的。用上下来指明它的胜气和复气，用气来指明人身部位而说明疾病。"半"就是指天枢。所以上部的三气胜而下部的三气都病的，以地气之名来命名人身受病的脏气；下部的三气胜而上部的三气都病的，以天气之名来命名人身受病的脏气。以上所说，是指胜气已经到来，而复气尚屈伏未发者而言；若复气已经到来，则不能以司天在泉之名以区别之，当以复气的情况为准则。

　　黄帝问道：胜复之气的运动，有固定的时间吗？到时候是否一定有胜复之气呢？

　　岐伯回答说：四时有一定的常位，而胜复之气的有无，却不是必然的。

　　黄帝问道：请问是何道理？

　　岐伯回答说：初之气至三之气，司天之气所主，是胜气常见的时位；四之气到终之气，是在泉之气所主，是复气常见的时位。有胜气才有复气，没有胜气就没有复气。

　　黄帝说道：对。复气已退而又有胜气发生，是怎样的？

　　岐伯回答说：有胜气就会有复气，没有一定的次数限制，气衰减才会停止。因之复气之后又有胜气发生，而胜气之后没有相应的复气发生，就会有灾害，这是由于生机被伤的缘故。

　　黄帝问道：复气反而致病，又是什么道理呢？

　　岐伯回答说：复气所至之时，不是它时令的正位，与主时之气不相融洽。所以大复其胜，而反被主时之气所胜，因此反而致病。这是指火、燥、热三气来说的。

　　黄帝问道：治疗之法怎样？

　　岐伯回答说：六气之胜所致的，轻微的随顺它，严重的制止它；复气所致的，和缓的平调它，暴烈的消弱它。都宜随着胜气来治疗其被抑伏之气，不论其次数多少，总以达到和平为目的。这是治疗的一般规律。

　　黄帝说道：对。客气与主气的胜复是怎样的？

　　岐伯回答说：客气与主气二者之间，只有胜没有复。

　　黄帝问道：其逆与顺怎样区别？

　　岐伯回答说：主气胜是逆，客气胜是顺，这是自然规律。

　　黄帝问道：客气与主气相胜所致之病是怎样的？

　　岐伯回答说：厥阴司天，客气胜则患耳鸣、眩晕，甚至咳嗽；主气胜则患胸胁疼痛，舌强难以说话。

少阴司天，客气胜则患鼻塞流涕，喷嚏，颈项强硬，肩背部闷热，头痛，神疲无力，发热，耳聋，视物不清，甚至水肿，出血，疮疡，咳嗽气喘；主气胜则心热烦躁，甚则胁痛，支撑胀满。

太阴司天，客气胜则患头面水肿，呼吸气喘；主气胜则病胸腹满，食后胸腹闷乱。

少阳司天，客气胜则患赤疹发于皮肤，以及赤游丹毒，疮疡，呕吐气逆，喉痹，头痛，咽喉肿，耳聋，血溢，内症为瘜疯；主气胜则病胸满，咳嗽仰息，甚至咳而有血，两手发热。

阳明司天，清气复胜而有余于内，则病咳嗽，衄血，咽喉窒塞，心膈中热，咳嗽不止，面白、血出不止者死。

太阳司天，客气胜则患胸闷不利、流清涕、感寒就咳嗽；主气胜则会发生咽喉有痰鸣。

厥阴在泉，客气胜则患大关节不利，内为痉挛强直抽搐，外为运动不便；主气胜则患筋骨振摇强直，腰腹时时疼痛。

少阴在泉，客气胜则患腰痛，尻、股、膝、髀、足等部位，灼热而酸，水肿不能久立，二便失常；主气胜则患逆气上冲，心痛发热，膈内及诸痹都发作，病发于胠胁，汗出不止，四肢厥冷因之而起。

太阴在泉，客气胜则两足软，下肢沉重，大小便失常，湿邪停留于下焦，则发为濡泻以及水肿、前阴病变；主气胜则寒气上逆而痞满，饮食不下，甚至发为疝痛。

少阳在泉，客气胜则病腰腹痛、恶寒，甚至下痢白沫、小便清白；主气胜则热反上行而侵犯到心胸，心痛，发热，中焦格拒而呕吐。其他各种证候与少阴在泉所致者相同。

阳明在泉，客气胜则清凉之气动于下部，少腹坚满而频频腹泻；主气胜则会发生腰部沉重，腹痛，少腹生寒，大便溏泄，寒气逆于肠，上冲胸中，甚则气喘不能久立。

太阳在泉，寒气复胜而有余于内，就会发生腰、尻疼痛，屈伸不利，股、胫、足、膝中疼痛等病症。

黄帝说道：对。治法应该怎样？

岐伯回答说：上冲的抑使下降，陷下的举之使上升，有余的折其势，不足的补其虚，以有利于正气的辅助，以适宜的药食来调和，必须使主客之气安泰，根据其寒温，客主之气相同的用逆治法，若客主异气的，当视其偏强偏弱之气调之。

上部 素问·至真要大论篇第七十四

271

黄帝问道：治寒用热，治热用寒，主客之气相同的用逆治，相反的用从治，我已经知道了。应该用哪些适宜的药味呢？

岐伯回答说：厥阴风木主气之时，其泻用酸，其补用辛；少阴君火与少阳相火主气之时，其泻用甘，其补用咸；太阴湿土主气之时，其泻用苦，其补用甘；阳明燥金主气之时，其泻用辛，其补用酸；太阳寒水主气之时，其泻用咸，其补用苦；厥阴客气为病，补用辛，泻用酸，缓用甘；少阴客气为病，补用咸，泻用甘，收用酸；太阴客气为病，补用甘，泻用苦，缓用甘；少阳客气为病，补用咸，泻用甘，软坚用咸；阳明客气为病，补用酸，泻用辛，泄用苦；太阳客气为病，补用苦，泻用咸，坚用苦，润用辛。这都是为了开发腠理，使津液阳气得以通畅。

黄帝问道：对。请问阴阳各分之为三，是什么意思？

岐伯回答说：因为阴阳之气各有多少，作用各有不同的缘故。

黄帝问道：何以称为阳明？

岐伯回答说：太阳、少阳二阳相合的时位，故称阳明。

黄帝道：何以称为厥阴？

岐伯回答说：太阴、少阴两阴交接完毕的时位称为厥阴。

黄帝问道：六气有太过、不及，所导致的病证分为实证、虚证，治疗有缓治、急治，方制有大方、小方，我希望听一听划分它们的标准是什么？

岐伯回答说：病气所在部位有高、有下，所患病症有远、有近，病变部位有外、有内，治疗用药剂量有轻、有重，总之要使药物直接作用于病变部位、发挥其药效为目的。《大要》说，君药一味，臣药二味，是奇方的组成原则；君药二味，臣药四味，是偶方的制度；君药二味，臣药三味，是奇方的组成原则；君药二味，臣药六味，是偶方的组成原则。所以说，所患病程短用奇方治疗，病程长用偶方治疗；发汗治疗时不用奇方，攻下治疗不用偶方；补益与治疗上部的方制宜缓，补益与治疗下部的方制宜急。急的气味厚，缓的气味薄。方制用药要恰到病处，就是指此而言。如果病所远，药之气味中道者，当调剂药食的时间，病在上可先食而后药，病在下可先药而后食，不要违反这个制度。所以适当的治疗方法，病位近用奇方或偶方，宜制小其方药之量；病位远用奇偶之方，宜制大其方药之量。方剂大的是药味数少而量重，方制小的是药味数多而量轻。味数多的可至九味，味数少的可用两味。用奇方而病不去，则用偶方，叫作重方；用偶方而病不去，则用相反的药味来反佐，以达治疗之目的。所谓反佐，就是佐药的性味，反而与病情的寒热温凉相反。

黄帝道：对。病生于风、热、湿、火、燥、寒之本的，我已经知道了。生于三阴三阳之标的怎样治疗？

岐伯回答说：懂得病生于本，反过来就会明白病生于标，治疗病生于本的方法，反过来就是治疗病生于标的方法。

黄帝道：对。六气的胜气，怎样候察呢？

岐伯回答说：当胜气到来的时候进行候察。清气发生时是燥气之胜，风木受邪，肝病就发了；热气发生时是火气之胜，燥金受邪，肺病就发生了；寒气发生时是水气之胜，火热受邪，心病就发生了；湿气发生时是土气之胜，寒水受邪，脾病就发生了；这些都是感受胜气之邪而生病的。如果遇到运气不足之年，则邪气更甚；如主时之气不和，也会使邪气更甚；遇月廓空虚的时候，其邪亦甚。重复感受邪气，其病就危重了。有了胜气，其后必然会有复气。

黄帝问道：六气到来时的脉象是怎样的？

岐伯回答说：厥阴之气到来，其脉为弦；少阴之气到来，其脉为钩；太阴之气到来，其脉为沉；少阳之气到来，其脉为大而浮；阳明之气到来，其脉为短而涩；太阳之气到来，其脉为大而长。气至而脉和缓的是正常的，气至而脉应过甚的是病态，气至而脉相反的是病态，气至而脉不至的是病态，气未至而脉已至的是病态，阴阳交错更易的其病危重。

黄帝问道：六气各有标本，变化所不同，是怎样的？

岐伯回答说：六气有从本化的，有从标化的，有不从标本的。

黄帝道：我希望听你详细地讲讲。

岐伯回答说：少阳、太阴从本化，少阴、太阳既从本又从标，阳明、厥阴不从标本而从其中气。所以从本的化生于本；从标的化生于标；从中气的化生于中气。

黄帝问道：脉与病似相同而实相反的，怎样诊察呢？

岐伯回答说：脉至与症相从，但按之不鼓击于指下，诸似阳证的，但似阳非阳，各种真寒假热证脉症不符的情况都是这样。

黄帝问道：凡是阴证而相反的，其脉象怎样？

岐伯回答说：脉至与症相从，但按之却鼓指而强盛有力，这就是真热假寒证脉象与疾病本质一致的情况。所以各种疾病开始发生，有生于本的，有生于标的，有生于中气的；治疗时有治其本而得愈的，有治其标而得愈的，有治其中气而得愈的，有逆治而得愈的，有从治而得愈的。所谓逆其病气而治，其实是顺治；所谓顺其病气而治，其实是逆治。

所以说，知道了标与本的理论，用之于临床就不会有困难；明白了逆与顺的治法，就可正确地进行处理而不产生疑问。就是这个意思。不知道这些理论，就不足以谈论诊断，却足以扰乱经旨。故《大要》说：技术粗浅的医生，沾沾自喜，以为什么病都能知道了，结果他认为是热证，言语未了，而寒病又开始显露出来了。他不了解同是一气所生的病变而有不同的形证，诊断迷惑，经旨错乱。就是这个道理。

标本的理论，扼要而广博，从小可及大，举一个例子可以了解许多病的变化。所以懂得了标与本，就易于掌握而不致有所损害，察之属本与属标，就可以使病气调和，明确胜复之气，就可以作为指导人们进行养生防病的准则，就算掌握了天地变化规律的根本目的和意义所在。

黄帝问道：胜气复气的变化，时间的早晚怎样？

岐伯回答说：但凡所胜之气，胜气到来就发病，待病气积聚之时，而复气就开始萌动了。复气，是胜气终了的时候开始的，得其气之时位则加剧。胜气有轻重，复气也有多少，胜气和缓，复气也和缓，胜气虚，复气也虚，这是自然界六气变化的常规。

黄帝问道：胜复之气的发作，萌动之时不当其时位，或后于时位而出现，是什么缘故？

岐伯回答说：因为六气的发生和变化，盛和衰有所不同。寒暑温凉盛衰的作用，表现在辰戌丑未四季的最后一个月。故阳气的发动，始于温而盛于暑；阴气的发动，始于凉而盛于寒。春夏秋冬四季之间，有一定的时差。故《大要》说：因春天的温暖，发展成为夏天的暑热，因秋天的肃杀，发展成为冬天的凛冽。谨慎体察辰戌丑未四季月的变化，就能了解气候的回归规律，如此可以见到六气的结束，也可以知道六气的开始。就是这个意思。

黄帝问道：四时之气的差分有常数否？

岐伯回答说：大多是三十天。

黄帝问道：其在脉象上的反应是怎样的？

岐伯回答说：时间差的脉象变化与正当时位的脉象变化相同，待其时令气候过去了，应时的脉象也随之消失。《脉要》说：春脉无沉象，夏脉无弦象，冬脉无涩象，秋脉无数象，是四时之气闭塞。沉而太过的是病脉，弦而太过的是病脉，涩而太过的是病脉，数而太过的是病脉，参差而见的是病脉，去而复见的是病脉，气未去而脉先去的是病脉。气去而脉不去的是病脉，脉与气相反的是死脉。所以说：气与脉之相守，像权衡之器一样不可有所差失，但凡阴阳之气，清静则生化正常，扰动则导致疾病发生。就是这个道理。

黄帝问道：幽和明是什么意思？

岐伯回答说：太阴、少阴两阴交尽，叫作幽；太阳、少阳两阳和明，叫作明。幽和明配合阴阳，就有寒暑的不同。

黄帝问道：分和至是什么意思？

岐伯回答说：气来叫作至，气分叫作分；气至之时其气同，气分之时其气就异。所以春分秋分的二分和夏至冬至的二至，是天地正常气化纪时的纲领。

黄帝问道：先生所说的春秋之气开始在前，冬夏之气开始在后，我已知道了。然而六气往复运动，主岁之时又非固定不变，其补泻方法是怎样的？

岐伯回答说：根据司天、在泉之气所主之时，随其所宜，正确选用药味，是治疗的关键。左右间气的治法与此相同。《大要》说：少阳主岁，先甘后咸；阳明主岁，先辛后酸；太阳主岁，先咸后苦；厥阴主岁，先酸后辛；少阴主岁，先甘后咸；太阴主岁，先苦后甘；佐以所宜的药物，助其生化之源泉，就掌握了治疗六气偏胜致病的规律。

黄帝问道：讲得对！许多疾病的发生，都由于风、寒、暑、湿、燥、火六气的变化。医经上说，实证用泻法治疗，虚证用补法治疗，我把它告诉了医生，但是医生们运用了它，还不能收到十全的效果。我要这些重要的理论得到普遍运用，并且能够收到相应的效果，如拨刺、洗去衣物上的污油一样，使他们能够成为诊治技术高明的医生，你可以讲给我吗？

岐伯回答说：审查疾病和发展变化的机制，切勿失却气宜。就是这个意思。

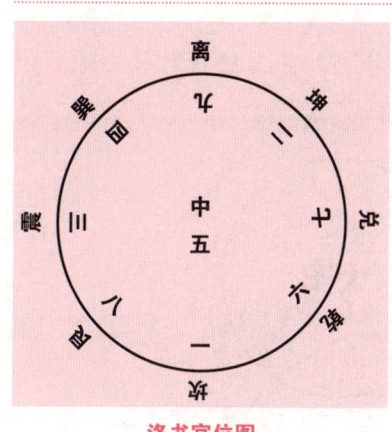

洛书宫位图

洛书九宫数，以一、三、七、九为奇数，亦称阳数；二、四、六、八为偶数，亦称阴数。阳数为主，位居四正，代表天气；阴数为辅，位居四隅，代表地气；五居中，属土气，为五行生数之祖，位居中宫，寄旺四隅。

上部 素问·至真要大论篇第七十四

黄帝问道：请问疾病发生和发展变化机制是怎样的？

岐伯回答说：凡因风气所致的，振摇眩晕，都属于肝。凡因寒病所致的，收引拘急，都属于肾。凡是气病，喘急胸闷，都属于肺。凡是湿病，水肿胀满，都属于脾。凡是热病，神志昏乱，肢体抽搐，都属于火。凡是疼痛，瘙痒疮疡，都属于心。凡是厥逆，二便不通或失禁，都属于下焦。凡是痿证，喘逆呕吐，都属于上焦。凡是口噤不开，鼓颔战抖，神志不安，都属于火。凡是痉病，颈项强急，都属于湿。凡是气逆上冲，都属于火。凡是胀满腹大，都属于热。凡是躁动不安，发狂越常，都属于火。凡是突然发生强直，都属于风。凡是因病有声，叩之如鼓，都属于热。凡是水肿，疼痛酸楚，惊骇不宁，都属于火。凡是转筋反折，排出的水液浑浊，都属于热。凡是排泄的水液澄明清冷，都属于寒。凡是呕吐酸水，急剧下利，都属于热。所以《大要》说：谨慎地掌握病机，分别观察其所属关系，有邪、无邪均必须加以推求，实证、虚证都要详细研究，首先分析五气中何气所胜，五脏中何脏受病，然后疏通其血气，使之调达舒畅，而归于正常，讲的就是这个意思。

黄帝说道：讲得对。药物五味有阴阳之分，它们的作用怎样？

岐伯回答说：辛甘发散的属阳，酸苦涌泄的属阴，咸味涌泄的属阴，淡味渗泄的属阳。辛甘酸苦咸淡六者，或收敛，或发散，或缓和，或急暴，或燥湿，或润泽，或柔软，或坚实，根据病情之所宜运用，以调整气机，使阴阳归于平衡。

黄帝问道：有的病不是用调气之法所能治愈的，应该怎样治疗？有毒无毒之药，哪种先用，哪种后用？我想知道它的方法。

岐伯回答说：有毒无毒药物的使用，以适应所治病症的需要为原则，根据病情的轻重制订方剂大小。

黄帝道：请你讲讲方剂的原则。

岐伯回答说：君药一味，臣药二味，是小方的组成法；君药一味，臣

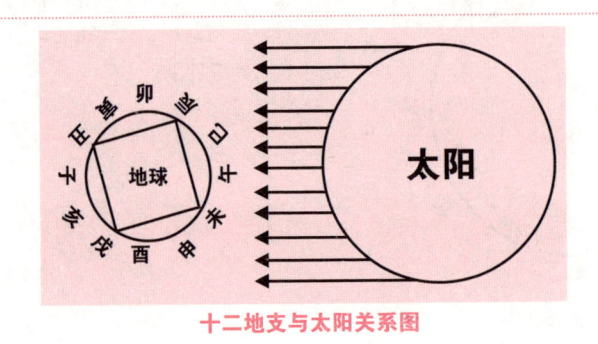

十二地支与太阳关系图

药三味，佐药五味，是中等方的组成法；君药一味，臣药三味，佐药九味，是大方的组成法。寒病用热药治疗，热病用寒药治疗，病轻的逆其病气而治，病重的从其病气而治，坚实的削弱它，有客邪的驱除它，因劳所致的温养它，耗散的收敛它，虚损的温补它，安逸的贯通它，惊悸的平静它，在上者使之上越，在下者使之下夺，或用按摩，或用汤浴，或迫使其外出，或劫截其发作，或用开导，或用发泄，以适合病情为度。

黄帝问道：什么叫逆从？

岐伯回答说：逆就是正治法，从就是反治法。反治药的多少，要根据病情而定。

黄帝说道：反治是怎样的？

岐伯回答说：用热性药物治疗具有假热症状的证候，用寒性药物治疗具有假寒症状的证候，用补益药物治疗虚性闭塞不通的证候，用通利的药物治疗实性直泻的证候，必须先要制伏疾病的本质，必先探求发病的原因。反治法开始时药性与病性似乎相同，但最终其药性与病性是相反的。可以用来破除积滞，消散坚块，调畅气机，使疾病痊愈。

黄帝说道：对。调畅气机而患的病应如何调治？

岐伯回答说：或用逆治，或用从治，或先逆后从，或先从后逆，疏通气机，使其调达，这就是调气的治法。

黄帝说道：对。病有内脏与体表相互影响的，如何治疗？

岐伯回答说：从内脏影响到体表的，先治其内脏病；从体表影响到内脏的，先治其体表病；从内脏影响到体表而偏重于内脏的，先治其体表病，后治其内脏病；内脏与体表没有相互影响的，就治其发病部位所

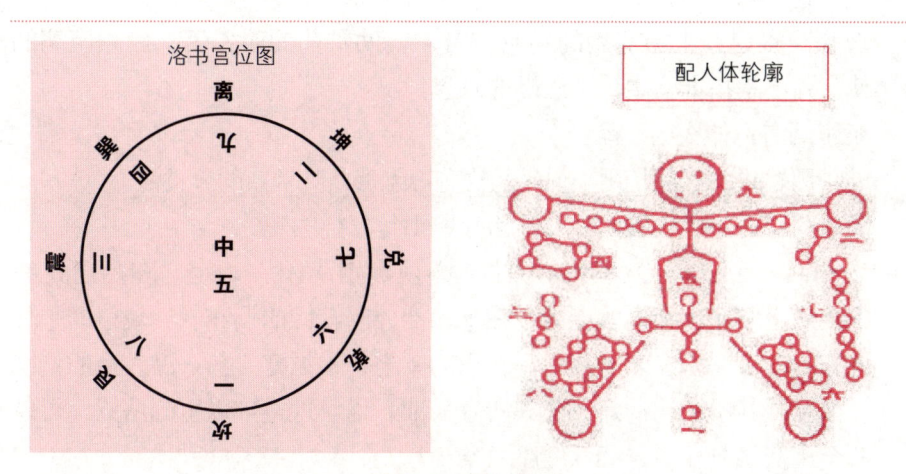

洛书配人体轮廓图

主之病。

黄帝说道：对。火热之病，反复恶寒发热，有如疟疾之状，或一天一发，或间隔数天一发，这是什么缘故？

岐伯回答说：因为胜复之气相遇的时候，阴阳之气有多少的关系。阴气多而阳气少，则发作的间隔时日就长；阳气多而阴气少，则发作的间隔时日就短。这是胜气与复气的相互搏斗，也是寒热盛衰的关键。疟疾的原理也是这样。

黄帝道：医论上说，治寒证当用热药，治热证当用寒药，医生是不能违背这些准则而改变其规律的。但是有些热病，服寒药后更热；有些寒病，服热药后更寒。不但原有的寒与热仍旧存在，而且更有新病增加，这应该怎样治疗呢？

岐伯回答说：凡是用寒药而反热的，本质是阴虚，应该滋其阴，用热药而反寒的，本质是阳虚，应该补其阳，这就是探求其根本而治的方法。

黄帝道：对。服寒药而反热，服热药而反寒，是什么原因呢？

岐伯回答说：仅注意治疗其亢盛之气，而忽略了虚弱之根本，所以有相反的结果。

黄帝问道：有的并非由于治疗亢盛之气所造成的，是什么道理？

岐伯回答说：问得真详尽啊！没有治疗亢盛之气，那就是由于不知道五味所属的关系。大凡五味入胃后，各归入所主要发生作用的脏器。所以酸味先入肝，苦味先入心，甘味先入脾，辛味先入肺，咸味先入肾。服用日久便会使脏气偏盛，又是导致死亡的原因。

黄帝道：对。方剂的制度分君臣，是什么意思？

岐伯回答说：主治疾病的药叫作君，辅助君药的叫作臣，应顺臣药的叫作使，并不是指上、中、下三品的意思。

黄帝问道：什么叫三品？

岐伯回答说：三品是用来说明药物有毒无毒及其功效的分类法。

黄帝道：对。疾病的内外及其治疗原则是怎样的呢？

岐伯回答说：调治病气的方法，必须辨别阴阳，确定它在内还是在外，根据病之所在，在内的治内，在外的治外。轻微的调和它，较盛的平静它，亢盛的劫夺它，在表的汗之，在里的下之，根据寒、热、温、凉的不同属性，而衰减其所属的病症，随其所宜为准。谨慎地遵守以上的法则，可以万治万全，使气血和平，确保健康长寿。

黄帝道：讲得好极了。

素问·著至教论篇第七十五

> **本篇要点**
> 一、通过对"三阳莫当"的理解，阐述学医要一诵、二解、三别、四明、五彰的学习方法。
> 二、阐述医学之道必须结合天文、地理、人事的道理。
> 三、论述三阳在人体的作用和三阳独特的发病情况。

黄帝坐于明堂，向雷公问道：你懂得医学的道理吗？

雷公回答说：我诵读医书不能完全理解，有的虽能粗浅地理解，但不能分析辨别，有的虽能分析辨别，但不能深入了解其精奥，有的虽能了解其精奥，但不能加以阐发和应用。所以我只足以治疗一般同僚百姓的病，不足以治疗王侯之疾。我很希望你能授予我关于树立天之度数，如何合之四时阴阳，测日月星辰之光等方面的知识，以进一步阐发其道理，使后世医家更加明了，可以上通于神农，并让这些养生治病的道理得到发扬，其功可以和二皇相媲美。

黄帝说：好。不要忘掉，这些都是阴阳表里上下雌雄相互应和的道理，就医学而言，必须上通天文，下通地理，中知人事，才能长久流传下去，用以教导群众，也不致发生疑惑，只有这样的医学论篇，才能传于后世，而作为宝贵的遗产。

雷公说：请把这些道理传授给我，以便背诵和理解。

黄帝问：你没听说过有《阴阳传》这部书吗？

雷公回答说：不知道。

黄帝说：三阳之气，主护卫人一身之表，以适应天气的变化，若人之

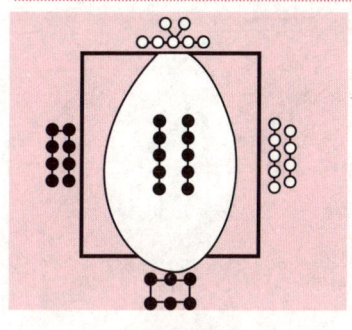

天地成数图

地者阴也，秉天之阳气，而可以成就万物。终始之道，始则潜伏，终则飞跃，皆物之自然也。地有阴数六、八、十，天有阳数七与九，故地六与天九而成，地八与天七而就，凡成之数则见天地之情，其于天五与地十自相交通，共成其数者。凡天地之数五十有五，而生长成就万物终始之道也。

上下经脉的循行失其常度，则内外之邪相合而病至，必使阴阳有所偏盛而为害。

雷公问道："三阳莫当"这句话应当怎样理解？

黄帝回答说：所谓三阳独至，实为三阳之气合并而至，并至则阳气过盛，其病来疾如风雨，犯于上则发为头顶部疾病，犯于下则发为大小便失禁的漏病。由于这种病变化无常，外无明显的气色变化等症状可察，内无一定的征象可以预期，其病又不符合一般的发病规律，所以在诊断时，也就无法记录分辨其病变的属上属下，应根据《阴阳传》加以识别。

雷公说：我治疗这类病，很少治愈，请你详尽解释一下，以解除我的疑惑。

黄帝说：三阳是至盛之阳，若三阳之气积并而至，则发而为惊，病起迅如疾风，病至猛如霹雳，九窍皆因之闭塞，因阳气滂渍盈溢，而咽干喉塞。若并于阴，则为盛阳之气内薄于脏，病亦上下无常，如果迫于下，则发为肠澼。若三阳之气直冲心膈，使人坐而不得起，卧下觉得舒适，这是三阳积并而至之病。由此而知，欲通晓人与天地相应的关系，必须知道如何辨别阴阳，及其上应于四时，下合地之五行等道理。

雷公说：对这些道理，你明确地讲，我不能辨别，隐晦地讲，我更不能理解，请你再解释一下其中的精微，使我能更好地领会这一深奥的道理。

黄帝说：你接受老师的传授，若不知与至道相合，就会对老师的传授产生疑惑。我现在告诉你高深理论的要点。若人患病伤及了五脏，筋骨日渐瘦削，如果像你所说的那样不能辨别，世上的医学岂不失传了吗？例如肾气将绝，则终日心中不安，傍晚时更为严重，全身无力，即使闲暇无事，也不想出门，更不想有频繁的人事往来。

素问·示从容论篇第七十六

本篇要点

一、指出临证诊断应当从容分析，别异比类。

二、说明肾虚、肝虚、脾虚之脉的诊法并分析肾病的脉证。

三、针对失血证是在脾还是在肺作了分析。

黄帝闲坐，向雷公问道：你学习医术，诵读医书，似能阅览群书，贯通融会医学的道理。对我谈谈你学习的体会吧！如五脏六腑，胆、胃、大肠、小肠、脾、胞、膀胱、脑髓、涕唾、哭泣、悲哀，皆五液所从运行，这一切都是人体赖以生存的，治疗中易于出现失误的，你务必明了，治病时就可十全十美；若不能通晓，就不免要出差错，而为世人抱怨。

雷公说：我诵读过《脉经·上下篇》已有很多次，但关于鉴别异同，取类比象，还不尽如人意，又怎么能完全明白呢！

黄帝说：你既在《脉经·上下篇》之外还有别的了解，那么，就请根据你所知道的来解释五脏之所病，六腑之所不和，针石治疗之禁忌，毒药治疗之所宜，以及汤液滋味等方面的内容，并具体说明其症状，详细地做出回答，如果有不知道的地方，请提出来问我。

雷公问：肝虚、肾虚、脾虚都能使人身体沉重和烦闷，当施以毒药、刺灸、砭石、汤液等方法治疗后，有的治愈，有的不愈，想知道这应如何解释。

黄帝说道：你已经年长了，为什么提的问题这么幼稚呢？或者是我提的问题可能不太适当吧。我本来想问你比较深奥的道理，而你却以《脉经·上下篇》的内容来问我，是什么缘故呢？脾病脉虚浮而像肺脉，肾病脉小浮而像脾脉，肝病脉搏急沉而散像肾脉，这些都是一般医生时常易于混淆的，然而如能从容不迫地去诊视，还是可以分辨清楚。至于脾、肝、肾三脏，分属于土、木、水，三者均居膈下，部位相近，这是小孩子都知道的，你问它有什么意义呢？

雷公说：比如有个患者，头痛，筋脉拘挛，骨节沉重，畏怯少气，哕噫腹满，时常惊骇，不欲卧，这是哪一脏所发生的病呢？其脉象浮而弦，重按则坚硬如石，我不知应如何解释，故再问三脏，以求能知如何比类辨析。

黄帝说道：这应从容详细地进行分析。一般地说，年长者的病，应从六腑来探求；年少者的病，应从经络来探求；壮年人的病，应从五脏来探求。现在你只讲脉证，不谈致病的根由，如外而八风之郁热，内而五脏的消烁，以及邪传相受的次第等，这样就失去了对疾病的全面理解。脉浮而弦的，是肾气不足。脉沉而坚硬如石的，是肾气内著而不行。畏怯少气的，是因为水道不行而行气消散。咳嗽烦闷的，是肾气上逆所致。这是一人之气，其病在肾脏，如果说是肝、脾、肾三脏都有病，是不符合诊病法则的。

雷公问：有个患者，四肢懈怠无力，气喘咳嗽而血泄，我诊断了一下，以为是伤肺，诊其脉浮大而紧，我未敢治疗，一位粗率的医生用砭石治疗，但患者出血多，血止以后，身体觉得轻快，这是什么病呢？

上部 素问·示从容论篇第七十六

281

黄帝道：你所能治的和所知道的病，已是很多的了，但对这个病的诊断却错了。医学的道理是非常深奥的，好比鸿雁的飞翔，虽亦能上冲于天，却达不到浩渺长空的边际。所以圣人治病，遵循法度，引物比类，掌握变化于冥冥莫测之中，察上可以及下，不一定拘泥于常法。现见脉浮大而虚，这是脾气外绝，不能为胃行其津液，以致津液归于阳明。由于二火不能胜三水，所以脉乱而无常。四肢懈怠无力，是脾精不能输布的缘故。气喘咳嗽，是水气泛滥于胃所致。血泄，是由于脉急而血行失其长度。假如把本病诊断为伤肺，是错误的妄言。诊病不能引物比类，是知之不明。如果肺气受伤，则脾气不能内守，致胃气不清，经气也不为其所使，肺脏损坏，则治节不通，致经脉有所偏绝，五脏之气俱漏泄，不衄血则呕血，病在肺在脾，两者是不相类同的。如果不能辨别，就如天之无形可求，地之无位可理，黑白不分，未免相距太远了。这个失误是我的过错，我以为你已经知道了，所以没有告诉你，由于诊病必须明晓引物比类，以求符合《从容》篇的说法，所以叫作真经，这是至真至确的道理所在。

素问·疏五过论篇第七十七

本篇要点

一、指出医理深奥，临证必须掌握一定的法则和常规。
二、指出医生在临证上的五种过错。
三、强调诊治疾病必须结合天时、人事、体质、年龄、脏象、脉色等才能取得较好的疗效。

黄帝问道：深远啊！道之远大幽深，好像视探深渊，又好像迎看浮云，但渊虽深，尚可以测量，迎看浮云，却不能到达其边际。圣人的医术，是万民学习的榜样，论裁人的志意，必有法则，遵循这些常规和法则，按照医学的原则治疗疾病，才能给众人谋福利，所以医事有五过和四德，你知道吗？

雷公离开席位拜了两次回答说：我年少愚笨，蒙昧无知，不曾听说过五过和四德，虽然也能从病的症状和名目上来比类，但只是虚引经义而已，心里还不明白，不能回答。

黄帝说道：在诊病前，必须先询问患者的生活情况，如果是先贵后贱，虽然没有感受外邪，也会病从内生，这种病叫"脱营"。如果是先富后贫，发病叫作"失精"，这两种病都是由于情志不舒，五脏之中的邪气郁结，逐渐积累成病的。医生诊察这种病，病的初期，由于病不在脏腑，形体也无改变，医生常诊而疑之，不知是什么病。日久则身体逐渐消瘦，气虚而精无以生，病势深重则真气被耗，阳气日虚，因洒洒恶寒而心怵时惊，其所以病势日益深重，是因为情专郁结，在外耗损了卫气，在内劫夺了营血。这种病即便是技术高明的医生，若不问明患者的情况，不知其致病的原因，也不能治愈，这是诊治上的第一个过失。

凡要诊治疾病时，一定要问患者的饮食和起居情况，以及是否有精神上的突然欢乐，突然忧苦，或先乐后苦等情况，因为突然苦乐都能损伤精气，使精气衰竭，形体败坏。暴怒则伤阴，暴喜则伤阳，阴阳俱伤，则使人气厥逆而上行，充满于经脉，而神气离散形体。技术低劣的医生，在诊治这种疾病时，既不能恰当地运用补泻法，又不了解病情，致使精气日渐耗散，邪气得以积并更加厚实，这是诊治上的第二个过失。

善于诊脉的医生，必将一般的疾病与异于平常的病，比类辨别，从容分析，得知其病情，如果医生不懂得这个道理，他的诊治技术就没有什么可贵之处，这是诊病上的第三个过失。

诊病时须注意三种情况，即必须问其社会地位的贵贱，是否遭遇到地位的变迁和挫折，以及是否有升官发财的妄想。如果原来地位高贵，失势以后，其情志必抑郁不伸，这种人，虽然未中外邪，但由于精神已经内伤，身体必然败亡。先富后贫的人，虽未伤于邪气，也会发生皮毛焦枯，筋脉拘屈，足痿弱拘挛不能行走。对这类患者，医生如果不能严肃地对其开导，不能动其思想改变其精神面貌，而一味地对其柔弱顺从，任其发展下去，则必然乱之而失常，致病不能变动，医治也不发生效果，这是诊治上的第四个过失。

凡诊治疾病，必须了解其发病初期和现在的病情，又要知其病之本末，在诊脉问证时，应结合男女在生理及脉证上的特点。如因亲爱之人分离而怀念不绝，致情志郁结难解，及忧恐喜怒等，都可使五脏空虚，血气离守，医生如不知道这些道理，还有什么诊治技术可言。原本富有之人，一旦失去财势，必大伤其心神，致筋脉严重损伤，形体虽然能够行动，但津液已不再滋生了。若旧伤败结，致血气留聚不散，郁而化热，归于阳分，久则成脓，脓血蓄积，使人寒热交作。粗率的医生治疗这种病，由于他不了解病系劳伤脓积，而多次刺其阴阳经脉，使其气血更虚，致身体懈散，四肢转筋，死期已不远了，医生对此既不能明辨，又不问其发病原因，只看到疾病的预后不良，这是粗率的医生，此为诊治上的第五个过失。

上述的五种过失，都是由于医生的学术不精，人情事理不明所造成的。所以说，圣人治病，必知自然界阴阳的变化，四时寒暑的规律，五脏六腑之间的关系，经脉之阴阳表里，刺灸、砭石、毒药治病之所宜，能周密详审人情事理，能有诊治之常道，从患者的贵贱贫富，区分其体质差异，问其年龄之长幼，知其性情勇怯之理，审察疾病出现的部位，以知其病之根本原因，并结合四时八正时节及三部九候脉象进行分析，那么对疾病的诊断就一定精确了。

医生在诊病时的五种过失

种 类	过失情况
过失一	医生不询问患者的生活情况，不知其致病的原因，常诊而疑之，不知道是什么病，日久则使患者病势日益深重
过失二	医生不询问患者的饮食和起居，不知其是否有精神上的突然欢乐，突然忧苦，或先乐后苦等情况，以至于不能恰当地运用补泻法，又不了解病情，致使精气日渐耗散，邪气更加深厚
过失三	医生不懂比类辨别，从容分析
过失四	对于因地位的变迁而导致情志抑郁者，医生不能严肃地对其开导，不能动其思想，改变其精神面貌，而一味地对其柔弱顺从，任其发展下去，则必然乱之而失常，致病不能变动，医治也不发生效果
过失五	医生不了解患者发病初期和现在的病情，又不知其病之本末，在诊脉问证时，也不结合男女在生理及脉证上的特点，只看到疾病的预后不良

治病的关键，应重视患者元气的强弱，从其元气的强弱变化中探求其病，如果求之不得，其病便是在阴阳表里之间。治病时应遵守气血多少及针刺深浅等常规，不要失去取穴的理法，能这样来进行医疗，则终生可不发生差错。如果不知取穴的理法，而妄施针石，可使五脏积热，痈发于六腑。若诊病不

能详审周密，便是失常，若能遵守这些诊治法则，自会与经旨相明，能通晓《上经》《下经》之义，及如何揆测度量阴阳的变化，诊察奇恒之疾和五脏之病，再结合观察患者面部的方法，审知疾病的始终等道理，便可得心应手而行医于天下。

素问·徵四失论篇第七十八

本篇要点

一、指出"精神不专，志意不理，外内相失"是治不得十全的原因。

二、分析医者在临证中的四种过失。

三、告诫医者应当踏踏实实、刻苦钻研，不要骄傲自大、自鸣得意。

黄帝坐在明堂，雷公侍坐于旁。

黄帝问道：先生所通晓的医书和所从事的医疗工作，已经很多了，你试着谈谈对医疗上的成功与失败的看法，为什么能成功，为什么会失败？

雷公说：我遵循医经学习医术，书上都说可以得到十全的效果，但在医疗中有时还是有过失的，请问这应该怎样解释呢？

黄帝说道：这是由于年岁轻知识不够全面，还是对阴阳离合之言无法融会贯通，还是对众人的学说缺乏分析呢？经脉有十二，络脉有三百六十五，这是人们所知道的，也是医生所遵循应用的。治病之所以不能

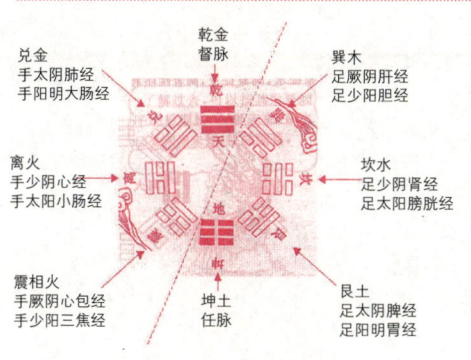

兑金
手太阴肺经
手阳明大肠经

乾金
督脉

巽木
足厥阴肝经
足少阳胆经

离火
手少阴心经
手太阳小肠经

坎水
足少阴肾经
足太阳膀胱经

震相火
手厥阴心包经
手少阳三焦经

坤土
任脉

艮土
足太阴脾经
足阳明胃经

后天八卦五行配属图

将后天八卦以五行配属，即震、巽属木，包括足厥阴肝、足少阳胆、手厥阴心包、手少阳三焦；离属火，包括手少阴心、手太阳小肠；兑属金，包括手太阴肺、手阳明大肠；坎属水，包括足少阴肾、足太阳膀胱；艮属土，包括足太阴脾、足阳明胃。

收到十全的疗效，是由于精神不能专一，志意不够条理，不能将外在的脉证与内在的病情综合起来分析，所以时常发生疑问和困难。

诊病不知阴阳逆从的道理，这是治病失败的第一个原因。

随师学习没有毕业，学术未精，乱用杂术，以荒谬的论点为真理，巧立名目来夸耀自己，乱施砭石，给自己遗留下过错，这是治病失败的第二个原因。

治病不能适合患者的贫富贵贱生活特点、居处环境的好坏、形体的寒温，不能适合饮食之所宜，不区别个性的勇怯，不知道用比类异同的方法进行分析，这种做法，只能扰乱自己的思想，不足以自明，这是治病失败的第三个原因。

诊病时不问患者开始发病的情况，及是否曾有过忧患等精神上的刺激，饮食是否失于节制，生活起居是否超越正常规律，还是由于中毒。如果诊病时不首先问清楚这些情况，便仓促去执持寸口切脉，怎能诊中病情，只能是杜撰病名，由于粗枝大叶造成恶果，使自己陷于困境，这是治病失败的第四个原因。

所以社会上的一些医生，虽学道于千里之外，但却不明白尺部诊法和寸部诊法的道理，诊治疾病，不知参考人事。更不知诊病之道应以能做到比类从容为最宝贵的道理，只知诊察寸口。这种做法，既诊不中五脏之脉，更不知疾病的起因，由此埋怨自己的学术不精，继而归罪于老师传授不明。所以治病如果不能遵循医理，必为群众所不信任，乱治中偶然治愈疾病，不知是侥幸，反

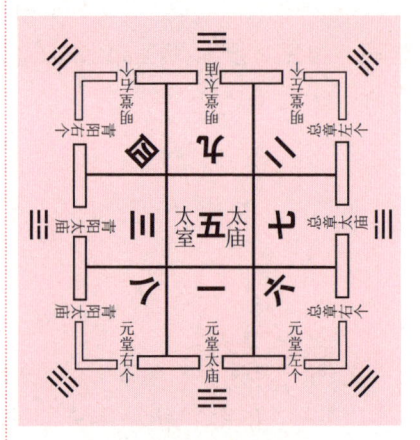

明堂九室图

《大戴礼记·明堂》九室说："明堂者古有之也，凡九室。二九四，七五三，六一八。"

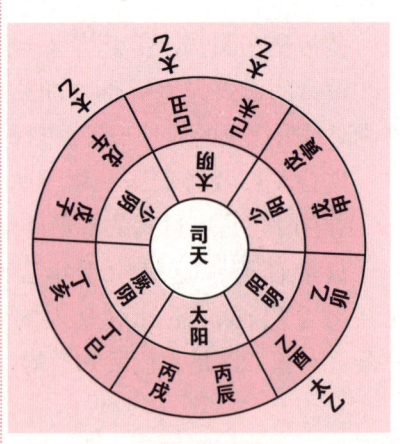

天符太乙图

岁运之气与司天之气五行属性相符合的同化关系，故称"天符"。太乙天符，既是天符，又是岁会的年份，是指岁运之气与司天之气、岁支之气三气相合而主令。

自鸣得意。啊！医道之精微深奥，有谁能彻底了解其中的道理？医道之大，可以比拟于天地，配于四海，因此必须反复研究。若不明白这些道理，即使老师讲得十分清晰，也还是无法彻底明白的。

素问·阴阳类论篇第七十九

本篇要点

一、讨论三阴三阳的含义和功用，以及其相互间的关系和症状、脉象等。

二、论述疾病的预后与四时阴阳的关系。

在立春的这一天，黄帝很安闲地坐着，观看八方的远景，候察八风的方向，向雷公问道：按照阴阳的分析方法和经脉理论，配合五脏主时，你认为哪一脏最重要？

雷公回答说：春季为一年之首，属甲乙木，其色青，五脏中主肝，肝旺于春季七十二日，此时也是肝脉当令的时候，所以我认为肝脏最重要。

黄帝说道：我依据《上下经》阴阳比类分析的理论来体会，你认为最重要的，却是其中最次要的。

雷公斋戒了七天，早晨又侍坐于黄帝的一旁。

黄帝说道：三阳为经，二阳为维，一阳为游部，懂得这些，可以知道五脏之气运行的终始了。三阴为表，二阴为里，一阴为阴气之最终，也是阳气的开始，有如朔晦的交界，都符合于天地阴阳终始的道理。

雷公说：我还没有明白其中的意义。

黄帝说道：所谓"三阳"，是指太阳经，其脉至于手太阴寸口，见弦浮不沉之象，应当度量其盛衰，用心体察，并参合阴阳之论，以明好坏。所谓"二阳"，就是阳明经，其脉至于手太阴寸口，见弦而沉急，不鼓击于指，火热大至之时而由此病脉，大都有死亡的危险。所谓"一阳"就是少阳，其脉至于手太阴寸口，上连人迎，见弦急悬而不绝，这是少阳经的病脉，如见有阴而无阳的真脏脉象，就要死亡。

所谓"三阴"为手太阴肺经，肺朝百脉，所以为六经之主，其气交于太阴寸口，脉象沉伏鼓动而不浮，是太阴之气陷下而不能升天，以致心志空虚。"二阴"是少阴经，其脉至于肺，其气归于膀胱，外与脾胃相连。"一阴"是厥阴经，其脉独至于太阴寸口，经气已绝，故脉气浮而不鼓，脉象如钩而滑。

以上六种脉象，或阳脏见阴脉，或阴脏见阳脉，相互交错，会聚于寸口，都和五脏相通，与阴阳之道相合。如出现此种脉象，凡先见于寸口的为主，后见于寸口的为次。

雷公说：我已经完全懂得您的意思了，但把您以前传授给我的经脉道理，以及我自己从书本上读到的从容之道，和今天您所讲的从容之法相结合的话，我还不明白其中阴阳雌雄的意义。

黄帝说道：三阳如父亲那样高尊，二阳如外卫，一阳如纲纪；三阴如母亲那样善于养育，二阴如雌雄那样内守，一阴如使者一般，能交通阴阳。

二阳一阴是阳明主病，二阳不胜一阴，则阳明脉软而动，九窍之气沉滞不利。三阳一阴为病，则太阳脉胜，寒水之气大盛，一阴之气不能制止寒水，故内乱五脏，外现惊骇。二阴二阳则病在肺，少阴脉沉，少阴之气胜肺伤脾，在外伤及四肢。二阴与二阳交互为患，则土邪侮水，其病在肾，随意骂人，癫疾狂乱。二阴一阳，其病出于肾，阴气上逆于心，因此阳气不能敷布，膀胱被阻隔闭塞不通，四肢好像离开身体一样不能为用。一阴一阳为病，其脉代绝，这是厥阴之气上至于心发生的病变，或在上部，或在下部，而无定处，饮食无味，大便泄泻无度，咽喉干燥，病在脾土。二阳三阴为病，包括至阴脾土在内，阴气不能至于阳，阳气不能达于阴，阴阳相互隔绝，阳浮于外则内成血瘕，阴沉于里外成脓肿；若阴阳之气都盛壮，而病变趋向于下，在男子则阳道生病，女子则阴器生病。上观天道，下察地理，参合诊察来决断病者死生之期。这样才能懂得一岁之中何气为首，五脏之中何脏为重要的道理。

雷公说：请问有的疾病为什么会在极短的时期内死亡呢？

黄帝没有回答。雷公又问了一次。

黄帝回答道：在古代医经里面有说明。

雷公又问：请问怎样才能知道有些疾病在极短的时期内死亡呢？

黄帝回答道：冬季三月的病，如病症脉象都属阳盛，则春季正月见脉有死证，那么到初春交夏，阳盛阴衰之时，便会有死亡的危险。冬季三月的病，察其脉证之理已无生意，那么到草发芽、柳生叶的时候就会死亡，如果到春天阴阳之气都绝，那么其死期就在正月。春季三月的病，名为"阳杀"。阴阳之气都绝，死期在秋天草木枯干之时。夏季三月的病，若不痊愈，到了至阴之时，那么死期在至阴后不超过十日；若脉见阴阳交错，则死期在水清之时。秋季三月的病，表现了手足三阳的脉证，不给治疗也会自愈。

若是阴阳交错合而为病，则立而不能坐，坐而不能起。若三阳脉独至，则独阳无阴，死期在水冰如石之时。二阴脉独至，则独阴无阳，死期在正月雨水节。

素问·方盛衰论篇第八十

本篇要点

一、从年老年少、四时季节等方面讨论了人体阴阳之气的盛衰、逆从。

二、依据五行理论，阐述五脏气虚产生的梦境。

三、从诊有十度谈到诊断必须全面掌握病情并综合分析。

雷公问道：气的盛衰，哪一种是逆？哪一种是顺？

黄帝回答道：阳气主升，其气从左而右；阴气主降，其气从右而左；老年之气先衰于下，其气从上而下；少年之气先盛于下，其气从下而上。因此春夏之病见阳证阴脉，以阳归阳，则为顺为生，若见阳证阳脉，如春夏之令，则为逆为死，若见阴证阴脉，如秋冬之令，则为逆为死。反过来说，秋冬之病见阴证阴脉，以阴归阴，则为顺为生，若见阳证阴脉，如春夏之令，则为逆为死。所以不论气盛或气衰，只要与时令之气相逆则都成为厥。

雷公又问：气有余也能成为厥吗？

黄帝回答道：阳气一上而不下，阴阳两气不相顺接，则足部厥冷至膝，少年在秋冬见此病则死，而老年在秋冬见此病却可生。阳气上而不下，则上实下虚，为头痛巅顶疾病，这种厥病，谓其属阳，本非阳盛，谓其属阴，则又非阴盛，五脏之气隔绝，没有显著征象，好像置身于旷野，伏居于空室，无所见闻，而病势绵绵一息，视其生命，已不满一天了。

所以，气虚的厥，使人梦多荒诞；厥逆盛极，则梦多离奇迷乱。三阳之脉悬绝，三阴之脉细微，就是所谓少气之候。因此，肺气虚则梦见白色悲惨的事物，或梦见人被杀流血，尸体狼藉，当金旺之时，则梦见战争。肾气虚则梦见舟船淹死人，当水旺之时，则梦见自己伏身于水中而畏惧惊恐不已。肝气虚则梦见芳香的草木，当木旺之时，则梦见躲藏在大树底下不敢起来。心气虚则梦见救火的场面或雷电交作的现象，当火旺之时，则梦见大火燔烧。脾气虚则梦饮食不足，得其土旺之时，则梦见筑墙盖房。这些都是五脏气虚，阳气有余，阴气不足所致。所以应当综合五脏之症，调理阴阳之气，审察十二经脉的表里虚实进行治疗，其内容已在《经脉》篇中论述过了。

诊法有十度，就是衡量人的脉度、脏度、肉度、筋度、腧度，揆度它们的阴阳虚实，就可以对病情得到全面了解。脉息之动本无常体，或则出现阴阳散乱而有偏颇，或则脉象搏动不明显，所以诊察时也就没有固定的常规。诊病时必须知道患者身份，是平民还是君卿。如果对老师的传授不能全部接受，医术不高明，不仅不能辨别逆从，而且会使诊治带有盲目性和片面性，看到了一面，看不到另一面，抓住了一点，放弃了另一点，不知道结合全面情况，加以综合分析，所以诊断就不能明确，如以这种诊断方法授给后人的话，在实际工作中自会明显地暴露出它的错误。

至阴虚，则天之阳气离绝；至阳盛，则地之阴气不足。能使阴阳互济交通，这是有修养的医生的能事。阴阳之气互济交通，是阳气先至，阴气后至。所以，高明的医生诊病，是掌握阴阳先后的规律，根据《奇恒》中所载的六十种诊法辨明正常和异常，把各种诊察所得的点滴细微的临床资料综合起来，追寻阴阳的变化，了解五脏的病情，做出中肯的结论，并根据虚实纲要及十度来加以判断，知道了这些才可以诊病。所以切其阴而不能了解其阳，这种诊法是不能行于世上的；切其阳而不能了解其阴，其所学的技术也是不高明的。知左而不知其右，知右而不知其左，知上而不知其下，知先而不知其后，他的医道就不会长久。要知道不好的，也要知道好的；要知道有病的，也要知道无病的；既知道高，也要知道下，既知道坐，也要知道起；既知道行，也要知道止。能做到这样有条不紊，反复推求，诊断的步骤才算齐备，也才能永远不出差错。

疾病的初期，见到邪气有余，就应考虑其正气不足，因虚而受邪；检查患者的上下各部，脉证参合，以穷究其病理。例如形弱气虚的，主死；形气有余，脉气不足的，亦死；脉气有余，形气不足的，主生。所以，诊病有一定的大法，医生应该注意起坐有常，一举一动，保持很好的品德；思维敏捷，头脑清醒，上下观察，分别四时八节之邪，辨别邪气中于五脏的何部；触按其脉息的动静，探切尺部皮肤滑涩寒温的概况；视其大小便的变化，与病状相参合，从而知道是逆是顺，同时也知道了病名，这样诊察疾病，可以十不失一，也不会违背人情。所以诊病之时，或视其呼吸，或看其神情，都能不失于条理，技术高明，能保持永久不出差错；假如不知道这些，违反了原则真理，盲目诊断，妄下结论，这是不符合治病救人的医道的。

素问·解精微论篇第八十一

本篇要点

一、指出医者必须掌握广博的知识，同时要理论联系实际。

二、讨论哭泣与涕泪的关系，并阐明涕泪产生的机制。

三、讨论"厥则目无所见"的病变机制，并以"火疾风生乃能雨"的自然现象解释迎风流泪的病理变化。

黄帝在明堂里，雷公向他请教说：我接受了您传给我的医道，再教给我的学生，教的内容是经典所论，如从容形法，阴阳刺灸，汤药所滋。然而他们在临症上，因有贤愚之别，所以未必能十全。至于教的方法，是先告诉他们悲哀喜怒、燥湿寒暑、阴阳妇女等方面的问题，再教他们回答所以然的道理，并向他们讲述卑贱富贵和人之形体的适从等，使他们通晓这些理论，再通过临症适当地运用。这些在过去我已经听您讲过了，现在我还有一些很愚陋的问题，在经典中找不到，要请您解释。

黄帝道：你钻研的问题真是深而大啊！

雷公问道：患者有哭泣而眼泪不流出的，或泪出而很少有鼻涕的，这是什么道理？

黄帝回答道：在医经中有记载。

雷公又问：眼泪是怎样产生的？鼻涕是从哪里来的？

黄帝回答道：你问这些问题，对治疗上没有多大帮助，但也是医生应

乾卦为天元之始，万物之父；坤卦为柔顺之地，万物之母。乾阳坤阴气交，万物始能资生。

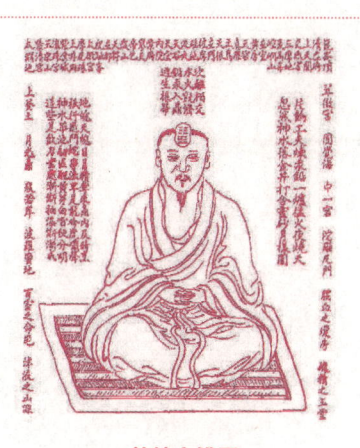

乾坤交媾图

该知道的，因为它是医学的基本知识。心脏专主五脏之精气，两目是它的外窍，光华色泽是它的外荣。所以一个人在心里有得意的事，则神气和悦于两目；假如心有所失意，则表现忧愁之色，因此悲哀就会哭泣。水的来源，是体内积聚的水液；积聚的水液，是至阴；所谓至阴，就是肾藏之精。来源于肾精的水液，平时所以不出，是受着精的约制，水辅于精，精气裹水，所以泪水不致自流。水的精气是志，火的精气是神，水火相互交感，神志俱悲，因而泪水就出来了。所以俗语说：心悲叫作志悲，因为肾志与心精，同时上凑于目，所以心肾俱悲，则神气传于心精，而不传于肾志，肾志独悲，水失去了精的制约，故而泪水就出来了。哭泣而涕出的，其故在脑，脑属阴，充于骨并且藏于脑，而鼻窍通于脑，所以脑髓渗漏而成涕。肾志是骨之主，所以泪水出而鼻涕也随之而出，是因为鼻、涕、泪是同类的关系。涕之与泪，譬如兄弟，危急则同死，安乐则共存，肾志先悲而脑髓随之，所以涕随泣出而涕泪横流。涕泪所以俱出而相随，是由于涕泪同属水类的缘故。

雷公说：你讲的道理真博大！请问有人哭泣而眼泪不出的，或虽出而量少，且涕不随出的，这是什么道理？

黄帝回答道：哭而没有眼泪，是内心并不悲伤。不出眼泪，是心神没有被感动；神不感动，则志亦不悲，心神与肾志相持而不能相互交感，眼泪怎么能出来呢？大凡志悲就会有凄惨之意。凄惨之意冲动于脑，则肾志离目而去；肾志离目而去，则神不守精；精和神都离开了眼睛，眼泪和鼻涕才能出来。

你难道没有读过或没有想到医经上所说的话吗？医经上说，厥则眼睛一无所见。人患了厥证之后，阳气并走于上部，阴气并走于下部，阳并于上，则上部亢热，阴并于下则足冷，足冷则发胀。因为一水不胜五火，所以眼目就看不见了。

迎风流泪，因风邪中于目而流泪，是由于阳气内守于精，也就是火气燔目的关系，所以遇到风吹就会流泪了。举一个比喻来说，火热之气炽甚而风生，风生而有雨，与这个情况是相类同的。

下部 灵枢

灵枢·九针十二原第一

> **本篇要点**
>
> 一、详细介绍镵针、员针、鍉针、锋针、铍针、员利针、毫针、长针、大针九种针具的形状及不同的用途。
>
> 二、详细说明针刺的手法，即针刺的疾、徐、迎、随、开、阖等手法和补泻的作用。
>
> 三、介绍十二原穴的名称及其各自所对应的脏腑，并指出以十二原穴治疗五脏六腑病变的针刺疗法。

黄帝向岐伯说：我怜悯百姓，将老百姓当成自己的子女，因为养育他们而征收钱粮赋税。担心他们不能自给自足，还会有病害不断，痛苦缠身。即使生病了，我也想在给他们治病的时候，让他们尽可能少遭受药物、砭石的伤害，而仅用微小的针刺入肌肤，就可以疏通经脉，调和气血，使气血在经脉中逆顺运行、全身通畅，从而消除疾病。而且，为了让微针刺疗的方法一直流传下去，就必须明确制定出使用的法则，使它永远不会被埋没，便于运用而不失传，就必须建立条理清晰的体系，分出章节，区别表里，以明确气血周而复始运行的循环规律，而所用针具的选择、功用也应做相应的说明。为此，我想综合以上的问题先著一部《针经》。现在，我想听听你的建议。

岐伯回答说：我尽可能把九针治病的要领依次道来，说得条理清晰一些，就像万物起于一而终于九的规律一样，能让人从前到后彻底明白。

首先谈谈如何运用小针。掌握用小针治病的要领，说起来容易，可要达到精妙的境界就难了。通常医术粗浅的医生，仅仅是从患者的外在表现

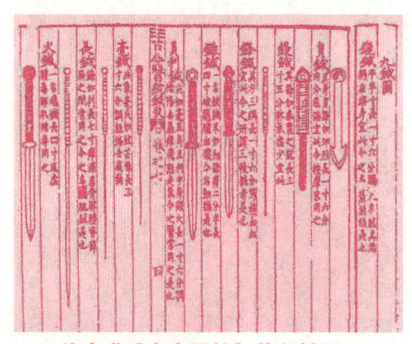

徐春甫《古今医统》载九针图

徐春甫（1520—1596年），字汝元，号思鹤，又号东皋，祁门（今属安徽省）人。徐春甫著述颇丰，其中最著名的是《古今医统大全》100卷（简称《古今医统》）。《古今医统大全》包括医学理论、药学知识和各科临床的理、法、方、药，是一部内容丰富的医学全书。

本书为元·杜思敬所编中医丛书《济生拔粹》辑录医著之一，共一卷，作者姓名不详。本书共五部分，介绍了针灸疗法：①九针式；②折量取腧穴法；③补泻法；④用针呼吸法；⑤治病直刺诀。

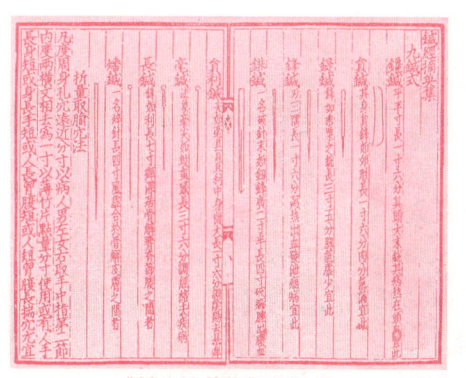

《针经摘英集》载九针

来观察病情；医术高明的医生则会根据患者的精神活动及气血盛衰的情况，并通过辨别神气的盛衰，了解客居在人体内的外邪往来出入的门户所在来辨别病情。如果连疾病的性质都没有弄明白，怎么会知道疾病的来龙去脉，从而给予适当的治疗呢？针刺的奥妙，关键在于正确使用疾徐的不同手法。在这方面，医术低劣的医生，仅仅会依据症状而取用若干与症状相对应的穴位来进行治疗；只有那些医术高明的医生，会根据患者经络中气机的变化，而选取相应的穴位来进行治疗。人体经络气机的变化是离不开穴位空窍的。在这些空窍中，所反映出的气血虚实盛衰的变化，是至清至静而微妙的。当邪气充盛的时候，切不可迎其势而用补法；而当邪气已去时，则不宜再用泻法去追泻邪气。懂得气机变化之理的医者，谨守着气的往来之际，及时运用补泻之法，就不会出现丝毫的差错；不懂得气机运行之理的人，到了应该补泻的时候而不能及时地运用手法，就好像是箭扣在弦上，应当发射而不发射一样。用针的人必须知道气机的往来运行变化，并相应地严格由气机运行来把握住针刺的正确时间，只有这样才能取得良好的疗效。劣医对这一点，显然不能明了；唯有高明的医生，才能体察到其中的妙用。

何为逆？何为顺？正气离去，脉气虚小，这种情况就是所谓的逆；正气已来的，脉气平而和，这种情况就是所谓的顺。明白了气的往来逆顺变化，就可以毫不犹豫地大胆施行针法，不必再去向他人询问请教。如果在正气已去的亏虚之时采用泻法消夺它，怎能不更虚呢？如果在邪气正旺的盛实之时采用补法增益它，怎能不更实呢？然而，迎而夺之的泻法，或是随而济之的补法，都应当在用心体察气机变化后，再灵活运用，才能调和虚实。掌握了这个关键，针刺的道理也就基本上尽在掌握中了。

一般情况下，正气虚弱多属于虚证，当用补法，以使正气充实；属于实证的，当用泻法，以疏泄病邪；气虚郁结的给予破除，邪气盛的则用改下

下部 灵枢·九针十二原第一

法。古经中的《大要》篇曾说：进针要慢，出针要快，这样才能使正气充实，不致外泄，这属于补法；进针快而出针慢的，可以使邪气随针外泄，由盛而虚，这属于泻法。所谓实与虚，是在针下得气之后所感觉到的，针下有气为实，针下无气为虚，不过得气的时候，气的来去迅速飘疾，必须细心体察才能感觉到。根据针刺后得气的或后或先，也可以体会出正气的虚实、邪气的存在或消亡，而予以相应的治疗。运用补泻的时候，无论是补还是泻，都要使患者感到补的时候好像有所得一样，而在泻的时候，患者又好像有所损失一样。

人体虚实调和与否的关键是什么？如何运用九种不同的针具和手法至关重要。所谓泻法，其要领是必须很快地持针刺入，而得气后要徐徐地出针，并摇大针孔，这样做主要是为了在属阳的体表部位，通过针刺打开一条出路，让邪气随针外泄。如果本该用泻法，却反而按住针孔，就会使邪气郁积于内，造成血气不得疏散，邪气出不来。所谓补法，就是指顺着经脉循行的方向施针，仿佛若无其事，行针导气，按穴下针的感觉如同蚊子用尖锐的嘴叮在皮肤上一样。在留针与出针时，更要像蚊子叮完皮肤后，悄然飞去，而感觉上好像它仍旧停留在那里那样的轻妙。出针时，又要像箭离开了弓弦那样干脆与迅疾。当右手施行出针手法时，左手应当随即按闭针孔，借以阻止中气外出，这就好像把在外面的门户关闭起来一样，如此，则中气自然就充实了。这种补正祛邪的疗法，应当防止留滞恶血之弊；如有瘀血，应及时采取刺络放血法将它除掉。

针刺时持针的要领是坚定有力。进针时用右手拇、食、中三指夹持针具，要直刺而入，针体中正，切不可左右偏离。在操作的过程中，施针者一定要聚精会神体会下针的感觉，明察秋毫。同时注意患者神态的变化，

《针灸资生经》（1220），宋·王执中（叔权）著，七卷。有腧穴部位与主治、针灸法及对各种病症的取穴施治等，是在广泛引用前代针灸书的基础上结合作者的临床经验写成的。

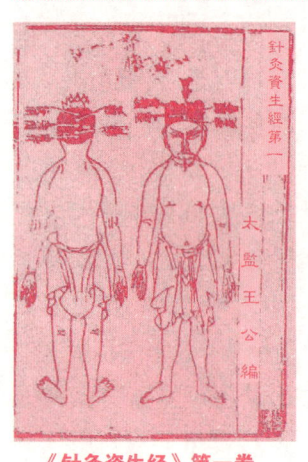

《针灸资生经》第一卷

了解患者血脉的虚实,只有这样进行针刺,才不致产生危险。刚开始针刺的时候,要注意到患者的双目和面部气色的表现,然后再刺到脾阴所主的肌肉;而由此体察病者的神气及其各脏腑的气是否有散失,则可知道病的存在或消失。至于血脉横结在经穴之间的病症,尤其容易看得清楚,而用手去按切时,由于外邪的结聚,有病的部位按起来显得特别坚实,这是因为外邪聚集,刺时要避开它。

　　九针,即九种针,其中不同名称的针具形状也都各不相同:第一种叫镵针,长一寸六分;第二种叫员针,长一寸六分;第三种叫鍉针,长三寸半;第四种叫锋针,长一寸六分;第五种叫铍针,长四寸,宽二分半;第六种叫员利针,长一寸六分;第七种叫毫针,长三寸六分;第八种叫长针,长七寸;第九种叫大针,长四寸。九针的功用:镵针,针头大而针尖锐利,适用于浅刺,以泻除皮肤肌表的邪热。员针,针尖椭圆如卵形,可作按摩之用,主治邪在分肉之间的疾病,用时,不致损伤肌肉,而得以疏泄分肉之间的邪气。鍉针,针尖像米粒一样圆而微尖,不致刺入皮肤,主要是用来按摩经脉、流通气血,但用时不宜陷入肌肉,否则,反会损伤正气。锋针,针锋锐利,三面有锋棱,适用于热毒痈疡或经络久痹的顽固性疾病。铍针,针尖如剑锋,适用于痈疡等疾病,可作刺破排脓之用。员利针,针尖大如牦尾,圆且锐利,针身略粗,能用于治疗急性病。毫针,针尖纤细如蚊虻之喙,可用于静候气的徐缓到来;而其针身微细,适宜于持久留针,以扶养真气;同时还适宜于治疗痛痹。长针,针尖锋利而针身细薄,可以治疗久治不愈的痹症。大针,针体如杖,粗而且巨,针尖略圆,可用来治疗水气停留于关节而致水肿的疾病,作为泻水之用。九针的名称、形状与主治作用,大致就是这样。

　　一般情况下,风热形成的邪气侵袭人体经脉,常由头部侵入,所以说邪气在上部;因为饮食没有节制产生的浊气,往往滞留在肠胃,即浊气在中部;清冷寒湿之邪,大多是从足部侵入,所以说清气在下部。在针刺的时候,上部取头部骨陷中的各经腧穴,则能使贼风邪气随针而出。针刺足阳明胃经(属中土经脉),就可以排除滞留在肠胃中的浊气。凡是病在浅表的,都不宜深刺;如果刺得过深,邪气反而会随之深入,而加重病情。所以说皮、肉、筋、脉各有自己一定的部位,而每种病也各有与之相适应的治疗方法。九针之形状各不相同,各有其适应的病症,要根据病情适当选用。实证不可以用补法,虚证不可以用泻法。如果正气不足的反用了泻法,或是邪气有余的反用了补法,就会使病情更趋严重,这就是所谓的病上加病。在病重的时候,如果误泻了五脏阴经的经气,就会造成死亡;而如果误泻了六腑阳经的经气，就使患者形体衰败，难以恢复。误泻阴经，脏气耗竭殆尽，人就会死亡；误泻阳经，阳气损耗，人就会癫狂，这些都是误用补泻导致的危害。

进针之后，如果未能得气，那就说明气还没有到，应当继续施行手法，而不要因此简单拘泥于针刺的次数，当然，如果针刺之后就有了得气的感觉(即"气至")，就可以出针，不需要再行针刺和留针了。九针各有它的适应证，因而针的形状也各不相同，要根据病情选用，才能适合需要。针刺的要领，就在于达到气至，有了"气至"的感觉就表明有了疗效。疗效显著的，就好像风吹云散看到了青天一样。针刺的道理，也是这样。

黄帝说：我想听你讲讲五脏六腑脉气所出之处的具体情况。

岐伯回答说：人体五脏各有自己相应的经脉，每条经脉各有井、荥、输、经、合五个腧穴，五条经脉各五个穴，共有二十五个腧穴。六腑也各有其自己的经脉，每条经脉各有井、荥、输、原、经、合六个腧穴，六条经脉各有六个穴，共有三十六个腧穴。人体共有十二条经脉、十五条络脉，合起来共有二十七条经络，它们在全身上下循行往复。脉气所发出的地方，如同泉水的源头，称作井；脉气所流过的地方，像刚涌出泉眼的微小水流，称作荥；脉气所灌注的地方，像水流渐渐汇聚输注于深处一样，叫作输；脉气所行走的地方，像大的水流迅速流过一样，叫作经；脉气所进入的地方，如同百川的会合入海，叫作合。十二经脉和十五络脉的二十七气所出入流注运行的地方，就是在这井、荥、输、经、合的五腧穴之中。周身关节空隙的交通之处，共有三百六十五个腧穴。如果掌握了它的特点，懂得了其中的要领，那么一句话就可以说明白。否则，就无法完全了解。需要说明的是，这里所说的关节空隙之处，是指血气运行出入的地方，着重于内部功能的反映，而并非指皮、肉、筋、骨的局部形态。

针刺时，要先观察患者的气色、眼神，通过气色和眼神的变化了解患者的精神及正气状况，明确患者是处于涣散状态还是有所恢复。然后要力求使所诊知的疾病内在变化与反映在形体上的病象相一致；同时还要通过诊脉，从脉象的动静辨明邪正的盛衰情况。在进针时，右手持针，主要任务是进针；左手以两指夹持住针身，防止其倾斜和弯曲。针刺入后，等到针下有了得气的感觉，即可考虑出针。

针刺治疗前，必须先诊察脉象，然后根据脉气虚实情况制订相应的治疗措施。如果五脏之气在体

针灸铜人

内已经衰竭，乃属阴虚，而医生反用针去补在外的阳经，这本是阴虚证，补阳则愈虚其阴，虚上加虚，叫作"重竭"。脏气重竭的患者必死。因为是五脏之气虚竭而死，所以临死前的表现是安静的。形成"重竭"的主要原因，是医者误治，违反了脏气阴虚理应补脏的原则，而误泻了腋下和胸部的腧穴，促使脏气愈趋虚竭所致。至于五脏之气在体表已经衰竭，乃属阳虚，而医者反去补在内的阴经，助阴则阳气愈竭，这就形成了阴阳气不相顺接的病变，叫作"逆厥"。厥证的患者也必死。因为是五脏之气有余，所以病者在临死前的表现是烦躁的。这也是由于医者的误治，违反了阳气已虚，理应补阳的原则，反而误泻四肢末梢的穴位，促使阳气愈趋虚竭所致。凡针刺用泻法的，已刺中了病邪的要害，但仍然留针而不出的，就反而会使精气耗损；刺中了要害，但未经运用适当的针刺手法，就立即出针的，就会使邪气留滞，进而郁壅。如果出针太迟，损耗了精气，病情就会加重，甚至使形体衰败。如果出针太快，邪气留滞不散，就会发生痈疡。

五脏与六腑互为表里，六腑有十二个原穴。十二个原穴的经气输注之源，多出自两肘两膝以下的四肢关节部位。四肢关节以下部位的腧穴，都可以主治五脏疾病。凡是五脏发生的病变，都应当取用十二个原穴来治疗。因为这十二个原穴，是全身三百六十五节禀受五脏的气化与营养而精气注于体表的部位。所以五脏有疾病时，其变化都会反映在十二原穴的部位上。十二个原穴各有其相应的脏腑，观察穴位上的反映，就可以了解相应脏腑的受病情况。五脏中的心肺二脏，位于胸膈以上，上为阳，其中又有阴阳的分别，阳中的少阴是肺脏，它的原穴是太渊，左右共有两穴；阳中的太阳是心脏，它的原穴是大陵穴，左右共有两穴。五脏中的肝、脾、肾三脏，都位于胸膈以下，下为阴，其中再分出阴阳，阴中的少阳是肝脏，它的原穴是太冲，左右共有两穴；阴中的至阴是脾脏，它的原穴是太白，左右共有两穴；阴中的太阴是肾脏，它的原穴是太溪，左右共有两穴。在胸腹部脏器附近，还有膏和肓的两个原穴。膏的原穴是鸠尾，属任脉，只有一穴；肓的原穴是气海，属任脉，也只有一穴。

五脏共十二个原穴（五脏十穴，加上膏和肓各有一穴，合计共有十二穴）。这些穴位所在的地方都是脏腑经气输注于体表的部位，可以用它们来主治五脏六腑的各种疾病。凡患腹胀病的，当取用足三阳经，即取足太阳膀胱经、足阳明胃经、足少阳胆经的穴位进行治疗。凡患完谷不化的泄泻证，当取用足三阴经，即在足太阴脾经、足少阴肾经、足厥阴肝经的穴位进行治疗。

如果五脏有病，就好比身体扎了刺，物体上有了污点，绳子上打了结扣，河道中发生了淤塞一样。刺扎的时间尽管很长，但仍可以拔掉它；沾染的污点日子虽久，但仍可以洗掉它；打上的结扣日子虽久，但仍可以解开它；河道淤塞的时间即使再长，也还可以疏通它。有些人认为久病是不能治疗的，这种说法是不对的。善于用针的医生，其治疗疾病就好像拔刺、洗污点、解绳结、疏通河道一样，无论患病的日子多么久，都是可以治愈的。说久病不能救治的人，那是因为他没有掌握好针刺的治疗技术。

怎么治疗呢？针刺治疗热病，宜用浅刺法，手法轻灵敏捷，这就好比用手去试探沸腾的汤水一样，一触即还。针刺治疗寒性和肢体清冷的病症，适宜用深刺留针法，等到气至的时候，就好像旅人留恋着家乡不愿出行一样。对阴分中藏有热邪的患者，应当取用足阳明胃经的足三里穴进行治疗，要正确地去进行治疗，不要松懈疏忽，直到气至而邪气下退，方可停针；如果邪气不退，则应持续治疗。如果证候出现在上部，且属于在内的脏病，就可以取用足太阴脾经的阴陵泉穴进行治疗；如果证候出现在上部，而属于在外的腑病，则应该取用足少阳胆经的阳陵泉穴进行治疗。

十二经脉循行表

内容	部位	所属经脉	气循行概况	相关病症
十二经脉循行	肺	手太阴经脉	起于中焦，下络大肠，还循胃口，出大指之端	咳，上气，喘，渴，烦心，胸闷
	大肠	手阳明经脉	起于大指次指之端，出合谷两谷之间，上出于柱骨之会上	目黄，口干，喉痹，肩痛
	胃	足阳明经脉	起于鼻，下循鼻外，入上齿中，出大迎，至月颅	狂，疟，温淫汗出。颈肿，心下急痛
	脾	足太阴经脉	起于在指之端，过核骺入腹属脾络胃，散舌下	舌本痛，食不下，烦心，心下急痛
	心	手少阴经脉	起于心，出属心系，下膈络小肠	目黄，肋痛，厥，掌中热痛
	小肠	手太阳经脉	起于小指之端，循手外侧上腕，出肩解，入缺盆，抵胃	耳聋，目黄，颊肿
	膀胱	足太阳经脉	起于目内眦，上额交巅	痔，疟，狂，癫疾，目黄，泪出
	肾	足少阴经脉	起于小指之下，邪走足心，出于然骨之下，络膀胱	口热舌干，咽肿上气，烦心，心痛
	心包络	手厥阴经脉	起于胸中，出属心包络，下膈，历络三焦	烦心，心痛，掌中热
	三焦	手少阳经脉	起于小指次指之端，上出两指之间，如缺盆	汗出，止锐眦痛，颊痛
	胆	足少阳经脉	起于目锐眦，上抵头角，至肩上。入缺盆	头痛，颔痛，目锐，眦痛，缺盆中促痛
	肝	足厥阴经脉	起于大趾丛毛之际，上循足跗上廉。抵下腹，上出额，与督脉会与巅	呕逆，食泄，遗溺

灵枢·本输第二

> **本篇要点**
>
> 一、介绍五脏六腑与十二经脉之气在肘膝关节以下出入流注经过的部位。
>
> 二、具体叙述五脏六腑所包括的各经井、荥、输、原、经、合穴的部位。
>
> 三、论述脏腑相合的作用，以及四时取穴的方法等。

黄帝问道：要想针刺治病，就必须要通晓十二经脉和络脉循行的起点和终点；络脉从正经所别出的处所；井、荥、输、经、合五输穴留止的部位；六腑与五脏表里相合的关系；四时对经气出入的影响；五脏与经络之气流注聚结于体表的所在；经脉、络脉、孙络的宽窄程度，深浅情况，以及经脉气血上下循行所到的不同部位。我想听听你对这些问题的见解。

岐伯回答说：让我按顺序（经脉流注顺序）来说吧！肺经的脉气开始于少商穴，少商穴位于手大指端的内侧（即桡侧），距指甲角一分许的地方，它被称为井穴，五行属木。脉气从井穴出发后，流于鱼际穴，鱼际穴位于手掌大鱼际的中后方，它被称为荥穴。脉气由此灌注于太渊穴，太渊穴位于手掌大鱼际后下一寸处的凹陷之中（即大鱼际上约一寸处，掌后内侧横纹头动脉应手处），它被称为输穴。脉气由此行于经渠穴，经渠穴位于寸后方的凹陷中（即桡骨茎突之内侧），即诊脉时中指所着之处，该处有桡动脉跳动不止，它被称为经穴。脉气由此进入尺泽穴，尺泽穴位于肘横纹中央（稍偏桡侧）的动脉处，它被称为合穴。这就是手太阴肺经脉气的流行情况。

从经脉循行来看，心包经的脉气开始于中冲穴（心包络经），中冲穴位于手中指的尖端（距指甲的距离如韭叶宽），它被称为井穴，五行属木。脉气从井穴出发后，流于劳宫穴，劳宫穴位于掌中央中指本节的后方中间（即第三、四掌骨之间），它被称为荥穴。脉气由此灌注于大陵穴，大陵穴位于掌后腕关节第一横纹的中央部，桡骨、尺骨之间，桡侧腕屈肌腱的尺侧凹陷中，它被称为输穴。脉气由此行于间使穴，间使穴位于掌后三寸，两筋之间的凹陷中，当本经有病时，在这一部位上就会出现一定的反应，无病时则没有异常表现，它是心包脉气迅速流过的经穴。心包经所属经脉的血气由此进入曲泽穴，曲泽穴位于肘横纹处肱二头肌腱内侧，当肘窝横纹中央(稍偏于尺侧)的凹陷中，取穴时要求前臂稍屈而取之，它被称为合穴。这就是手厥阴心包经脉气的流行情况。

十二经脉循环走向与衔接规律表

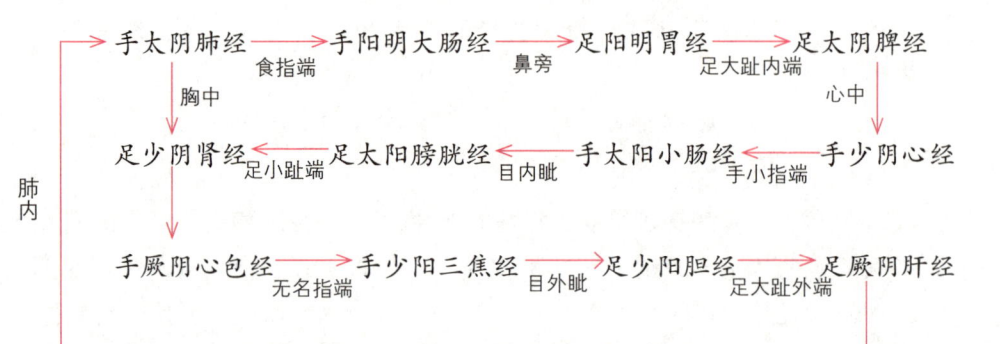

```
        ┌→ 手太阴肺经 ──→ 手阳明大肠经 ──→ 足阳明胃经 ──→ 足太阴脾经
        │      食指端                    鼻旁            足大趾内端        │
        │   胸中↓                                                     心中↓
     肺  │  足少阴肾经 ←── 足太阳膀胱经 ←── 手太阳小肠经 ←── 手少阴心经
     内  │      足小趾端                目内眦          手小指端
        │      ↓
        │  手厥阴心包经 ──→ 手少阳三焦经 ──→ 足少阳胆经 ──→ 足厥阴肝经
        │      无名指端                  目外眦          足大趾外端
        └────────────────────────────────────────────────────────┘
```

　　肝经的脉气开始于大敦穴，大敦穴位于足大趾外侧距离趾甲根一分的地方，也可说是在大趾背侧的三毛中(即在大趾第一节的背面，趾甲根之后)，它被称为井穴，五行属木。脉气从井穴出发之后，流于行间穴，行间穴位于足大趾、次趾之间，它被称为荥穴。肝脏所属经脉的血气由此灌注于太冲穴，太冲穴位于行间上二寸，第二趾骨连接部位之前的凹陷中，它被称为输穴。脉气由此行于中封穴，中封穴位于足内踝前一寸五分处的凹陷中(据《甲乙经》载，为一寸陷中)；在针刺该穴时，如果违逆经气运行的方向，就会使气血郁滞，如果顺应经气运行的方向，就会使气血通畅；该穴在摇动足部后才能找出，是肝经脉气迅速流过的经穴。脉气由此进入于曲泉穴，曲泉穴位于膝内辅骨突起的下方和大筋的上方处的凹陷中，屈膝才能取准该穴，它被称为合穴。这就是足厥阴肝经脉气的流行情况。

　　脾经的脉气开始于隐白穴，其位置在足大趾的内侧前端，它被称为井穴，五行属木。脉气从井穴出发之后，流于大都穴，大都穴位于足大趾本节后凹陷的中央(今作拇指内侧，本节前骨缝处的赤白肉际上)，它被称为荥穴。脉气由此灌注于太白穴，太白穴位于足内侧核骨下方的凹陷中，它被称为输穴。脾经脉气由此行于商丘穴，商丘穴位于足内踝前下方的凹陷中，它被称为经穴。脉气由此进入于阴陵泉穴，阴陵泉穴位于膝下内侧辅骨突起的后下方凹陷中；取穴时把脚伸直，在胫骨头内侧后下方的凹陷中取之，它被称为合穴。这就是足太阴脾经脉气的流行情况。

肾经的脉气开始于涌泉穴，其位置在足心的凹陷中，它被称为井穴，五行属木。脉气从井穴出发之后，流于然谷穴，然谷穴位于足内踝前方大骨下部的凹陷中，它被称为荥穴。脉气由此灌注于太溪穴，太溪穴位于足内踝后方，跟骨上方的凹陷中，它被称为输穴。脉气由此行于复溜穴，复溜穴位于足内踝上二寸，有动脉跳动不休的地方，它被称为经穴。脉气由此进入阴谷穴，阴谷穴位于膝内侧辅骨的后方，大筋的下方，小筋的上方，按之有动脉跳动应手的地方；取穴时屈膝，在腘横纹内侧端二筋之间的凹陷中取之，它被称为合穴。这就是足少阴肾经脉气的流行情况。

膀胱经的脉气开始于至阴穴，其位置在足小趾外侧、距离趾甲一分许的地方，它被称为井穴，在五行归类中属金。脉气从井穴出发之后，流于通谷穴，通谷穴位于足小趾外侧本节前的凹陷中，它被称为荥穴。脉气由此灌注于束骨穴，束骨穴位于足小趾外侧本节后的凹陷中，它被称为输穴。脉气由此通过于京骨穴，京骨穴位于足外侧大骨下方赤白肉际处的凹陷中，它被称为原穴。脉气由此行于昆仑穴，昆仑穴位于足外踝后方，跟骨上方的凹陷中，它被称为经穴。脉气由此经过入于委中穴，委中穴位于膝部腘横纹中央处，它被称为合穴，取穴时要屈膝才能取准它的位置。这就是足太阳膀胱经脉气的流行情况。

胆腑的脉气开始于足窍阴穴，其位置在第四足趾末端的外侧（**距离趾甲一分许的地方**），它被称为井穴，五行属金。脉气从井穴出发之后，流于侠溪穴，侠溪穴位于足小趾次趾之间，本节前的凹陷中，它被称为荥穴。脉气由此灌注于临泣穴，临泣穴的部位，在侠溪穴上行一寸五分、足小趾次趾本节后的凹陷中，它被称为输穴。脉气由此通过于丘墟穴，丘墟穴位于足外踝前下的凹陷中，它被称为原穴。脉气由此行于阳辅穴，阳辅穴位于足外踝上四寸、辅骨之前、绝骨末端的地方，它被称为经穴。脉气由此进入于阳陵泉穴，阳陵泉穴位于膝下一寸，外辅骨头前下方的凹陷中，它被称为合穴，取穴时要伸展下肢才能取准此穴。这就是足少阳胆经脉气的流行情况。

胃腑的脉气开始于厉兑穴，其位置在足大趾内侧、第二足趾的前端(**距离趾甲角一分处**)，它被称为井穴，五行属金。脉气从井穴出发之后，流于内庭穴，内庭穴位于第二足趾之外侧的本节前的凹陷中(**即次趾与中趾合缝处的赤白肉际上**)，它被称为荥穴。脉气由此灌注于陷谷穴，陷谷穴位于足中趾次趾之间，内庭上二寸，本节后方的凹陷中(**即第二、第三跖骨骨**

间缝中），它被称为输穴。脉气由此通过于冲阳穴，冲阳穴位于足跗上五寸（即骨间动脉处）的凹陷中，它被称为原穴，取穴时要摇动足部才能取准此穴。脉气由此行于解溪穴，解溪穴位于冲阳后一寸五分，足跗关节上的凹陷中，它被称为经穴。脉气由此入于下陵穴，所谓下陵穴，就是在膝眼下三寸、胫骨外缘处的足三里穴，它被称为合穴。由此再向下，在足三里穴下三寸的地方，就是上巨虚穴；再向下，在上巨虚穴之下三寸的地方，就是下巨虚穴。大肠的脉气寄属于上巨虚穴，小肠腑的脉气则寄属于下巨虚穴，这两个穴位都是属于足阳明胃经的腧穴，所以大肠和小肠都与胃相联系，脉气相通。这就是足阳明胃经脉气的流行情况。

三焦腑贯穿于胸腹腔上、中、下三部，向上与手少阳三焦经相连。它的脉气开始于关冲穴，其位置在小指外侧的无名指的前端（距离指甲角一分许的地方），它被称为井穴，五行属金。脉气从井穴出发之后，流于液门穴，液门穴位于小指与无名指之间，它被称为荥穴。脉气由此灌注于中渚穴，中渚穴位于第四、第五掌指关节之后缘，两骨之间的凹陷中，它被称为输穴。脉气由此通过阳池穴，阳池穴位于手腕背侧横纹的凹陷中，它被称为原穴。脉气由此行于支沟穴，支沟穴位于腕后三寸，两骨之间的凹陷中，它被称为经穴；脉气由此进入天井穴，天井穴位于肘外侧大骨上方的凹陷中（即肘尖直上一寸处的关节凹陷中），它被称为合穴；取穴时要屈肘才能取到此穴。三焦经的分布虽是由手至头，但有一个和它脉气相通并由其所主而位于足部的下腧穴（即下合穴），其脉气在足太阳膀胱经之前，上行于足少阳胆经之后，别出于膝腘正中外一寸处的两筋之间的凹陷处，叫作委阳穴，它也是足太阳膀胱经的络穴及足太阳膀胱经之络脉所别出的地方。以上所述，就是手少阳三焦经所属的五输穴、原穴及下腧穴的概况。由于三焦和肾、膀胱有密切的关系，而且三焦的下腧穴是足太阳膀胱经的别络所出之处，它的脉气在足踝上方五寸处从本经分出而进入并贯穿小腿肚，再从委阳穴出于体表，并由此并入足太阳膀胱经的本经，然后进入腹腔内与膀胱相连，以约束下焦，因此委阳穴所主治的证候，就包括因为三焦气化异常而见的属于膀胱病症的病变，如邪入三焦所致的小便不通之类的实证，以及三焦虚弱所致的小便不禁之类的虚证。属虚的当用补法治之，而属实的当用泻法治之。

小肠腑位居腹部，而它的经气向上合于手太阳经。它的脉气开始出自少泽穴，少泽穴位于手小指前端的外侧部，它被称为井穴，五行属金。脉气从井穴出发之后，流于前谷穴，前谷穴位于手小指外侧本节前的凹陷中，它被称为荥穴。脉气由此灌注于后溪穴，后溪穴位于手小指外侧本节后的凹陷中，它被称为输穴。脉气由此通过腕骨穴，腕骨穴位于手外侧腕骨前方的凹陷中(即第五掌骨与钩状骨两骨接合处)，它被称为原穴。脉气由此行于阳谷穴，阳谷穴位于掌后锐骨下方的凹陷中，它被称为经穴。脉气由此进入小海穴，小海穴位于肘内侧距离大骨外缘五分处的凹陷中(即肘部尺骨鹰嘴突起之尖端与肱骨内上髁之间)，取穴时要伸展手臂才能取准此穴，它被称为合穴。这就是手太阳小肠经脉气的流行情况。

　　大肠位居于下，它的经气在上与手阳明经相合。它的脉气开始于商阳穴，其位置在手大拇指内侧食指的前端外侧部，它被称为井穴，五行属金。脉气从井穴出发之后，流于食指桡侧本节前方凹陷中的二间穴，它被称为荥穴。脉气由此灌注于食指桡侧本节后方凹陷中的三间穴，它被称为输穴。脉气由此通过合谷穴，合谷穴位于手拇指和食指的掌骨之间(即第一、第二掌骨之间)，它被称为原穴。脉气由此行于阳溪穴，阳溪穴位于腕关节桡侧，两筋之间的凹陷中，它被称为经穴。脉气由此进入于曲池穴，曲池穴位于肘外辅骨内的凹陷中(即屈肘时，肘横纹头处)，取穴时要屈肘才能取准此穴，它被称为合穴。这就是手阳明大肠经脉气的流行情况。

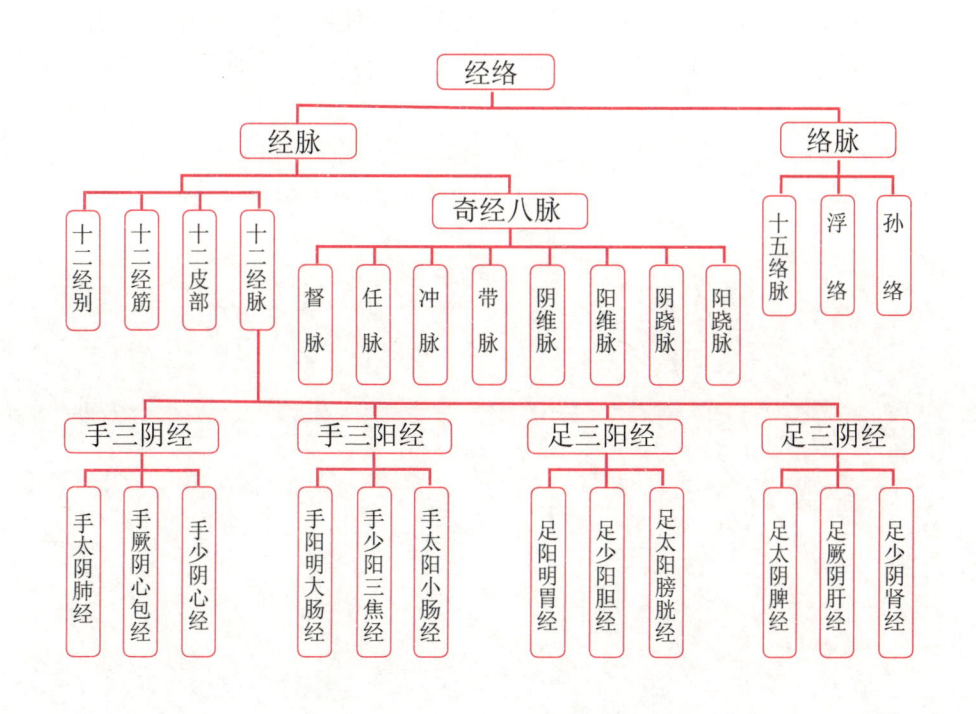

```
                            经络
                ┌────────────┴────────────┐
               经脉                      络脉
    ┌──────┬──────┬──────┬──────┐    ┌────┬────┬────┐
   十二   十二   十二   十二   奇经八脉  十五  浮   孙
   经别   经筋   经皮   经脉              络脉  络   络
                        │      ┌──┬──┬──┬──┬──┬──┬──┐
                        │     督 任 冲 带 阴 阳 阴 阳
                        │     脉 脉 脉 脉 维 维 跷 跷
                        │                脉 脉 脉 脉
         ┌──────┬───────┴───────┬──────┐
       手三阴经  手三阳经      足三阳经  足三阴经
       ┌─┬─┬─┐  ┌─┬─┬─┐       ┌─┬─┬─┐  ┌─┬─┬─┐
       手 手 手  手 手 手       足 足 足  足 足 足
       太 厥 少  阳 少 太       阳 少 太  太 厥 少
       阴 阴 阴  明 阳 阳       明 阳 阳  阴 阴 阴
       肺 心 心  大 三 小       胃 胆 膀  脾 肝 肾
       经 包 经  肠 焦 肠       经 经 胱  经 经 经
          经    经 经 经              经
```

这就是五脏六腑的腧穴。五脏各有五穴，共二十五个腧穴；六腑各有六穴，共三十六个腧穴。六腑的经气都出于足太阳、足阳明、足少阳这三条阳经，在上和手三阳经各自相合。

在左右缺盆的正中线，是任脉所行之处，此穴名天突。天突穴两旁的第二行经脉上的穴位，在靠近任脉之侧的动脉搏动处，属于足阳明胃经，叫作人迎穴。人迎穴之外的第三行经脉上的穴位(即人迎后一寸五分处)，属于手阳明大肠经，叫作扶突穴。扶突穴之外的第四行经脉上的穴位(即扶突后一寸处)，属于手太阳小肠经，叫作天窗穴。天窗穴之后的第五行经脉上的穴位(上出天窗之外，颈中已无穴)，属于足少阳胆经，叫作天容穴(天容穴，今系手太阳经之腧穴)。天容穴之后的第六行经脉上的穴位，属于手少阳三焦经，叫作天牖穴。天牖穴之后的第七行经脉上的穴位，属于足太阳膀胱经，叫作天柱穴。天柱穴之后居于颈之中央的第八行经脉上的穴位，属于督脉，叫作风府穴。至于在腋内动脉搏动处的穴位，属于手太阴肺经，叫作天府穴。另外，在腋下三寸(乳头旁一寸)的穴位，则属于手厥阴心包络经，叫作天池穴。

针刺上关穴，取穴应张口不能闭口（张口才能发现穴位所在的凹陷）。针刺下关穴时，应闭口取穴不能张口（要闭口才能发现穴位所在的凹陷，开口则凹陷消失）。针刺犊鼻穴，要屈膝才能发现穴位所在的凹陷，所以应该屈膝取穴，不能伸展。针刺内关穴和外关穴，应该伸展手臂取穴，不能弯曲。

凡针灸，男左女右，手大拇指与中指相连，取中指中节，即两头纹为寸，以凭针灸。

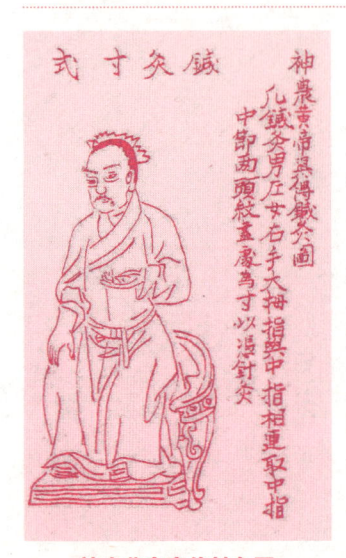

神农黄帝真传针灸图

足阳明胃经的人迎穴，位于结喉两旁的动脉搏动处，与之脉气相通的该经腧穴还分布在胸壁之中。手阳明大肠经的扶突穴，它在足阳明经的人迎穴之外(人迎穴后一寸五分处)，但还不到曲颊，而在曲颊下一寸的地方。由此旁开是手太阳小肠经的天窗穴，它的位置正当下颌角下方(扶突后一寸)动脉搏动处的凹陷中。由此斜向上是足少阳胆经的天容穴(属手太阳小肠经)，它位于耳下部、下颌角的后方(当天窗穴上一寸，微前方的凹陷中)。由此旁开是手少阳三焦经的天牖穴，它位于耳后方，在该处向上有完骨穴在它的上方。由此旁开是足太阳膀胱经的天柱穴，它位于项部大筋外侧沿发际的凹陷中。属于阴的尺动脉，在手阳明大肠经的五里穴的部位上，误刺该穴，会使五输穴（井穴、荥穴、原穴、经穴、合穴）所内行的脏气衰竭，所以禁刺。

肺和大肠相表里，大肠的作用是输送糟粕、排泄粪便；心和小肠相表里，小肠的作用是接受胃所下移的腐熟的水谷，并分别水液和糟粕；肝和胆相表里，胆的作用是贮藏和排泄胆汁；脾和胃相表里，胃的作用是受纳、消化食物；肾和膀胱相表里，膀胱的作用是蓄积和排泄水液。手少阳三焦隶属于肾，而肾脏的经脉又上连于肺，肺能通调水道，所以肾脏能统率三焦与膀胱两个水腑而主水液代谢。三焦是全身水液通行的路径，有疏通水道的作用，它还下通膀胱，和膀胱有直接的联系。不过如上所说的，肺、心、肝、脾、肾五脏都各有一腑与之相表里，在六腑之中，只有三焦没有配属，所以称它为孤腑。至此，上面讲的就是六腑和五脏之间的配合关系。

春天针刺，应取浅表部的络脉、十二经的荥穴，以及大筋与肌肉之间空隙，病情严重的则可深刺，病情轻微的就应浅刺；夏天针刺，宜取用十二经的输穴、孙络，以及浮现在肌肉皮肤表面的浅表部位；秋天针刺，宜取用十二经的合穴，而其余的方面，就如同春天用的刺法一样，也宜于取用大经分肉之间的部位，根据病情的轻重，或浅或深地进行针刺；冬天针刺，宜取用十二经的井穴，以及各经的输穴或背俞穴之类，同时还要深刺并留针。这些针刺方法都是为了顺应于四时气候演变的次序、经气应于四时而有不同的流注部位、病邪在四季的不同居留部位，以及五脏在四时的不同特性而采用的。至于治疗转筋病，要让患者站着取穴针刺，就可以使痉挛的症状迅速消除。至于治疗四肢偏废的痿厥病，要让患者仰卧并伸展四肢后再进行针刺，就可以畅通气血而立即出现轻快的感觉。

灵枢·小针解第三

> **本篇要点**
>
> 一、在对"易陈""难入"等概念说明的基础上，阐述正邪气往来、血气逆顺盛衰，以及对用针的迎随补泻、出纳疾徐作了指导说明。
>
> 二、提出邪浅不宜深刺的针刺原则。
>
> 三、介绍通过察色、切脉、闻声合参，推求邪正变化的诊病原则。

所谓"易陈"，是指针刺治疗的道理说起来容易。所谓"难入"，是说针刺的精微之处掌握和运用得恰到好处却有难度。所谓"粗守形"，就是医术较差的医生，往往只会简单拘泥于那些刺法。所谓"上守神"，是指医术高明的医生，能够通过辨别患者的气血盛衰情况，而分别施用补法和泻法。所谓"神客"，就是指正邪相互抗争，"神"指正气，"客"指邪气。所谓"在门"，就是说邪气循着正气所出入的门户侵入人体，内外上下无所不至。所谓"未睹其疾"，就是指没有诊明症状的性质、病邪所在，就漫无目标地进行医治。所谓"恶知其原"，是说如果对疾病没有明确的诊断，又怎么能知道疾病发生在何经何脉。

所谓"刺之微在数迟者"，是说针刺法的微妙之处在于掌握进针、出针的快慢。所谓"粗守关"，就是指医术较差的医生，往往只会依据症状而取用关节附近与症状相对应的穴位来进行治疗，而根本不懂得辨别气血盛衰和邪正之气进退动静等情况。所谓"上守机"，就是说医术高明的医生懂得观察和在针刺时把握经气变化的时机。所谓"机之动不离其空中"的意思，就是指气机的活动情况都反映在了腧穴上，了解了气机的虚实变化，就可以正确地运用徐疾补泻的手法。所谓"空

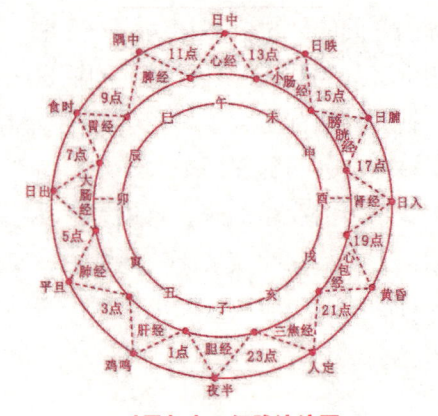

时辰与十二经脉流注图

中之机，清静以微"的意思，就是说针下已经得气了，还必须仔细体察其中的变化，而不能失掉补泻的时机。所谓"其来不可逢"，就是指邪气正盛的时候，切不可迎其势采用补的手法。所谓"其往不可追"，就是指邪气已去而正气亦虚的时候，则不能妄用泻法，以免导致真气虚脱。所谓"不可挂以发"，就是说针下已有得气的感应时，就应该适时地运用针刺手法而不能有毫发之差，因为在一霎那间这种得气的感觉是很容易消失的。所谓"扣之不发"，就是说不懂得要随着气机的虚实变化而抓住时机进行补泻的医者，往往会坐失良机，这就好像扣在弓弦上的箭，到了应发的时候而没有发射出去一样，这样就只会白白耗损患者的血气而终究达不到祛除邪气的目的。所谓"知其往来"，就是说要了解气机变化的逆顺盛虚的变化情况。"要与之期"的意思，就是指知道了气机变化的重要性，要及时应对这种时机及时针刺。

"粗之暗"的意思，指医术不够精细、水平粗劣的医生，不能细致体察气机变化的微妙作用和奥秘所在。"妙哉！工独有之"的意思，就是指医术高明的医生，能完全体察运用针法和明了气机变化的重要性。"往者为逆"的意思，是说邪气已去时，脉中之气虚小，小就叫作逆。"来者为顺"的意思，是说正气渐来时，则形气平和，平和就叫作顺。"明知逆顺，正行无问"的意思，是说倘若明了气机的逆顺关系，就可以毫无疑问地选取适当的穴位，大胆决定治疗措施。"迎而夺之"的意思，是说迎着邪气到来的方向而正确采用泻法。"追而济之"的意思，就是说随着邪气逝去的方向而正确采用补法。

所谓"虚则实之"，是说气口脉气虚的应当充实正气。"满则泄之"的意思，就是说当气口脉气满盛时，应当用泻法，以泻除邪气。"宛陈则除之"的意思，是指用泻血法来排除络脉中久积的瘀血。"邪胜则虚之"的意思，就是说如果有病邪亢盛的，就应该采用泻法，使邪气随针外泄。"徐而疾则实"的意思，就是说慢进针而快出针，这属于补法，能够补益正气。"疾而徐则虚"的意思，就是说快进针而慢出针，这属于泻法，能够泄除邪气。"言实与虚，若有若无"的意思，就是说采用补法会使正气来复，采用泻法会使邪气消失。"察后与先，若亡若存"的意思，就是说必须根据各条经脉的虚实及邪气已退还是邪气尚存的情况，来决定针刺补泻的先后顺序。"为虚与实，若得若失"的意思，就是说采用补法补充正气，就会使患者感觉体内气血充实而似有所得；采用泻法祛除邪气，也会使患者感觉到体内神气清爽而如释重负。

所谓"夫气之在脉也，邪气在上"，是说不同的邪气侵入经脉后，风热之邪多伤在头部，所以说邪气在上。"浊气在中"的意思，是说人食水谷，都是先入于胃，胃消化水谷，经脾运化，精气上输于肺，并借着肺气的分布输送而供应全身，而其中的浊物废料则流于肠胃，如果不能适应寒温变化，饮食没有节制，就会影响到消化、吸收和排泄的作用而导致肠胃发生疾病，所以说浊气在中。"清气在下"的意思，就是说清冷潮湿的地气侵袭人体，大多先从足部开始发病，所以说清气在下。"针陷脉则邪气出"的意思，就是指邪气侵袭人体上部，在头部发病时，应根据外邪所侵入的经脉而在头部取穴，使邪气随针外泄。"针中脉则浊气出"的意思，就是指欲使滞留在肠胃中的浊气外出，就应取足阳明胃经的合穴、足三里穴(土经土穴)进行治疗。"针太深则邪气反沉"的意思，就是指邪气在表浅部位的疾病，不应当深刺，如误用深刺，反会使在表之邪气随针内陷而深入体内，所以说"反沉"。"皮肉筋脉各有所处"的意思，就是说皮、肉、筋、脉都有各自确定的部位，而相应的部位就是经络出现证候及主治所在。

"取五脉者死"，是说病在内脏而五脏之气不足的，反而用针猛泻其气，就会使元气泄尽而造成死亡。"取三阳之脉"的意思，是说不问虚实，尽泻六腑三阳经之气，就会使患者形体衰败而不易复原。"夺阴者死"的意思，是说如果取肘上三寸属于手阳明大肠经的五里穴(五脏的阴气出于此)，连泻五次，就会使五脏阴气泄尽而死亡。"夺阳者狂"的意思，是指如果误泻了三阳经的正气，就会令阳气耗散而使人发狂。以上这些针刺禁忌都是对医者的郑重告诫，切不可漠视之。

五轮即胞睑属脾胃，为肉轮；内外两眦属心和小肠，为血轮；白睛属肺和大肠，为气轮；黑睛属肝胆，为风轮；瞳神属肾与膀胱，为水轮。

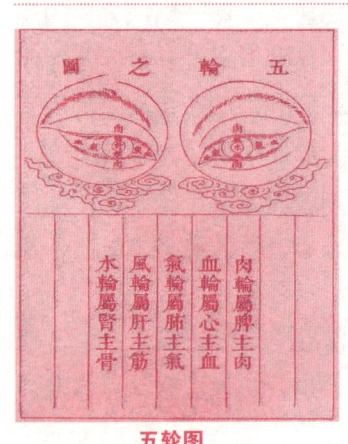

五轮图

"睹其色，察其目，知其散复，一其形，听其动静"的意思，是说高明的医生能够通过观察患者面色和眼睛的变化，诊察尺脉和寸口脉的小大、缓急、滑涩，来确切地诊断出是哪种病变。"知其邪正"的意思，是指能够了解疾病是由四时八节的贼风(虚邪)，还是因用力劳累后腠理开泄而遭受的风邪(正邪)所引起的。"右主推之，左持而御之"的意思，是说针刺时用右手推以帮助进针，左手护持针身的姿势和动作。"气至而去之"的意思，是说针刺补泻时，达到气机调和，就应该停针。"调气在于终始一"的意思，是说运针调气时要始终专心一意。"节之交三百六十五会"的意思，是指周身三百六十五穴，都是络脉将经脉之中的气血渗濡灌注到全身筋骨皮肉各部去的通会之处。

所谓"五脏之气已绝于内"的意思，是说五脏在内的精气已经虚空，脉口则显得微弱无根，即使按切也感觉不到。对这种内绝（肾虚、髓竭、精伤等）的阴虚证，治疗时理应补其阴精，如果反而针刺患者体表病处的腧穴及阳经的合穴，并用留针的方法来补益在外的阳气，就会更加内竭，如果是这样的话，已经耗竭的五脏精气再经损耗，就必然会导致死亡。在临死时，因其脏气已经耗竭而虚脱，阴不生阳，无气以动，所以死的时候会表现得十分安静。

所谓"五脏之气，已绝于外"，是说气口脉象出现微弱，没有了轻取的感觉，这是阳气衰竭的表现，治疗时理应补其阳气，但如果在针刺时反而取用了四肢末梢部位的腧穴，并用留针的方法来补益在内的阴气，就会使阴气更盛，已经虚衰的阳气更加衰竭，阳气内陷就会发生阴阳逆乱的厥逆病症，发生厥逆就必然会导致死亡。因阳并于阴，阴气有余，所以患者在临死时有烦躁的表现。之所以要观察患者的眼部色泽，是因为五脏六腑的精气上注于目，才能使目光有神、目睛的色泽明润，说话的声音也必然洪亮，但所发出的声音和平常是不一样的。

灵枢·邪气脏腑病形第四

> **本篇要点**
>
> 一、详细说明不同邪气侵袭人体时所伤及的不同部位，以及中阴与中阳的区别。
>
> 二、阐述色、脉、问、诊、尺肤等在疾病诊断中的重要意义。
>
> 三、列举五脏病变的缓、急、大、小、滑、涩六脉及其症状和针刺方法，对六腑病变的症状和取穴法、针刺法作了说明。

黄帝问岐伯道：外邪（风、雨、寒、暑等天之邪气）侵入人体将会是什么情况？

岐伯回答说：外邪伤人，大多是侵犯于人体的上部。

黄帝问道：外邪侵入上部还是下部，有一定的标准吗？

岐伯回答说：病发上半身，是感受了风寒等外邪；病发下半身，是感受了湿邪所致。因为邪气侵入人体后还有一个转变的过程，所以说外邪侵犯了人体，发病的部位并非固定不变。外邪侵袭阴经，会流传到属阳的六腑；外邪侵袭了阳经，就直接流传到本经而致病。

黄帝问道：经脉的阴阳，名称虽然不一样，但都同属于运行气血的经络，它们上下连贯，就好比圆形环一样没有尽头。外邪侵袭人体时，有的侵袭阴经，有的侵袭阳经，而其病或上或下或左或右，没有固定部位，这是什么原因呢？

岐伯回答说：手足三阳经的会合在头面部。邪气侵袭往往是从身体最虚弱的地方侵入，如因太过劳累，或吃饭出汗，此时腠理开泄，容易被邪气所侵袭。邪气侵入面部（由于足三阳经的循行通路，都是由头至足，自上而下），就由此下入于足阳明胃经；邪气侵入项部，就由此下入于足太阳膀胱经；邪气侵入颊部，就由此下入于足少阳胆经。如果外邪并没有侵入头面部而是直接侵入了在前的胸膺、在后的脊背，以及在两侧的胁肋部，也会分别侵入上述三阳经而在其各自所属的循行通路上发病。

黄帝问道：外邪侵入阴经又会怎么样呢？

岐伯回答说：外邪侵入阴经，通常是从手臂或足胫的内侧开始的。因为在手臂和足胫的内侧这些地方，皮肤较薄，肌肉也较为柔润，所以身体各部位都同样感受到风邪时，而这些部位却最容易受伤。

黄帝问道：外邪侵袭阴经，会因此传变伤及五脏吗？

岐伯回答说：身体感受了风邪，不一定会伤及五脏。如果五脏之气充实，即使有邪气侵入了，也不能够停留，而只能从五脏退还到六腑。因此说阳经感受了邪气，就能直接在本经上发病；而阴经感受了邪气，邪气就会由里出表，流传到和五脏相表里的六腑而发病。

黄帝问道：病邪侵袭人体五脏的情形是怎样的？

岐伯回答说：愁忧、恐惧太过，就会伤及心脏。形体受寒，外加冷饮，两寒相迫，就会使肺脏受伤。寒邪内外相应，而使在内之肺脏和在外之皮毛都受到伤害，就会导致肺气上逆的病症。从高处坠落跌伤，就会使瘀血留滞在内，若此时又有大怒的情绪刺激，就会导致气上逆而不下，血亦随之上行，郁结于胸胁之下，就会伤及肝脏。倘若被击打或跌倒于地，或醉后行房事以致汗出后受风着凉，就会使脾脏受伤。倘若用力提举过重的物品，或房事过度，以及出汗后用冷水沐浴，就会伤及肾脏。

黄帝问道：风邪侵袭五脏，其情形如何呢？

岐伯回答说：必然是属阴的五脏先伤于内，属阳的六腑再感受外邪，只有内外俱虚，风邪才能内侵五脏。

黄帝说：说得真好。

黄帝问岐伯道：人的头面和全身上下，都与筋骨密切相连，气血相合运行。当天气寒冷的时候，大地冻裂，冰雪凌人，此时若是天气猝然变冷，人们往往都是缩手缩脚，懒于动作，而面部却能露出，不用像身体那样必须穿上衣服来御寒，这是什么原因呢？

岐伯回答说：人体十二经脉，三百六十五络脉，所有的气血都是上达于头面部而分别注入各个孔窍之中的。其阳气的精阳之气上注于眼目，所以，眼睛能看清物体，其旁行的经气从两侧上注于耳，所以耳朵能听到声音；其积于胸中的宗气上出于鼻，所以鼻能够嗅到味道；还有胃腑之谷气，从胃上达于唇舌，而使舌能够辨别五味。尤其是各种气化所产生的津液都上行熏蒸于面部，加之面部的皮肤较厚，肌肉也坚实，所以即使在极冷的天气里，它也仍能抗拒寒气而不畏寒冷。

黄帝问道：外邪侵袭人体，发病的症状表现会是怎样的呢？

岐伯回答说：虚邪伤及人体，严重的，患者有恶寒战栗的病象。正邪侵袭人体，发病比较轻微，先是气色稍有表现，患者自身没有什么明显感觉，既好像有病，又好像没有病，好像病邪早已消失，又好像仍存留在体内，同时在表面上可能有一些病症的形迹表现出来，但也有毫无形迹的，所以就不容易知道它的病情。

黄帝说：说得真好。

黄帝问岐伯道：我听说通过观察患者的气色就能够知道病情的，叫作明；通过切脉而知道病情的，叫作神；通过询问患者的病情而知道病痛所在的，叫作工。我希望听你说说为什么通过望诊就可以知道病情，通过切诊就可以知道病况，通过问诊就可以彻底了解病痛位置所在呢？

岐伯回答说：之所以如此，是因为患者的气色、脉象和尺肤都与疾病有相对应的关系，这就好像看到木槌击鼓，随即就会听到响声一样，是不会有差错的；这也好似树木的根与树木的枝叶之间的关系，树根死了，则枝叶也必然枯萎。患者的面色、脉象以及形体肌肉的变化，也是相一致的，它们都是内在疾病在体表上的反映。因此，在察色、辨脉和观察尺肤这三方面，能够掌握其中之一的就可以称为工，掌握了其中两者的就可以称为神，能够完全掌握这三方面并参合运用的就可以称为神明的医生了。

黄帝说：我希望听你详尽地说说这其中的道理。

岐伯回答说：面色青，则脉象应该是端直而长的弦脉；面色红，则脉象是来盛去衰的钩脉；面色黄，则脉象是软而弱的代脉；面白色，则脉象是浮虚而轻的毛脉；面色黑，则脉象是沉坚的石脉。以上是面色和脉象相应的关系，如果诊察到了面色，却不能诊得与之相应的脉象，反而诊得了相克的脉象，这就是死脉，预示着病危或是死亡；倘若诊得了相生的脉象，即使有病也会很快痊愈。

黄帝问道：五脏所发生的疾病，有什么变化和外在病状表现呢？

岐伯回答说：首先要确定了五脏与五色、五脉的对应关系，五脏的病情才可以诊断。

黄帝问道：确定了五色、脉象与五脏对应的关系之后，怎么能够判别病情呢？

岐伯回答说：只要再诊查出脉来的缓急、脉象

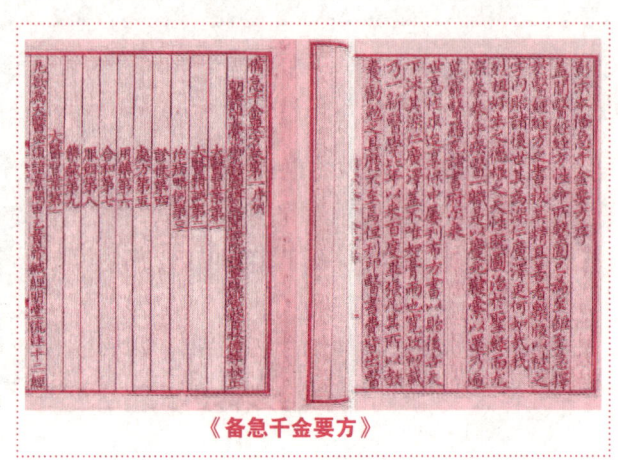

《备急千金要方》

的大小、脉势的滑涩等情况，就可以知道患了什么病。

黄帝问道：怎样来诊查这些脉象的情况呢？

岐伯回答说：脉搏急促，则尺部的皮肤也显得紧凑；脉搏徐缓，则尺部的皮肤也显得松弛；脉象小，则尺部的皮肤也显得瘦薄而少气；脉象大，则尺部的皮肤也显得好像要隆起似的；脉象滑，则尺部的皮肤也显得滑润；脉象涩，则尺部的皮肤也显得枯涩。大凡这一类的变化，有显著的也有不甚显著的，所以善于观察尺肤的医生，有时可以不必诊察寸口的脉象；善于诊察脉象的医生，有时也可以不必察望面色。能够将察色、辨脉及观察尺肤这三者相互配合而进行诊断的医生，就可以称为上工，即高明的医生。上工治病，十个患者中可以治愈九个；对色、脉、尺肤这三方面的诊察，能够运用其中两种的医生称为中工，即中等的医生，中工治病，十个患者中可以治愈七个；对色、脉、尺肤这三方面的诊察，仅能运用其中之一的医生称为下工，即庸医，下工治病，十个患者中只能治愈六个。

黄帝说：请问缓、急、小、大、滑、涩等脉象，与之对应的病情表现是怎样的呢？

岐伯回答说：请让我先谈谈五脏病变的具体情况。如果心脉急甚的，会发生筋脉抽搐；心脉微急的，会发生心痛牵引后背，饮食不下。心脉缓甚的，会发生神散而狂笑不休；心脉微缓的，是气血凝滞成形，伏于心胸之下的伏梁病，其滞塞感或上或下，能升能降，有时出现唾血。心脉大甚的，会发生喉中如有物阻而梗塞不利；心脉微大的，是血脉不通的心痹病，心痛牵引肩背，并经常流出眼泪。心脉小甚的，会发生呃逆时作；心脉微小的，是多食善饥的消瘅病。心脉滑甚的，是血热而燥，会经常口渴；心脉微滑的，会发生热在于下的心疝牵引脐周作痛，并有少腹部的肠鸣。心脉涩甚的，会发生音哑而不能说话；心脉微涩的，会发生血溢而出现吐血、衄血、四肢逆厥，以及耳鸣等头部疾病。

如果肺脉急甚的，是癫疾的脉象表现；肺脉微急的，是肺中有寒热并存的病症，会出现倦怠乏力，咳而唾血，并牵引腰背胸部作痛，或是鼻中有息肉而导致鼻腔阻塞不通、呼吸不畅等症状。肺脉缓甚的，是表虚而多汗；肺脉微缓的，是手足软弱无力的痿证、痿瘖病、半身不遂，以及头部以下汗出不止的证候。肺脉大甚的，会发生足胫部肿胀；肺脉微大的，是烦满喘息而呕吐的肺痹病，其发作时会牵引胸背作痛，且怕见日光。肺脉小甚的，是阳气虚而腑气不固的泄泻病；肺脉微小的，是多食善饥的消瘅病。肺脉滑甚的，会发生喘息气急，肺气上逆；微滑的，会发生口鼻与前后阴出血。肺脉涩甚的，会发生呕血；肺脉微涩的，主因气滞而形成的鼠瘘病，其病发于颈项及腋肋之间，同时还会伴有下肢轻而上肢重的感觉，此外患者还常常会感到下肢酸软无力。

如果肝脉急甚的，会发生口出愤怒的言语，易怒少喜；肝脉微急的，是肝气积聚于胁下所致的肥气病，其状隆起如肉，就好像倒扣着的杯子一样。肝脉缓甚的，会发生时时呕吐；肝脉微缓的，是水积胸胁所致的水瘕痹病，同时还会出现小便不利。肝脉大甚的，主肝气郁盛而内发痈肿，会发生时常呕吐和出鼻血；肝脉微大的，是肝痹病，会发生阴器收缩，咳嗽时牵引少腹部作痛。肝脉小甚的，主血不足而口渴多饮；肝脉微小的，主多食善饥的消瘅病。肝脉滑甚的，会出现阴囊肿大；肝脉微滑的，会出现遗尿病。肝脉涩甚的，会出现水湿溢于肢体的溢饮病；肝脉微涩的，会出现因血虚所致的筋脉拘挛不舒的筋痹病。

如果脾脉急甚的，会出现手足抽搐；脾脉微急的，是膈中病，会发生因脾气不能上通而致饮食入胃后复吐出、大便下涎沫等症状。脾脉缓甚的，会发生四肢痿软无力而厥冷；脾脉微缓的，是风痿病，会发生四肢偏废，但因其病在经络而不在内脏，所以心里明白，神志清楚，就好像没有病一样。脾脉大甚的，会出现猝然昏倒的病症，其病状就好像突然被击而倒地一样；脾脉微大的，是疝气病，其病乃是由脾气壅滞而导致的腹中有大量脓血且在肠胃之外淤积。脾脉小甚的，主寒热往来的病症；脾脉微小的，是多食善饥的消瘅病。脾脉滑甚的，会出现阴囊肿大兼小便不通；脾脉微滑的，主腹中之湿热熏蒸于脾而生的各种虫病。脾脉涩甚的，会出现大肠脱出的肠㿉病；脾脉微涩的，是肠腑溃烂腐败的内㿉病，其病大便中常带有很多脓血。

如果肾脉急甚的，主病邪深入于骨的骨癫疾；肾脉微急的，主肾气沉滞以致失神昏厥的病症，以及肾脏积气的奔豚证，还会发生两足难以屈伸、大小便不通等症状。肾脉缓甚的，主脊背痛不可仰的病症；肾脉微缓的，主洞病，这种洞病的症状，是食物下咽之后，还未消化便吐出。肾脉大甚的，是火盛水衰的阴痿病；肾脉微大的，是气停水积的石水病，其病会发生肿胀起于脐下，其肿势下至小腹，而使小腹胀满下坠，若肿胀上行至胃脘，就是不易治疗的死证。肾脉小甚的，主直泻无度的洞泄病；肾脉微小的，是多食善饥的消瘅病。肾脉滑甚的，会出现小便不通，兼见阴囊肿大；肾脉微滑的，主热伤肾气的骨痿病，其病能坐而不能起，起则双目昏黑，视物不清，若无所睹。肾脉涩甚的，会发生气血阻滞以致外发大痈；肾脉微涩的，主妇女月经不调的病症，或出现久治不愈的痔疾。

黄帝问道：依据五脏出现病变后的六种脉象的情况，该采取什么样的针刺之法呢？

岐伯回答说：脉象紧的，多属寒证；脉象缓的，多属热证；脉象大的，属于阳盛而气有余，阴衰而血不足；脉象小的，属于阳虚阴弱，气血皆少；脉象滑的，属于阳气盛实而微有热；脉象涩的，属于气滞，且阳气不足而微有寒。

所以，针刺治疗急脉病，因其多寒，且寒从阴而难去，故要深刺，并长时间留针；针刺治疗缓脉病，因其多热，且热邪从阳而易散，故要浅刺，并迅速出针，而使热邪得以随针外泄；针刺治疗大脉病，因其阳盛而多气，故可以微泻其气，但不能出血；针刺治疗滑脉病，因其阳气盛实而微有热，故应当在进针后迅速出针，且进针亦宜较浅，以疏泄体表的阳气而宣散热邪；针刺治疗涩脉病，因其气滞而不易得气，故在针刺时必须刺中患者的经脉，并且要随着经气的运行方向行针，还要长时间的留针，此外在针刺之前还必须先按摩经脉的循行通路，使其气血流通以利经气运行，在出针之后，更要迅速地按揉针孔，不使它出血，从而使经脉中的气血调和。至于各种出现小脉的病变，因其阳虚阴弱，气血皆少，内外的形气都已不足，故不适宜使用针法进行治疗，而应当使用甘味药来进行调治。

黄帝问道：我听说五脏六腑的脉气，都出于井穴，而流注于荥、输等各穴，最后进入合穴，那么，这些脉气是从什么通路上进入合穴的，在进入合穴时又和哪些脏腑经脉相连属呢？我想听你讲讲其中的道理。

岐伯回答说：您所说的，是手足各阳经的别络入于体内，再连属于六腑的情况。

黄帝问道：荥穴、输穴与合穴，都各有其特定的治疗作用吗？

岐伯回答说：荥穴、输穴，其脉气都浮显在较浅部位，故它们适用于治疗显现在体表和经脉上的病症；合穴的脉气深入于内，故它适用于治疗内腑的病变。

黄帝问道：人体内腑的疾病，该怎样来进行治疗呢？

岐伯回答说：应当取用各腑之气与足三阳经相合的部位(即下合穴)来进行治疗。

黄帝问道：六腑各自之腑气与足三阳经相合的部位都各有它自己的名称吗？

岐伯回答说：胃腑的腑气合于本经的合穴足三里穴；大肠腑的腑气合于足阳明胃经的巨虚上廉；小肠腑的腑气合于足阳明胃经的巨虚下廉；三焦腑的腑气合于足太阳膀胱经的委阳穴；膀胱腑的腑气合于本经的合穴委中穴；胆腑的腑气合于本经的合穴阳陵泉穴。

黄帝问道：这些合穴的取穴方法，是怎样的呢？

岐伯回答：取足三里穴时，要使足背低平才能取之；取上、下巨虚穴时，要举足才能取之；取委阳穴时，要屈伸下肢以判断出腘窝横纹的位置后，再到腘窝横纹的外侧部去寻找它；取委中穴时，要屈膝才能取之；取阳陵泉穴时，要正身蹲坐，竖起膝盖，然后再沿着膝盖外缘直下，至委阳穴的外侧部(即腓骨小头前下方)取之。至于要取用浅表经脉上的荥、输各穴来治疗外经的疾病时，也应在牵拉伸展四肢，而使经脉舒展、气血畅通之后，再行取穴。

黄帝问道：希望听你讲讲六腑的病变情况。

岐伯回答说：颜面发热的，是足阳明胃经发生病变；手鱼际部位之络脉出现瘀血的，是手阳明大肠经发生病变；在两足背上(冲阳穴处)的动脉出现凸起或虚软下陷的，也都是足阳明胃经病变，这一动脉(冲阳脉)还是测候胃气的要脉所在。

大肠腑病状，表现为肠中阵阵切痛，并伴有因水气在肠中往来冲激而发响的肠鸣；在冬天寒冷的季节里，如果再感受了寒邪，就会立即引起泄泻，并在脐周发生疼痛，其痛难忍，不能久立。因大肠的证候与胃密切相关，所以应该取用大肠腑的下合穴，即足阳明胃经的巨虚、上廉来进行治疗。

胃腑病状，表现为腹部胀满，在中焦胃脘部的心窝处发生疼痛，且痛势由此而上，支撑两旁的胸胁作痛，胸膈与咽喉间阻塞不通，使饮食不能下咽，当取用胃腑的下合穴，即本经(足阳明胃经)的足三里穴，来进行治疗。

小肠腑病变的症状，表现为少腹部作痛，腰脊牵引睾丸发生疼痛，并时常会出现大便窘急难忍，同时还会在小肠经的循行通路上出现耳前发热，或耳前发冷，或唯独肩部发热，以及手小指与无名指之间发热，或是络脉虚陷不起等现象。这些证候，都是属于小肠腑病变状表现。手太阳小肠腑的病变，当取用小肠腑在下肢的下合穴，即足阳明胃经的巨虚下廉来进行治疗。

三焦腑病状，表现为气滞所致的腹气胀满，小腹部尤为满硬坚实，小便不通而尿意窘急；小便不通则水道不利，水道不利则水液无所出，若水液泛溢于肌肤就会形成水肿，若水液停留在腹部就会形成胀病。三焦腑的病候变化，会在足太阳膀胱经外侧的大络上反映出来，此大络在足太阳膀胱经与足少阳胆经之间；此外，其病候变化，亦会在其本经（手少阳三焦经）的经脉上反映出来。三焦腑有病，当取用三焦腑在下肢的下合穴，即足太阳膀胱经的委阳穴来进行治疗。

膀胱腑病状，表现为小腹部偏肿且疼痛，若用手按揉痛处，就会立即产生尿意，却又尿不出来；此外还会在膀胱经循行通路上出现肩背部发热，或是肩背部的经脉所在处陷下不起，以及足小趾的外侧、胫骨与足踝后都发热，或是这些部位的经脉循行处陷下不起。这些病症，都可以取用膀胱腑的下合穴，即本经(足太阳膀胱经)的委中穴来进行治疗。

胆腑病状，表现为时时叹息而长出气，口中发苦，因胆汁上溢而呕出苦水；心神不宁，胆怯心跳，就好像害怕有人要逮捕他一样；咽部如有物梗阻，多次想把它吐出来，却什么也吐不出。对于这些病变，可以在足少阳胆经循行通路的起点处或终点处取穴，来进行治疗；也可以找到因血气不足而致的经脉陷下之处，在那里施行灸法，来进行治疗；出现寒热往来症状的，就应当取用胆腑的下合穴，即本经(足少阳胆经)的阳陵泉穴来进行治疗。

黄帝问道：针刺以上各穴，有相应的方法吗？

岐伯回答说：针刺以上穴位，一定要刺中气穴，切不可刺到皮肉之间、骨节相连的地方。若是刺中气穴后，针尖好像游行于空巷之中，针体进出自如；若是误刺在皮肉骨节相连之处，则不但医者手下会感觉到针体进出涩滞，而且患者也会有皮肤疼痛的感觉。倘若该用补法的却反用了泻法，而该用泻法的却反用了补法，就会加重病情。如果误刺在筋上，就会使筋脉受损，弛缓不收，而病邪也不能被驱出体外；邪气和真气在体内相互斗争，就会使气机逆乱，而邪气依然不能祛除，甚至反而深陷于体内，使病情更加深重。这些都是用针不慎、刺法错乱所造成的恶果。

灵枢·根结第五

> **本篇要点**
>
> 一、详述足之三阴三阳经根结的部位与穴名，对应于开、阖、枢而具有的不同作用及其所主的疾病。
>
> 二、列举说明手足三阳经根、溜、注、入的穴位情况。
>
> 三、根据经气运行五十周次的基本原理，来测定脏气亏损的情况，并根据患者的体质，提出针刺应有疾、徐、浅、深、多、少的区别及相应治疗原则。

岐伯说：天地之气相互感应，寒暖气候也交相推移，阴阳消长，寒热交替，盛衰变化都有一定的规律。阴之道为偶数，阳之道为奇数。病发春夏之间，是阴气少而阳气多（因春夏属阳，夜短昼长），对于这类阴阳不能调和的病变，应该怎样用补法或怎样用泻法呢？发生在秋冬的疾病，因秋冬属阴，昼短夜长，是阳气少而阴气多的季节，故而其病性一般也是阳气少而阴气多。因为此时阴气旺盛而阳气偏衰，所以草木的茎叶(相对于根部而属阳)就会因得不到阳气的温煦而枯萎凋零，水湿和雨露就会下渗并滋养于它的根部(相对于茎叶而属阴)而使之更加粗壮，由此就顺应于自然界的阴阳消长而完成了阴阳相移的转化。根据这种阴阳盛衰相移的情况，发生在秋冬的疾病，又应该在哪一经用泻法、哪一经用补法呢？在感受了四季反常气候而生的异常邪气后，因治疗不当以致病邪离开经脉，流传无定，甚至深入脏腑，

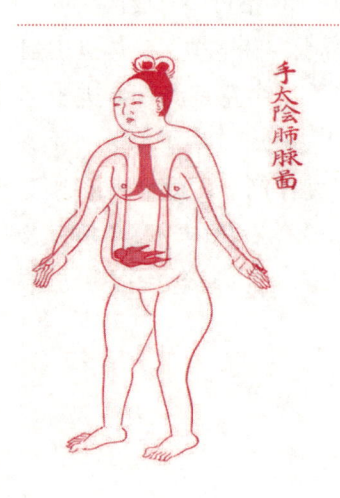

手太阴肺经经穴歌

手太阴肺十一穴，中府云门天府列，
次则侠白下尺泽，又次孔最与列缺，
经渠太渊下鱼际，抵指少商如韭叶。

而造成各种疾病的情况真是数不胜数，这主要是因为不懂得经脉根结本末的含义，不了解五脏六腑之开、阖、枢的深浅出入的作用，以致机关折损，枢纽败坏，脏腑开阖失常，精气走泄不藏，体内的阴阳之气受到极大的损耗，而正气也不能再起而抗邪所致。至于运用九针调和根结本末的玄妙机制，其大要就在于经脉本末根结开阖的情况。所以如果能够懂得经脉本末根结开阖有始有终的含义，那么一句话就可以把九针的奥妙说完；如果不懂得经脉根结，那么针刺治病的道理就难以懂得了。

　　足太阳膀胱经循行起于足小趾外侧的至阴穴，归结于命门。所谓命门，就是指目内眦的睛明穴。足阳明胃经起于足大趾外侧之次趾前端的厉兑穴，归结于额角处的颡大。所谓颡大，就是指钳束于耳之上方、额角部入发际处的头维穴。足少阳胆经起于足小趾内侧之次趾前端的足窍阴穴，归结于耳部的窗笼。所谓窗笼，就是在耳孔前面、耳屏之前的凹陷中的听宫穴。太阳为三阳之表，主表而为开；阳明为三阳之里，主里而为阖；少阳介乎表里之间，转输内外，如门户之枢纽而为枢。由于太阳主表为开，敷布阳气以卫外，所以开的功能受损，就会使表阳不固、皮肤干枯，外邪易于侵袭人体而出现急暴发作的病症。所以对于这类暴发的病症，就可以取用足太阳膀胱经的腧穴，根据病情的虚实，泻其有余，补其不足，来进行治疗。所谓"渎"，是皮肤肌肉干枯消瘦而痿弱的意思。阳明主里为阖，受纳阳气以供养内脏，倘若阖的功能受损，阳气就会"无所止息"而引起四肢痿软无力的痿疾。所以对于这类痿疾，就可以取用足阳明胃经的腧穴，根据病情的虚实，泻其有余，补其不足，来进行治疗。所谓"无所止息"的意思，是说胃气不运，就会导致真气留滞不行、病邪盘踞不去而发生痿疾。少阳介乎表里之间，传输内外，可出可入而为枢，如果枢的功能受损，就会发生骨摇病而站立不稳。所以对于骨摇病，就可以取用足少阳胆经的腧穴，根据病情的虚实，泻其有余，补其不足，来进行治疗。骨摇病患者，骨节弛缓不收。之所以称它为"骨摇"，就是因为其患者骨节缓纵而会出现身体动摇不定的病状。对于以上各种病症，都要根据三阳经开、阖、枢的不同作用和相应的证候，从各种病症的具体病象中找出其致病的真正根源所在，才能给予正确的治疗。

　　足太阴脾经循行起于足大趾内侧端的隐白穴，归结于上腹部的太仓(即中脘穴)。足少阴肾经起于足心的涌泉穴，归结于咽喉部的廉泉穴。足厥阴肝经起于足大趾外侧端的大敦穴，归结于胸部的玉英穴(即玉堂穴)，向下联络于膻中穴。太阴是三阴之表而为开；厥阴是三阴之里而为阖；少阴介于表里之间而为枢。由于足太阴主脾，在表为开，所以开的功能受损，就会导致

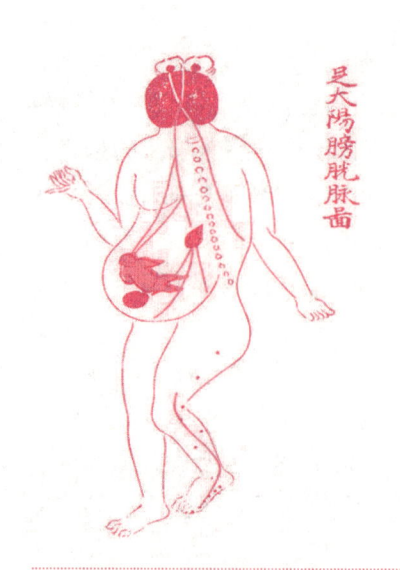

足太阳膀胱经经穴歌

足太阳经六十七，睛明攒竹曲差参，
眉头直上眉冲位，五处承光接通天，
络却玉枕天柱边，大杼风门引肺俞，
厥阴心督膈肝胆，脾胃三焦肾俞次，
气大关小膀中白，上髎次髎中后下，
会阳须下尻旁取，还有附分在三行，
魄户膏肓与神堂，阳纲意舍及胃仓，
肓门志室连胞肓，秩边承扶殷门穴，
浮郄相临是委阳，委中在下合阳去，
承筋承山相次长，飞扬跗阳达昆仑，
仆参申脉过金门，京骨束骨近通谷，
小趾外侧寻至阴。

脾失运化，不能传输水谷精气，而在上出现痞塞不通的膈塞，在下出现直泻无度的洞泄。对于这种膈塞及洞泄的证候，应当取用足太阴脾经的腧穴，根据病情的虚实，泻其有余、补其不足来进行治疗。所以说足太阴脾经的功能受到损伤，就会因阴中之阳气不足而发生疾病。足厥阴主肝，在里为阖，倘若阖的功能受损，就会导致肝气阻绝于内，精神抑郁而时常感到悲哀。对于这种时常有悲哀之感的病症，就应该取用足厥阴肝经的腧穴，根据病情的虚实，泻其有余、补其不足来进行治疗。足少阴主肾，介于表里之间而为枢，如果枢的功能受损，就会导致肾经脉气有所郁结以致大小便不利。对于这种二便不通的病症，就应该取用足少阴肾经的腧穴，根据病情的虚实，泻其有余、补其不足来进行治疗。凡是这种有经气郁结不通的病症，都应取用上法刺治。

　　足太阳膀胱经循行起于井穴至阴穴，其脉气流于原穴京骨穴，注于经穴昆仑穴，上入于天柱穴，下入于飞扬穴。足少阳胆经起于本经的井穴足窍阴穴，其脉气流于原穴丘墟穴，注于经穴阳辅穴，上入于天容穴，下入于光明穴。足阳明胃经循行起于井穴厉兑穴，其脉气流于原穴冲阳穴，注于经穴解溪穴，上入于人迎穴，下入于丰隆穴。手太阳小肠经循行起于本经的井穴少泽穴，其脉气流于经穴阳谷穴，注于合穴小海穴，上入于天窗穴，下入于支正穴。手少阳三焦经循行起于井穴关冲穴，其脉气流于原穴阳池穴，注于经穴支沟穴，上入于天牖穴，下入于外关穴。手阳明大肠经起于井穴商阳穴，其脉气流于原穴合谷穴，注于经穴阳溪穴，上入于扶突穴，下入于偏历穴。

以上所述，就是所谓手足三阳经左右共十二条经脉的根、流、注、入的部位，凡是邪气侵入而经络充满时，都可以取用这些穴位泻之。

经脉之气在一天一夜中周行于人体五十次，以运行五脏的精气。倘若其运行太过或不及，而不能恰好达到周行五十次的次数，就属于失常的状态，称作狂生。所谓运行五十周的主要作用，就是使五脏都能够得到精气的营养。这种内在的功能健全与否，可以通过切按寸口的脉象，计算其搏动的次数而知晓。如果在切按寸口脉时，脉搏在五十次跳动中，没有一次歇止，就说明五脏健全，精气充足，五脏都能够得到精气的充养；如果脉搏在四十次跳动中，就有一次歇止，则说明其中已有一脏未能得到精气的充养而衰败；如果脉搏在三十次跳动中，就有一次歇止，则说明其中已有两脏未能得到精气的充养而衰败；如果脉搏在二十次跳动中，就有一次歇止，则说明其中已有三脏未能得到精气的充养而衰败；如果脉搏在十次跳动中，就有一次歇止，则说明其中已有四脏未能得到精气的充养而衰败；如果脉搏在不满十次的跳动中，就有一次歇止，则说明五脏都已得不到精气的充养，而五脏之气也就都已衰败了。由此，根据脉搏跳动歇止的情况，就可以预测患者的死期，其大要在本经《终始》篇中已有了详细的阐述。也就是说，脉搏在五十次跳动之内没有一次歇止的，就是五脏健全、脏气充盛的正常脉象，并由此推知五脏精气的运行周期。预测患者死期的方法，就在于诊察忽快忽慢的不同脉象。

黄帝问道：通常人形体的差异有五种情况，即是指其骨节有大有小，肌肉有坚有脆，皮肤有厚有薄，血液有清有浊，气的运行有滑有涩，经脉有长有短，营血有多有少，以及经络的数目等方面来说的，这些我都已经知道

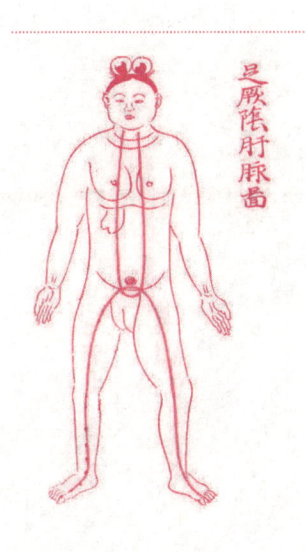

足厥阴肝经经穴歌
足厥阴经一十四，大敦行间太冲是，
中封蠡沟伴中都，膝关曲泉阴包次，
五里阴廉上急脉，章门过后期门至。

了，但这都是对平民百姓等体格强壮的人而言的。而那些地位显贵的人，他们都是饮食精美、养尊处优的人，其身体柔脆，肌肉软弱，血气的运行也急疾而滑利，和那些辛苦劳作的人在体质状况和生活情况上都迥然不同，那么，在给他们进行治疗时，针刺手法的快慢、进针的深浅、取穴的多少，也都可以相同吗？

岐伯回答说：吃肥甘美味的人和吃粗粮豆菜的人在针刺的时候怎么会一样呢？气行滑利的，出针就要早一些；气行涩滞的，出针要就迟一些。气行滑利的，应用小针浅刺；气行涩滞的，应大针深刺。深刺的需要留针，浅刺的则要尽快出针。根据以上所说的针刺原则来看，针刺平民百姓那一类形体壮实的患者，就要深刺并留针；针刺王公贵族那一类形体柔脆的患者，就适宜用细小的针徐缓轻刺并尽快出针，这都是因为王公贵族这类人的经气运行急疾滑利的缘故。

黄帝问道：形气出现了有余或者不足的差别，对于这种情况，应该如何区分并加以治疗呢？

岐伯回答说：如果形气不足，病气有余，是邪气满实了，应当急用泻法以祛其邪，若形气有余，病气不足，对于这种情况，就不可以再用针刺进行治疗，如果误用了针刺，就会导致虚上加虚，虚上加虚就会导致内外阴阳全都衰竭，血气也都耗尽，五脏精气空虚，筋骨痿弱、骨髓枯涸。老年人精气已衰的就会因此由衰而绝甚至于死亡；壮年人精气充足的，也会因此耗损严重而难以恢复。倘若外表形体强健壮实，而受病的脏腑也功能亢进，这就被称作阴阳表里血气都处于亢盛状态，应该立即使用泻法来泻除邪气，以达到排除病邪、调整正气的目的。所以说，病气有余的属于实证，应当用泻法来治疗；病气不足的，属于虚证，应当用补法来治疗，就

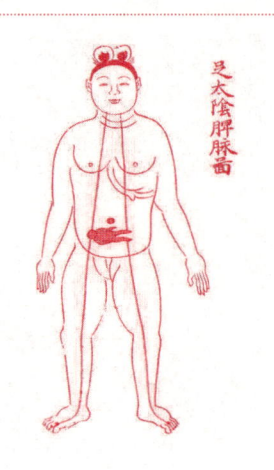

足太阴脾经经穴歌
足太阴脾由足踇，隐白先从内侧起，
大都太白继公孙，商丘直上三阴交，
漏谷地机阴陵泉，血海箕门冲门前，
府舍腹结大横上，腹哀食窦天溪连，
胸乡周荣大包尽，二十一穴太阴全。

是这个道理。

因此，利用针刺治病如果不懂得形气、病气顺逆补泻的道理，那就会导致正气和邪气相互搏争。倘若对邪气满盛的病症误用了补法，就会使阴阳各经的血气满溢于外，肠胃之气壅滞不通、充塞腹内而致腹部胀满，肝、肺二脏的脏气不得宣通而致气机壅塞于内，阴阳运行失常而发生错乱。相应地，倘若对正气虚衰的病症误用了泻法，就会使经脉因得不到营养而空虚，血气因过分耗损而衰竭枯涸，肠胃运化软弱而无力，皮肤瘦薄而附骨，毛脱发折，腠理憔悴痿弱，见到这些证候，就可以预测到其死期不远了。

所以说，针刺治病的关键，在于调和阴阳。调和了阴与阳的太过与不及，就可以使精气充沛，形体与神气内外合一，神气得以内藏而不散。所以说医术高明的医生，就能够平复不正常的气血运行；医术一般的医生，诊断不够确切，治疗不够恰当，就往往会扰乱经气；医术低劣的医生，不分虚实，滥施补泻，就只会耗绝血气以致危及患者的生命。所以说医术低劣的医生不能不特别谨慎地对待这个问题啊。针刺前，一定要先审察清楚五脏的病情变化，五脏脉的脉象与五脏病候的相应情况，经络的虚实，皮肤的柔嫩粗糙，才可以取用适当的穴位针刺治疗。

灵枢·寿夭刚柔第六

本篇要点

一、对人体阴阳刚柔的不同体质类型作了说明，如形体的缓急、元气的盛衰、皮肤的厚薄、骨骼的大小、肌肉的坚脆、脉气的坚大弱小等。

二、说明形病与体内的气机发生病变的情况，并根据病邪性质、侵袭人体部位的不同，提出了相应的治法。

三、具体介绍寒痹熨法的方剂组成、制法、用法和功效。

黄帝问少师道：我听说人一出生，因为各人的先天禀赋不一样，性情便有刚柔之分，体质便有强弱之别，形体便有高矮不同，一切生理病理的现象，就其性质来说，都是有阴有阳的。我想听你谈一谈这些差异的区别，以及相对应的针刺法。

少师回答说：人体的生理功能和病理变化的性质都有阴阳的不同，但这种属性也是相对而言的，阴中有阳，阳中有阴，只有明确了解和掌握了阴阳的规律，才能找到恰当的针刺方法来调节阴阳失衡；只有知晓了开始发病时的病性，是属于阴的还是属于阳的，治疗起来才能有理有据；此外，还要认真诊察致病的原因，根据四季时令的变化来把握发病的性质和特点，同时，所选定的治疗方法，其功效在内要与五脏六腑的病候相合，其功效在外要与筋骨皮肤的病候相合，只有这样才能取得良好的疗效。不仅身体的内部有阴阳之分，身体的外部也有阴阳之分。如果病在体内属于五脏的，即所谓的病在阴中之阴，就应当针刺阴经的荥穴和输穴；相应的，外为阳，体表的皮肤亦属阳，如果皮肤有病，即所谓的病在阳中之阳，就应当针刺阳经的合穴；此外，外为阳，体表的筋骨却属阴，如果筋骨有病，即所谓的病在阳中之阴，就应当针刺阴经的经穴；相应的，内为阴，体内的六腑却属阳，如果六腑有病，所谓的病在阴中之阳，就应当针刺阳经的络穴。至于疾病的证候，其发病的部位也可以用阴阳来分类。病邪在体表阳分的疾患叫作风；病邪在体表阴分的疾患叫作痹；体表的阴分和阳分都有病的疾患，叫作风痹。病患在外表，有形态的变化而没有疼痛感的，是病在浅表、在皮肉筋骨，是属于阳的一类疾病；病患在外表，没有形态的变化却有疼痛感的，是病在深处、在五脏六腑，是属于阴的一类疾病。在外表没有病形的表现却感到疼痛的这一类病症，其属阳的体表完好如常，只是属阴的五脏六腑有病，应该急速治疗其属阴的五脏六腑，而不要治疗其属阳的皮肉筋骨。反之，在外表有病形的表现而不感到疼痛的这一类病症，其属阴的五脏六腑是没有病的，只是属阳的体表受到了损伤，应该急速治疗其属阳的皮肉筋骨，而不要治疗其

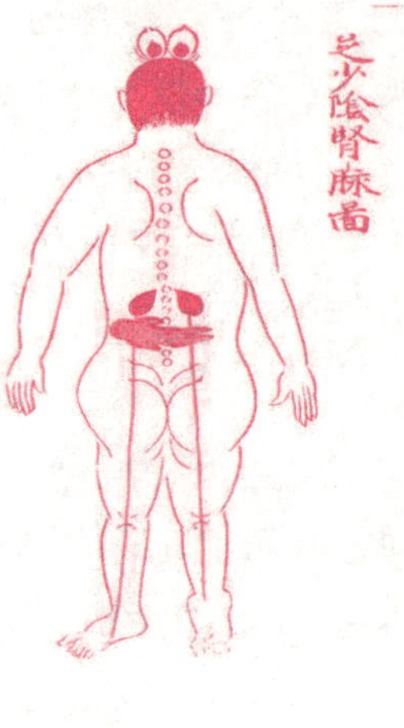

足少阴肾经经穴歌

足少阴肾二十七，涌泉然乖徽海出，
太溪大钟连水泉，复溜交信筑宾立，
阴谷横骨趋大赫，气穴四满中注得，
肓俞商曲石关蹲，阴都通谷幽门直，
步廊神封出灵墟，神藏彧中俞府毕。

属阴的五脏六腑。至于表里阴阳经都发生病患时，则有时会在体表出现病形的表现，有时就会因病在脏腑而在体表不出现病形的表现。倘若此时再感到心中烦躁不安，那就叫作阴病甚于阳病，即属阴的五脏受病比较厉害，这时的病情就是所谓的既不全是在表，又不全是在里，表里阴阳都已受病的情况，病患发展到了这个阶段，就难以治疗了，而离其形体的败坏也就不久远了。

黄帝问伯高道：我听说在外之形病与体内的气机发生病变时，其发病先后以及所发之在内在外的病症都是与其病因相应的，这其中的情形是怎样的？

伯高回答说：风寒之外邪，必先侵袭于在外的形体；忧恐忿怒等情志刺激，必先影响到体内气机的运行。气机的活动失调，就会造成五脏不和，而使五脏发病；寒邪侵袭形体，就会使在外的形体受伤，而在肌表出现相应的病症；风邪伤及筋脉，就会在筋脉出现相应的病症。这就是形体与气机受到了伤害，而相应地在外与内发病的情况。

黄帝问道：怎么做针刺治疗呢？

伯高回答说：得病已经九天以内的，针刺三次就可以痊愈；得病已经一个月的，针刺十次就可以痊愈。不论病程时日的多少长短，都可以根据三日就针刺一次的原则，来估计出祛除病邪最适当的治疗次数。如果有久患痹病而不能治愈的，就应当诊察他的血络，在有瘀血的地方用刺络放血的方法出尽恶血。

黄帝问道：人体外因、内因所致疾病，有的难治，有的容易治，在针刺时如何区分呢？

伯高回答说：外邪伤人，没有传入内脏的，病邪还在浅表，这种情况下针刺的次数可以按照一般的标准减去一半，即原来患病一个月而需要针刺十次的，现在只要针刺五次就可以了；内因所伤，内脏先病，再由里达表而影响到在外的形体也相应地出现病症的，是病在深处，这种情况下针刺的次数就要按照一般的标准加上一倍，即原来患病一个月而需要针刺十次的，现在需要针刺二十次才可以。这些都是以患病一个月作为标准来说明外因与内因所致疾病在治疗上的难易区别。

黄帝问伯高道：我听说人的形体有缓有急，元气有盛有衰，骨骼有大有小，肌肉有坚有脆，皮肤有厚有薄，怎样从这些方面去观察一个人寿命是长还是短呢？

伯高回答说：形体与元气相称，内外平衡的，就会长寿；反之，不相称、不平衡的，就会短命。皮厚肉坚，能够相称的，就会长寿；皮厚肉脆，互不相称的，就会短命。血气经络旺盛充实，胜过外表形体的，就会长寿；反之，血气经络衰退空虚，其情况还不及形体的，就会短命。

黄帝问道：什么叫作形体的缓急？

伯高回答说：形体充实而皮肤和缓的人，就会长寿；形体充实而皮肤紧张的人，就会短命。形体充实而脉气坚大的，属表里如一，内外俱强，就叫作顺；形体充实而脉气弱小的，属外实内虚，脉气不足，是气衰的征象，出现气衰就表明其寿命不长了。形体充实而面部颧骨低平不起的，是骨骼弱小，出现这种形体充实而骨骼弱小之情况的人，就会短命。形体充实而臀部肌肉丰满，且在其肩、肘、髀、膝等肌肉突起的地方也都是肌肉坚实而肤纹清楚的，就叫作肉坚，像这样肌肉坚实的人，就会长寿；形体充实而臀部肌肉瘦削，没有肤纹且不坚实的，就叫作肉脆，像这样肌肉脆薄的人，就会短命。这些都是由各人的先天禀赋不同所造成的，所以通过判定在外之形体和在内之元气的盛衰，以及形体与气血之间是否平衡统一，就可以观察、推测出人的生命寿夭。作为医生必须明了这个道理，才能在临床上诊察患者，决定治疗措施，判断生死预后。

黄帝说：我听说人的寿命长短是很难准确料定的。

伯高回答说：就面部来说，如果耳边四周的骨骼塌陷，低平窄小，高度还不及耳前的肌肉，这样的人不满三十就会夭亡；如果因外感内伤等原因而患了其他疾病，那就活不过二十岁了。

黄帝问道：形与气太过或者不及时，怎样用它来辨别一个人是长寿还是短命呢？

伯高回答说：平常无病之人，如果气胜过形的，即使外貌较为瘦小，也会长寿。得了病的人，如果形体肌肉已消瘦不堪而脱陷，即使气能胜形，即气还不衰，但由于形体恢复困难，形脱则气难独存，所以仍会死亡；倘若形能胜气，由于元气已经衰竭，气衰神衰，因此即使外表的形肉没有脱减，其病情也同样很危险，不会长寿。

黄帝问道：我听说刺法中有三种不同的情况，那么，这三种情况分别有什么呢？

伯高回答说：即刺营、刺卫、刺寒，即有刺病在营分的为刺营，有刺病在卫分的为刺卫，还有刺寒痹留滞在经络之中的为刺寒。

黄帝问道：针刺这三种病的方法都是怎样的？

伯高回答说：刺病在营分的，是用点刺放血法，以发散瘀血；刺病在卫分的，是用摇大针孔的方法，以疏泄卫气，并使卫分的病邪得以消散；刺寒邪留滞经络而形成痹证的，是用焠刺的方法或是针后药熨的方法，使热气入内温煦经脉并驱散寒邪。

黄帝问道：营分病、卫分病及寒痹的症状都是怎样的呢？

伯高回答说：营病的症状表现，主要是寒热往来，气弱无力，邪在营血而上下妄行的现象。卫病的症状，主要是因气机不畅所致的气痛，表现为无形而痛，时来时去，忽痛忽止，此外还有腹部胀满不舒，或腹中肠鸣作响等症状，这些都是因风寒外袭，客于肠胃之中，气机不通而导致的。寒痹的症状，是因寒邪停留于经络之间，血脉凝滞不行所产生的，故而其症状表现为久病难去，肌肉时常疼痛并伴有皮肤麻木不仁(不知痛痒)的感觉。

黄帝问道：刺寒痹用纳热法是怎样的呢？

伯高回答说：患者体质不同，方法也会有所不同。对于普通劳动者，他们身体强健，皮厚肉坚，可以用火针或艾灸的方法进行治疗；而对于那些王公贵族，他们养尊处优，皮薄肉脆，则适宜采用针后药熨的方法来进行治疗。

黄帝问道：药熨的制法及其应用是怎样的？

伯高回答说：药熨的疗法，是取醇酒二十升，蜀椒一升，干姜一斤，桂心一斤，共四种药料。将后三种药都用牙齿嚼碎成豆粒一样大小，然后一起浸泡在酒中；再取丝棉一斤，细白布四丈，也一起浸泡在酒中。此后再把盛有酒的酒器，放到燃烧的干马粪上去煨，不过酒器的盖子必须用泥土涂抹密封，不能让它漏气。待到煨了五日五夜之后，将白布和丝绵取出晒干；晒干之后，再重复浸入酒中，不计次数，直到把酒和药汁吸尽为止。每浸泡一次，都要泡够一天一夜的时间，再取出晒干。待酒汁已被吸尽之后，就把药渣也取出来晒干，并将药渣与丝棉都放在夹袋内。这种夹袋，就是将双层的布再对折之后而制成的，每个夹袋都有六七尺长，一共要做六七个夹袋。使用的时候，先将夹袋放在生桑炭火上烤热，再用它来温熨寒痹局部施针的部位，使温热传入里面的病所；夹袋冷了，就放到生桑炭火上去烤热，烤热后再来熨，一共要熨三十次才能停止。熨后就会出汗，汗出来了，要用夹袋来

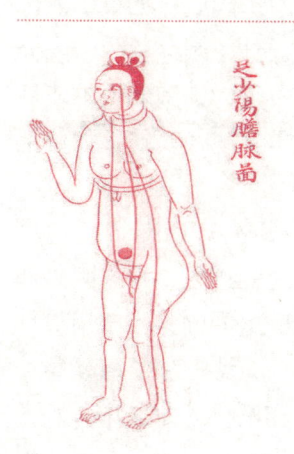

足少阳胆经经穴歌

足少阳经瞳子髎，四十四穴行迢迢，
听会上关颔厌集，悬颅悬厘曲鬓翘，
率谷天冲浮白次，窍阴完骨本神至，
阳白临泣开目窗，正营承灵脑空是，
风池肩井渊腋长，辄筋日月京门乡，
带脉五枢维道续，居髎环跳市中渎，
阳关阳陵复阳交，外丘光明阳辅高，
悬钟丘墟足临泣，地五侠溪窍阴闭。

下部 灵枢·寿天刚柔第六

329

擦拭身体，也是要擦三十次才能停止。擦干汗液之后，要在没有风的室内活动，切记不要受风。每次针刺都必须配合药熨，这样寒痹就可以痊愈。这就是所谓的纳热法。

灵枢·官针第七

本篇要点

一、详述九针（腧刺、远道刺、经刺、络刺、分刺、大泻刺、毛刺、巨刺、焠刺）的九种不同刺法及其不同的适用范围，阐明病不同针、针不同法的针刺原则。

二、介绍适应十二经病症的十二节刺法：偶刺、报刺、恢刺、齐刺、扬刺、直针刺、输刺、短刺、浮刺、阴刺、傍针刺、赞刺。

三、邪气深浅程度不同，其刺法也不同，并具体说明各自不同的刺法。

针刺治疗疾病的一个重要方面就在于选用符合规格的针具。九种针具各有其不同的治疗作用，长、短、大、小也都各有其不同的用法；如果使用不得法，病症就不能治愈。疾病在浅表，如果针刺太深，就会损伤内部的肌肉，并导致皮肤上发生脓肿；如果疾病在深部，却用针浅刺，则非但病气不能泻除，而且皮肤上也会发生大的疮疡。如果病症轻微的，却用大针去刺，刺激过重，就会使元气泻伤太过而导致病情更加严重；如果病症严重的，却用小针微刺，邪气得不到疏泄，也难以获得一定的疗效。因此，如果不能选用适宜的针具进行针刺，应该用小针的时候却误用了大针，刺之过分，就会损伤正气；而应该用大针的时候却误用了小针，刺之不足，则病邪也不能祛除。以上已经说明了误用针具的害处，那下面就让我再来谈谈九针该如何正确使用。

如果病在皮肤浅表而游走不定的，当用镵针（箭头形的）针刺病痛处，以泻除风热；但如果患部肤色苍白而并无红肿充血的迹象，则说明热邪已去，就不能再刺了。如果病在皮下浅层的肌肉或肌腱之间的，当取用员针（针端呈卵圆形）在病痛处施行推摩，以流通气血。如果病在经络，属于顽固性痹证的，当取用三棱形的锋针来进行治疗，以作刺络放血之用。病在经脉，属气虚不足的虚证而应施用补法的，当取用不刺入皮肤的锃针分别按压在各经的井穴、荥穴等腧穴上，以使其血气流通。病属于脓疡之类的，当取用剑形的铍针来进行治疗，以作切开排脓之用。病属痹证急性发作的，当取用既圆且锐的员利针来进行治疗，深刺之，以治暴痛。病属痹病疼痛日久不愈的，当取用形如毫毛的毫针来进行治疗，可较长时间地留针，以去痛痹。病已在深部的，当取用长针来进行治疗，以去在内之邪。患水肿病而在关节间积水以致关节不通利的，当取用针锋微圆的大针来进行治疗，以排出关节内所积聚的水液。病在五脏而顽固盘踞、难以祛除的，当取用锋针来进行治疗，在各经的井穴、荥穴等腧穴上施用泻法，并根据腧穴与四季时令的相应关系，灵活选穴。

九种常见针刺法简表

针刺方法	简　介
腧刺	指针刺十二经在四肢部位的井、荥、输、经、合各穴以及背部的在足太阳膀胱经上的五脏腧穴
远道刺	指病在人体上部的，针刺足三阳经所属的下肢腧穴
经刺	针刺患病经络之经与络间结聚不通的地方
络刺	针刺皮下浅部小络脉所属的血脉，使之出血以泻其邪
分刺	针刺肌和肉的间隙，邪在诸经分肉之间的用这种方法
大泻刺	用铍针切开排脓，以治疗较大的化脓性的痈疡
毛刺	就是在皮肤上浅刺，仅入皮而不进肉，用以治疗皮肤表层的痹证
巨刺	就是身体左侧的病症选取身体右侧的腧穴来进行针刺，身体右侧的病症选取身体左侧的腧穴来进行针刺的交叉刺法
焠刺	用烧热的针来治疗寒痹证

　　针刺有九种方法，以对九种不同的病情进行针刺。第一种叫作腧刺。腧刺，就是针刺十二经在四肢部位的井、荥、输、经、合各穴，以及背部的在足太阳膀胱经上的五脏俞穴(即心俞、肺俞、肝俞、脾俞以及肾俞)。第二种叫作远道刺。远道刺，就是病在人体上部的，而取用距离病所较远的下部的腧穴，也就是针刺足三阳经所属的下肢的腧穴。第三种叫作经刺。经刺，就是针刺患

病经络之经与络间结聚不通的地方。第四种叫作络刺。络刺，就是针刺皮下浅部小络脉所属的血脉(小静脉)，使之出血以泻其邪。第五种叫作分刺。分刺，就是针刺肌和肉的间隙，邪在诸经分肉之间的用这种方法。第六种叫作大泻刺。大泻刺，就是用铍针切开排脓，以治疗较大的化脓性的痈疡。第七种叫作毛刺。毛刺，是浮浅的刺法，就是在皮肤上浅刺，仅入皮而不进肉，用以治疗皮肤表层的痹证。第八种叫作巨刺。巨刺，就是身体左侧的病症选取身体右侧的腧穴来进行针刺，身体右侧的病症选取身体左侧的腧穴来进行针刺的交叉针刺法。第九种叫作焠刺。就是用烧热的针来治疗寒痹证。

此外，针刺方法还有十二种，专门适应十二经的病变。第一种叫作偶刺。偶刺法，就是用手直对着胸前和背后，当痛处之所在，一针刺在前胸，一针刺在后背的针刺法，用以治疗心气闭塞以致心胸疼痛的心痹证。这种刺法治疗时，必须斜刺进针，以防伤及内脏。第二种叫作报刺。报刺法，是用于治疗疼痛没有固定的部位，痛势上下游走不定的病症。针刺时，用右手在痛处直刺进针且不立即出针，再用左手随着疼痛的部位循按，等到按到新的痛处之后再将针拔出，并刺入新按到的疼痛部位。第三种叫作恢刺。恢刺法，就是直刺在筋的旁边，然后再或前或后地提插捻转，扩大针孔，以舒缓筋脉拘急之症状的针刺法。这种刺法，适用于治疗筋脉拘挛而致疼痛的筋痹病。第四种叫作齐刺。齐刺法，就是在病变部位的正中直刺一针，在其左右两旁又各刺一针的针刺法，用以治疗寒气稽留范围较小而部较深的痹证。这种针刺法，三针齐下，所以也有称它为三刺的。运用三刺，主要就是为了治疗寒痹之气范围小且部位深的那一类疾病的。第五种叫作扬刺。扬刺法，就是在病变部位的正中刺一针，

本经经穴分布在胸部的外上方，上肢掌面桡侧和手掌及拇指的桡侧。起于中府，止于少商，左右各11个穴位。本经腧穴主治喉、胸、肺病，以及经脉循行部位的其他病症。如咳嗽，气喘，少气不足以息，咯血，伤风，胸部胀满，咽喉肿痛，缺盆部及手臂内侧前缘痛，肩背寒冷、疼痛等证。

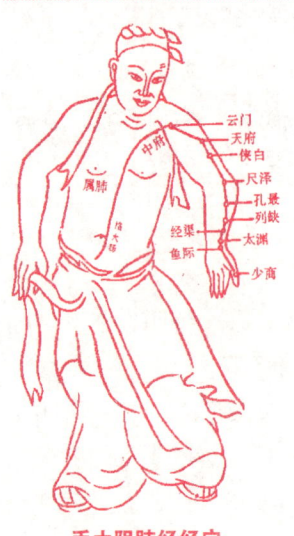

手太阴肺经经穴

再在四周刺四针，且都用浅刺的针刺法，用以治疗寒气稽留面积较广而部位较浅的病症。第六种叫作直针刺。直针刺法，就是在针刺时将穴位处的皮肤提起，然后将针沿皮刺入，但不刺入肌肉的针刺法，用以治疗寒气稽留部位较浅的病症。第七种叫作输刺。输刺法，在操作时，进针和出针的动作都较快，直刺而入，直针而出，取穴较少且刺入较深，用以治疗气盛而有热的病症，主泻热。第八种叫作短刺。短刺法，适用于骨节水肿，不能活动，局部发冷的骨痹病。进针时，要缓缓刺入，进针后，要稍稍摇动针体，再行深入，以使针尖达到骨的附近，再上下提插，以摩擦骨部。第九种叫作浮刺。浮刺法，就是从病所的旁边斜刺进针，浮浅地刺入肌表的针刺法，用以治疗肌肉挛急且属于寒性的病症。第十种叫作阴刺。阴刺法，就是左右并刺的针刺法，用以治疗阴寒内盛的寒厥证。因为寒厥证和足少阴肾经有关，所以患了寒厥证，就必须取用足内踝后足少阴。肾经的原穴太溪穴来进行治疗，且左右两边都要针刺。第十一种叫作傍针刺。傍针刺法，就是在病所直刺一针，再在其旁边刺一针的针刺法，用以治疗邪气久居不散的留痹证。第十二种叫作赞刺。赞刺法，其进针和出针的动作都较快，在患处快而浅地直刺几针，目的就在于使其出血以泄散局部的瘀血，消散痈肿。

　　脉络分布在深部而不显现于外，在针刺时，要轻轻进针，刺入其内，并长时间留针，以疏导孔穴中的脉气。脉络分布在浅部而现于外的，就不能直接针刺，必须先按压隔绝其脉，然后才可以进行针刺。只有这样才不致出血，也就不使精气外泄，而只将邪气去除。所谓"刺三针"就可以使谷气出而产生针感的针刺法，就是以浅刺进入皮肤，以宣泄卫分的阳邪；然后再刺入一些，以使营分的阴邪能够外出，而其刺入的深度，也只是稍稍深一些，刺透皮肤到肌肉，接近了肌肉，但还不能达到分肉之间；最后再将针尖深入

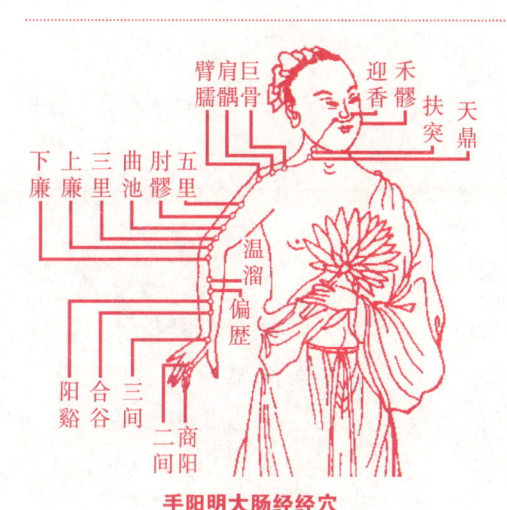

本经共有20穴。15穴分布在上肢背面的桡侧，5穴在颈、面部。首穴商阳，末穴迎香。本经腧穴可主治眼、耳、口、牙、鼻、咽喉等器官病症，胃肠等腹部疾病、热病和本经脉所经过部位的病症。例如头痛，牙痛，咽喉肿痛，各种鼻病，泄泻，便秘，痢疾，腹痛，上肢屈侧外缘疼痛等。

手阳明大肠经经穴

到分肉之间，这时就会使谷气出而产生酸麻重胀等针感。所以古医书《刺法》中曾说："开始时浅刺皮肤，可以驱逐浅表的邪气，而使血气流通；此后再刺入较深，就可以宣散阴分的邪气；最后刺入极深，到了一定的深度，就可以通导谷气而产生针感。"其内容说的正是这种"三刺"的针刺法。所以运用针法来治疗疾病的医者，不知道每年风、寒、暑、湿、燥、火六气加临的时期，每一节气中六气盛衰的情况，以及因气候变化而引起病情的虚实变化，就不能成为良医。

　　还有五种针刺法，专门针对五脏有关的病变。第一种叫作半刺。半刺法，就是浅刺皮肤后，急速出针，并不损伤肌肉的针刺法，其动作就好像拔去毫毛一样，以疏泄皮肤浅表部的邪气。因为肺主皮毛，所以这是和肺脏相应的针刺法。第二种叫作豹文刺。豹文刺法，就是在病变部位的前后左右，针刺多下，而使刺点像豹的斑纹一样的针刺法。这种刺法，以刺中络脉、放出瘀血为标准，用来消散经络中的瘀血。因为心主血脉，所以这是和心脏相应的针刺法。第三种叫作关刺。关刺法，就是直刺两侧四肢关节附近的肌腱，用以治疗筋痹病。但在针刺时要注意不能使它出血。因为肝主筋，所以这是和肝脏相应的针刺法。这种刺法，也称为渊刺。此外，它还有一个名称，叫作岂刺。第四种叫作合谷刺。合谷刺法，就是在患处从中间向左右两侧各斜刺一针，形成"个"字形，就像鸡足一样，并将针刺入到分肉之间的针刺法，用以治疗肌痹症。因为脾主肌肉，所以这是和脾脏相应的针刺法。第五种叫作输刺。输刺法，在操作时，进针和出针的动作都较快，直刺而入，直针而出，且要将针深刺至骨的附近，用以治疗骨痹病。因为肾主骨，所以这是和肾脏相应的针刺法。

灵枢·本神第八

本篇要点

　　一、论述人之精、神、魂、魄、心、意、志、思、虑、智等精神活动的产生过程，说明针刺治疗必须首先掌握人的生命活动情况。

　　二、阐述神、魂、魄、意、志的意义及其与五脏的关系，具体指出因七情耗伤及其所形成的不同的病理征象，并提出根据虚实的不同证候采取不同的调治方法。

黄帝问岐伯道：凡是使用针刺治疗，都必须以患者的精神状态及活动情况作为诊治的依据。血、脉、营、气、精和神气，这些都是由五脏所藏的以维持生命活动的物质基础和动力，但其中以神的作用最为重要。若是过度放纵七情而使神气从五脏离散，就会使五脏的精气散失，魂魄飞荡飘扬，意志恍惚迷乱，并丧失智慧和思考能力，然而，是什么原因导致这样的病症产生的呢？是上天的惩罚，还是人为的过失呢？还有，什么叫作德、气、精、神、魂、魄、心、意、志、思、智、虑，请讲解一下其中的道理。

岐伯回答说：天赋予人的是德，地赋予人的是气（长养之气），天地之气上下交感，化生万物。所以，阴阳两气化生生命的原始物质，就叫作精；阴阳两精相互结合而形成的生命活力，就叫作神；伴随着神气往来存在的精神活动，叫作魂；依傍着精气的出入流动而产生的神气功能，叫作魄；能够使人主动地去认识客观事物的主观意识，叫作心；心里有所记忆并进一步形成欲念的过程，叫作意；欲念已经存留并决心贯彻的过程，叫作志；为了实现志向而反复考虑应该做些什么的过程，叫作思；因思考而预见后果的过程，叫作虑；因深谋远虑而有所抉择以巧妙地处理事务的过程，叫作智。智者的养生，必定是顺应四季时令，以适应气候的寒暑变化；对喜怒情绪能安然处之，并调和刚柔，使之相济。像这样，就能使病邪无从侵袭，从而延年益寿。

所以过度审慎思虑，神气就会受到损伤，就会使人惊恐畏惧，并使五脏精气流散不止。因悲哀过度而伤及内脏的，就会使人神气衰竭消亡而丧失生命。喜乐过度的，神气就会消耗涣散而不得藏蓄。愁忧过度的，就会使上焦的气机闭塞而不得畅行。大怒的，就会使神气迷乱惶惑而不能正常运行。恐惧过度的，就会使神气流荡耗散而不能收敛。

心藏神，惊恐或者焦虑太过，就会伤神。神被伤，心就会感到恐慌畏惧而失去主宰自身的能力，并出现膝髀等处高起的肌肉陷败，遍体的肌肉消瘦等症状；再进一步发展，到了毛发憔悴凋零，皮色枯槁无华的程度，就会在冬季水旺的时候受克而死亡。

脾藏意，如果忧虑太过而得不到解除，就会伤意。意被伤，就会使人感到心胸苦闷烦乱，并出现手足举动无力等症状；再进一步发展，到了毛发憔悴凋零、皮色枯槁无华的程度，就会在春季木旺的时候受克而死亡。

肝藏魂，如果悲伤太过就会影响到内脏，就会伤魂。魂被伤，就会使人癫狂而不能清楚地认识周围环境，意识不清就会表现出异于常人的言行；此外，还会出现阴器萎缩，筋脉挛急，两胁肋处活动不利等症状；再进一步发展，到了毛发憔悴凋零、皮色枯槁无华的程度，就会在秋季金旺的时候受克而死亡。

肺藏魄，如果喜乐太过，就会伤魄。魄被伤，就会使人神乱发狂，发狂的人意识丧失，旁若无人；此外，还会出现皮肤枯焦等症状；再进一步发展，到了毛发憔悴凋零、皮色枯槁无华的程度，就会在夏季火旺的时候受克而死亡。

肾藏志，如果大怒而不能自止，就会伤志。志被伤，就会使人记忆力衰退，时常会忘记以前所说过的话；此外，还会出现腰脊转动困难，不能随意俯仰屈伸等症状；再进一步发展，到了毛发憔悴凋零、皮色枯槁无华的程度，就会在季夏（即夏末之月）土旺的时候受克而死亡。

恐惧太过且长时间不能解除，就会伤精。精被伤，骨节就会出现酸痛、痿软无力而厥冷，时常遗精滑泄等症状。因此，五脏是主管贮藏精气的，而精气又是生命活动的物质基础，属阴，所以每一脏的功能都不能受到损伤。倘若五脏的功能受到了损伤，就会使五脏所藏的精气失于内守，流散耗伤而形成阴虚；阴是阳的物质基础，精失阴虚，缺少营养物质，就无法化生阳气，也就无法进行气化活动；没有阳气及其气化作用，就不能吸收和传输营养，而生命也就停止了。所以运用针刺治疗疾病的医者，就必须观察患者的全身状况和表情神态，以了解患者之精、神、魂、魄的存亡得失情况；如果五脏精气都已经被损伤，那么就不可以再妄用针刺来进行治疗了。

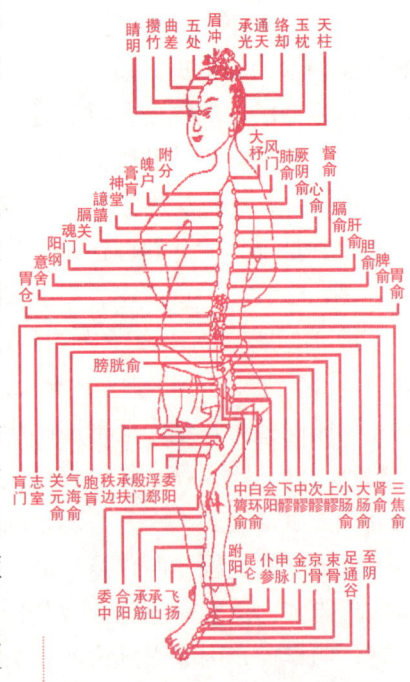

足太阳膀胱经经穴

本经共有67个穴位，其中有49个穴位分布在头面部、项背部和腰背部，18个穴位分布在下肢后面的正中线上和足的外侧部。首穴睛明，末穴至阴。本经腧穴可主治泌尿生殖系统、精神神经系统、呼吸系统、循环系统、消化系统的病症及本经所过部位的病症。例如：癫痫、头痛、目疾、鼻病、遗尿、小便不利及下肢后侧部位的疼痛等症。

肝藏血，魂是依附在肝血中的，肝血不足，就会使人产生恐惧；肝气盛，人就变得容易发怒。脾贮藏营气，意就寄附在营气之中。脾气虚弱，不能输布水谷精微所化生的营气，就会使手足不能运动，五脏不能安和；脾气壅滞，运化不利，就会出现腹部胀满、小便不利等症状。心主宰着人体周身血脉的运行，神就寄附在血脉之中。心气虚弱，会使人产生悲忧的感觉；心气盛，就会使人大笑不止。肺贮藏人体的真气，魄（代表器官活动功能）就寄附在真气之中。肺气虚弱，就会使人感到鼻孔阻塞，呼吸不利而气短；肺气壅逆，就会出现气粗喘喝、胸部胀满、仰面呼吸等症状。肾贮藏五脏六腑之阴精，志就寄附在肾精之中。肾气虚弱，元阳不足，就会出现手足厥冷等症状；肾气壅滞，就会出现下腹胀满等症状，并使五脏都不能正常运行。所以在进行治疗的时候，必须首先审察五脏疾患的症状表现，以了解脏气的虚实，然后再谨慎地加以调治。

灵枢·终始第九

本篇要点

一、列举三阴三阳经各自之病症在人迎与寸口部位的脉象表现，并就如何根据脉象与症状情况，从取穴数目、针刺的间隔日期等角度说明虚补实泻的治疗原则，并强调针下得气的重要性。

二、阐明循经近刺法和远道刺法的适用病症，并指出针刺的深浅先后所依据的标准，即根据疾病性质、四季时令、患者体质、针刺部位等灵活运用。

三、指出循经近刺和远道刺法的原则，并说明针刺的深浅与先后，要根据患者体质、时令气候、发病先后、针刺部位等具体情况灵活运用。

四、详述十二种针刺的禁忌和十二经脉气将绝时的症状表现。

关于针刺的原理和方法，都在《终始》篇中有了详尽而明了的阐述。掌握了《终始》篇的内容和含义，再以五脏为纲，就可以确定阴阳各经的关系。阴经为五脏所主，阳经为六腑所主，阳经所禀受的脉气来自于四肢末梢，阴经所禀受的脉气来自于五脏。所以，泻法是迎着脉气的来向而进针，以夺其势；补法是随着脉气的去向而进针，以充其势。懂得迎随补泻的方法，就可以使脉气得以调和。但是要想掌握调和脉气的方法，就必须通晓阴阳的含义和规律，比如五脏在内而属阴、六腑在外而属阳等。要将这种理论流传到后世，以造福百姓；而学习者也必须郑重地去对待它，下决心去钻研它，唯有如此，才能使它发扬光大。认真严肃地学习它、使用它，就可以取得良好的疗效；反之，不重视它，就会丧失其应有的疗效，甚至会使这种理论消亡。如果不遵循这些理论所提出的原则，一意孤行，必将危害患者生命，造成严重后果。

谨慎遵照天地间阴阳盛衰的规律，以掌握针刺终始的意义。所谓终始，就是以十二经脉为纲纪，通过切按寸口和人迎的脉象，来了解人体之阴阳盛衰的状况。这样，自然界反映于人体的变化规律也就基本上能被掌握了。所谓平人，就是没有得病的正常人。没有得病的正常人，其脉口和人迎的脉象都是与四季的阴阳盛衰相适应的；其脉气也是上下呼应而往来不息的；其手足六经的脉搏，既没有结涩不足，也没有动疾有余等病象；其属于本的内在脏气与属于末的外在肌肤，都能在寒温之性上保持协调一致；而其外表的形体肌肉与体内的血气也都能够均衡相称。这样的人就被称作"平人"。

正气虚少的患者，脉口和人迎都会出现虚弱无力的脉象，且脉搏的长度也达不到正常的标准。倘若出现这种情况，就说明患者的阴阳都已不足，这时，如果补其阳气，就会使阴气衰竭；如果泻其阴气，就会使阳气脱陷。对于这种情况，就只能用甘温的药物来调和它，而不能用大补大泻

本经共有27个穴位，其中10个穴位分布在下肢内侧，17个穴位分布在胸腹部前正中线的两侧。首穴涌泉，末穴俞府。本经腧穴可主治泌尿生殖系统、精神神经系统、呼吸系统、消化系统、循环系统等病症和本经所过部位的病症。例如：遗精、阳痿、带下、月经不调、哮喘、泄泻及下肢内侧疼痛等症。

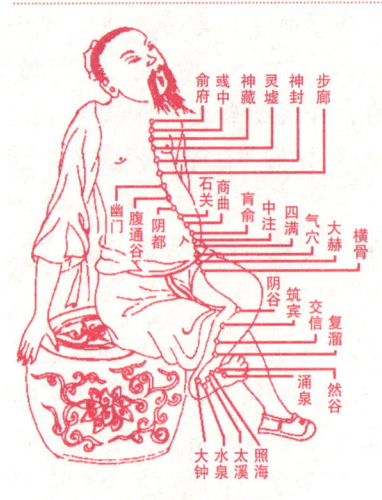

足少阴肾经经穴

的汤剂去进行治疗。像这种情况的，也不能施行灸法。误用灸法就会耗竭真阴。倘若因为病患日久不愈，就改用泻法，那么五脏的精气就会受到损坏。

如果人迎的脉象比寸口的脉象大一倍，就表明病在足少阳胆经；大一倍且兼有躁动的，病在手少阳三焦经。如果人迎的脉象比寸口的脉象大两倍，就表明病在足太阳膀胱经；大两倍且兼有躁动的，是病在手太阳小肠经。如果人迎的脉象比寸口的脉象大三倍，就表明病在足阳明胃经；大三倍且兼有躁动的，是病在手阳明大肠经。如果人迎的脉象比寸口的脉象大四倍，且其脉象大而且快的，就是六阳经的脉气偏盛到了极点而盈溢于外的表现，这种情况就叫作溢阳；出现溢阳时，由于阳气偏盛至极，就会格拒阴气而使之不能外达，以至于出现阳气不能与阴气相交的情况，所以此时的情形就称为外格。

如果寸口的脉象比人迎的脉象大一倍，就表明病在足厥阴肝经；大一倍且兼有躁动的，是病在手厥阴心包络经。如果寸口的脉象比人迎的脉象大两倍，就表明病在足少阴肾经；大两倍且兼有躁动的，是病在手少阴心经。如果寸口的脉象比人迎的脉象大三倍，就表明病在足太阴脾经；大三倍且兼有躁动的，是病在手太阴肺经。如果寸口的脉象比人迎的脉象大四倍，且其脉象大而且快的，就表明六阴经的脉气偏盛到了极点而盈溢于内，这种情况就叫作溢阴；出现溢阴时，由于阴气偏盛至极，就会使阳气不能内入，而出现阴气不能与阳气相交的情况，所以此时的情形就称为内关。出现内关，就说明阴阳表里已隔绝不通，这是难以治疗的死证。人迎处与手太阴经所属的寸口处所出现的脉象都大于平常脉象四倍以上的，是阴阳两气都偏盛到了极点以致阴阳隔绝相互格拒的表现，这种情况被称作关格；诊察到了关格的脉象，就可以断定患者将在短期内死亡。

如果人迎的脉象比寸口的脉象大一倍的，就表明病在足少阳胆经，治之当泻足少阳胆经，同时补足厥阴肝经（胆与肝相表里，胆实则肝虚），取两个用泻法的穴位，同时再取一个用补法的穴位(即以泻穴的数目倍于补穴的数目作为取穴的标准)来进行治疗，每天针刺一次。此外，在治疗的同时还必须按切人迎与寸口的脉象以测验病势的进退，疗效的有无；倘若此时切按到了躁动不安的脉象，就要取用胆经和肝经之脉气所出部位的穴位来进行针刺，等到脉气调和了以后，针刺才能停止。

如果人迎的脉象比寸口的脉象大两倍的，就表明病在足太阳膀胱经，治之当泻足太阳膀胱经，补足少阴肾经。取两个用泻法的穴位，同时再取一

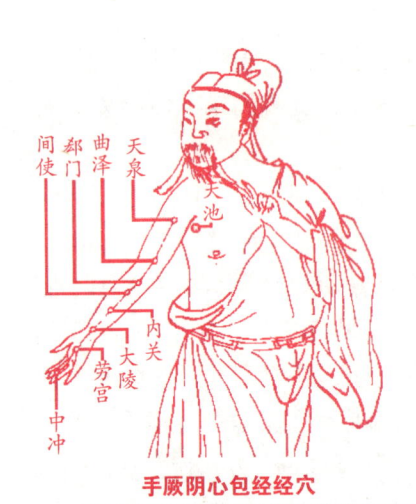

该经脉腧穴为天池、天泉、曲泽、郄门、间使、内关、大陵、劳宫、中冲，共9穴，左右合18穴。本经腧穴主治"脉"（心主血脉）方面所发生的病症：心胸烦闷，心痛，掌中发热等证。

手厥阴心包经经穴

个用补法的穴位(即以泻穴的数目倍于补穴的数目作为取穴的标准)来进行治疗，每两天针刺一次。此外，在治疗的同时还必须按切人迎与寸口的脉象以测验病势的进退，疗效的有无；倘若此时切按到了躁动不安的脉象，就要取用膀胱经和肾经之脉气所出部位的穴位来进行针刺，等到脉气调和了以后，针刺才能停止。

如果人迎的脉象比寸口的脉象大三倍的，就表明病在足阳明胃经，治之当泻足阳明胃经，同时补足太阴脾经。取两个用泻法的穴位，同时再取一个用补法的穴位(即以泻穴的数目倍于补穴的数目作为取穴的标准)来进行治疗，每天针刺两次。此外，在治疗的同时还必须按切人迎与寸口的脉象以测验病势的进退，疗效的有无；倘若此时切按到了躁动不安的脉象，就要取用胃经和脾经之脉气所出部位的穴位来进行针刺，等到脉气调和了以后，针刺才能停止。

如果寸口的脉象比人迎的脉象大一倍的，就表明病在足厥阴肝经，治之当泻足厥阴肝经，同时补足少阳胆经（而肝与胆相表里，肝实则胆虚），故当取两个补法的穴位，同时再取一个泻法的穴位(即以补穴的数目倍于泻穴的数目作为取穴的标准)来进行治疗，每天针刺一次。此外，在治疗的同时还必须按切人迎与寸口的脉象以测验病势的进退，疗效的有无；倘若此时切按到了躁动不安的脉象，就要取用肝经和胆经之脉气与所出部位的穴位来行针刺，等到脉气调和了以后，针刺才能停止。

如果寸口的脉象比人迎的脉象大两倍的，就表明病在足少阴肾经，治之当泻足少阴肾经，同时补足太阳膀胱经。取两个补法的穴位，同时再取一个泻法的穴位(即以补穴的数目倍于泻穴的数目作为取穴的标准)来进行治疗，每两天针刺一次。此外，在治疗的同时还必须按切人迎与寸口的脉象以测验病势的进退，疗效的有无；倘若此时切按到了躁动不安的脉象，就要取肾经和膀胱经之脉气所出部位的穴位来进行针刺，等到脉气调和了以后，针刺才能停止。

如果寸口的脉象比人迎的脉象大三倍的，就表明病在足太阴脾经，治之当泻足太阴脾经，同时补足阳明胃经。取两个补法的穴位，同时再取一个泻法的穴位(即以补穴的数目倍于泻穴的数目作为取穴的标准)来进行治疗，每天针刺两次。此外，在治疗的同时还必须按切人迎与寸口的脉象以测验病势的进退，疗效的有无；倘若此时切按到了躁动不安的脉象，就要取脾经和胃经之脉气所出部位的穴位来进行针刺，等到脉气调和了以后，针刺才能停止。

之所以每天能够进行两次针刺治疗，主要是因为足太阴脾经和足阳明胃经的脉气都来源于位居中焦而主水谷之消化与吸收的胃，其所受纳的水谷精微之气最为丰富，而其脉气也最为充盛的缘故；因此在脾、胃二经上每天可以进行两次针刺治疗。如果人迎与寸口部位所出现的脉象都比平常的脉象大三倍以上的，是阴阳两气都偏盛至极而盈溢于脏腑的表现，叫作阴阳俱溢。出现这样的病症，就会内外不能开通；内外不能相通，就会使血脉闭塞，气机不通，真气无处可行而流溢于内，并内伤五脏。像这种情况，如果认为灸法可以开通内外，而妄用灸法进行治疗，就会使病机转化而形成其他的疾患。

大凡针刺的原则，都是以使阴阳之气调和为最终目的；通过治疗而已经使阴阳之气调和的，就要停止针刺，不能太过，过则生变。内为阴，外为阳，补其内在的正气，泻其外来的邪气，就能使五脏精气充实，功能健全，而出现声音洪亮、中气充足、耳聪目明等身体健康的表现。相反，如果泻其在内的正气，补其在外的邪气，或是治疗太过，都会使血气不能正

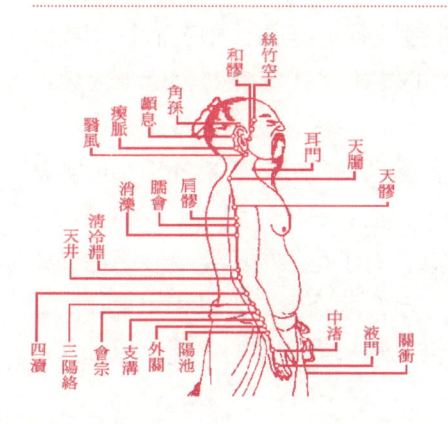

手少阳三焦经经穴

本经一侧有23穴。其中有13个穴分布在上肢背面，10个穴分别在颈部、耳翼后缘和眉毛外端。首穴关冲，末穴丝竹空。本经腧穴主治热病、头面五官病症和本经经脉所过部位的病症。例如头痛、耳聋、耳鸣、目赤肿痛、颊肿、水肿、小便不利、遗尿，以及肩臂外侧疼痛等证。

常运行。

治疗实证时，在针下产生了感应而说明针刺已经有了疗效的时候，此时如果再用泻法去泻其病气，就会使患者的病气更加削弱，此时的脉象仍和患病时的脉象一样大，但却没有患病时的脉象那样坚实；倘若用了泻法之后而脉象仍显坚实，就和患病时的脉象一样，则即便患者说他感到已经恢复到了正常时的健康状态，其实他的病患也还未完全祛除。治疗虚证时，在针下产生了感应而说明针刺已经有了疗效的时候，此时如果再用补法去补其正气，就会使患者的正气更加充实，此时的脉象仍和患病时的脉象一样大，但却比患病时的脉象更加坚实；倘若用了补法之后而脉象不显坚实，仍和患病时的脉象一样，则即便患者说他已经感到轻快舒适，其实他的病患也还未完全祛除。所以能准确地施用补法，就必定能使正气充实；能准确地施用泻法，就必定能使病邪衰退，这样，即使病痛在当时并没有随着针刺治疗的进行而立即消除，但其病情还是必定会减轻乃至痊愈的。要取得这样满意的效果，就必须首先通晓有关十二经脉的理论及其发病时所出现的症状和病理机转，然后才能得到《终始》篇的精义，进而在临床上取得良好的疗效。阴经和阳经都各有其所联属的相应脏腑，这种对应的关系是不会改变的。虚实不同的脏腑病变，反应于体表肢节，也各有其相应的证候，而这种对应的关系也是不会错乱的。由此，要调整各种病理变化，只要根据其病候而确定出患病的脏腑，再取患病脏腑所属经脉上的腧穴来进行治疗就可以了。

凡使用针刺治疗，都要采用"三刺法"，即由浅至深地分三个步骤进行针刺，并由此引导谷气来复而产生针感，才能取得良好的疗效。如果出现邪僻不正之气与体内之气血相合而为患；或是应该居于内的阴僭越于外，而应该居于外的阳反沉陷于内，以致内外阴阳错乱；或是上下运行的气血，应该逆行的反而顺行，应该顺行的反而逆行，以致气血运行失常；或是经络之气运行部位的深浅发生了改变，以致内外经气各失其位，相杂而行；或是脉气不能与四时时令相应而出现升降浮沉的变化；或是外邪稽留于人体而使邪气满溢于脏腑经脉等病变，都应该用针刺去治疗，使之痊愈。运用"三刺法"时，初刺是将针刺入皮肤的浅表部位，以使阳分的病邪外出；再刺是将针刺到较深的部位，以使阴分的病邪外出；三刺是将针刺到更深的部位，到了一定的深度，就会使谷气出而产生针感，有了得气的感觉就表明已经取得了疗效，此时就可以出针了。所谓"谷气至"的情形，就是指用了补法，就会出现正气充实的表现，用了泻法，就会出现病邪衰退的表现；通过这些表现，医者就可以知道谷气已经到来了。倘若经过针刺而能使病邪得以排除，则即便此时人体的阴阳血气还没能得到调和，我们也能知道病患将要痊愈了。所以说，能准确地施用补法，就必定能使正气充实；能准确地施用泻法，就必定能使病邪衰退。这样，即使病痛并没有随着出针而立即消除，但其病情必定会减轻。

阴经邪气盛而阳经正气虚的，治疗时，应当首先补其阳经的正气，然后再泻其阴经的邪气，才能调和这种阴盛阳虚的病变；阴经正气虚而阳经邪气盛的，治疗时，应当首先补其阴经的正气，然后再泻其阳经的邪气，才能调和这种阴虚阳盛的病变。

足阳明胃经、足厥阴肝经和足少阴肾经这三条经脉的病变，都可以由其各自所属的在足大趾附近的动脉搏动情况反映出来。针刺时，必须首先审察清楚这三条经脉的病症是实证还是虚证，才能再进一步决定治疗的措施。如果属于虚证的而误用了泻法，以致患者虚上加虚的，就叫作"重虚"。因误治而致"重虚"的，就会使病情更加严重。因此，凡是在针刺这三条经脉的病症时，都应该用手指去按切其所属的动脉，再由其脉象来决定治疗的方法。如果动脉的搏动坚实而迅疾，就应当立即用泻法去泻其实邪；如果动脉的搏动虚弱而徐缓，就应当用补法去补其不足。倘若误用了与此相反的针法，实证用补，虚证用泻，就只会使病情更趋严重。这三条经脉各自所属之动脉各有其不同的搏动部位，足阳明胃经的在足跗之上(冲阳脉)，足厥阴肝经的在足跗之内(太冲脉)，足少阴肾经的在足跗之下(太溪脉)。

阴经的循行经过膺部(胸之两侧)，膺俞是分布在胸部两旁的腧穴，用之

本经经穴分布在足背，内踝前，胫骨内侧面，大腿内侧，前阴，胁肋等。起于大敦，止于期门，左右各14穴。本经腧穴主治肝病，妇科、前阴病以及经脉循行部位的其他病症。如腰痛，胸满，呃逆，遗尿，小便不利，疝气，少腹肿等证。

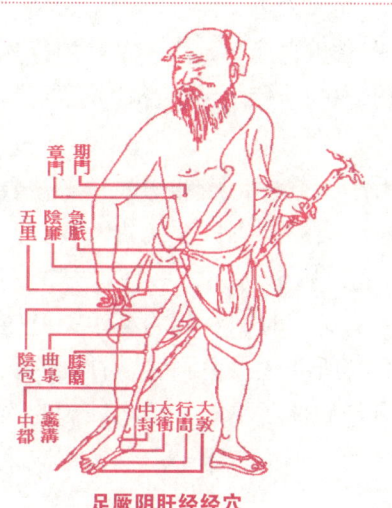

足厥阴肝经经穴

可以治疗症状出现于膺部的、属于阴经的病变。阳经的循行经过背部，背俞是分布在背部的腧穴，用之可以治疗症状出现于背部的、属于阳经的病变。当肩膊部出现酸胀麻木等属虚的症状时，可以取用循行经过肩膊部的上肢经脉所属之腧穴来进行治疗。治疗重舌病，应当取用剑形的铍针，针刺舌下的大筋，并排出恶血。手指弯屈而不能伸直的，它的病位在筋，是筋病；手指伸直而不能弯屈的，它的病位在骨，是骨病。病位在骨的，就应当治骨，而不可误治筋；病位在筋的，就应当治筋，而不可误治骨。

　　针刺时，施用补法还是泻法，要根据脉象的虚实来确定。脉象坚实有力的，治疗时，就应当用深刺的方法去针刺，出针后也不要立即按闭针孔，以使邪气尽量外泄。脉象虚弱无力的，治疗时，就应当用浅刺的方法去针刺，以调养脉气，使之不过于损耗，出针后还应急速地按闭针孔，不使邪气再行侵入。邪气侵袭，来势正盛的时候，脉象的表现是坚紧而疾速的；谷气到来，正气渐盛的时候，脉象的表现是徐缓而平和的。所以，脉象坚实的，就是邪气正盛的表现，应当用深刺的针法，以疏泄邪气；脉象虚弱的，就是正气虚弱的表现，应当用浅刺的针法，以使精气不得外泄，脉气得以滋养，而仅将邪气排出。针刺治疗各种疼痛的病症，都应当采用泻法，因为它们的脉象表现都是坚实的。

　　所以说根据循经近刺的取穴原则，腰部以上的各种病症，都在手太阴肺经和手阳明大肠经的主治范围之内；腰部以下的各种病症，都在足太阴脾经和足阳明胃经的主治范围之内。根据循经远刺的取穴原则，病患在身体上半部的，可以取用身体下半部的腧穴来进行治疗；病患在身体下半部的，可以取用身体上半部的腧穴来进行治疗；病患在头部的，可以取用足部的腧穴来进行治疗；病患在腰部的，可以取用腘窝部的腧穴来进行治疗。病患始生于头部的，其头必重；病患始生于手部的，其臂必重；病患始生于足部的，其足必重。在治疗这些疾病的时候，根据治病求本的治疗原则，都首先要针刺其病患最初发生的部位，以治其本。

　　因季节不同，针刺有深浅的差别，春天阳气生发，病邪伤人，多在表浅的皮毛；夏天阳气充盛，病邪伤人，多在浅层的皮下；秋天阳气收敛，病邪伤人，多在肌与肉之间；冬天阳气闭藏，病邪伤人，多在深部的筋骨。所以，在治疗以上这些与四季时令相关的病症时，针刺的深浅，就应该根据季节的变化及发病部位的深浅不同而有所变化。但同时，针刺的深浅也要因人而异，即使在同一季节，如果患者的体质不同，那么针刺的深浅也会有所不同。例如，对于体肥肉厚的患者，不论在哪个季节，都应采用一般在秋冬时才使用的深刺法；而对于体瘦肉薄的患者，则不论在哪个季节，都要采用一般在春夏时才使用的浅刺法。患疼痛病症的，多因寒邪凝滞不散所致，其病性属阴；在疼痛的部位用手去按压而没有压痛感的，是病邪隐藏在深处，其病性也属阴，对于这些阴证，治疗时都应该深刺。阳主升，病患在身体上半部的，就属于阳证；阴主降，病患在身体下半部的，就属于阴证。患者感到痒的，是病邪居于皮肤的浅表，其病性属阳，治疗时应当浅刺。

疾病先起于阴经而后传于阳经的，治疗时，应当先治阴经，以治其本，然后再治阳经，以治其标；反之，疾病先起于阳经而后传于阴经的，治疗时，应当先治阳经，以治其本，然后再治阴经，以治其标。针刺治疗热厥病时，倘若留针过久，就反而会使病性由热转寒；针刺治疗寒厥病时，倘若留针过久，就反而会使病性由寒转热。针刺治疗热厥病时，为了能使阴气盛而阳邪退，就应当用补法针刺阴经二次，同时再用泻法针刺阳经一次；而针刺治疗寒厥病时，为了能使阳气盛而阴邪退，就应当用补法针刺阳经二次，同时再用泻法针刺阴经一次。所谓"二阴"的意思，就是指在阴经上针刺二次；"一阳"的意思，就是指在阳经上针刺一次。患病日久的，病邪必深入于内。针刺治疗这类宿疾，必须深刺，并长时间地留针，才能消除隐伏于深层的病邪。同时还需每隔一日就再刺一次，连续针刺，直到病患痊愈才能停止。此外，由于经脉之气是左右互贯的，所以还要审察病邪在人体左右的偏盛情况，并在治疗时首先使其调和；而对于有瘀血存在的，还要在治疗时先使用泻血法，祛除其血脉中的郁结，只有这样，才能取得良好的疗效。熟悉了以上这些方法，针刺的道理也就大体上能够掌握了。

本经共有44个穴位。15个穴位分布在下肢的外侧面，29个穴位在臀、侧胸、侧头部。首穴瞳子髎，末穴足窍阴。本经腧穴可主治病症头面五官病症、神志病、热病，以及本经脉所经过部位的病症。例如：口苦、目眩、头痛、颔痛、腋下肿、胸胁痛、缺盆部肿痛、下肢外侧疼痛等。

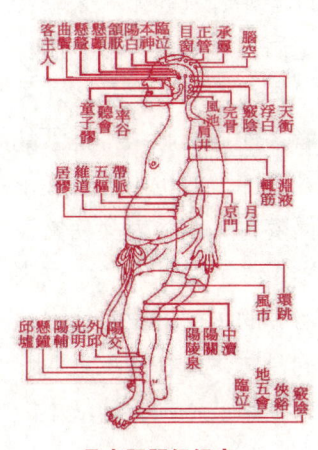

足少阳胆经经穴

大凡针刺的法则，都要求医者必须要诊察患者形体的强弱与元气的盛衰。倘若患者的形体肌肉并未脱陷，只是元气衰少而脉象躁动，那么对于这种气虚脉躁而厥逆的病症，就必须采取左病刺右、右病刺左的缪刺法，由此才可以使耗散的精气收敛，聚积的邪气散去。在施用针法时，医者需要神定气静，就像深居于幽静的处所一样，以便能够体察到患者神气的活动情况。同时，医者还要精神内守，就像把门窗都关上而使内外隔绝一样，从而使医者的思想集中到一点而不分散，以便能够体察到患者精气的分合变化。在针刺时，医者不应去留意旁人的声音，以便能够收敛意念；意念收敛之后，就一定要使精神集中，并将注意力集中在针刺的操作上，此后才可以开始进行针刺的治疗。对于初次接受针刺治疗或是对针刺有畏惧的患者，要用浅刺并留针的方法来进行治疗。倘若患者仍有不适的感觉，就要更加轻微地捻针，并将针尖提至皮下，以转移患者的注意力，缓解其紧张情绪。此后，医者就要耐心行针，直到针下有了得气的感觉才能停止针刺。使阳气内入而阴气外交，阴阳之气和协通泰，坚决抵御邪气则使正气不致外泄，谨慎守护正气而使邪气不致内侵，也就是所谓的"得气"。

凡使用针刺进行治疗，都要遵守以下禁忌：行房后不久的，不可以针刺；而针刺后不久的，亦不可以行房。已经醉酒的，不可以针刺；而已经针刺完的，亦不可以醉酒。刚发完怒的，不可以针刺；而已经针刺完的，亦不可以发怒。刚劳累过的，不可以针刺；而已经针刺完的，亦不可以劳累。已经吃饱饭的，不可以针刺；而已经针刺完的，亦不可以吃得过饱。已经感到饥饿的，不可以针刺；而已经针刺完的，亦不可以受饥挨饿。已经感到口渴的，不可以针刺；而已经针刺完的，亦不可以挨受口渴。对于过度惊慌和恐惧的患者，必须要在他的精神气血安定之后，才可以开始针刺。坐车来就诊的患者，要让他卧在床上休息大约吃一顿饭的时间之后，才可以开始针刺；从远处步行来就诊的患者，要让他坐着休息大约走十里路的时间之后，才可以开始针刺。凡是触犯上述这十二种针刺禁忌的患者，他们的脉气都是紊乱的，正气都是外散的，营卫运行也都是失常的，而其经脉气血也不能循经依次正常周流全身。如果不加诊察就草率地依据病症而妄行针刺，就会使本属浅表的病症深入内脏，或是使本属内脏的病症由里出表外攻而又产生浅表的病症；如此，就会使邪气复盛，正气益衰。医技粗率的医生，没有诊察这些禁忌，就妄用针刺，实际上就等于是在摧残患者的身体，这种情况就叫作"伐身"；其结果就只能是使患者的身体过度耗伤，延髓被消损，津液不能化生，甚至于不能运化饮食五味之精微以生精气，而终使真气消亡，这就是所谓的"失气"。

手足太阳经之脉气将绝之时，患者会出现两目上视不能转动，角弓反张，手足抽搐，面色苍白，皮肤不显血色，以及出绝汗等症状。绝汗一出，就表明患者将要死亡了。

手足少阳经之脉气将绝之时，患者会出现耳聋，周身骨节松弛无力，以及眼球联系于脑的脉气断绝而使眼珠不能转动等症状。出现了这种眼珠不能转动的病象，就表明患者还有一天半的时间就会死亡；在患者临死的时候，倘若其面色由青而转白，那就表明其马上就要死亡了。

手足阳明经之脉气将绝之时，患者会出现口眼抽动并牵引歪斜，时作惊惕，胡言乱语，以及面色发黄等症状。手阳明经所属之动脉在上，足阳明经所属之动脉在下，当这上下两处动脉出现躁动而盛的脉象时，就表明其胃气已绝而脉气不行，此时患者就会死亡。

手足少阴经之脉气将绝之时，患者会出现面色发黑，牙龈短缩而使牙齿露出的部分变长并积满垢污，腹部胀满，以及气机闭塞，上下不能相通等症状而死亡。

手足厥阴经之脉气将绝之时，患者会出现胸中发热、咽喉干燥、小便频数，以及心中烦躁等症状；再严重的就会出现舌卷、睾丸上缩等症状而死亡。

手足太阴经之脉气将绝之时，患者会出现腹部胀满闭塞以致呼吸不利，以及时常嗳气、呕吐等症状。呕吐就会使气上逆，气上逆就会有面色红赤的表现；倘若气不上逆，就表明上下不能交通，上下不能交通就会使患者面色发黑，皮毛枯憔而死亡。

灵枢·经脉第十

本篇要点

一、首先强调经脉在诊断和治疗上的重要作用，继而详细叙述了十二经脉的起止点、循行部位、发病证候和治疗原则。

二、列举五阴经气绝的特征和预后，说明了经脉和络脉的区别。

三、提出经脉诊病的方法，即从络脉颜色变化来诊断疾病。叙述十五络脉的名称、循行、病候与治疗。

雷公问黄帝道：在《禁服》篇中说，要掌握针刺治病的方法，应先熟悉经脉系统，了解经脉循行的部位和起止所在，知道经脉运行的长、短、大、小的标准，并懂得它向内和五脏相联系，向外与六腑相贯通，我想听您更详细、更全面地讲解一下。

黄帝回答说：人受孕之初，由男女阴阳之气生精形成，精形成之后再生成脑髓，此后逐渐成为人体，以经脉营养全身，以筋的刚劲来约束和强固骨骼，以肌肉作为保护内在脏腑和筋骨血脉的墙壁；等到皮肤坚韧之后，毛发就会生长出来，如此，人的形体就长成了。人出生以后，五谷入胃，化生精微而营养全身，使脉道得以贯通，气血也就运行不息了。

雷公说：我希望听你讲讲经脉最初生成的情况。

黄帝说：经脉不但能运行气血，濡养周身，而且可以通过它来决断人的死生，处理百病，调养身体的虚实。所以必须通晓经络的运行情况。

手太阴肺经，起始于中焦胃脘部，向下行，联络于与本经相表里的脏腑——大肠腑，然后再从大肠返回，循行环绕胃的上口，向上穿过横膈膜，联属于本经所属的脏腑——肺脏，再从气管横走并由腋窝部出于体表，沿着上臂的内侧，在手少阴心经与手厥阴心包络经的前面下行，至肘部内侧，再沿着前臂的内侧、桡骨的下缘，入于桡骨小头内侧、动脉搏动处的寸口部位，上至手大指本节后手掌肌肉隆起处的鱼部，再沿鱼部的边缘到达手大拇指的指端；另有一条支脉，从手腕后方分出，沿着食指拇侧直行至食指的桡侧前端，与手阳明大肠经相衔接。

手太阴肺经如受外邪侵犯，就会发生以下病变：肺部胀满、气喘、咳嗽、缺盆部疼痛等症状；在咳嗽剧烈的时候，患者常常会交叉双臂按住胸前，并感到眼花目眩、视物不清，这就是臂厥病，是由肺经之经气逆乱所导

本经起于眼外角（瞳子髎穴），向上到达额角部，下行至耳后（完骨穴），外折向上行，经额部至眉上（阳白穴），复返向耳后（风池穴），再沿颈部侧面行于手少阳三焦经之前，至肩上退后，交出于手少阳三焦经之后，向下进入缺盆部。

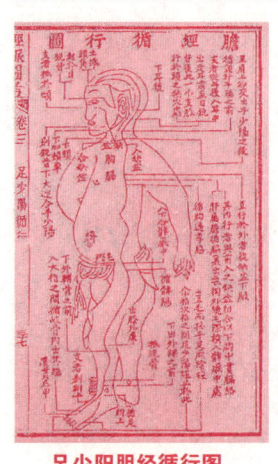

足少阳胆经循行图

致的一种病症。

手太阴肺经上的腧穴主治肺脏所发生的疾病，其症状如咳嗽气逆，喘促，口渴，心中烦乱，胸部满闷，上臂内侧前缘的部位疼痛、厥冷，手掌心发热。

手太阴肺经经气有余时，就会出现肩背部遇风寒而作痛，自汗出而易感风邪，以及小便次数增多而尿量减少等症状。本经经气不足时，就会出现肩背部遇寒而痛、气短呼吸急促、小便颜色改变等症状。

治疗上面这些病症时，属于经气亢盛的就要用泻法，属于经气不足的就要用补法；属于热的就要用速针法，属于寒的就要用留针法；属于阳气内衰以致脉道虚陷不起的就要用灸法；既不属于经气亢盛也不属于经气虚弱，而仅仅只是经气运行失调的，就要用本经所属的腧穴来调治。属于本经经气亢盛的，其寸口脉的脉象要比人迎脉的脉象大三倍；而属于本经经气虚弱的，其寸口脉的脉象反而会比人迎脉的脉象小。

手阳明大肠经，起始于食指的指端，沿着食指拇侧的上缘，通过拇指、食指岐骨之间的合谷穴，向上行至拇指后方、腕部外侧前缘两筋之中的凹陷处，再沿前臂外侧的上缘，进入肘外侧，然后沿上臂的外侧前缘，上行至肩，出于肩峰的前缘，再向后上走到脊柱骨之上而与诸阳经会合于大椎穴，然后再折向前下方，进入缺盆，并下行而联络于与本经相表里的脏腑——肺脏，再向下贯穿膈膜，而联属于本经所属的脏腑——大肠腑；另有一条支脉，从缺盆处向上走至颈部，并贯通颊部，而进入下齿龈中，其后再从口内返出而挟行于口唇旁，左右两脉在人中穴处相交汇，相交之后，左脉走到右边，右脉走到左边，再上行挟于鼻孔两侧，而在鼻翼旁的迎香穴处与足阳明胃经相衔接。

本经脉分支从头顶部分出到耳上角部。直行本脉从头顶部分别向后行至枕骨处，进入颅腔，络脑，回出分别下行到项部，下行交会于大椎穴，再分左右沿肩胛内侧，脊柱两旁，到达腰部，进入脊柱两旁的肌肉，深入体腔，络肾，属膀胱。本经脉一分支从腰部分出，沿脊柱两旁下行，穿过臀部，从大腿后侧外缘下行至腘窝中。另一分支从项分出下行，经肩胛内侧，从附分穴挟脊下行至髀枢，经大腿后侧至腘窝中与前一支脉会合，然后下行穿过腓肠肌，出走于足外踝后，沿足背外侧缘至小趾外侧端，交于足少阴肾经。

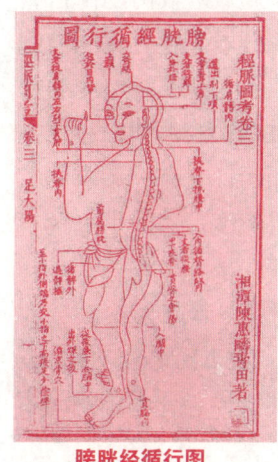

膀胱经循行图

手阳明大肠经之经气发生异常的变动，就会出现牙齿疼痛、颈部肿大等症状。

手阳明大肠经腧穴主治津液不足的疾病，其症状表现为眼睛发黄，口中干燥，鼻塞或出鼻血，喉头肿痛以致气闭，肩前与上臂疼痛，食指疼痛而不能活动。

手阳明大肠经经气有余时，就会出现经脉所过之处发热而肿的病象。本经经气不足时，就会出现发冷颤抖，不易恢复温暖等病象。

治疗上面这些病症时，属于经气亢盛的就要用泻法，属于经气不足的就要用补法；属于热的就要用速针法，属于寒的就要用留针法；属于阳气内衰以致脉道虚陷不起的就要用灸法；既不属于经气亢盛也不属于经气虚弱，而仅仅只是经气运行失调的，就要用本经所属的腧穴来调治。属于本经经气亢盛的，其人迎脉的脉象要比寸口脉的脉象大三倍；而属于本经经气虚弱的，其人迎脉的脉象反而会比寸口脉的脉象小。

足阳明胃经起于鼻孔两旁(迎香穴)，由此上行，左右相交于鼻根部，并交会于旁侧的足太阳膀胱经的经脉，到达内眼角(睛明穴)之后再向下行，沿鼻的外侧，入于上齿龈内，继而返出来挟行于口旁，并环绕口唇，再向下交会于口唇下方的承浆穴处，此后再沿腮部后方的下缘退行而出于大迎穴，又沿着下颌角部位的颊车，上行至耳的前方，通过足少阳胆经所属的上关穴旁，沿着发际，上行至额颅部；它有一条支脉，从大迎穴的前方，向下走行至颈部的人迎穴处，再沿喉咙进入缺盆，向下贯穿横膈膜，而联属于本经所属的脏腑——胃腑，并联络于与本经相表里的脏腑——脾脏；其直行的经脉，从缺盆处下行至乳房的内侧，再向下挟行于脐的两侧，最后进入阴毛毛际两旁的气街部位(气冲穴)；另有一条支脉，起始于胃的下口处(即幽门，大约相当于下脘穴所在的部位)，再沿着腹部的内侧下行，到达气街的部位，而与前面所讲的那条直行的经脉相会合，再由此下行，沿着大腿外侧的前缘到达髀关穴处，而后直达伏兔穴，再下行至膝盖，并沿小腿胫部外侧的前缘，下行至足背部，最后进入足次趾的外侧间(即足中趾的内侧部)；还有一条支脉，在膝下三寸的地方分出，下行到足中趾的外侧间；又有一条支脉，从足背面(冲阳穴)别行而出，向外斜走至足厥阴肝经的外侧，进入足大趾，并直行到大趾的末端，而与足太阴脾经相衔接。

足阳明胃经之经气发生异常的变动，就会出现全身一阵阵发冷战栗，就好像被冷水淋洒过一样，以及频频呻吟、时作呵欠、额部暗黑等症状。发病时怕见人和火光，听到木器撞击所发出的声音就会神慌惊恐，心中跳动不安，因此患者喜欢关闭门窗而独处室内。在病情严重时，就会出现患者想要爬到高处去唱歌，脱了衣服而乱跑，以及腹胀肠鸣等症状，这时的病症就被称作骭厥病。

足阳明胃经腧穴主治血所发生的疾病，如高热神昏的疟疾，温热之邪淫胜所致的大汗出，鼻塞或鼻出血，口角歪斜，口唇生疮，颈部肿大，喉部闭塞，腹部因水停而肿胀，膝髌部肿痛，足阳明胃经沿着胸膺、乳部、气街、大腿前缘、伏兔、胫部外缘、足背等处循行的部位都发生疼痛，足中趾不能活动自如等。

足阳明胃经经气有余时，就会出现胸腹部发热；若气盛而充于胃腑，使胃腑之气有余，就会出现胃热所导致的谷食易消而时常饥饿，以及小便颜色发黄等症状。本经经气不足时，就会出现胸腹部发冷而战栗；若胃中阳虚有寒，以致运化无力，水谷停滞中焦，就会出现胀满的病象。

治疗上面这些病症时，属于经气亢盛的就要用泻法，属于经气不足的就要用补法；属于热的就要用速针法，属于寒的就要用留针法；属于阳气内衰以致脉道虚陷不起的就要用灸法；既不属于经气亢盛也不属于经气虚弱，而仅仅只是经气运行失调的，就要用本经所属的腧穴来调治。属于本经经气亢盛的，其人迎脉的脉象要比寸口脉的脉象大三倍；而属于本经经气虚弱的，其人迎脉的脉象反而会比寸口脉的脉象小。

足太阴脾经起始于足大趾的末端，沿着足大趾内侧的白肉处，通过足大趾本节后方的核骨，上行到达内踝的前缘，再上行至小腿的内侧，然后沿胫骨的后缘，与足厥阴肝经相交会并穿行至其前方，此后再上行经过膝部、大腿之内侧的前缘，进入腹内，而联属于本经所属的脏腑——脾脏，并联

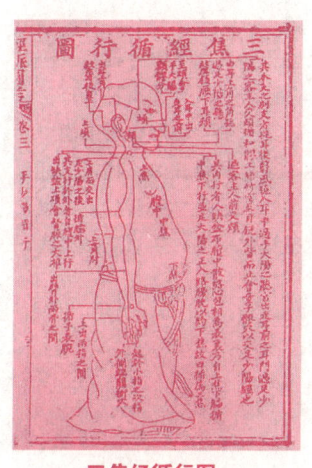

三焦经循行图

本经起自无名指尺侧端，上出于四五两指之间，沿手背至腕部，向上经尺、桡两骨之间通过肘尖部，沿上臂后到肩部，在大椎穴处与督脉相会；又从足少阳胆经后，前行进入锁骨上窝，分布在两乳之间，脉气散布联络心包，向下贯穿膈肌，统属于上、中、下三焦。其分支从两乳之间处分出，向上浅出于锁骨上窝，经颈至耳后，上行出耳上角，然后屈曲向下至面颊及眼眶下部。另一支脉从耳后进入耳中，出行至耳前，在面颊部与前条支脉相交，到达外眼角。

络于与本经相表里的脏腑——胃腑，然后再向上穿过横膈膜，挟行于咽喉两侧，连于舌根，并散布于舌下；它的支脉，在胃腑处分出，上行穿过膈膜，注入心中，而与手少阴心经相衔接。

足太阴脾经之经气发生异常的变动，就会出现舌根强直，食则呕吐，胃脘疼痛，腹部胀满，时时嗳气等症状；在排出大便或放屁之后，就会感到脘腹轻快，就好像病已祛除了一样。此外，还会出现全身上下均感沉重等病象。

足太阴脾经上的腧穴主治脾脏所发生的疾病，如舌根疼痛，身体不能活动，食物不能下咽，心中烦躁，心下牵引作痛，大便溏薄，痢疾，水闭于内以致小便不通，面目皮肤发黄之黄疸，不能安静睡卧等。勉强站立时，就会出现股膝内侧经脉所过之处肿胀而厥冷的病象。此外，还有足大趾不能活动等症状。

治疗上面这些病症时，属于经气亢盛的就要用泻法，属于经气不足的就要用补法；属于热的就要用速针法，属于寒的就要用留针法；属于阳气内衰以致脉道虚陷不起的就要用灸法；既不属于经气亢盛也不属于经气虚弱，而仅仅只是经气运行失调的，就要用本经所属的腧穴来调治。属于本经经气亢盛的，其寸口脉的脉象要比人迎脉的脉象大三倍；而属于本经经气虚弱的，其寸口脉的脉象反而会比人迎脉的脉象小。

手少阴心经起始于心中，从心出来以后就联属于心的脉络，然后就向下贯穿横膈膜，而联络于与本经相表里的脏腑——小肠腑；它的支脉，从心的脉络向上走行，并挟行于咽喉的两旁，此后再向上行而与眼球联络于脑的脉络；它直行的经脉，从心的脉络上行至肺部，然后再向下走行而横出于腋窝

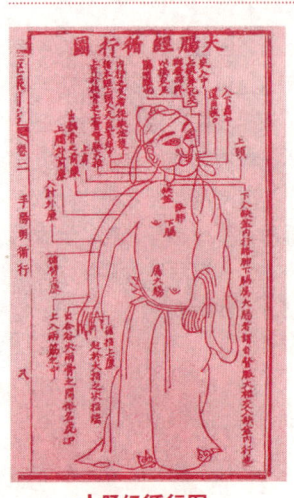

大肠经循行图

本经起于食指桡侧端(商阳穴)，经过手背行于上肢伸侧前缘，上肩，至肩关节前缘，向后与督脉在大椎穴处相会，再向前下行入锁骨上窝(缺盆)，进入胸腔络肺，通过膈肌下行，入属大肠。其分支从锁骨上窝上行，经颈部至面颊，入下齿中，回出夹口两旁，左右交叉于人中，至对侧鼻翼旁，经气于迎香穴处与足阳明胃经相接。大肠经共20穴，原穴为合谷穴，络穴为手太阴肺经之列缺穴。为阳气盛极的经络，主治阳证实证，也治发热病，与肺相表里。

下，此后再向下沿着上臂内侧的后缘走行，且循行于手太阴肺经和手厥阴心包络经的后方，一直下行而至肘内，再沿着前臂内侧的后缘循行，直达掌后小指侧高骨的尖端，并进入手掌内侧的后缘，再沿着小指内侧到达小指的前端，而与手太阳小肠经相衔接。

手少阴心经之经气发生异常的变动，就会出现咽喉干燥、头痛、口渴而想要喝水等症状，这样的病症就叫作臂厥证。

手少阴心经上的腧穴主治心脏所发生的疾病，其症状是眼睛发黄，胁肋疼痛，上臂及下臂的内侧后缘处疼痛、厥冷，掌心处发热、灼痛。

治疗上面这些病症时，属于经气亢盛的就要用泻法，属于经气不足的就要用补法；属于热的就要用速针法，属于寒的就要用留针法；属于阳气内衰以致脉道虚陷不起的就要用灸法；既不属于经气亢盛也不属于经气虚弱，而仅仅只是经气运行失调的，就要用本经所属的腧穴来调治。属于本经经气亢盛的，其寸口脉的脉象要比人迎脉的脉象大两倍；属于本经经气虚弱的，其寸口脉的脉象反而会比人迎脉的脉象小。

手太阳小肠经，起始于手小指外侧的末端，沿着手的后缘循行而向上到达腕部，并出于腕后小指侧的高骨，由此再沿着前臂尺骨的下缘直行而上，出于肘内侧两筋的中间，再向上沿着上臂外侧的后缘，出于肩后的骨缝处，绕行肩胛部，再前行而相交于肩上，继而进入缺盆，深入体内而联络于与本经相表里的脏腑——心脏，此后再沿着食管下行并贯穿横膈，到达胃部，最后再向下行而联属于本经所属的脏腑——小肠腑；它的一条支脉，从缺盆部分出，沿着颈部向上走行而到达颊部，再从颊部行至外眼角，最后从外眼角斜下而进入耳内。它的另一条支脉，从颊部别行而出，走向眼眶下方，并从眼眶下方到达鼻部，然后再抵达内眼角，最后再从内眼角向外斜行并络于颧骨，而与足太阳膀胱经相衔接。

手太阳小肠经之经气发生异常的变动，就会出现咽喉疼痛，颌部发肿，颈项难以转动而不能回顾，肩部就像在被人拉拔一样紧张疼痛，上臂部就像已被折断一样剧痛难忍等症状。

手太阳经上的腧穴主治液所发生的疾病，其症状是耳聋，眼睛发黄，面颊肿胀，以及颈部、颔部、肩部、上臂、肘部、前臂等部位的外侧后缘处疼痛。

治疗上面这些病症时，属于经气亢盛的就要用泻法，属于经气不足的就要用补法；属于热的就要用速针法，属于寒的就要用留针法；属于阳气内衰以致脉道虚陷不起的就要用灸法；既不属于经气亢盛也不属于经气虚弱，而仅仅只是经气运行失调的，就要用本经所属的腧穴来调治。属于本经经气亢盛的，其人迎脉的脉象要比寸口脉的脉象大两倍；而属于本经经气虚，其人迎脉的脉象反而会比寸口脉的脉象小。

足太阳膀胱经，起始于内眼角，向上经过额部而交会于头部的最高

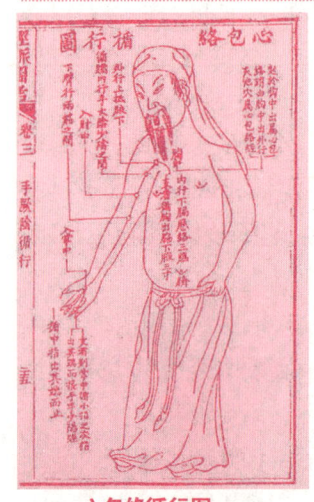

心包络循行图

手厥阴心包络的经脉，起于两乳之间的膻中，会属于本经心包络，下行贯穿膈膜，经过胸部与本经互为表里的三焦相联络；它有一条支脉，循行胸中，横出胁下；当腋缝下三寸处，复向上行抵腋窝部，再沿着上臂内侧，行于手太阴肺经与手少阴心经两经的中间，入肘中，下行前臂掌侧两筋的中间，入掌内，循中指，直达指尖；另有一条支脉，从掌内分出，沿无名指直达指尖，与手少阳三焦经相衔接。

处——头顶；它的一条支脉，从巅顶走行至耳的上角；它直行的经脉，从顶巅向内深入而络于延髓，然后返还出来，再下行到达颈项的后部，此后就沿着肩胛的内侧，挟行于脊柱的两旁，抵达腰部，再沿着脊柱旁的肌肉深入腹内，而联络于与本经相表里的脏腑——肾脏，并联属于本经所属的脏腑——膀胱腑；另有一条支脉，从腰部分出，挟着脊柱的两侧下行并贯穿臀部，而直入于膝部的腘窝中；还有一条支脉，从左右的肩胛骨处分出，向下贯穿肩胛骨，再挟着脊柱的两侧，在体内下行，通过髀枢部，然后再沿着大腿外侧的后缘向下走行，而与先前进入腘窝的那条支脉在腘窝中相会合，由此再向下走行，通过小腿肚的内部，出于外踝骨的后方，再沿着足小趾本节后的圆骨，到达足小趾外侧的末端，而与足少阴肾经相衔接。

足太阳膀胱经之经气发生异常的变动，就会出现伴有气上冲之感觉的头痛，眼睛疼痛得就好像要从眼眶中脱出似的，颈项就好像在被牵拔一样紧张疼痛，脊柱和腰部就好像已被折断一样疼痛难忍，髋关节不能屈曲，膝腘部就好像已被捆绑住一样紧涩结滞、不能运动自如，小腿肚疼痛得就好像要裂开一样，以上这些病症就叫作踝厥病。

足太阳膀胱经上的腧穴主治筋所发生的疾病，如痔疮、疟疾、狂病、癫病，头、囟与颈部疼痛，眼睛发黄，流泪，鼻塞或鼻出血，项、背、腰、

尻、腘、小腿肚、脚等部位都发生疼痛，足小趾不能活动。

治疗上面这些病症时，属于经气亢盛的就要用泻法，属于经气不足的就要用补法；属于热的就要用速针法，属于寒的就要用留针法；属于阳气内衰以致脉道虚陷不起的就要用灸法；既不属于经气亢盛也不属于经气虚弱，而仅仅只是经气运行失调的，就要用本经所属的腧穴来调治。属于本经经气亢盛的，其人迎脉的脉象要比寸口脉的脉象大两倍；而属于本经经气虚弱的，其人迎脉的脉象反而会比寸口脉的脉象小。

足少阴肾经，起始于足小趾的下方，斜行走向足心部，出于内踝前下方之然谷穴所在的部位，然后沿着内踝的后方，别行向下，入于足跟部，再由足跟部上行至小腿肚的内侧，并出于腘窝的内侧，此后再沿着大腿内侧的后缘，贯穿脊柱，而联属于本经所属的脏腑——肾脏，并联络于与本经相表里的脏腑——膀胱腑；其直行的经脉，从肾脏向上行，贯穿肝脏和横膈膜，而进入肺脏，再从肺脏沿着喉咙上行并最终挟傍于舌的根部；另有一条支脉，从肺脏发出，联络于心脏，并贯注于胸内，而与手厥阴心包络经相衔接。

足少阴肾经之经气发生异常的变动，就会出现虽觉饥饿却不想进食，面色像漆柴一样黯黑无泽，咳唾带血，喘息有声，刚坐下去就想站起来，视物模糊不清，就好像看不见东西一样，以及心中如悬挂在空中似的空荡不宁，其感觉就好像处于饥饿状态一样等症状；气虚不足的，就常常会有恐惧感，其病症发作时，患者心中怦怦跳动，就好像有人要来逮捕他一样，以上这些病症就叫作骨厥病。

足少阴肾经上的腧穴主治肾脏所发生的疾病，其症状是自觉口中发热，

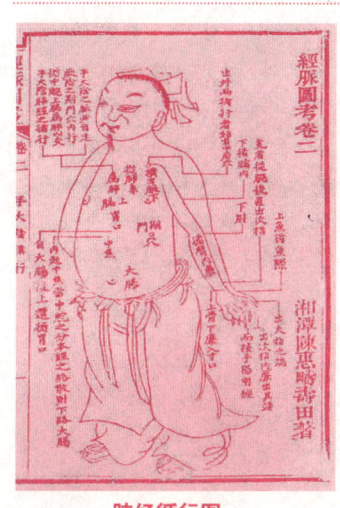

肺经循行图

本经起于中焦，向下络大肠，回过来沿着胃上口穿过膈肌，入属肺，从肺系横行出于胸壁外上方，出腋下，沿上肢内侧前缘下行，过肘窝入寸口上鱼际，直出拇指桡侧端少商穴。其分支从前臂列缺穴处分出，沿掌背侧走向食指桡侧端，经气于商阳穴与手阳明大肠经相接。

舌头干，咽部肿胀，气息上逆，喉咙干燥而疼痛，心中烦乱，心痛，黄疸，痢疾，脊柱及大腿内侧后缘疼痛，足部痿软而厥冷，嗜睡，足底发热并疼痛。

治疗上面这些病症时，属于经气亢盛的就要用泻法，属于经气不足的就要用补法；属于热的就要用速针法，属于寒的就要用留针法；属于阳气内衰以致脉道虚陷不起的就要用灸法；既不属于经气亢盛也不属于经气虚弱，而仅仅只是经气运行失调的，就要用本经所属的腧穴来调治。要使用灸法的患者，都应当增强饮食以促进肌肉生长，同时还要结合适当的调养——放松身上束着的带子，披散头发而不必扎紧，从而使全身气血得以舒畅；此外，即使病患尚未痊愈，也要经常起床——手扶较粗的拐杖，足穿重履，缓步行走，做轻微的活动，从而使全身筋骨得以舒展。属于本经经气亢盛的，其寸口脉的脉象要比人迎脉的脉象大两倍；而属于本经经气虚弱的，其寸口脉的脉象反而会比人迎脉的脉象小。

手厥阴心包络经，起始于胸中，向外走行而联属于本经所属的脏腑——心包络，然后再下行贯穿横膈膜，由此而经过并联络于与本经相表里的脏腑——三焦；它的一条支脉，从胸中横出至胁部，再走行到腋下三寸处，此后再向上循行，抵达腋窝部，然后再沿着上臂的内侧，在手太阴肺经与手少阴心经这两条经脉的中间向下循行，进入肘中，再沿着前臂内侧两筋的中间下行，入于掌中，再沿着中指直达其末端；它的另一条支脉，从掌心别行而出，沿着无名指到达其末端，而与手少阳三焦经相衔接。

手厥阴心包络经之经气发生异常的变动，就会出现掌心发热、臂肘关节拘挛、腋下肿胀等症状；更严重的还会出现胸部、胁肋部支撑满闷，心中惊

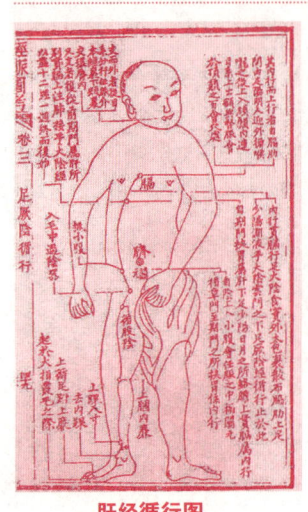

肝经循行图

本经起于足大趾爪甲后丛毛处（大敦穴），沿足背内侧向上，经过内踝前1寸处（中封穴），上行小腿内侧（经过足太阴脾经的三阴交），至内踝上8寸处交出于足太阴脾经的后面，至膝内侧（曲泉穴）沿大腿内侧中线，进入阴毛中，环绕过生殖器，至小腹，夹胃两旁，属于肝脏，联络胆腑，向上通过横膈，分布于胁肋部，沿喉咙之后，向上进入鼻咽部，连接目系（眼球连系于脑的部位），向上经前额到达巅顶与督脉交会。

恐不安以致心脏跳动剧烈，面色发赤，眼睛发黄，喜笑不止。

手厥阴心包络经上的腧穴主治脉所发生的疾病，其症状是心中烦躁、心痛、掌心发热等。

治疗上面这些病症时，属于经气亢盛的就要用泻法，属于经气不足的就要用补法；属于热的就要用速针法，属于寒的就要用留针法；属于阳气内衰以致脉道虚陷不起的就要用灸法；既不属于经气亢盛也不属于经气虚弱，而仅仅只是经气运行失调的，就要用本经所属的腧穴来调治。属于本经经气亢盛的，其寸口脉的脉象要比人迎脉的脉象大一倍；而属于本经经气虚弱的，其寸口脉的脉象反而会比人迎脉的脉象小。

手少阳三焦经，起始于无名指的末端，向上走行而出于小指与无名指的中间，再沿着手背到达腕部，并出于前臂外侧两骨的中间，再向上循行，穿过肘部，沿着上臂的外侧，上行至肩部，而与足少阳胆经相交叉，并出行于胆经的后方，此后再进入缺盆，分布于两乳之间的膻中处，并散布联络于与本经相表里的脏腑——心包络，再向下穿过横膈膜，而依次联属于本经所属的脏腑——上、中、下三焦。它的一条支脉，从胸部的膻中处上行，出于缺盆，并向上走行到颈项，连系于耳后，再直上而出于耳上角，并由此屈折下行，绕颊部，而到达眼眶的下方；它的另一条支脉，从耳的后方进入耳中，再出行至耳的前方，经过足少阳胆经所属之客主入穴的前方，与前一条支脉交会于颊部，由此再上行至外眼角，而与足少阳胆经相衔接。

手少阳三焦经之经气发生异常的变动，就会出现耳聋、听声模糊、咽喉肿痛、喉咙闭塞等症状。

手少阳三焦经上的腧穴主治气所发生的疾病，其症状是自汗出，外眼角疼痛，面颊疼痛，耳后、肩部、上臂、肘部、前臂等部位的外缘处都发生疼痛，无名指不能活动。

治疗上面这些病症时，属于经气亢盛的就要用泻法，属于经气不足的就要用补法；属于热的就要用速针法，属于寒的就要用留针法；属于阳气内衰以致脉道虚陷不起的就要用灸法；既不属于经气亢盛也不属于经气虚弱，而仅仅只是经气运行失调的，就要用本经所属的腧穴来调治。属于本经经气亢盛的，其人迎脉的脉象要比寸脉的脉象大一倍；而属于本经经气虚弱的，其人迎脉的脉象反而会比寸口脉的脉象小。

足少阳胆经，起始于外眼角，向上循行至额角，再折而下行，绕至耳的后方，然后沿着颈部，在手少阳三焦经的前方向下走行，到达肩上，再与手少阳三焦经相交叉并出行到其后方，而进入缺盆；它的一条支脉，从耳的后方进入耳中，再出行至耳的前方，最后到达外眼角的后方；它的另一条支脉，从外眼角处别出，下行至大迎穴处，再由此上行而与手少阳三焦经相合，并到达眼眶的下方，折行，到达颊车的部位，再向下循行至颈部，并与前述之本经的主干会合于缺盆部，然后再由缺盆部下行至胸中，穿过横膈膜，而联络于与本经相表里的脏腑——肝脏，并联属于本经所属的脏腑——胆腑，此后再沿着胁部的里面向下走行，出于少腹两侧的气街部，再绕过阴毛的边缘，而横行进入髀枢部位；其直行的经脉，从缺盆部下行至腋部，再沿着胸部通过季胁，并与前一支脉相合于环跳穴所在的部位，由此向下行，沿着大腿的外侧到达膝部的外缘，再下行到腓骨的前方，然后一直下行，抵达外踝上方之腓骨末端的凹陷处，再向下行而出于外踝的前方，并由此沿着足背，进入足之第五趾与第四趾的中间；还有一条支脉，从足背别行而出，进入足之大趾与次趾的中间，并沿着足大趾的外侧(靠近次趾的那一侧)行至其末端，然后再回转过来，穿过足大趾的爪甲部分，出于趾甲后方的三毛部位，而与足厥阴肝经相衔接。

足少阳胆经之经气发生异常的变动，就会出现口苦，时常叹气，胸胁部作痛以致身体不能转动等症状；病情严重时，还会出现面部像有灰尘蒙罩着一样暗无光泽，全身皮肤干燥而失去润泽之色，以及足外侧反觉发热等症状，以上这些病症就叫作阳厥病。

足少阳胆经上的腧穴主治骨所发生的疾病，其针对症状是头痛，颔部疼痛，外眼角痛，缺盆中肿痛，腋下肿胀，腋下或颈部病发瘰疬，自汗出而战栗怕冷，疟疾，胸胁、肋部、大腿、膝盖等部位的外侧，直至小腿外侧、绝骨、外踝前等部位，以及胆经经脉循行所经过的各个关节都发生疼痛，足小趾旁侧之足趾(即第四足趾)不能活动。

治疗上面这些病症时，属于经气亢盛的就要用泻法，属于经气不足的就要用补法；属于热的就要用速针法，属于寒的就要用留针法；属于阳气内衰以致脉道虚陷不起的就要用灸法；既不属于经气亢盛也不属于经气虚弱，而仅仅只是经气运行失调的，就要用本经所属的腧穴来调治。属于本经经气亢盛的，其人迎脉的脉象要比寸口脉的脉象大一倍；而属于本经经气虚弱的，其人迎脉的脉象反而会比寸口脉的脉象小。

足厥阴肝经，起始于足大趾趾甲后方之丛毛的边缘，然后沿着足背的上缘向上走行，到达内踝前一寸的地方，再向上循行至内踝上方八寸的部位，而与足太阴脾经相交叉并出行到其后方，此后再上行至膝部腘窝的内缘，并沿着大腿的内侧，进入阴毛之中，然后环绕并通过阴器，而抵达少腹部，由此再挟行于胃的两旁，并联属于本经所属的脏腑——肝脏，再联络于与本经相表里的脏腑——胆腑，此后再向上走行，贯穿横膈膜，并散布于胁肋，然后再沿着喉咙的后方，向上进入于鼻腔后部之鼻后孔的地方，由此再向上走行，而与眼球联络于脑的脉络相联系，再向上行，出于额部，与督脉会合于头顶的最高处（即百会穴所在的部位）；它的一条支脉，从眼球联络于脑的脉络处别行而出，向下行至颊部内侧，再环绕口唇的内侧；它的另一条支脉，从肝脏别行而出，贯穿横膈膜，再向上走行并注于肺脏，而与手太阴肺经相衔接。

足厥阴肝经之经气发生异常的变动，就会出现腰部作痛以至于不能前后俯仰，男子病发阴囊肿大，女子少腹肿胀等症状；病情严重时，还会出现喉咙干燥，面部像蒙着灰尘一样暗无光泽等症状。

足厥阴肝经上的腧穴主治肝脏所发生的疾病，如胸中满闷，呕吐气逆，完谷不化的泄泻，睾丸时上时下的狐疝，遗尿，小便不通等。

治疗上面这些病症时，属于经气亢盛的就要用泻法，属于经气不足的就要用补法；属于热的就要用速针法，属于寒的就要用留针法；属于阳气内衰以致脉道虚陷不起的就要用灸法；既不属于经气亢盛也不属于经气虚弱，而仅仅只是经气运行失调的，就要用本经所属的腧穴来调治。属于本经经气亢盛的，其寸口脉的脉象要比人迎脉的脉象大一倍；而属于本经经气虚弱的，其寸口脉的脉象反而会比人迎脉的脉象小。

手太阴肺经之经气竭绝，就会出现皮毛焦枯的病象。因为手太阴肺经能够运行气血而温润肌表的皮肤和毫毛，所以倘若肺经之经气不足，不能运行气血以荣养皮肤和毫毛，就会使皮毛焦枯。出现了皮毛焦枯的病象，就表明皮毛已经丧失了津液；皮毛丧失了津液的润泽，进而就会出现爪甲枯槁、毫毛断折等现象。出现了毫毛折断脱落的现象，就表明毫毛已经先行凋亡了。这种病症，逢丙日就会加重，逢丁日就会死亡。这都是因为丙、丁属火，肺属金，火能克金的缘故。

手少阴心经之经气竭绝，就会使血脉不通；血脉不通，就会使血液不能流行，血液不能流行，头发和面色就会没有光泽。所以倘若患者的面色暗黑，就好像烧焦的木炭一样，那就表明其营血已经先行衰败了。这种病症，逢壬日就会加重，逢癸日就会死亡。这都是因为壬、癸属水，心属火，水能克火的缘故。

足太阴脾经之经气竭绝，就会使经脉不能输布水谷精微荣养肌肉。脾主肌肉，其华在唇，其脉连于舌本、散于舌下，因此由唇舌就能够观察出任脉起于胞中，下出于会阴，经阴阜，沿腹部正中线上行，经咽喉部（天突穴），到达下唇内，左右分行，环绕口唇，交会于督脉之龈交穴，再分别通过鼻翼两旁，上至眼眶下（承泣穴），交于足阳明经。

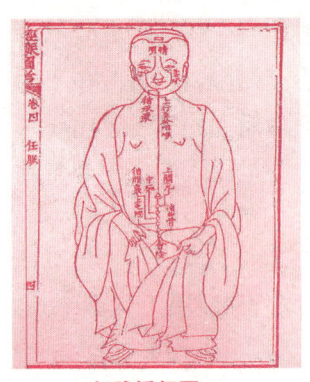

任脉循行图

肌肉的状态，所以说唇舌为肌肉的根本。经脉不能输布水谷精微以荣养肌肉，就会使肌肉松软；肌肉松软，就会导致舌体萎缩，人中部肿满；人中部肿满，就会使口唇外翻。出现了口唇外翻的病象，就表明肌肉已经先行衰痿了。这种病症，逢甲日就会加重，逢乙日就会死亡。这都是因为甲、乙属木，脾属土，木能克土的缘故。

足少阴肾经之经气竭绝，就会出现骨骼枯槁的病象。因为足少阴肾经是应于冬季的经脉，它走行于人体深部而濡养骨髓，所以足少阴肾经之经气竭绝，就会使骨髓得不到濡养，进而就会导致骨骼枯槁。倘若骨骼得不到濡养而枯槁，那么肌肉也就不能再附着于骨骼上了；骨与肉分离而不能相互结合，就会使肌肉松软短缩；肌肉松软短缩，就会使牙齿显得长而不洁，同时，还会出现头发失去光泽等现象。出现了头发枯槁无泽的病象，就表明骨骼已经先行衰败了。这种病症，逢戊日就会加重，逢己日就会死亡。这都是因为戊、己属土，肾属水，土能克水的缘故。

足厥阴肝经之经气竭绝，就会出现筋脉挛缩拘急、不能活动的病象。因为足厥阴肝经，是络属于肝脏的经脉，且肝脏外合于筋，所以足厥阴肝经与筋的活动有着密切的联系；再者，各条经筋都会聚于生殖器部，而其脉又都联络于舌根，所以倘若足厥阴肝经之经气不足以致不能荣养筋脉，就会使筋脉拘急挛缩。筋脉拘急挛缩，就会导致舌体卷屈及睾丸上缩。所以如果出现了唇色发青、舌体卷屈及睾丸上缩等病象，那就表明筋脉已经先行败绝了。这种病症，逢庚日就会加重，逢辛日就会死亡。这都是因为庚、辛属金，肝属木，金能克木的缘故。

如果五脏所主的五条阴经之经气都已竭绝，就会使眼球内连于脑的脉络扭转；眼球联络于脑的脉络扭转，就会使目睛上翻。出现了这种目睛上翻的病象，就表明患者的神志已经先行败绝了。倘若患者的神志已经败绝，那么他离死亡也就只剩下一天半的时间了。如果六腑所主的六条阳经之经气都已竭绝，就会使阴气和阳气相互分离；阴阳分离，就会使皮表不固，精气外泄，而流出大如串珠、凝滞不流的绝汗；这是人体精气败绝的病象，所以如果患者在早晨出现了这种病象，那就表明他将在当天晚上死亡；如果患者在晚上出现了这种病象，那就表明他将在第二天早晨死亡。

手足阴阳十二经脉，大都是隐伏在里而循行于分肉之间的，其位置都较深而不能在体表看到；通常可以看见的，只有手太阴肺经之脉经过于手外髁骨之上的那一部分，这都是因为该处的皮肤细薄，使经脉无所隐匿的缘故。所以大多数浮现在浅表以致平常可以看见的经脉，都是络脉。在手之阴阳六经的络脉之中，最明显突出而易于诊察的就是手阳明大肠经和手少阳三焦经这两条经脉的大络，它们分别起于手部五指之间，由此再向上会合于肘窝之中。饮酒之后，因为酒气具有剽疾滑利之性，所以它就会先随着卫气行于皮肤，充溢于浅表的络脉，而使络脉首先满盛起来。此后，倘若在外的卫气已经充溢有余，就会使在内的营气也随之满盛，进而就会使经脉中的血气也大大地充盛起来。倘若没有饮酒，经脉就突然充盛起来，发生异常的变动，那么就说明有邪气侵袭于内，并停留在了经脉自本至末的循行通路上。因为外邪侵袭人体，都是先入络后入经，所以如果经脉没有出现异常的变动，那就说明外邪尚在浮浅的络脉，此时的邪气不能走窜，就会郁而发热，从而使脉形变得坚实；如果络脉的脉形不显坚实，那就说明邪气已经深陷于经脉，并使络脉之气空虚衰竭了。凡是被邪气所侵袭了的经脉，都会出现与其他正常经脉不同的异常表现，由此我们也就可以测知是哪一条经脉感受到了邪气而发生了异常的变动。

雷公问道：怎样才能知道经脉或是络脉发生了病变呢？

黄帝回答说：经脉隐伏在内，因此即使其发生了病变，在体表常常也

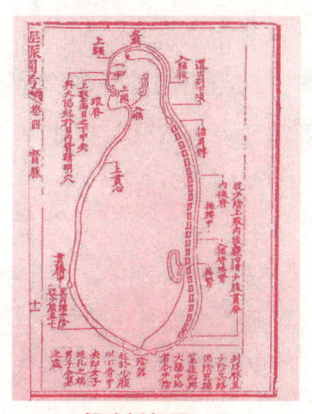

督脉循行图

督脉起于小腹内，下出会阴，向后至尾骶部的长强穴，沿脊柱上行，经项部至风府穴，进入脑内，属脑，沿头部正中线，上至巅顶的百会穴，经前额下行鼻柱至鼻尖的素髎穴，过人中，至上齿正中的龈交穴。

是看不到的，其虚实的变化情况只能从寸口部位的脉象变化来测知。而在体表可以看到的那些经脉的病变，其实都是络脉的病变。

雷公说：我还是不能明白其中的道理。

黄帝说：所有的络脉都不能通过大关节所在的部位，因此在走行到大关节的部位时，络脉都要经过经脉所不到的地方，出于皮表，越过大关节后，再入里而与经脉相合于皮中，此外，它们相合的部位还都会在皮表部显现出来。因此，凡是针刺络脉的病变，都必须刺中其有瘀血结聚的地方，才能取得良好的疗效。而对于血气郁积的病症，虽然它还没有出现瘀血结聚的现象，但也应该尽快采用刺络的方法去进行治疗，以泻除其病邪而放出其恶血；如果把恶血留在体内，就会导致血络凝滞、闭塞不通的痹证。

在诊察络脉病变的时候，如果络脉所在的部位呈现青色，那就表明它是寒邪凝滞于内，气血不通而痛的病症；如果络脉所在的部位呈现红色，那就表明它是体内有热的病症。例如，胃中有寒的患者，其手鱼部的络脉大多都会呈现出青色；而胃中有热的患者，其鱼际部的络脉就会呈现出红色。络脉所在部位突然呈现出黑色的，那就说明它是留滞已久的痹病。络脉所在部位的颜色时而发红，时而发黑，又时而发青的，那就说明它是寒热相兼的病症。颜色发青且脉络短小的，那是元气衰少的征象。一般在针刺邪在浅表以致寒热并作的病症时，因为病邪尚未深入于经，所以就应该多刺浅表的血络，同时还必须隔日一刺，直到把恶血完全泻尽才能停止，然后才可以再根据病症的虚实来进行调治。络脉色青且脉形短小的，是属于元气衰少的病症。如果对元气衰少很严重的患者使用了泻法，就会使他感到心胸烦闷，烦闷至极就会出现昏厥倒地、不能言语等症状；因此，对于这种患者，在他已有烦闷感而尚未昏仆的时候，就应该立即将他扶起，成半坐半卧位，再施以急救。

手太阴肺经别出的络脉，名叫列缺。它起始于手腕上部的分肉之间，由此而与手太阴肺经的正经并行，直入于手掌内侧，并散布于鱼际的部位。倘若它发生病变，其属于实证的，就会出现腕后之锐骨部与手掌部发热的症状；而其属于虚证的，就会出现伸腰呵欠、小便失禁或频数等症状。对于以上这些病症，都可以取用位于腕后一寸半处的列缺穴来进行治疗。这条络脉就是手太阴肺经走向并联络于手阳明大肠经的主要分支。

手少阴心经别出的络脉，名叫通里。它从手掌后方距离腕关节一寸处别行分出，由此而沿着手少阴心经的正经向上走行，并进入心中，然后再向上循行而联系于舌根，并连属于眼球内连于脑的脉络。倘若它发生病变，其属于实证的，就会出现胸膈间支撑不舒的症状；而其属于虚证的，就会出现不能言语的症状。对于以上这些病症，都可以取用位于手掌后方一寸处的通里穴来进行治疗。这条络脉就是手少阴心经走向并联络于手太阳小肠经的主要分支。

手厥阴心包络经别出的络脉，名叫内关。它在距离腕关节两寸处，从两筋的中间别行分出，由此再沿着手厥阴心包络经的正经向上走行，而联系于心，并包绕联络于心脏与其他脏腑相联系的脉络。倘若它发生病变，其属于实证的，就会出现心痛的症状；而其属于虚证的，就会出现头颈部僵硬强直的症状。对于以上这些病症，都可以取用位于手掌后方、两筋之间的内关穴来进行治疗。

手太阳小肠经别出的络脉，名叫支正。它从腕关节上方五寸的地方别行分出，由此再向内走行而注于手少阴心经之中；它有一条别行的支脉，在支正穴处别行而出，此后就向上走行，到达肘部，然后再向上循行，而联络于肩髃穴所在的部位。倘若它发生病变，其属于实证的，就会出现骨节弛缓，肘关节痿废而不能活动等症状；而其属于虚证的，就会在皮肤上生出赘疣，其中小的就像指头中间干结作痒的痂疥一样大小。对于以上这些病症，都可以取用手太阳小肠经的络脉从其本经所别出之处的络穴——支正穴来进行治疗。

手阳明大肠经别出的络脉，名叫偏历。它在手掌后方距离腕关节三寸的部位从本经分出，由此而别行并进入于手太阴肺经的经脉；它的一条别行的支脉，在偏历穴处别行而出，然后就沿着手臂上行，经过肩髃穴所在的部位，再向上走行，而到达曲颊的部位，进而斜行到牙根部并联络之；它的另一条别出的支脉，走入耳中，而与耳部的宗脉相会合。倘若它发生病变，其属于实证的，就会发生龋齿、耳聋等病症；而其属于虚证的，就会出现牙齿发冷、胸膈间闭塞不畅等症状。对于以上这些病症，都可以取用手阳明大肠经的络脉从其本经所别出之处的络穴——偏历穴来进行治疗。

手少阳三焦经别出的络脉，名叫外关。它在手掌后方距离腕关节两寸的部位从本经分出，由此而向外绕行于臂部，然后再向上走行，注于胸中，而与手厥阴心包络经相会合。倘若它发生病变，其属于实证的，就会出现肘关节拘挛的症状；而其属于虚证的，就会出现肘关节弛缓不收的症状。对于以上这些病症，都可以取用手少阳三焦经的络脉从其本经所别出之处的络穴——外关穴来进行治疗。

足太阳膀胱经别出的络脉，名叫飞扬。它在足之上方、距离外踝七寸起于胞宫，下出于会阴，并在此分为二支。上行支：其前行者（冲脉循行的主干部分）沿腹前壁挟脐（脐旁五分）上行，与足少阴经相并，散布于胸中，再向上行，经咽喉，环绕口唇；其后行者沿腹腔后壁，上行于脊柱内。下行支：出会阴下行，沿股内侧下行到大趾间。

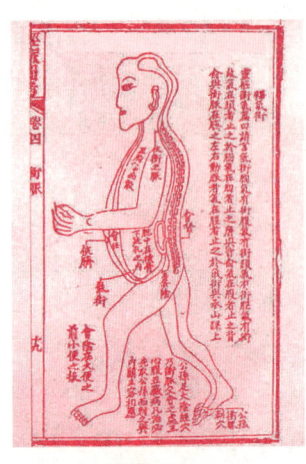

督脉循行图

　　的部位从本经分出，由此而别行并走向足少阴肾经的经脉。倘若它发生病变，其属于实证的，就会出现鼻塞不通，头、背部疼痛等症状；而其属于虚证的，就会出现鼻塞或鼻出血。对于以上这些病症，都可以取用足太阳膀胱经的络脉从其本经所别出之处的络穴——飞扬穴来进行治疗。

　　足少阳胆经别出的络脉，名叫光明。它在足之上方、距离外踝五寸的部位从本经分出，由此而别行并走向足厥阴肝经的经脉，然后再向下走行，而联络于足背部。倘若它发生病变，其属于实证的，就会出现下肢厥冷的症状；而其属于虚证的，就会出现下肢痿软无力以致难以步行，以及坐下后就不能再起立等症状。对于以上这些病症，都可以取用足少阳胆经的络脉从其本经所别出之处的络穴——光明穴来进行治疗。

　　足阳明胃经别出的络脉，名叫丰隆。它在足之上方、距离外踝八寸的部位从本经分出，由此而别行并走向足太阴脾经的经脉；它有一条别行的支脉，在丰隆穴处别行而出，然后就沿着胫骨的外缘向上走行，一直走到头项部，与其他各经的经气相会合，然后再向下走行，并最终联络于咽喉部。如果它的脉气向上逆行，就会导致咽喉肿闭，突然失音而不能言语等病症。如果它的经脉发生病变，其属于实证的，就会出现神志失常的癫狂症；而其属于虚证的，就会出现两足弛缓不收、小腿部肌肉枯痿等症状。对于以上这些病症，都可以取用足阳明胃经的络脉从其本经所别出之处的络穴——丰隆穴来进行治疗。

　　足太阴脾经别出的络脉，名叫公孙。它在足大趾本节后方一寸远的地方从本经分出，由此而别行并走向足阳明胃经的经脉；它有一条别行的支脉，向上走行，进入腹部而联络于肠胃。如果它的脉气厥逆上行，就会导致吐泻交作的霍乱症。如果它的经脉发生病变，其属于实证的，就会出现肠中痛如刀绞的病症；而其属于虚证的，就会出现腹胀如鼓的病症。对于以上这些病症，都可以取用足太阴脾经的络脉从其本经所别出之处的络穴——公孙穴来进行治疗。

　　足少阴肾经别出的络脉，名叫大钟。它从足内踝的后方别行分出，由此再环绕足跟至足的外侧，而走向足太阳膀胱经的经脉；它有一条别行的支脉，与足少阴肾经的正经并行而上，抵达心包络，然后再向外下方走行，贯穿腰脊。如果它的脉气上逆，就会出现心烦胸闷的症状。如果它的经脉发生病变，其属于实证的，就会出现二便不通的症状；而其属于虚证的，就会出现腰痛的症状。对于以上这些病症，都可以取用足少阴肾经的络脉从其本经所别出之处的络穴——大钟穴来进行治疗。

　　足厥阴肝经别出的络脉，名叫蠡沟。它在足之上方、距离内踝五寸的部位从本经分出，由此而别行并走向足少阳胆经的经脉；它有一条别行的支脉，经过胫部而上行至睾丸，并聚结于阴茎。如果它的脉气上逆，就会导致睾丸肿大，突发疝气。如果它的经脉发生病变，其属于实证的，就会导致阴茎勃起而不能回复；其属于虚证的，就会出现阴部奇痒难忍等症状。对于以上这些病症，都可以取用足厥阴肝经的络脉从其本经所别出之处的络穴——蠡沟穴来进行治疗。

　　任脉别出的络脉，名叫尾翳。其循行起始于胸骨下方的鸠尾处，由此再向下散于腹部。倘若它发生病变，其属于实证的，就会出现腹部皮肤疼痛的症状；而其属于虚症的，就会出现腹部皮肤瘙痒的症状。对于以上这些病症，都可以取用任脉的络脉从其本经所别出之处的络穴——尾翳穴来进行治疗。

　　督脉别出的络脉，名叫长强。其循行起始于尾骨尖下方的长强穴处，

阴跷脉起于足跟内侧足少阴经的照海穴，通过内踝上行，沿大腿的内侧进入前阴部，沿躯干腹面上行，至胸部入于缺盆，上行于喉结旁足阳明经的人迎穴之前，到达鼻旁，连属眼内角，与足太阳、阳跷脉会合而上行。

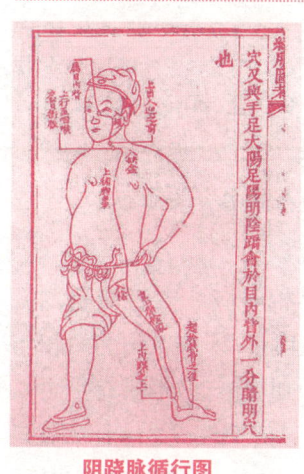

阴跷脉循行图

由此再夹着脊柱两旁的肌肉向上走行到项部，并散于头上，然后再向下走行到肩胛部的附近，此后就别行走向足太阳膀胱经，并深入体内，贯穿脊柱两旁的肌肉。倘若它发生病变，其属于实证的，就会出现脊柱强直以至于不能俯仰的症状；而其属于虚证的，就会出现头部沉重、振摇不定等症状。以上这些症状都是由本条络脉之夹行于脊柱两侧的部分发生病变而引起的；对于这些病症，都可以取用督脉的络脉从其本经所别出之处的络穴——长强穴来进行治疗。

脾脏的大络，名叫大包。其循行起始于渊腋穴下方三寸处，散布于胸胁。倘若它发生病变，其属于实证的，就会出现全身各处都疼痛的症状；而其属于虚证的，就会出现周身关节都松弛无力的症状。此外，当它发生病变时，还会使大包穴附近出现网络状的血色斑纹。对于以上这些病症，都可以取用脾之大络从其本经所别出之处的络穴——大包穴来进行治疗。

以上所说的十五条络脉，它们在发病时，凡是属于脉气壅盛所致之实证的，其脉络都必然会变得明显突出而容易看到；凡是属于脉气虚弱所致之虚证的，其脉络都必然会变得空虚下陷而不易察知。如果在络穴所在部位的体表处看不到任何异常的现象，那么就应当到该穴所在部位的附近去仔细观察。人的形体有高矮胖瘦的区别，因而其经脉就会有长短的不同，而其络脉所别行分出的部位也就多少会有一些差异，所以医者在诊察病情时，都应当灵活变通，区别对待。

灵枢·经别第十一

本篇要点

一、说明十二经脉之出入离合的情况，指出十二经脉在医学上的重要作用。

二、详细叙述十二经别的循行径路及其离合出入的配合关系。

黄帝问岐伯道：我听说人的身体结构与自然界相对应。内有属阴的五脏与自然界的五音、五色、五时、五味及五位等相对应；外有属阳的六腑与自然界之六律相对应。六律有六阴六阳之分，而人体也就与之相应有手足六阴经六阳经之别；这十二条经脉又与自然界的十二月、十二辰、十二节、十二条河流以及十二时等相对应。以上就是人体之五脏六腑与自然界各种现象相对应的情况。十二经脉对生命的维持，疾病的形成，疾病的治疗及疾病的发生都有着重要的作用。关于它的理论，虽然是初学者开始就应该掌握的基本理论，但只有精研医学者才能精通这门理论。医术粗率的医生认为它很轻易就能学懂，而只有那些医术高明的医生才能够真正懂得，要体会出其中的奥妙，是多么的困难。现在，为了能更深入地研究它，我想请问你十二经脉之出入离合的情况是怎样的？

岐伯很恭谨地行礼后说：您问得真是高明啊！这是医技粗率者最易忽略的问题，只有医技高明的人才会悉心地去研究它。下面，就让我来详细地说一下吧。

足太阳膀胱经别行的正经，一条别行进入于腘窝之中，与足少阴肾经的经脉相合而上行；另一条至尾骶部下五寸处，再向上别行进入肛门，并向内行于腹中，而联属于本经所属的脏腑——膀胱腑，散行至肾脏，此后再沿着脊柱两旁肌肉的内部向上走行，到达心脏所在的部位，然后就进入于心并分散于心的内部；其直行的部分，从脊柱两旁的肌肉处向上走行并出于项部，此后再联属于足太阳膀胱经本经的经脉，从而使内外合为一经。这就是足太阳膀胱经在本经之外别行的一条正经。足少阴肾经别行的正经，走行到膝部腘窝中，再别行走向足太阳膀胱经并与之相会合，继而向上走行到肾脏，并在十四椎处向外走行而联属于带脉；其直行的部分，从肾脏上行而系于舌根部，然后再向外走行至项部，而与足太阳膀胱经的经脉相会合。这就是足太阳膀胱经与足少阴肾经这两条互为表里的经脉在六合之中所形成的第一合。这种表里两经相合的关系，都是由各条阴经之经别上行并联系于与其相表里之阳经的正经而形成的；其他表里经的相配关系也莫不如此。所谓的经别，其实也都是正经，只不过是别道而行的正经罢了。

足少阳胆经别行的正经，在气街部从本经分出之后，就绕过髀部，入于阴毛的边缘之中，而与足厥阴肝经相会合；其别行的分支，进入季胁之间，然后再沿着胸壁的内侧，入内联属于本经所属的脏腑——胆腑，由此再散行至肝脏，并向上贯穿心部，此后再向上挟行于咽喉的两侧，出于腮部与颔部的中间，散于面部，联系于眼球内连于脑的脉络，最后与足少阳胆经的本经相合于外眼角处。足厥阴肝经别行的正经，从足背部别行分出，上行到达阴毛的边缘，而与足少阳胆经的经脉相会合，此后它就会与足少阳胆经之别行的正经一同向上走行。这就是足少阳胆经和足厥阴肝经这两条互为表里的经脉在六合之中所形成的第二合。

下部 灵枢·经别第十一

367

足阳明胃经别行的正经，上行至髀部，再向上进入腹中，而联属于本经所属的脏腑——胃腑，由此再散行至脾脏，并上行连通于心，此后再沿着咽喉部向上走行，从口部出来，上行到鼻梁和眼眶部，环绕联系于眼球内连于脑的脉络，然后再与足阳明胃经的本经相会合。足太阴脾经别行的正经，也上行至髀部，而与足阳明胃经的经脉相会合，此后它就与足阳明胃经之别行的正经相偕而行，并最终结络于咽喉部，贯穿于舌中。这就是足阳明胃经和足太阴脾经这两条互为表里的经脉在六合之中所形成的第三合。

　　手太阳小肠经别行的正经，是自上向下走行的，它从肩后的骨缝处别行分出，由此而进入腋下，走入心脏，并联系于本经所属的脏腑——小肠腑。手少阴心经别行的正经，从本经别行分出之后，就走入到腋下三寸渊腋穴处的两筋之间，并联属于本经所属的脏腑——心脏，由此再上行至喉咙，出于面部，而与手太阳小肠经的一条支脉会合于内眼角处。这就是手太阳小肠经和手少阴心经这两条互为表里的经脉在六合之中所形成的第四合。

　　手少阳三焦经别行的正经，是起始于人体最高处的，它从巅顶处别行分出，由此而进入缺盆部，并向下走入本经所属的脏腑——三焦腑，最后散布于胸中。手厥阴心包络经别行的正经，从本经别行分出之后，就下行至腋下三寸处，由此再入于胸中，别走联属于三焦腑，此后再沿着喉咙向上走行，出于耳后，而与手少阳三焦经的经脉会合于完骨的下方。这就是手少阳三焦经和手厥阴心包络经这两条互为表里的经脉在六合之中所形成的第五合。

　　手阳明大肠经别行的正经，从手部分出并向上走行，到达于胸部，之后再沿着侧胸与乳部的中间，别行出于肩髃穴所在的地方，由此再向上进入柱骨，其后再向下走行至本经所属的脏腑——大肠腑，继而再折返向上，联属于肺脏，并沿着喉咙向上出于缺盆部，而最终与手阳明大肠经的本经相会合。手太阴肺经别行的正经，从本经别行分出之后，就走行至渊腋穴处手少阴心经的前方，由此再进入体内并走行到本经所属的脏腑——肺脏，进而再向下散行至大肠腑，此后它就折返上行，出于缺盆，并沿着喉咙走行，而与手阳明大肠经的经脉相会合。这就是手阳明小肠经与手太阴肺经这两条互为表里的经脉在六合之中所形成的第六合。

灵枢·经水第十二

> **本篇要点**
>
> 一、天人相应，运用清、渭、海、湖、汝、渑、淮、漯、江、河、济、漳十二条河流的大小、深浅、广狭、长短来比喻说明人体中十二经脉各自之不同的气血运行状况。
>
> 二、通过对人体皮内的度量及其死后的观察，从结构和功能角度揭示人体的奥妙。
>
> 三、通过经脉与经水相合的关系，指出各经针刺浅深与留针时间的标准，并提出针灸不能太过的警示。

黄帝向岐伯问道：人体十二经脉，外与十二条河流相对应，内与人体的五脏六腑相连。进一步讲，十二条河流分布于各地，有面积大小、水位深浅、河床广狭、源头远近等区别；五脏六腑也有位置高低、形态大小、精微之气多少的区别，那么，这两者之间是如何对应的呢？同时，江河受纳地面上的水流而通行各处；五脏集合精神、气血、魂魄等而加以闭藏；六腑受纳饮食水谷而加以传化，吸收精微之气而布扬全身；经脉受纳血液而营灌全身。如果想把以上这些情况结合起来，而运用到治疗上，又应该怎样去做呢？还有，在治疗时，如何才能把握住针刺的深度及施灸的壮数呢？关于上面这些问题，你可以解释给我听吗？

岐伯回答说：你问得好！天很高，以至于难以计算，地很广，而其阔也难以测量。况且人生于天地之间，生活在四方上下之内，天的高度和地的广度非人力所能准确测量。但是，人的情况就不同了，对于人这八尺有形之躯而言，有皮有肉，有深浅广狭，在体表部都可以通过一定的尺度去测量，或是用手指去切按索摸而了解；人死了，还可以通过解剖其尸体来详细观察其内部脏腑的情况。由此，我们就可以知道五脏的坚脆，六腑的形态，每一脏腑受纳谷气的多少，每条经脉的长短，血液清浊的程度，每一脏腑含有精气的多少，以及十二经脉中之某一经是多血少气，还是少血多气，是血气皆多，还是血气皆少，等等，都是有一定标准的。此外，我们还可以知道，在运用针刺艾灸治疗疾病、调理人体经气的时候，其针刺的深浅、手法的轻重，或艾炷的大小、多少等，其道理不也是相同的吗？

黄帝说：方才你讲的这些道理，听起来让人觉得茅塞顿开，但心里仍

369

有些不能清楚了解，我希望能听你更详尽地说一说。

岐伯回答说：这就是人之所以能和自然界天地阴阳相互适应的道理，是不能不深入研究的。足太阳膀胱经在外可应合于清水，在内则与膀胱腑相互连属，并与全身运行水液的经脉相通达。足少阳胆经在外可应合于渭水，在内则连属于胆腑。足阳明胃经在外可应合于海水，在内则连属于胃腑。足太阴脾经在外可应合于湖水，在内则连属于脾脏。足少阴肾经在外可应合于汝水，在内则连属于肾脏。足厥阴肝经在外可应合于渑水，在内则连属于肝脏。手太阳小肠经在外可应合于淮水，在内则连属于小肠腑；小肠泌别清

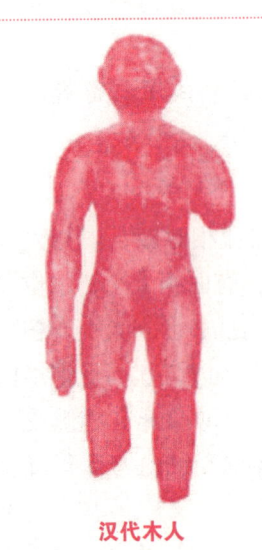

木人为裸体直立（左手及右脚残）人，高28.1厘米。造型写实，比例协调，胎髹黑漆。专家考证后普遍认为所绘线条为人体经脉。认为它的出土把世界人体经脉模型历史推前了1100多年，为研究我国人体经脉的起源、经脉学理论的形成、发展提供了弥足珍贵的实物资料。

汉代木人

浊，而将水谷所化之糟粕中的水液归于膀胱。手少阳三焦经在外可应合于漯水，在内则连属于三焦腑。手阳明大肠经在外可应合于江水，在内则连属于大肠腑。手太阴肺经在外可应合于河水，在内则连属于肺脏。手少阴心经在外可应合于济水，在内则连属于心脏。手厥阴心包络经在外可应合于漳水，在内则连属于心包络。

以上即为五脏六腑的气血流动，就像十二条河流的水流动一样，外有源泉，内有隐伏的归巢，内外贯通像环一样无始无终，循环不息，人体经脉也是一样。天在上属阳，地在下属阴。相应的，人体腰部以上的部位，应天而属阳，人体腰部以下的部位，应地而属阴。根据古法天南地北的阴阳位置，在海水以北的就称为阴，在湖水以北的就称为阴中之阴，在漳水以南的就称为阳，在河水以北到漳水所在之处的就称为阳中之阴，在漯水以南至江水所在之处的就称为阳中之太阳。而人体之十二经脉的分布循行及其相互之间的关系，也与之相对应。以上所述，只反映了自然界部分河流之流行分布

与人体部分经脉循行分布的阴阳对应关系，但它足以说明人体和自然界是相互对应的。

黄帝问道：我已了解了自然界十二条河流与人体十二经脉之间的相应关系，但是，每条河流的远近浅深及其水量的多少都各不相同，而与之相应，经脉也有远近浅深及气血多少等方面的差别，怎样才能把两者结合起来，并应用于针刺治疗呢？

岐伯回答说：足阳明胃经为五脏六腑之海，在十二经之中，脉大，血多，气盛，热炽，所以在针刺治疗足阳明胃经的实证时，如果不深刺，邪气就不能疏散，如果不留针就不能泻尽病邪。一般而言，在针刺足阳明胃经时，其针刺的深度应该是进针六分，留针应该是相当于呼吸十次的时间；在针刺足太阳膀胱经时，其针刺的深度应该是进针五分，留针的时间应该是相当于呼吸七次的时间；在针刺足少阳胆经时，其针刺的深度应该是进针四分，留针的时间应该是相当于呼吸五次的时间；在针刺足太阴脾经时，其针刺的深度应该是进针三分，留针的时间应该是相当于呼吸四次的时间；在针刺足少阴肾经时，其针刺的深度应该是进针两分，留针的时间应该是相当于呼吸三次的时间。在针刺足厥阴肝经时，其针刺的深度应该是进针一分，留针的时间应该相当于呼吸两次的时间。至于手三阴经和手三阳经，因为它们都循行于人体的上半部，与输播血气的心肺两脏距离较近，且其循行经过部位的皮肉都较薄、穴位都较浅，此外其脉气的运行还比较快，所以在对它们进行针刺时，其针刺的深度一般都不会超过二分，而留针的时间一般也都不会超过呼吸一次的时间。然而，人还有年龄少长、身材大小、体格肥瘦等方

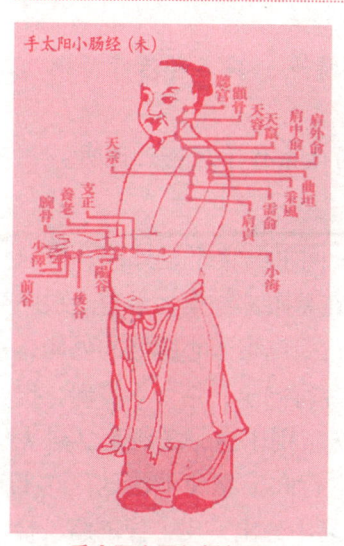

手太阳小肠经循行图

本经起于手小指尺侧端少泽穴，沿手背、上肢外侧后缘，过肘部到肩关节后面，绕肩胛部，左右交会并与督脉在大椎穴处相会，前行入缺盆，深入体腔，络心，沿食管，穿过膈肌，到达胃部，下行，属小肠。其分支从面颊部分出，向上行于眼下，至目内眦，经气于睛明穴与足太阳膀胱经相接。

面的不同，因而其体质也就会有所差异，对于这些方面，医者都必须做到心中有数，以根据各种不同的情况选择不同的处理方法；能够根据患者的不同体质而灵活选择治疗措施，那就叫作顺应了自然之理。灸法的运用也是如此——施灸壮数的多少，艾炷的大小，也应该因人而异，灵活运用。倘若不顾患者的具体情况而妄用针灸，那么，当灸的壮数超过了一定的限度时，就会使患者受到具有危害性的"恶火"的侵袭，而出现骨节枯痿、血脉涩滞等症状；当针刺的深度和留针的时间超过了一定的限度时，就会使元气虚脱。

黄帝问道：人体经脉的大小，营血的多少，皮肤的厚薄，肌肉的坚脆，以及腘窝部位的大小等，都可以制定出一个统一的衡量标准吗？

岐伯回答说：可以作为衡量标准的，是那些身材适中且肌肉不很消瘦，血气没有衰败的健康人。对于那些身材、体质都与中等水平不相近的人，如形体消瘦且肌肉脱陷者，就不能用这种标准去量度分寸，进行针刺。因而，医者在临诊时，都应该首先仔细地按切脉象，循按肌肉，触摸皮肤，按压筋骨，以辨别患者的体质类型，然后再诊察病性的温寒、血气的盛衰，之后才可能进行适当的调治。只有做到了这一点，才称得上是因人制宜，也才能说这个医生已经真正掌握了治病的真诀。

灵枢·经筋第十三

> **本篇要点**
>
> 一、叙述十二经筋的循行、发病、病症特点、病名和治疗原则以及起止点与循行部位。
>
> 二、以经筋为主线，对经络辨证和辨病的体系作了理论性说明。

足太阳经的筋，其循行起始于足小指外侧，向上结聚于足外踝，再斜向上结聚于膝关节处，然后向下沿着足的外踝，在足跟部结聚，沿着足跟向上行，在腘部结聚；该经筋的别支，从外踝向上行，结聚于小腿肚的外侧，向上到达腘窝中部的内侧，与从足跟上行的一支并行向上，结聚于臀部，再沿着脊柱两侧上行至颈项部；由颈部分出的一支，别出这一条经筋，进入舌，并在舌体结聚；另一条由颈部分出的经筋直行向上结聚于枕骨，向上到达头顶，又沿着颜面下行，结聚于鼻；下行经筋中分出一支，像网络一样行于眼的上睑部分，再向下结聚于颧骨；还有一条分支由挟脊上行的经筋别出，从腋窝后侧的外廉，上行结聚于肩髃部；另一条从腋窝的后外廉进入腋下，向上行至缺盆处，再向上在耳后的完骨处结聚；另一支从缺盆分出，斜向上进入颧骨部分，与从颜面部下行的结于颧骨的支筋相合。太阳经的经筋发病，主要表现为由足小趾分出的一支的症状，可见足跟肿痛，腘窝部拘挛，脊柱反张，颈部筋脉拘挛疼痛，肩不能抬举；腋窝处的分支还可见到缺盆中有扭痛，不能左右摇摆。治疗用燔针，疾进疾出，病愈则止，以疼痛的部位为针刺的腧穴，这种病叫作仲春痹。

　　足少阳经的筋，其循行起于足的无名趾端，沿足背上行结聚于外踝，再沿着胫骨外侧，向上结聚在膝部的外缘。足少阳经筋的一条分支，从外辅骨处分出，向上行至大腿部，在此又分为两支。行于前面的一支，结聚在伏兔之上；行于后面的一支，结聚在尾骶部；其直行的一支，向上行至肋下空软处及季肋部位，再向上行于腋部的前缘，横过胸旁，联结乳部，向上结聚于缺盆；它的另一直行支线，出腋部，穿过缺盆，穿出后行于足太阳经筋的前面，沿耳后绕至上额角，交会于巅顶，从头顶侧面向下走至颔部，又转向上结聚于颧部；还有一支支筋，从颧部发出，结聚在外眼角，成为眼的外维。足少阳经的经筋发病时，见足第四趾掣引转筋，并牵扯膝部外侧转筋，膝部不能屈伸；腘窝部位筋脉拘急，前面牵引髀部疼痛，后面牵引尻部疼痛，向上则牵引肋下空软处及软肋部作痛，再向上牵引缺盆、胸侧乳部、颈部所维系的筋发生拘急。若是从左侧向右侧维络的筋拘急，则右眼不能张开，因为经筋上过右额角与跷脉并行，而阴阳跷脉在这里互相交叉，左右经筋也是互相交叉的，左侧的筋维络右侧，所以左额角筋伤，会引起右足不能活动，这就是"维筋相交"。治疗这一病症应当用火针疾刺疾出的劫刺法，针刺的次数以病愈为度，针刺的穴位就是感觉疼痛的地方。这种病患就叫作孟春痹。

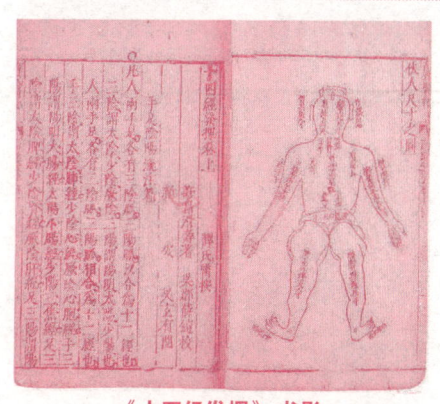

《十四经发挥》书影

《十四经发挥》，经脉学著作。三卷。元·滑寿撰。刊于1341年。卷上为"手足阴阳流注篇"，统论经脉循行的规律；卷中为"十四经脉气所发篇"，依据十二经脉和任督二脉的流注次序分别论述各经经穴歌诀相应脏腑功能、经穴部位和经脉主病等。《十四经发挥》的主要特点是以十二经脉的流注先后为序注明有关穴位，因任督二经也有专穴，故附入，总称为十四经。

足阳明经的筋，其循行起于足次趾与中趾之间，结聚于足背上；斜行的一支，从足背的外侧向上至辅骨，结聚于膝外侧，再直行向上结聚于髀枢，在此基础上向上沿着胁部经络属于脊柱；直行的一支，从足背向上沿胫骨，结聚在膝部；由此分出的支筋，结聚于外辅骨，与足少阳的经筋相合；其直行的支筋，沿辅骨上行，结聚在大腿部，并结聚于阴器，又向上行，散布在腹部，上行至缺盆部结聚，然后上行通过颈部，环绕在口的周围，再汇合于頄部，向下结于鼻，从鼻旁上行与太阳经筋相合。太阳经的小筋网维于眼的上胞，阳明经的小筋网维于眼的下胞；另一条从頄部发出的支筋，通过颊部结聚于耳前。足阳明经的经筋发病，可表现为足中趾、胫部转筋，足部有跳动感并有强直的感觉，伏兔部转筋，髀前肿，㿉疝，腹部筋脉拘急。向上牵引到缺盆及颊部，突然发生口角歪斜，筋脉拘急的一侧眼睑不能闭合，如有热则筋脉弛纵眼不能睁开。颊筋如果有寒就发生拘急、牵引颊部而致口角歪斜；有热则筋脉弛缓、收缩无力，发生口部歪向一侧。治疗口角歪斜的方法，是用马脂油涂在拘急一侧的面颊上，以润养其拘急之筋，再以白酒调和桂末，涂在弛缓一侧的面颊上，使筋脉温通，然后再用桑钩钩住患者的口角，以调整其歪斜，使其复位。另外，用桑木炭火放入地坑，坑的高低以患者坐位时，能烤到颊部为宜，同时用马脂温熨拘急一侧的面颊，令患者喝一些酒，吃些烤肉之类的美味，不能饮酒的患者也要勉强喝一些，并再三地用手抚摩患处，以舒筋活络。其他病的治疗，可应用燔针，以疾进疾出的手法治疗，针刺的次数以病愈为度，以疼痛的部位为针刺的穴位，这种病叫作季春痹。

该经发生病变，主要表现为胸部满闷、咳嗽、气喘，锁骨上窝痛，心胸烦满，小便频数，肩背、上肢前边外侧发冷，麻木酸痛等症。

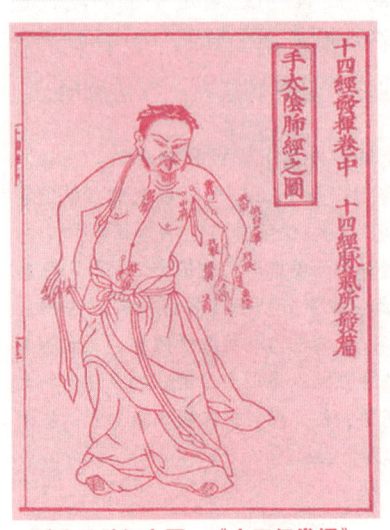

手太阴肺经之图·《十四经发挥》

足太阴经的筋，其循行起于足大趾趾端的内侧，上行结聚于内踝；其直行的支线，向上结聚于膝内的腓骨，沿股内侧上行，结聚于髀部，继而结聚在前阴，再上行至腹部，结聚于脐部，沿腹内上行，然后结于两胁，散布于胸中。其行于内侧的一支附着于脊柱两旁。足太阴经的经筋发病，可表现为足大趾牵引内踝作痛，转筋，膝内辅骨疼，股内侧牵引至髀部作痛，阴器像扭转一样拘紧疼痛，并向上牵引脐部及两胁作痛，进而牵引胸及脊内作痛。治疗本病应采取燔针，用速刺速出的劫刺法，针刺的次数以病愈为度，以痛处为针刺的穴位。这种病症叫作孟秋痹。

足少阴经的筋，其循行起始于足小趾的下方，然后进入足心，行于足的内侧，与足太阴经筋并行，再斜行向上，至内踝之下，结聚于足跟，向下与足太阳经筋相合，向上结聚于内辅骨下方，在此与足太阴经筋并行，向上沿大腿根部内侧结聚于阴器，再沿着脊柱旁肌肉上行至项部，结聚于头后部的枕骨，与足太阳经筋相合。足少阴经的经筋发病，可表现为足心发生转筋，且其经筋所经过和所结聚的部位，都有疼痛和转筋的证候出现。足少阴经的筋发生的主要病症还有痫证、抽搐和项背反张等。病在背侧的不能前俯，病在胸腹侧的不能后仰。背为阳，腹为阴，阳病项背部筋急，腰部向后反折，身体就不能前俯；阴病腹部筋急，使身体向前曲，就不能后仰。治疗这种病应采用燔针，用速刺速出的劫刺法，针刺的次数以病愈为度，以痛处为针刺的穴位。病在胸腹内不宜针刺的，可熨帖患处，加以按摩导引以舒筋脉，并饮用汤药以养血。若本经的经筋反折纠结，而且发作次数频繁，病情很重的，往往是不治之证。这种病称作仲秋痹。

足厥阴经的筋，其循行起始于足大趾的上方，上行结聚在内踝之前，再向上沿着胫骨结聚于内侧辅骨之下，又沿着大腿根部的内侧上行结聚于前阴，并联络足三阴及足阳明各经的经筋。足厥阴经的经筋发病，可表现为足大趾牵引内踝前部疼痛，内侧辅骨处也感到疼痛，腿的内侧疼痛转筋，前阴不能发挥作用，如果房劳过度耗伤了阴精，就会发生阳痿不举。伤于寒邪就会发生阴器内缩，伤于热邪则出现阴器挺长不收。治疗本病应采用利水渗湿及清化湿热的方法调节厥阴经之气；对于疼痛转筋一类的疾患，应采用燔针，用速刺速出的劫刺法，针刺的次数以病愈为度，以痛处为针刺的穴位。这病称为季秋痹。

手太阳经的筋，起始于手小指的上部，结聚于手腕，沿前臂内侧上行，结聚于肘内高骨的后边。如果用手指弹拨此处的筋，酸麻的感觉能反应到小指上，再上行入结于腋下；其分支，向后行至腋窝的后缘，上绕肩胛，沿颈部行于足太阳经筋的前面，结聚在耳后的完骨；由此又分出一条支筋，进入耳中；它的直行部分，从耳出，上行，又向下结聚于颔部，再折上行，联属外眼角。手太阳经的经筋发病，可表现为手小指掣引肘内高骨后缘疼痛，沿手臂侧至腋下及腋下后侧的部位，都感到疼痛，环绕肩胛并牵引到颈部也发生疼痛，并出现耳中鸣响疼痛，同时牵引颔部、眼部，眼睛闭合后，须经过较长时间才能看清物体，恢复视力。颈筋拘急时，会引起筋痿、颈肿之病；寒热发生于颈部的，应采用燔针，以速刺速出的方法针刺，刺的次数以病愈为度，以痛处为穴。刺后颈肿不消退的，再改用锐利的针刺治。由于本筋的支筋上行到了曲颊部位，又沿着耳前归入眼外角，向上行至额部，结聚在额角部位，所以它在疼痛时会使所经过的部位出现牵引性抽筋现象，治疗时应采取火针速刺速出的劫刺法，以使疾病痊愈为限度，以疼痛之外的腧穴为取穴用针的部位。这种疾病称为仲夏痹。

手少阳经的筋，起始于无名指靠近小指的一侧，上行结聚在腕部，再沿着手臂上行结聚于肘部，向上绕着大臂的外侧，经过肩部行至颈部，与手太阳的经筋相合。从颈部分出的一支，在下颔角的部位深入于里，联系舌根；另一分支，向下走至颊车穴，沿着耳向前行进，联属外眼角，向上经过额部，最终结聚在额角。手少阳经的经筋发病，可表现为本经的经筋循行部位发生掣引、转筋和舌体卷曲的现象。治疗时，应采用火针，采用速刺速出的劫刺法，针刺的次数以病愈为度，以痛处为穴。这种病称为季夏痹。

手阳明经的筋，起始于食指靠近大指的侧端，结聚于腕部，沿着手臂上行，结聚在肘的外侧，再沿大臂上行，进而结聚于肩髃。它的分支，绕过肩胛，挟于脊柱的两侧；它的直行部分，从肩髃上行至颈部；从这里分出的一支，上行至颊部，结聚在颧部；直行的分支，从颈部向上，出于手太阳经筋的

该经发生病变，主要临床表现为腰痛不可以俯仰，胸胁胀满，少腹疼痛，疝气，巅顶痛，咽干，眩晕，口苦，情志抑郁或易怒。

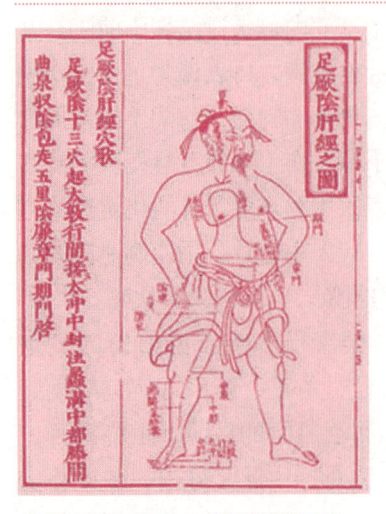

足厥阴肝经之图·《十四经发挥》

前方，上行至左额角，络于头部，再下行进入右颔部。手阳明经的经筋发病，可表现为该经筋所循行和结聚的部位掣引转筋及疼痛，肩部不能抬举，颈部不能左右转动、顾视。治疗这种病症，应采取火针，速刺速出的劫刺法，针刺的次数以病愈为度，以疼痛处为针刺的穴位。这种病称为孟夏痹。

手太阴经的筋，起始于手大指的末端，沿大指上行，结聚在手小鱼际之后，继续上行于寸口部位的外侧，再沿手前臂上行，结聚在肘中，再上行至臂部的内侧，进入腋下，出于缺盆，结聚在肩髃之前，又返回，向上结于缺盆，自腋下行的一支进入胸中，结于胸内，散布于横膈部，与手厥阴经的经筋合于膈部，继而下行抵达季胁部位。手太阴经的经筋发病，可见本经筋所循行结聚的部位掣引、转筋、疼痛，严重的，可发展为息贲病，呼吸急促，气逆喘息，或胁下拘急，吐血。治疗该病时，应采取火针，速刺速出，针刺次数以病愈为度，痛处为穴。这种病症叫作仲冬痹。

手厥阴心包经的筋，起始于手中指端，沿指，上行，通过掌后与手太阳经筋并行，结聚于肘的内侧，向上行经过肘的内侧而结聚于腋下，从腋下前后布散，挟两胁分布；它的分支，入于腋下，散布于胸中，结聚于贲门。手厥阴心包经的经筋发病，可表现为本经筋所循行、结聚的部位掣引、转筋，以及胸痛或成息贲病，出现呼吸迫促、上逆喘息的病状。治疗时应采取燔针，用速刺速出的劫刺法，针刺次数以病愈为度，以痛处为穴。这种病就叫孟冬痹。

手少阴心经的筋，起始于手小指的内侧，循小指上行，结聚于掌后小指侧高骨，再向上结聚于肘的内侧，继而上行入腋内，与手太阴经筋相交，走向胸部，伏行于乳内，结聚在胸中，沿膈下行联系脐部。手少阴经的经筋发病，可见胸内拘急，心下有积块坚伏，名为伏梁病。上肢的经筋发病，肘部牵引拘急，屈伸不利。总的来说，手少阴经筋发病，可表现为本经筋所循行或结聚的部位掣引、转筋和疼痛。治疗时应采用燔针，用速刺速出的劫刺法，针刺次数以病愈为度，以痛处为穴。若病已发展成伏梁而出现吐脓血的，为脏气已损，病情加剧的死证。这种病叫作季冬痹。

大凡经筋发病，遇寒则筋脉拘急，遇热则筋脉松弛，甚至出现阳痿不举。背部的筋挛急，则脊背向后反张；腹部的筋挛急，则身体向前弯曲而不能伸直。焠刺法用于治疗因受寒造成的筋急之病，如果是因热而造成的筋脉弛缓的病症，便不宜采用火针了。

足阳明经筋和手太阳经的筋拘急，会发生口眼歪斜；眼角拘急时，不能正常地视物。治疗这些病症，都应采用上述的焠针劫刺法。

灵枢·骨度第十四

> **本篇要点**
>
> 一、以一般人为标准，具体记述人体各部骨骼的长短尺寸，并用骨骼作为标尺来衡量经脉的长度。
>
> 二、通过胸部与肺、上腹部与胃、下腹部与肠等的对比，说明外形大小与内在脏器有关的道理。

黄帝问伯高说：《脉度》篇中所说的人身经脉的长短，怎样确定？

伯高回答说：先量出各骨节的大小、宽窄、长短，然后用这个标准来确定经脉的长度。

黄帝又问：我想了解普通人骨度的情况，如果人的身高为七尺五寸，全身骨节的大小、长短是多少呢？

伯高回答说：头围最长处是二尺六寸，胸围是四尺五寸，腰围是四尺二寸。头发覆盖的部分称为颅，从前发际到后发际，整个头颅是一尺二寸；从前发际至颏的下部是一尺。五官端正的人，面部上、中、下三部分的长度相等。

从结喉至缺盆中（指天突穴处）长四寸，从缺盆到胸骨剑突长九寸，如果超过九寸，则肺脏大，不足九寸则肺脏小。从剑骨至天枢穴之间（脐

骨骼长短和大小的度数，是古人测定人体周身部位和骨骼的长度、大小的标准数值，并可作为测量人体部位(主要是穴位)的重要参考依据。

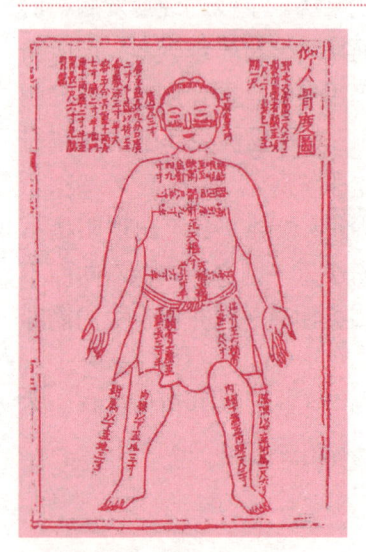

仰人骨度图·《灵枢注证发微》

中）长八寸，超过八寸的胃大，不足八寸的胃小。从天枢穴至横骨长六寸半，超过的大肠粗而长，不足的大肠细而短。横骨的长度是六寸半，从横骨上缘到股骨内侧下缘长一尺八寸，胫骨突起上缘至下缘长三寸半，胫骨突起的下缘到足内踝长一尺三寸，从内踝至地长三寸，从膝部的腘窝至足长一尺六寸，从足背至地三寸，所以骨围大的，骨也粗大，骨围小的，骨也细小。

从额角至锁骨长一尺，从颈根下至腋窝长四寸，从腋至季胁长一尺二寸，从季胁至大转子长六寸，从大转子至膝长一尺九寸，膝至外踝长一尺六寸，从外踝至京骨的突起处长三寸，从京骨的突起至足底长一寸。

耳后两高骨之间长九寸，耳前的两听门之间长一尺三寸，两颧之间距离七寸，两乳之间宽九寸半，两股骨之间距离六寸半。

足的长度是一尺二寸，宽度是四寸半。从肩至肘长一尺七寸，肘至腕长一尺二寸半，手腕至中指指掌关节长四寸，掌指关节根部至手指尖长四寸半。从项部后发际至第一椎骨长三寸半，大椎到尾骶骨共二十一椎，总长度是三尺，上七椎每节长一寸四分一厘，共长九寸八分七厘，其余的不尽之数都在以下诸节平均计算。

这就是普通人的骨度情况，可以用这个标准确定经脉的长度。在观察人体经脉的时候，如果呈现于体表浮浅坚实或明显粗大的，是多血的经脉；细而深伏的，是多气的经脉。

灵枢·五十营第十五

本篇要点

一、介绍一昼夜间经气在经脉中运行五十周次的路线和顺序，说明人体营气循环往复，周流不息。

二、指出呼吸与脉搏的比例，详细说明一昼夜营气运行的周次和脉行度数。

黄帝问道：我想了解经脉之气在体内一昼夜运行五十个周的情况是怎么样的？

岐伯回答说：周天有二十八星宿，每个星宿之间的距离是三十六分。人体的经脉之气一昼夜运行五十次，合一千零八分。在一昼夜中太阳的运行周历了二十八星宿，分布在人体上下、左右、前后的经脉，共有二十八条，经气在全身运转一周的长度是十六丈二尺，与二十八星宿相对应。

用铜壶漏水下一百刻为标准来划分昼夜，计算经气在经脉中运行所需的时间。人呼气一次，脉跳动两次，经气运行三寸；吸气一次，脉又跳动两次，经气又运行三寸，一个呼吸过程，经气运行六寸，十次呼吸，经气运行六尺，太阳运行二分。二百七十次呼吸，经气运行十六丈零二尺，其营气行上下，贯通八脉，运行一周，水下二刻，太阳运行二十分多一点。五百四十次呼吸，脉气在全身运行两周，水下四刻，太阳运行四十分。二千七百次呼吸，经气运行十次，水下二十刻，太阳运行五个星宿零二十分。一万三千五百次呼吸，经气在体内运行五十周次，水下一百刻，太阳运行二十八星宿，铜壶里的水都滴漏尽了，经气也正好运行五十个周次。前面所谈经气的相互交通，就是指经气在二十八脉运行一周。如果人的经气保持一昼夜运行五十个周次，人就能够享尽天然的寿命。经气在人体运行五十周次的总长度是八百一十丈。

灵枢·营气第十六

本篇要点

一、介绍营气的来源、生成过程和运行特点。
二、具体叙述十四经脉的循行方向、次序和交接部位。

黄帝说：营气是由胃受纳水谷精气化生而成。水谷进入胃，之后经过脾胃运化之后，水谷精微之气传到肺，再通过肺的输布作用营养脏腑。同时，还分散地充溢在四肢百骸及皮肤肌表。而水谷精微中精纯的精华物质则运行于人体的经脉通路之中，流动不息。人体摄入的水谷滋养周身的过程就这样终而复始的循环，就像天地日月的规律一样。

从运行来看，营气起始于手太阴经，流注到手阳明经，沿手阳明经上行到面部，在面部进入足阳明经，沿着足阳明经下行到足背，行至足大趾间后，与起始于这里的足太阴经相合。沿足太阴脾经向上行，到达脾脏。从脾注入心中，沿着手少阴心经从腋下循小臂注入小指尖，合于手太阳经，然后沿着手太阳经上行，越过腋窝，向上出颧骨的内侧，经过眼睛的内眼角，上行至头顶，再向下行至颈项部，在此与足太阳经相合。沿着脊柱向下经过尻部，向下一直到达足小指尖，行至足注入足少阴经，并沿着足少阴经到达肾脏。经过肾脏注入心包络中，并向外散布于胸中，沿着心包经的主脉从腋下出，循臂下行，从小臂内侧的两条大筋之间注入掌中，达到中指的指端和无名指的指端，并在此合于手少阳经，上行注入两乳正中的膻中穴，并散布于三焦，从三焦注入胆，出胁部，注入足少阳经，向下行至足背上，又从足背注入足大趾间，合于足厥阴经，上行至肝，从肝再上行注入肺中，向上沿着喉咙，进入鼻的内窍，终止于鼻的外孔道。而其循行的支别，再向上沿着额部上行至巅顶，向下沿颈项部下行，循脊柱两侧继续下行，进入骶骨，这正是督脉的循行路线，继而环绕阴器，再向前向上经过阴阜部的毛际之中，上行进入脐中，再向上进入腹中，上行进入缺盆之中，再向下注入肺中，再次进入手太阴经，也就是下一个循环的开始。这就是营气运行时的循行路线，也是手足两经气血循行的一般规律。

灵枢·脉度第十七

本篇要点

一、说明二十八脉的长度和测量的方法，以及二十八脉对应的生理、病理情况和治疗方法。

二、说明经与络的区别，阐述五脏和七窍在生理上的相互关系。

三、分析说明邪气侵入阳经和阴经后的不同病症表现。

四、从跷脉的起止、循行，说明其与眼睛和睡眠的关系。

黄帝问：我想知道人体经脉的长度。

岐伯回答说：手的左右六条阳经，从手到头，每条经脉长为五尺，这样一来，六条经共三丈长。手的左右六条阴经，从手到胸中，每条是三尺五寸长，三六一丈八尺，五六三尺，六条一共是二丈一尺长。足的六条阳经，从足向上至头是八尺，六条经共为四丈八尺长。足的六条阴经，从足至胸中，每条六尺五寸长，六六三丈六尺，五六三尺，六条共三丈九尺长。跷脉每一条从足至目的长度为七尺五寸，左右两条，二七一丈四尺，二五一尺，共为一丈五尺长。督脉、任脉各为四尺五寸，二四得八尺，二五得一尺，两条合为九尺长。所有这些经脉合起来一共是一十六丈二尺长，这就是人体营气通行的主要通路。经脉的循行在机体的里面，从经脉分支出来并在经脉之间横行联络的叫作络脉，别出络脉的细小脉络叫作孙络。如果孙络中满盛而有瘀血，就应该立即用放血等方法快速除去邪气，如果经络中邪气太盛，可以用泻的方法治疗，正气虚的就应服用药物来调补。

五脏精气盛衰可以从头面七窍观察得知。肺气通鼻窍，肺气调和，鼻子才能辨别香臭，心的功能正常，舌才能品到五味；肝气通眼窍，肝气调和，眼睛才能辨别五色；脾气通于口，脾气调和，口才能辨别五谷的味道；肾气通耳窍，肾气调和，双耳才能听见五音。五脏的功能失于调和，与其对应的七窍就不能正常地发挥功能；六腑的功能失于调顺，那邪气就会滞留结聚而生成痈。因此，若是邪气留在六腑之中，那么属阳的经脉就不能和顺通利，阳脉不和顺，阳气就会发生停歇、留滞，阳气留滞，就会相对偏盛。阳气太盛就会导致阴脉不通利，阴脉不通利，会导致血流停滞，血流停滞则阴气过盛。如阴气过盛，就会影响阳气不能营运入内，这就叫作关。如阳气太盛，就会影响阴气不能外出与阳气相交，这就叫格。阴阳二气皆过盛，不能阴阳调和、互相荣养，就叫作关格。一旦出现关格情况，人就会早亡。

黄帝问道：跷脉起止如何？究竟是哪一条经使它像流水一样滋润、濡养呢？

岐伯回答说：跷脉是足少阴经脉的别脉，起于然骨之后的照海穴，向上经过足内踝的上方，直行向上沿大腿内侧进入前阴，再向上到达胸部进入缺盆，继续上行出于人迎的前方，进入颧骨连属内侧的眼角，合于足太阳膀胱经、阳跷脉而继续上行，阴阳跷脉二气相合，可以滋润目睛，若是脉气不能荣养眼睛，就会出现眼睛不能闭合的现象。

黄帝问道：阴跷之脉气只是行于五脏之间，而不能荣养六腑，是什么原因呢？

岐伯回答说：脉气运行不息，就像水的流动，日月的运行，永无休止。因此，阴脉荣养其对应脏的精气，阳脉荣养其对应腑的精气，也是这样如环无端的运行，没有起点，也无法计算它的转流次数。跷脉之气不停地流动运行着，行在内则营养五脏六腑，溢在外则濡养肌肉皮肤。

黄帝问道：跷脉有阴阳之分，那么哪一条跷脉应当包括于前面所述一丈五尺的数值呢？

岐伯回答说：男子计算其阳跷脉的长度，而阴跷为络；女子计算其阴跷脉的长度，而阳跷为络。一般计算的跷脉的长度为经脉，络脉的长度不在计算之内。

灵枢·营卫生会第十八

本篇要点

一、指出营卫的来源、生成、上输、传变、功能等，并通过营卫循行的径路对营与卫作了辨别说明，即营在脉中，卫在脉外。

二、说明营卫运行的一般规律。即周次是昼夜各二十五周，合为五十周；会合于手太阴。

三、说明营卫之气与三焦的关系，以及营卫与气血的相互关系。

黄帝问岐伯道：精气从何而来？阴阳二气在何处交换呢？什么是营气？什么是卫气？营卫二气是从哪里生成的？卫气又是如何与营气交会的？老人和壮年人气的盛衰不相同，白昼和夜晚气行的位置也不同，请您讲讲它们是如何会合的。

岐伯回答说：精气是由水谷化生精微而产生的，水谷进入胃后，化生为水谷精气传至肺，再借肺气的输布功能传送周身，五脏六腑都因此得到营养，其中清轻的叫营气，重浊而剽悍者为卫气，营气循行在经脉之中，卫气行于经脉之外，营卫二气运行于周身而循环往复，一昼夜循行五十周，然后会合一次。由此，阴经阳经交替循环运转，相互贯通，没有终止。卫气的循行是夜间行于内脏二十五周，白天循行于阳经也是二十五周，以此而分出了昼夜。卫气行于阳经时，人便醒来开始活动；夜间气行于内脏时，人体就进入睡眠状态了。中午的时候，因为卫气都从内脏运转到了阳经，阳经的卫气最盛，故称为重阳；夜半时因为卫气都从阳经转运到了内脏，内脏的卫气最盛而称为重阴。营气行于脉中，起于手太阴肺经又终于手太阴肺经，因此说太阴主持营气的运行；卫气行于脉外，始于足太阳膀胱经又止于足太阳膀胱经，所以说太阳主持卫气的运行。营气周流十二经，昼夜各二十五周次，卫气昼行于阳，夜行于阴，亦各二十五周次，划分昼夜各半。夜半阴气最盛为充盛，夜半过后则阴气渐衰，待到黎明时阴气已衰尽，而阳气渐盛。中午阳气最盛为充盛，夕阳西下时阳气渐衰，黄昏之时阳气已衰尽，而阴气渐盛。到了夜半的时候，营气和卫气相会合，此时人们都在卧睡，叫作合阴。到黎明的时候，内脏阴气衰尽，而阳经开始渐盛。如此循环往复，如同天地日月一样运转不停。

黄帝问道：老人往往夜里睡不着，是什么气使他这样呢？年轻人白天精力充沛睡眠很少，是什么气使他这样呢？

岐伯回答说：年轻人气血充盛，肌肉滑利，气道就通畅，营气和卫气就能很正常地运行，因此白天能精力充沛，夜里睡眠也安稳。而老年人气血衰弱，肌肉枯槁，其气道就艰涩不通，五脏之气不能相互沟通和协调，营气衰少，卫气内扰，营卫失调，不能以正常规律运行，因此表现为白天精力困乏，而夜里难以入睡。

黄帝问道：我想知道营气和卫气，都是从什么地方发出的？

岐伯回答说：营气出自中焦，卫气出自上焦。

黄帝问道：我想听您谈谈上焦之气运行的情况。

岐伯回答说：上焦之气起于胃的上口，沿着食管而上，穿过横膈膜，散布于胸中，再横行于腋下，沿手太阴肺经的部位下行，返回至手阳明大肠经，向上到达舌，又下注于足阳明胃经，循足阳明胃经运行。上焦之气常与营气并行于阳二十五次，行于阴也是二十五次，一个昼夜是一个循环，共五十次，而后又回到手太阴肺经，为一周。

黄帝问道：有的人食用热食，刚吃下，还没有转化为水谷精气(即认为尚未转化为营卫之气)，就已经出汗了，有的是面部出汗，有的是背部

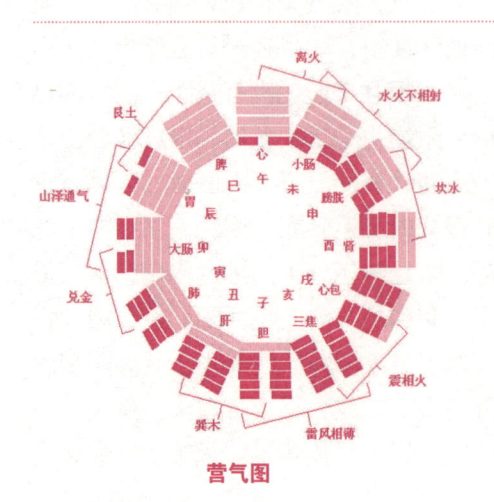

营气图

营气者，阴气也，水谷之精气也，其精气之行于经者，为营气，营气出于中焦，并胃中出于上焦之后，上注于肺，受气取汁化而为血，以奉生身，莫贵于此，其行始于太阴肺经，渐降而下，而终于厥阴肝经，随宗气而行于十二经髓之中，所以清者为营，营行脉中。

出汗，有的是半身出汗，都不是按照卫气的化生和循行路线，是什么原因呢？

岐伯回答说：这是因为体表被风邪所伤，体内又受食热之气影响，加上皮毛受风热所蒸，导致腠理开泄，毛孔张大而汗液蒸腾，在肌表腠理疏松的地方，卫气流泄，也就不能按照原来的路线循行了。卫气的性质为慓悍滑利，行走迅速，遇到开放的孔道就会流泄而出，这种情况下就不能沿卫气本来循行的路线运行，这种情况的出汗叫漏泄。

黄帝问道：我想听您讲一讲中焦之气是从什么地方发出？

岐伯回答说：中焦也是出自胃的上口，在上焦之下，中焦所受的水谷之气，经过排泌糟粕、蒸发津液，化生出精微的物质，上行注于肺脉，同时将水谷化生的精微物质化为血液，以濡养全身。这种气是人身上最珍贵的物质，能够独自通行于十二经脉之中，名为营气。

黄帝问道：血和气，虽然名称不同，但为同一类物质，这是什么意思呢？

岐伯回答说：营气、卫气都是源自水谷精气，血是神气的物质基础，也是水谷精气化生，所以血与营卫之气，只是不同名，却是同一类的物质。因此说血液耗伤过度的人不能再发其汗，因为汗脱则卫气亦伤；脱汗而伤卫气的人也不能再用活血放血疗法。所以如果既脱汗又亡血则死，仅有脱汗或仅有失血则尚有生机。

黄帝问道：我想听您讲一讲下焦是从什么地方发出？

岐伯回答说：下焦是沿回肠曲折循环，至膀胱又将水液渗入其中的。人食入饮食水谷，一般是在胃中消化的，经脾胃的运化之后，其糟粕全部向下行至大肠，这一输送过程成为下焦的主要功能，同时其中还有水液在不断地向下渗注，通过分别清浊的过程，其中浊污的部分，就沿着下焦而渗入膀胱。

黄帝问道：人饮酒的时候，酒也是与水谷一起入胃的，但是为什么水谷尚未运化完，而小便已经先下来了呢？

岐伯回答说：酒是谷物发酵而酿成的液体(即已经经过了人为的腐熟)，其气类似于卫气强劲而且滑利，所以虽然是在水谷之后食入，但在食物消化完之前就成为水液排出了。

黄帝说：太好了。我明白了上焦心肺宣散营卫之气像雾露一样，轻清弥漫，灌溉全身；中焦脾胃腐熟消化饮食水谷就像以水沤物一样使之发生变化；下焦肾、膀胱、大肠就像沟渠一样，不断地将水液和糟粕排出体外，这就是三焦的功能和特点。

灵枢·四时气第十九

> **本篇要点**
>
> 一、天人相应，阐述了四时气候变化对人体的影响，并指出要根据时令变化选择适当穴位进行针刺，并注意针刺的深浅。
>
> 二、列举温疟、风水、飧泄、转筋、水肿、著痹、麻风等病的针刺疗法。
>
> 三、列举说明六腑病的病理变化，并就相应的针刺治疗方法作指导说明。

黄帝问岐伯道：四季气候各有不同，百病发生也大多与四时密切相关，因此，针灸缪刺也因各个季节的气候不同而各不相同，有什么针灸治疗的方法呢？

岐伯回答说：四时邪气侵袭人体，灸刺的方法也应该因为每一个季节气候的变化为依据。因此，春天灸刺，宜取经脉、血脉和分肉之间的气道，病重的用刺深法，病轻的用刺浅法。夏季针刺应取在这一季节偏盛经脉的孙络，或者用只刺透皮肤而到达分肉之间的浅刺法。秋季应取经脉的输穴，病邪在六腑就取六阳经的合穴。冬季宜取所病脏腑对应经脉的井穴和荥穴，而且一定要深刺并留针时间长些。

如果是患了温疟病，而又没有出汗症状的，可以取五十九个热病的主要腧穴。患风水病，皮肤肿胀的，可以取五十七个治疗水病的腧穴治疗，如果是使用针刺放血的治疗方法，就应该将该穴位的恶血放干净。

脾胃虚寒所致的飧泄证，应该取三阴交，使用补的手法，再补阴陵泉，都要久留针，直至针下有热感的时候才能出针。

患转筋病，其部位在外侧就取三阳经的腧穴针刺，在内侧就取三阴经的腧穴针刺，都使用火针刺入。

如果只是水肿病而没有风邪的，那么，先取脐下三寸处的关元穴，然后用中空如筒的铍针刺入，将水抽出后放掉，反复进行几次，把水放完，水去之后，则肌肉坚实，如果排水时排泄缓慢，就会使人感到烦闷，如果排泄较快就能让人觉得舒适、安静，每隔一天治疗一次，直到水肿退尽为止。同时服用通闭的药物以利小便，防止再肿。就在开始针刺的时候服药，用了药物不要进食，刚吃过饭也不能服药，并保持饮食清淡，不能食用伤脾助湿的食物。这样的治疗及饮食，要坚持一百三十五天。

　　湿邪为主的邪气造成的著痹病长久不愈，是寒湿邪气久留体内所致，使用疾进疾出的针刺方法取足三里穴。湿邪在肠中造成肠胃不调的病症，治疗也取足三里穴，邪气盛的泻实，正气虚的补虚。

　　麻风病，一般都用针刺其肿胀的部位，针刺之后，再用锋利的针刺这一部位，再用手挤按该处以压出毒气和恶血，直到消肿为止。患者宜吃些适宜的食物，忌吃其他刺激性和油腻等任何不利于调理的食物。

　　如果腹中常有鸣响，气上逆到胸中，喘息急促而不能久立，这说明邪气在大肠，应用针刺气海、巨虚、上廉、足三里几个穴位。如果小腹牵引伴有睾丸疼痛，牵及腰背和脊骨上冲至心胸部位，这表明邪气在小肠。小肠连于睾系，向后附属于脊，其经脉贯通肝肺，络于心系。所以小肠邪气盛就会出现气机上逆的表现，上冲肠胃，熏蒸肝脏，布散于肓膜，结聚于脐。所以要取肓原穴以散肓之邪气，针刺手太阴经以补肺虚，刺厥阴经以泻肝实，取巨虚、下廉以祛邪气，同时又要按压小肠经脉所过之处来调和气血。

　　如果患者经常呕吐，且呕吐物伴有苦味，并常常叹气，心中恐惧不安，害怕有人会逮捕他，这是邪气在胆腑，胃气上逆的病症。胆汁外泄，就会感到口苦，胃气上逆所以呕吐苦水，这叫作呕胆。治疗应当取足三里穴来和降胃气，并针刺足少阳胆经的血络以止上逆的胆气。根据病邪和正气的虚实状况斟酌以祛其邪气。如果患者饮食不能下咽或者感觉胸膈阻塞不通，这是病邪留于胃脘的病症。邪在上脘，就针刺上脘穴以抑制邪气的上逆而使气下行；邪在下脘，就刺下脘穴以疏散邪气。小腹疼痛、肿胀，小便不利，是邪在膀胱，针刺取太阳大络，观察足太阳经之络脉与厥阴经

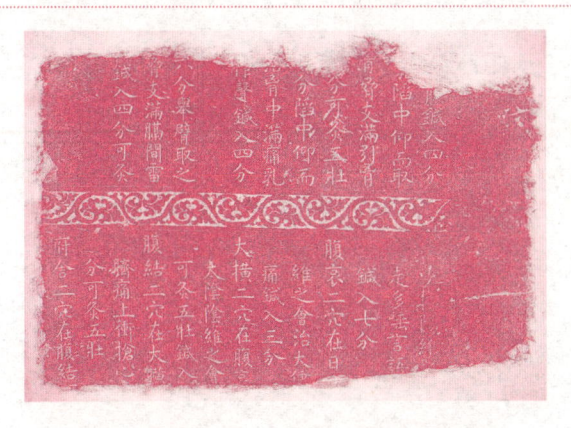

宋天圣《新铸铜人腧穴针灸图经》石刻残碑拓片

的小络，如有瘀血结聚的，针刺以祛其瘀血。如果小腹部肿痛向上连及胃脘的，取足三里。

通过看患者的面色，观察他们的眼神等，就能知道病情，知道正气的散失或恢复的情况；观察眼睛的颜色，可以知道病邪是存在还是已经消失。审查患者的形态、动静，再诊察气口、人迎的脉象，脉象坚实、滑利且洪大的，是病症日渐加重的表现；如果脉象软弱和缓，就是病邪将要衰退的表现。各经脉诊候的部位实而有力的，是正气旺盛的表现，三天左右就能痊愈了。气属肺脉，主候人体的阴气，人迎属胃脉，主候人体的阳气。

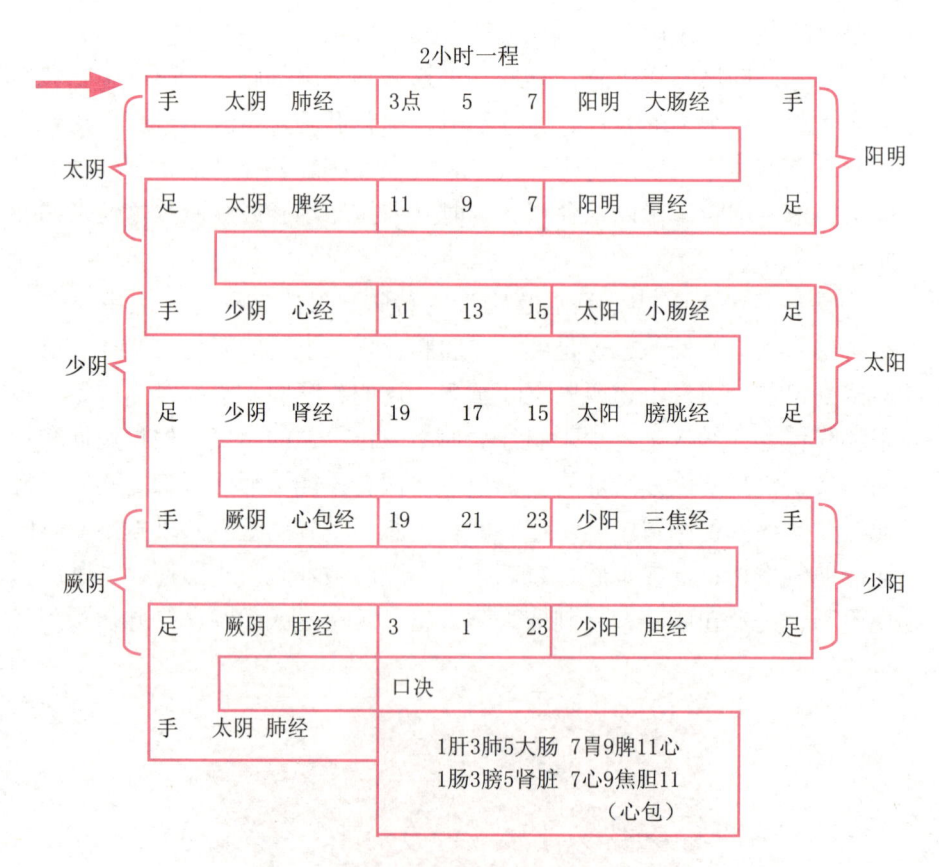

		2小时一程		
太阴	手　太阴　肺经　3点　5　7	阳明　大肠经　手	阳明
	足　太阴　脾经　11　9　7	阳明　胃经　足	
少阴	手　少阴　心经　11　13　15	太阳　小肠经　足	太阳
	足　少阴　肾经　19　17　15	太阳　膀胱经　足	
厥阴	手　厥阴　心包经　19　21　23	少阳　三焦经　手	少阳
	足　厥阴　肝经　3　1　23	少阳　胆经　足	
	手　太阴　肺经	口决	

1肝3肺5大肠 7胃9脾11心
1肠3膀5肾脏 7心9焦胆11
（心包）

12时辰气血经络流注运行图

灵枢·五邪第二十

> **本篇要点**
>
> 分别说明邪气侵入肺、肝、脾胃、肾、心后各自的常见症状及如何针刺取穴。

邪气在肺脏，表现为皮肤疼痛，恶寒发热，气逆而喘，出汗，剧咳引动肩背作痛。治疗时应取胸部中、外侧的腧穴，以及背部的第三胸椎旁的腧穴，进针之前先用手快速地按压，患者有了舒适感以后再进针。还可以取缺盆正中间的天突穴，以散解肺中的邪气。

邪气在肝脏，表现为两胁疼痛，中焦脾胃寒气偏盛，肝藏血，肝病则瘀血留滞体内，肝气不足以养筋，就会发生小腿筋脉抽掣的现象，关节时有肿痛。治疗取足厥阴肝经的荥穴行间穴引气下行，以缓解胁痛；补足三里以温中焦脾胃，并针刺本经的络脉以除去其中的瘀血，并刺双耳间的青络，可以缓解掣痛的症状。

邪气在脾胃，表现为肌肉痛，如果阳气有余，阴气不足，则胃腑阳热之邪盛而感到胃中灼热，常有饥饿的感觉；如果阳气不足，阴气有余，就会脾气虚寒，而出现肠鸣腹痛的症状；如果阴气和阳气都有余，就会表现为邪气偏盛；阴阳都不足，就表现为正气不足，而病发寒热。但不论是寒是热，都可以针刺足阳明经的足三里穴进行调治。

邪气在肾脏，表现为骨痛阴痹的症状。阴痹，就是身痛而无定处，即使用手按压也不能确定疼痛的部位，腹胀满，腰酸痛，大便难，肩、背、颈、项都出现屈伸不利的疼痛，有时感到眩晕。治疗取涌泉、昆仑穴，如有瘀血的现象则针刺出血。

邪气在心脏，表现为心痛，情绪悲伤，时有眩晕甚至昏仆，治疗时根据其阴阳气血的有余和不足，来确定如何取本经的腧穴，用补虚泻实的方法进行调治。

灵枢·寒热病第二十一

> **本篇要点**
>
> 一、论述皮肤寒热、肌寒热、骨寒热等寒热病的证候，并对治疗和预后作了进一步说明。
>
> 二、对天牖五部的五个腧穴的部位和各自主治作了说明。
>
> 三、简明扼要说明龋齿、热厥、寒厥等病症的治疗方法，指出四时针刺取穴的常规。
>
> 四、对身体五个重要部位患痈疽病的不良预后作了说明，指出误用针刺的危害性。

外邪侵犯皮肤而患寒热病，如果皮肤发热疼痛而难以着席安卧，毛发干枯，鼻中干燥，汗不能出。治疗时应泻足太阳经的络穴飞扬，以去表热，然后取手太阴肺经的穴位（列缺、鱼际、太渊等穴）兼补肺气。

患肌寒热病，表现为肌肉痛，毛发焦且口唇干裂，无汗。治疗时取足太阳经在下肢的络穴飞扬，以除其瘀血，然后再取足太阴经穴，用补法，以达到出汗而愈的效果。

患骨寒热病，表现为患者焦虑不安，汗大出不止。如果牙齿尚未枯槁，说明阴气尚存，治疗可取足少阴经在阴股部位的络脉；若是牙齿已经枯槁了，就是死证，无法救治了。骨厥病的诊断治疗也是这样的。

患骨痹病，全身肢关节不能活动而疼痛，汗出如注，心烦意乱。治疗应取三阴经的穴位，用补法。

身体被金刃所伤，出血较多，同时还受了风寒，心中有一种像从高处堕下的感觉，四肢松散无力，这种病名为体惰。治疗应取患者小腹之下的三结交穴。三结交即足阳明胃经、足太阴脾经和任脉结交在脐下三寸的关元穴。

患厥痹病，是厥逆之气由下上行至腹部。治疗应该取阴经或阳经的络脉，根据主要的病症，以泻阳经补阴经为原则进行治疗。

颈部两侧的动脉是人迎脉。人迎脉上的穴位名为人迎，属于足阳明经，位置在颈部两侧的婴脉之前。婴筋的后面是手阳明经的穴位，名为扶突。手阳明经之后是手少阳经的穴位，名为天牖。再后面是足太阳经的穴位，名为天柱。腋下的动脉是手太阴经的腧穴，名为天府。

阳热邪气上逆于阳经，会出现头痛、胸中满闷、呼吸不利的症状，治疗应取人迎穴。突然失音，喉舌强硬，应针刺扶突穴并点刺舌根出血。突然耳聋，经气蒙蔽不通，耳失聪、目不明，治疗取天牖穴。突然发生筋脉拘挛、癫痫、眩晕，两足软弱不能站立的，取天柱穴。突然患热病，胸腹气机上逆，肝肺二经火邪相搏，致口鼻出血，取天府穴治疗。这是颈项部犹如天窗的五个腧穴的位置及其主治的病症。

手阳明大肠经进入颛部而遍络齿龈，其经有一个叫大迎的穴位，下龋齿疼痛时可取大迎穴。如果手臂恶寒当用补法，不恶寒的用泻法。足太阳膀胱经入于颛部而遍布齿龈的一支，穴名为角孙，治疗上龋齿应取角孙穴，也可取鼻与颛之前的穴位治疗。刚得病的时候脉象充盈，应当用泻法，脉象虚弱就用补法。另一种说法是取鼻外侧的迎香等穴。

足阳明胃经循鼻的两侧行于面部，有一个穴位叫悬颅，此经脉下行联属于口，上行的对着口角而入眼睛深部目系，因此头痛引动腮部疼痛的，治疗时可以根据情况取悬颅穴，应实则泻之，虚则补之，否则便会加重病情。足太阳经通过项部的玉枕穴进入脑室，直接连属于目本，名为眼系，头目疼痛的应在项中两条筋之间取玉枕穴进行治疗，这条经脉由项进入脑，分别连属于阴跷、阳跷二脉，这两条脉阴阳相交，阳气入而阴气出，阴阳气交于眼内角的睛明穴。阳气过盛时则两目张而不合，阴气盛时则两目合而不张。

治疗热厥病应取足太阴脾经和足少阳胆经，针刺时应留针一段时间；治疗寒厥病应取足阳明胃经和足少阴肾经，也应该留针较长时间。

患舌纵缓不收，口角流涎，胸脘烦闷的，是肾阴不足的表现，应针刺足少阴肾经。畏寒战栗，两颌鼓动，汗不得出，腹部胀满，胸脘烦闷，是肺气不足之证，治疗应取手太阴肺经。在进行针刺治疗时，属于虚证的，应该顺着脉气运行的方向进针，以补养其正气，属于实证的，应该逆着脉气运行的方向进针，以祛除其邪气。

四季针刺的规律是：春季刺络脉，夏季刺分肉、腠理间，秋季刺气口，冬季刺经脉，一年四季的针刺治疗，各自以季节、时令为取穴的标准，不能混淆。刺络脉间的穴位可以治皮肤病，刺分腠之间的穴位可以治肌肉的病，刺气口的穴位可治筋脉的病，刺经脉的输穴可以治骨髓、五脏的病。

人身体上有五个重要的部位：一是大腿前方的伏兔穴部；二是小腿肚部；三是背部；四是与五脏有密切关联的五腧穴部；五是头项部。这五个部位如果发生痈疽，大多预后不良。

如果痈疽病是发生在手臂的，就先取手阳明大肠经、手太阴肺经的穴位治疗，汗出而热散，病可得解；如果病发生在头面的，可以先取颈项部的足太阳膀胱经的穴位针刺治疗，汗出而愈；如果是发生在足胫部的，就先取足阳明胃经的穴位，汗出而愈。手太阴肺经的穴位可以发汗，足阳明胃经的穴位也能发汗。由于阴阳二气的相互制约，因此，若是取阴经发汗而又出汗过多的，可以取阳经穴位来止汗；若是取阳经穴位发汗而汗出过多的，可以取阴经的穴位来止汗。

如果针刺方法不对，其害处主要有以下几种：如果该出针而仍留针不去的，就会导致人身精气的耗损；如果还没有刺中疾病就立即出针的，会使邪气聚而不散；如果精气耗散过多会使病情加重，形体羸瘦；邪气聚而不散则易引起痈疡。

灵枢·癫狂第二十二

本篇要点

一、对癫疾的发作过程、证候类型和临床表现、针灸治疗方法和预后作了细致的说明，具有重要的临床意义。
二、对狂证的病因、症状和针灸治疗方法作细致说明。
三、对风逆、厥逆等病的证治作简要说明。

眼角向外凹陷于面颊一侧的，称为目锐眦；内侧靠近鼻的，称为目内眦，而上眼泡属于外眦，下眼泡属于内眦。

癫病刚开始发作时，患者先是闷闷不乐、表情抑郁，感到头部沉重而疼痛，双目上视，眼睛发红。癫病患者在严重发作之后就会出现心中烦乱。诊断的时候，可以通过观察其天庭部位的色泽来预知其发作。治疗这一类型的癫病时应取手太阳经、手阳明经和手太阴经的穴位，针刺泻其恶血，待其血色由紫暗的颜色变为正常了以后止针。

癫病发作时，如果患者出现口角牵引而喎斜，口中发出啼呼，气喘心悸等症状出现时，应取手阳明大肠经和手太阳小肠经的穴位治疗，观察病情的变化，掌握其牵引的方向，左侧痉挛就在右侧经脉的穴位上施针，右侧痉挛就在左侧经脉的穴位上施针，针刺出血，直到血色变正常之后才能止针。

癫病发作时，如果患者先出现身体僵硬、脊柱疼痛的症状，治疗时选取足太阳膀胱经、足阳明胃经、足太阴脾经、手太阳小肠经的穴位，放血，血色变得正常之后才能止针。

治疗癫病患者，医生应该与患者居住在一起，观察其发病过程中的情况和变化，取得丰富的资料。在发病的时候，观察其症状特点，判断病邪之所在，并断定发病时当取何经穴治疗。到病发的时候，取邪气最盛的经脉，选适当的穴位以泻法针刺，并取其血置于一个葫芦里，下一次这个患者将要发病的时候，这个葫芦中的血就会动起来。如果不动，灸穷骨穴二十壮，穷骨就是骶骨，可以取得较好的治疗效果。

骨癫病患者，如果腮、齿的各腧穴的分肉之间，都感到胀满，骨骼僵直、汗出、胸中烦闷，吐大量的涎沫，气下泄，这是难以治愈的病症。

筋癫病患者，身体蜷曲不伸展，筋脉拘挛抽搐，脉大。治疗时可以针刺颈项部后足太阳膀胱经的大杼穴。如果吐大量涎沫，气泄于下，就是不能治愈的证候了。

脉癫病患者，发病时多表现为突然仆倒，四肢经脉都表现为满胀而纵缓。如果经脉胀满的，就针刺放血，使恶血尽出；如果经脉不满，可以灸颈项两侧的足太阳膀胱经，并灸带脉上距腰三寸的部位，这两个部位经脉上的分肉和腧穴，都是可以酌情取用的。如果吐大量涎沫，气泄于下，就是无法治愈的证候。另外，癫病在发作时像发狂一样的证候，也是不治的死证。

狂病在刚开始发生时，患者会先有悲伤情绪、健忘、情绪低落，容易发怒，常常恐惧，得这种病大多是由过度的忧伤和饥饿所致。治疗时应针刺手太阴肺经、手阳明大肠经的腧穴放血，直到血色变为正常以后方可止针，然后再取足太阴经和足阳明经的穴位配合治疗。

狂病开始发作的时候，患者表现为很少睡眠，不知饥饿，自认为贤德、聪明，并且以为自己极其尊贵，爱骂人，日夜不停。治疗时应针刺手阳明经、手太阳经、手太阴经、舌下手少阴经的腧穴，观察这些经脉，凡是经脉气血充盛的，就可以点刺出血，如果血气不充盛就不能放血。

患者如果是狂言乱语、善惊好笑、高声歌唱、行为狂妄没有休止的狂病，其患病原因一般是受到了极大的惊吓。治疗时应该针刺手阳明经、手太阳经和手太阴经的穴位。

狂病患者如果表现为幻视幻听，听到异常的声音，时常大呼小叫，是由于神少气衰而致。治疗时应取手太阳经、手太阴经、手阳明经、足太阴经及头部和两腮的穴位。

狂病患者表现为贪吃多食，幻视常似见鬼神，常笑但是不发出笑声，是由于大喜伤及心神所致。治疗时应取足太阴经、足太阳经、足阳明经的穴位，配以手太阴经、手太阳经和手阳明经的穴位。

狂病刚开始发生，病程很短，还没有见到以上诸证，治疗时先取足厥阴经的左右曲泉穴两侧的动脉，邪气盛的经脉就用放血疗法，病很快就能痊愈。如果仍然不好，就依照前述的治法针刺，并灸骶骨二十壮。

患有风逆病，患者表现为四肢肿胀，全身像被水淋一样发冷战栗，口中唏嘘不断，饥饿时心烦意乱，吃饱后又动扰不宁。治疗的时候应该针刺手太阴肺经和与之相对应的手阳明大肠经及足少阴肾经和足阳明胃经的腧穴。如果患者感到肌肉发冷，就选取上述经脉的荥穴治疗；如果患者感到骨中寒凉，就针刺上述经脉的井穴治疗。

厥逆病的表现为两足寒冷，胸中疼痛的像要裂开一样，腹中疼痛如刀切一样，烦乱不安，不能进食，脉涩。如果患者表现为身体温暖时，就取足少阴肾经穴位；如果表现为身体寒凉，就取足阳明胃经穴位；寒冷的用补法，温热的用泻法治疗。

厥逆病的表现为腹部胀满，肠鸣，胸中满胀而呼吸不利，治疗时应针刺胸部之下的两胁部的穴位，取穴时让患者咳嗽，同时将手放在胁肋部，感到应手而动的地方就是穴位；也可以取背部的穴位，用手按压该穴时，患者马上感到舒畅的，就是背俞穴。

如果表现为内闭而有小便不通的症状，就针刺足少阴经、足太阳经，并用长针刺尾骶部的长强穴；若感到气上逆，就针刺足太阴经、足阳明经的腧穴，气逆较严重的，还可以针刺足少阴肾经和足阳明胃经上利于行气的腧穴。

如果患者正气衰少，表现为身体自汗较多，说话声音低微，难以接续，身体酸重，四肢倦怠乏力不愿活动，治疗时应用补法补足少阴肾经的穴位。患者短气，呼吸急迫短促而不能连续，身体只要有动作就会使呼吸更加困难，治疗时应用补法以补足少阴肾经的穴位，有血络瘀阻的，就去其血络之瘀血。

灵枢·热病第二十三

> **本篇要点**
>
> 一、详细说明热病的证候、诊断、治疗及预后情况。
> 二、分析说明偏枯与痱的鉴别要点和治疗的一般原则。
> 三、列举说明热病禁刺的九种证候，并介绍治疗热病的五十九个穴位。
> 四、指出喉痹、癃等病症的治法。

偏枯病的临床表现为半身不遂而疼痛，但如果患者说话尚好，跟正常人一样，神志清楚，这表明病邪尚在分肉腠理之间。治疗时可以让患者卧床并发汗，再用九针中的大针治疗。补其不足，泻其有余，就可以康复了。痱病的临床表现为身上没有疼痛的感觉，四肢弛缓，不能屈伸，神志有些混乱，但不严重，语言虽然模糊，但令人可辨，是病情较轻，尚可以治疗；如果病情严重，已经不能言语的，就难以治疗了。如果痱病先起于阳分，而后深入阴分，治疗时应该先取阳经刺治，后取阴经刺治，对于痱病的治疗，宜采取浅刺取穴法。

患热病的第三天，如果寸口的脉象平静无惊，而人迎脉象躁动不宁，这表明邪在表而未入里，治疗可选阳经上治疗热病的五十九个腧穴中选穴进行针刺，以达到祛除在表之热邪，使邪气随汗而解的作用。同时实其阴经，益阴精的不足。发热很严重的患者，气口和人迎的脉象都显得很沉静，此为阳病见阴证，一般不允许针刺；如果还有针刺的可能性，就必须用疾刺法，虽没有汗出，但依然可泻出热邪。之所以说不能针刺，是由于患者病情已经出现了恶化的征兆。

患热病已经七八天，如果患者寸口脉象躁动，气喘而头晕眩的，应马上针刺治疗，使汗出热散，应取手大指间的穴位浅刺。

患热病已经七八天，如果是正气不足脉象微小，小便尿血，口中干燥，是阳盛阴竭，一天半就会死亡；若是见到代脉，是脏气已衰，一日就会死亡。热病已经出汗，可是脉象还是躁而不静，气喘，并且不久热势又起的，不可针刺。若是气喘加剧，就会死亡。

患热病已经七八天，如果脉象不躁动，或是有躁象但无散乱之象或疾

395

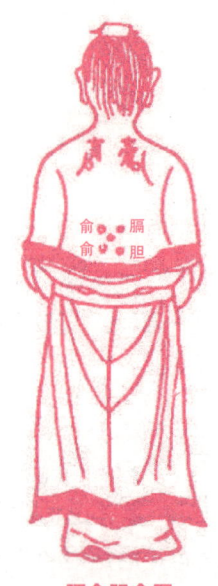

血会膈俞。主要功效为活血化瘀。因为膈俞从位置上而言，上则心俞，心主血，下则肝俞，肝藏血，故膈俞为血会。胆俞位于第10胸椎棘突下，旁开1.5寸。

膈俞胆俞图

数者，是邪气犹在，在后面的三天之中，能发汗的，邪气随汗而解；若是三天后仍未汗出，是正气已衰，到第四日就会死亡。在没有出汗的情况之下是不能针刺的。

患热病，如果先感到皮肤疼痛，鼻孔不通气，就好像塞了东西一样，治疗应该用浅刺各经皮肤的针法，九针中取第一号针(镵针)，在热病的五十九腧穴中选穴针刺；若是鼻生小疹，也是邪在皮毛的表现，因肺合皮毛，因此治疗应当用浅刺法刺手太阴肺经的腧穴，不能刺心经的腧穴，因为火热属心，心火克制肺金。

患热病，开始时先觉得皮肤干涩，四肢乏困不能久立，心中烦闷，唇燥咽干，应当刺其血脉，用九针中的第一号针(镵针)，在热病五十九穴中选穴施针。若是患者皮肤发胀，口中干，出冷汗，是邪在血脉，因心主血脉，因此当治疗心经的腧穴。不可取肾经腧穴，因为肾属水，肾水能克心火。

热病患者，如果临床见咽中干，口渴喜饮，易受惊吓，不能安卧的，是邪客肌肉的病变，治疗时应用九针中的第六号针(员利针)针刺热病五十九穴中选中的穴位。若眼角色青，属于脾经的病变，脾主肉，所以治疗时应当针刺脾腧穴肌肉，不能取肝腧穴，因为肝属木，肝木克脾土。

热病患者，临床见面色青、头脑中痛、手足躁动等症，是邪客于筋的病变，治疗时应当针刺至筋。当用九针中的第四号针(锋针)，在手足四肢不利的地方施针。若患者四肢厥逆，两足痿软活动不灵，眼睛生翳看不清东西，属于肝经的病患，肝主筋，所以刺肝腧穴的筋间，不可取治肺经，因为肺属金，肺金克肝木。

热病患者，如果临床见惊痫多次发作，手足抽搐，精神狂乱，是邪热入心。治疗时应该深刺直至血络，用九针中的第四号针(锋针)，迅速泻其有余的邪热。若是时发癫病，毛发脱落，属于心经的病患，应刺心腧穴，不可取肾经的腧穴，因为肾属水，肾水克制心火。

热病患者，如果临床见身体酸重，周身骨节疼痛，耳聋，双目常闭不欲开的症状，是邪热入肾，应深刺至骨，用九针中的第四号针(**锋针**)，在热病五十九穴中选穴施针。若是骨病而不能食，牙齿相磨，双耳色青，属于肾经的病患，应当刺肾腧穴之骨，不可刺脾腧穴，因为脾属土，脾土克肾水。

热病患者，如果患者说不清哪里疼痛，耳聋，四肢不能灵活收放，口干，外热严重，内热也很盛，这是邪热深入骨髓的证候，是死证，无可救治。

热病患者，如果表现为头痛，鬓骨的部位和眼睛周围的筋脉抽搐作痛，易出鼻血，这是厥热病，是热邪逆于上的病症，治疗时应用九针当中的第三号针（鍉针），根据其病情的虚实，施以不同的补泻针法治疗，以泻其有余，补其不足。

热病患者，如果临床见身体沉重，胃肠灼热的，为邪热在脾胃所致，可以用九针中的第四号针（锋针），刺脾、胃二经的腧穴，并取在下部的各足趾间的穴位。同时还可以针刺胃经的络脉，以得气为限。

热病患者，如果临床见脐周围突然疼痛，胸胁满胀，是邪在足少阴、太阴二经的表现，治疗时应用九针中的第四号针（锋针）刺涌泉穴与阴陵泉穴，因肾、脾二经均上络于咽喉部位，故又可针刺舌下的廉泉穴。

热病患者汗将出，如果脉象表现为安静的，为顺，是阳证得阳脉，脉证相合，表明可以继续发汗，针刺手太阴肺经的鱼际、太渊、大都、太白穴，用泻法刺之则热去，若是用补法就可以继续发汗。汗出太过的，可以针刺内踝上方的三阴交穴，泻之则汗止。

热病患者，虽然出了汗，但是脉象仍然躁盛的，这是阴气欲绝，孤阳不敛，为死证；出汗之后脉象即平静安顺的，是顺证，预后良好。热病脉象躁盛，但是已不能出汗的，这是阳气欲绝的死证；脉象躁盛，但发汗之后脉象马上表现为平静的，预后良好。

热病患者有九种情况禁用针刺：第一，不出汗，两颧发红、呃逆，是虚阳上越的死证；第二，泄泻、腹中胀满严重的，为脾气败绝的死证；第三，双目视物不清、发热不退，是精气衰竭的死证；第四，老人和婴儿，发热而腹中满胀，这是邪热伤脾的死证；第五，不出汗，呕血、下血，为阴血耗伤的死证；第六，舌根已烂，热仍不止，为阴气大伤的死证；第七，咳血衄血，不出汗，即使是出汗，也达不到足部的，为真阴耗竭的死证；第八，热邪已入骨髓，是肾阴衰竭的死证；第九，发热而出现痉病，是耗伤阴血，热极生风的死证，发热而出现痉病时，会出现腰背角弓反张、抽搐、口噤不开和牙齿切磨的表现。上述几种情况，都是热邪过盛、真阴耗竭的死证，故不可施针。

热病针刺常用的五十九个穴位：两手指端外侧各三穴，内侧亦各三穴，左右共十二穴；在五指之间各有一穴，双手共为八穴，双足亦是如此；头部入发际一寸处两旁开各三穴，共六穴，在入发际三寸处的两旁各五穴，双侧共十穴；耳前后各一穴，口下一穴，项中一穴，共为六穴；巅顶一穴，囟会一穴，前后发际各一穴，廉泉一穴，左右风池共二穴，左右天柱共二穴，共计九穴。上述各部位的穴位合起来一共是五十九穴。

如果胸中气满、喘息急促，治疗应取足太阴脾经在大趾之端的穴位（隐白穴），位置在距爪甲约一韭菜叶宽的地方，若是寒证就留针治疗；若是热证，就快速出针治疗，直到上逆之气下降，喘息平定为止。患心疝病，临床见腹中突然剧痛的，应针刺足太阴经和足厥阴经，使用放血的疗法，尽数祛除其经脉上的血络，以泻其邪。患喉痹病，舌卷曲不伸，口干，心烦、心痛，手臂内侧疼痛，不能上举到头部，治疗可针刺手无名指小指侧的指端的关冲穴，距爪甲约有一韭菜叶宽的位置上。患病双目红赤疼痛，从内眼角

温针灸指针刺与艾灸相结合的一种方法。又称针柄灸。即在留针过程中，将艾绒搓团捻裹于针柄上点燃，通过针体将热力传入穴位。每次燃烧枣核大艾团1～3团。本法具有温通经脉、行气活血的作用。适用于寒盛湿重、经络壅滞之证，如关节痹痛、肌肤不仁等。

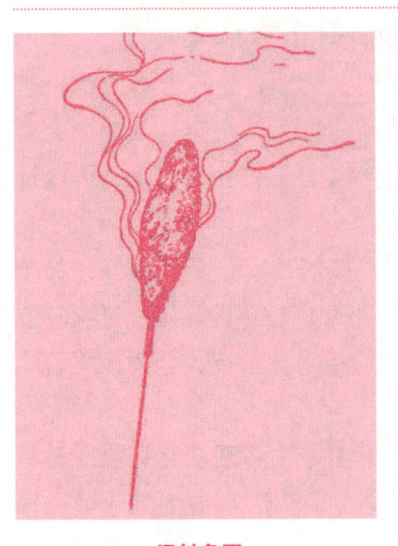

温针灸图

起，内眼角是阴阳跷脉会合之处，治疗时可以取阴跷脉的起点照海穴施针。患风痉病，出现颈项强直、角弓反张等症状，应该先取足太阳经脉及腘窝中的委中穴施针，并在浅表的络脉上刺血络出血。内有寒的，应取足阳明经的足三里穴。患癃闭病，治疗时可以取用阴跷脉的起点照海穴和足厥阴经位于足大趾外侧端的大敦穴，并在其浅表的血络上放血以泻邪气。男子患了像疝瘕一样的蛊病，女子患了如妊娠恶阻等病，表现为腰脊如同要分解开一样疼痛，不思饮食，治疗时应先点刺涌泉穴出血，观察足背上有血络盛满的地方，刺之略微出血，以泻邪气。

灵枢·厥病第二十四

本篇要点

一、详细论述厥头痛、厥心痛的证候与针刺治疗方法。

二、介绍因经气上逆引起的头痛、心痛等病的症状、治疗与不良预后。

三、叙述虫瘕等肠寄生虫病的症状和针刺方法。

四、介绍如何对耳鸣、耳聋进行针刺治疗。

五、介绍风痹经久不愈的症状和预后情况。

厥头痛病，如果临床见面部水肿、心烦等症状，可以选取足阳明胃经和足太阴脾经的穴位针刺治疗。

厥头痛病，如果临床见头部血络胀痛，心情悲忧，常常哭泣，诊察其头部络脉搏动明显者，针刺放血，然后调治足厥阴肝经。

手三针指后溪、中渚、间谷三穴。三穴合而用之有协同作用，对颈、肩、臂、肘、手指等关节疼痛疗效显著。

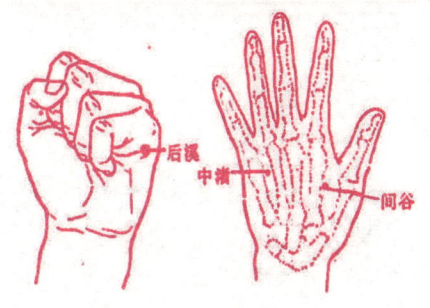

手三针穴位图

厥头痛病，如果临床见头沉重而痛，痛处不移，治疗用泻法，应选取头上的五条经脉（督脉、左右足太阳经、左右足少阳经），每经中各选取五个穴位，然后再针刺手足少阴经的穴位以泻其邪。

厥头痛病，如果临床见记忆力减退，头痛时用手按头，却找不到疼痛的具体位置，治疗时可以取头面左右的动脉进行针刺，泻其邪气，然后可以再针刺足太阴脾经加以调理。

厥头痛病，如果临床见项部先痛，随后腰脊相应作痛，治疗时应先以泻法针刺足太阳膀胱经的天柱穴，然后再取足太阳经的其他相应穴位。

厥头痛病，如果临床见头痛严重，耳前后的脉络发热，治疗时应先刺破脉络以放其血，然后取足少阳经的穴位调治。

十二经脉与脏腑器官联络表

经脉名称	联络的脏腑	联络的器官
手太阴肺经	属肺，络大肠，还循胃口	喉咙
手阳明大肠经	属大肠，络肺	入下齿中，挟口、鼻
足阳明胃经	属胃，络脾	起于鼻，入上齿，环口挟唇，循喉咙
足太阴脾经	属脾、络胃、流注心中	挟咽、连舌本，散舌下
手少阴心经	属心，络小肠、上肺	挟咽，系目
手太阳小肠经	属小肠、络心、抵胃	循咽，至目内外眦，入耳中，抵鼻
足太阳膀胱经	属膀胱，络肾	起于目前内眦，至耳上角，入络脑
足少阴肾经	属肾，络膀胱，上贯肝，入肺中，络心	循喉咙，挟舌本
手厥阴心包经	属心包，络三焦	—
手少阳三焦经	属三焦，络心包	系耳后，出耳上角，入耳中，至目锐眦
足少阳胆经	属胆，络肝	起于目锐眦，下耳后，入耳中，出走耳前
足厥阴肝经	属肝，络胆，挟胃，注肺	过阴器，连目系，环唇内

如果真头痛，疼痛剧烈，整个脑部都痛，甚至患者手足冰冷到肘膝关节的，为不治之死证。

有些头痛治疗时不可取腧穴针刺，例如头部被击伤或者摔伤之后，致使瘀血内留的，不能远端取穴；若是因肌肉损伤而疼痛不止，只能在局部针刺止痛，不可远端取穴。

不能使用针刺方法治疗的头痛是严重的痹证造成的头痛，若是每天都发作，针刺之后可以暂时缓解症状，但是不能根治。

偏头痛寒证者，治疗时可以先选取手少阳三焦经、手阳明大肠经的腧穴，再选取足少阳胆经、足阳明胃经的腧穴针刺治疗。

厥心痛，如果心痛发作时牵引到后背，拘急抽掣，好像有东西从背后撞击心脏一样，患者痛得弯腰曲背，这是肾经邪气上犯于心的心痛病，故名为肾心痛。治疗时应先取足太阳膀胱经的京骨穴和昆仑穴。若针后痛仍不止，就取足少阴肾经的然谷穴。

厥心痛，如果临床见腹胀，胸中满闷，心痛十分严重的，属于胃经的邪气犯心的病症，故名胃心痛。治疗应取足太阴脾经的大都、太白二穴。

厥心痛，如果其痛如同锥子刺心一般剧烈，心痛十分严重，这是脾气犯心所致，故名为脾心痛。应该针刺足少阴肾经的然谷、太溪两穴。

本经腧穴：商阳（井）、二间（荥）、三间（输）、合谷（原）、阳溪（经）、偏历（络）、温溜、下廉、上廉、手三里、曲池（合）、肘髎、手五里、臂臑、肩髃、巨骨、天鼎、扶突、口禾髎、迎香。共20穴。

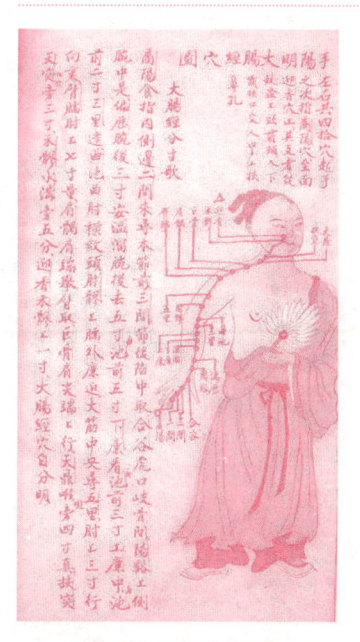

手阳明大肠经腧穴图

厥心痛，如果临床见面色苍青如同死灰一般，不能深呼吸，这是肝气犯心所致，故名为肝心痛。治疗时应取足厥阴肝经的行间、太冲二穴。

厥心痛，如果临床见卧床休息时心痛缓解，活动时疼痛就会加剧，面色不变，这是肺气逆乱犯心所致，故名为肺心痛，治疗时应取手太阴肺经的鱼际、太渊穴。

真心痛，临床见心痛剧烈，发作时候手足冰冷，直至肘膝部位，心痛极其严重，经常是早上发作到晚上就死亡，或者晚上发作早上就死亡了。

心痛病不能使用针刺疗法的证候是，体内有瘀血和积聚的实证，为有形的实邪，不能用针刺腧穴以调理经气的方法来治疗。

肠中有虫聚集成瘕，或有寄生虫者，都不宜用小针取穴治疗（当用大针）；虫病引起的心腹疼痛，表现为心中烦闷不舒，或者腹中有积聚之肿块，可以上下移动，时痛时止，腹内发热，口渴而流涎，是肠中有蛔虫等寄生虫活动所致。治疗时，用手按住肿块或者疼痛的地方，使之不能移动，用大针刺入，直到虫不动了的时候，再拔出针。只要出现满腹疼痛，烦闷不舒，腹中肿物上下移动的虫病，就用这种方法治疗。

耳聋，如果听不到声音，针刺位于耳中的穴位（听宫）；耳鸣，针刺耳前动脉处的穴位（耳门）。某些耳痛不能针刺，例如耳内化脓者。如果耳内有干耳垢堵塞，也可以导致耳聋。治疗耳聋应针刺手足无名指指甲上方与肉交界处的穴位，先刺手上的穴位，后刺足部的穴位；耳鸣应取手足中指（趾）的指（趾）甲上方的穴位，左耳鸣取右侧手足穴位，右耳鸣取左侧手足穴位，先取手上的穴位，后取足部的穴位。

患者下肢抬不起来，治疗时让患者侧卧，取髀枢中的环跳穴，使用九针中的员利针，不要使用大针。

因肝不藏血下血如注，当取曲泉穴针刺。

患风痹病，迁延日久不愈，脚有时候冷得像踩在冰上，有时热得像在热水中。如果下肢的严重病变向体内浸淫发展，就会出现心烦、头痛、呕吐、满闷的症状，还有目眩之后马上出汗，时间长了目眩更甚；情绪波动，有时悲伤，有时喜悦，有时恐惧，有时气短、心中不悦。这样发展下去，不出三年，就会死亡。

灵枢·病本第二十五

> **本篇要点**
>
> 一、提出标本理论的临床应用原则，即"本而标之""标而本之"，以及"间者并行，甚者独行"。
>
> 二、列举七种先病和后病的情况，从治标和治本的先后，阐明"急则治其标，缓则治其本"的原则。

先患某种疾病，之后如果出现气血逆乱的，应该治疗原来的疾病；如果是先有厥逆的症状，然后出现其他的病变，治疗时就应该先治疗厥逆；如果先有了寒邪，再出现其他病症的，寒病为本，应该先以祛除寒邪为主；如果先有了某种疾病而后产生寒证的，应以先治疗原来的本病为主；如果先有了热病而后产生其他病变的，热病为本，治疗时应该先治疗热病；如果先有了某种疾病，而后发生热病的，应先治疗原来的本病；如果先有了某种疾病而后发生泄泻的，应该先治疗原来的本病；如果先有泄泻，而后转生其他病的，泄泻为本，应先调治泄泻，再治疗后来发生的其他的病变；如果先有某种疾病，而后发生中满的病症，应先治疗中满的标证；如果先患中满而后发生心烦的病变，中满为本，应当治疗其中满。人体患病，有新感之"客气"而发的，也有体内原受之"固气"而发的。客气为标，固气为本。又如患病，凡大便秘结、不通者，都应首先疏导大小便治其标；如果二便通利，则应先治其本病。

如果疾病发作之后出现实证的，治疗时先病为本，后病为标，宜先治其本，后治其标；如果疾病发作以后表现为虚证的，治疗时应该先扶正，一般应该先治其标，后治其本；治疗当中还要谨慎地观察病情变化的深浅轻重，根据客观的情况，治疗也随症状而变化，精心调治。如果病情轻缓的，可以标本同治，如果病情深重的，则必须集中力量单独治本或单独治标。如果先有大小便不利的症状而后变生其他病症的，应先治疗大小便不利这个根本的病症。

灵枢·杂病第二十六

> **本篇要点**
>
> 一、说明经气厥逆所致病症的治疗原则，即应根据病位不同分经治疗。
>
> 二、具体说明喉痹、疟疾、齿痛、耳聋、衄血、腰痛、项痛、心痛等病应分经取治的原则。
>
> 三、介绍颔痛、腹满、腹痛、痿、厥、哕等病症的症状和治疗方法。

经气厥逆，如果上逆之气沿着脊柱两侧疼痛，并向上直达头部，引起头部昏沉，眼睛视物不清，腰背强直，这是足太阳经的病变，治疗时应取足太阳经的委中穴处的络脉，点刺出血以泻邪气。

经气厥逆，如果胸中满闷，面部肿胀，涎液不能收，突然出现言语困难，甚至不能言语的，治疗应取足阳明胃经的穴位。

经气逆乱，如果上行至喉咙，以致不能说话，手足清冷，大便不通，是足少阴肾经的病变，治疗应取肾经的穴位。

经气厥逆，如果腹中胀满，寒气内盛，肠鸣，大小便不利等，病变在足太阴脾经，治疗应取足太阴脾经的腧穴。

任督两脉原属于奇经八脉，因具有明确穴位，医家将其与十二正经合称十四经脉。任脉主血，为阴脉之海；督脉主气，为阳脉之海。

任督二脉图

咽喉干燥，如果口中津液稠黏似胶，是足少阴肾经的病变，治疗应取足少阴肾经的穴位针刺。

膝关节疼痛，治疗取足阳明胃经的犊鼻穴，应用员利针刺，出针之后间隔片刻可以再次针刺，员利针是长似牛尾长毛的大针，十分适合针刺膝部。

喉痹，如果不能说话，就针刺足阳明胃经的腧穴；若是还能说话，就针刺手阳明大肠经。

疟病，如果口不渴，隔一日发作，应针刺足阳明胃经的穴位；如果口渴，而且每天发作，就取手阳明大肠经。

牙齿疼痛，如果不怕饮冷，治疗应针刺足阳明胃经穴位；若是怕饮冷，就取手阳明大肠经的穴位治疗。

如果耳聋但不疼痛的，应取足少阳经的穴位；如果耳聋而疼痛的，应取手阳明大肠经的穴位。

如果鼻出血不止，流出的血色黑，治疗应取足太阳膀胱经的穴位；如果流出的是黑血而兼有血块的，应针刺手太阳小肠经的穴位；如果仍不止血的，就针刺手太阳小肠经的腕骨穴；如果还是不能止血，就针刺足太阳膀胱经的委中穴，采用针刺出血的方法治疗。

腰痛，如果疼痛部位感觉寒凉，就针刺足太阳膀胱经和足阳明胃经的穴位；如果疼痛的部位发热，就针刺足厥阴肝经的穴位；如果是疼痛而不能俯仰身躯，就取足少阳胆经的穴位针刺。因感受热邪而气喘的，治疗当取足少阴肾经，并在委中穴附近的血络处放血。

如果烦躁易怒，并且不思饮食，言语很少的，应针刺足太阴脾经；如果常发怒且说话甚多的，治疗时应针刺足少阳胆经。

如果下颌部疼痛，应针刺手阳明经的穴位（商阳）和足阳明经在下颌部的

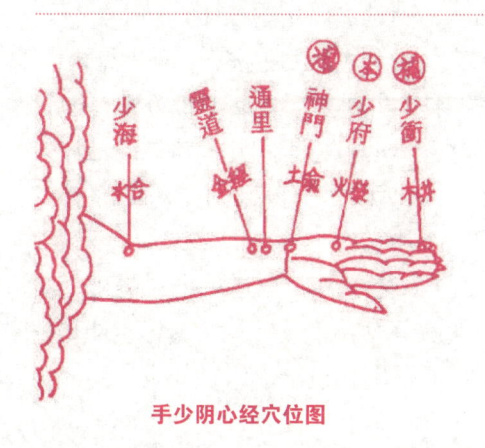

本经腧穴主治心、胸、神志及经脉循行部位的其他病症。

手少阴心经穴位图

穴位（颊车），刺之出血。

如果项部疼痛而头不能俯仰的，应针刺足太阳经；如果项部疼痛而不能回头的，应针刺手太阳经的穴位。

如果小腹胀满，向上波及胃脘和心胸的，全身恶寒瑟缩而发热，小便不利，治疗时应取足厥阴经的穴位。

如果腹中胀满，大便不通，腹部胀大，中气上逆影响到胸部甚至咽喉，张口喘息并发出喝喝的声音，治疗时应该取足少阴肾经穴位进行针刺治疗。

如果腹中胀满，食谷不化，腹中有响声，大便不通利，治疗应当针刺足太阴脾经的腧穴。

心痛，如果牵引腰脊作痛，恶心欲呕吐的，取足少阴肾经的穴位针刺治疗。

心痛，如果腹中胀满，大便涩而不通，取足太阴脾经的穴位针刺治疗。

心痛牵引至后背，致使喘息不利，应针刺足少阴肾经的穴位。若不愈，可以针刺手少阳三焦经的穴位。

心痛，牵引到小腹部位，上下疼痛设有固定的位置，大小便困难，应针刺足厥阴肝经的穴位。

心痛，如果仅有气短而呼吸困难的，应针刺手太阴肺经。

心痛，应当针刺第9胸椎之下的筋缩穴，如果疼痛不能止，就在针刺之后用手按压，一般就可以马上止痛。如果这样还没有效果，就在筋缩穴的附近重新选穴针刺，只要找到了正确的位置，用这种方法马上就可以奏效。

腮部疼痛，应针刺足阳明胃经颊车穴周围的动脉，针刺出血之后就会马上见效；如果不能止痛，用手按人迎穴旁边的动脉，很快就可止痛。

气逆上冲，针刺胸膺部凹陷处的屋翳穴，以及胸下的动脉。

腹中疼痛，针刺两侧天枢穴处的动脉，刺过之后用手按压，马上就好；如果还不能好，就针刺足阳明胃经的气冲穴，针刺过后用手按压，马上见效。

痿厥病（因气机逆乱而引起四肢软弱无力，甚至痿废不用为主证），将四肢都缠束起来，直到患者感到烦闷时，再迅速将其解开。这样的治疗方法每天做两次，四肢没有感觉的患者，十天之后就能有感觉了，然后坚持这样治疗，不要半途而废，直至病愈为止。

呃逆病，用草茎刺激患者的鼻腔，打喷嚏之后，呃逆可止；另外，屏住呼吸，到呃逆将至之时，迅速提气，然后呼气，使气下行，这样也能很快止住，或者当患者发作的时候，突然惊吓他一次，也能治愈。

灵枢·周痹第二十七

> **本篇要点**
>
> 一、说明周痹与众痹两病不同，提出了辨别之法，即周痹随脉上下，遍及全身；众痹左右相应，时发时止。
>
> 二、说明痹证是由于风、寒、湿三邪的侵袭所致，并进一步说明所聚的部位有深浅及所在经络之异，所以发病后的症状各有不同。
>
> 三、对痹证的治疗提出了应根据痛处的上下分先后进行施治的治疗原则，并针对性地指出了热熨、运动等辅助疗法。

黄帝问岐伯道：人患了周痹病，如果邪气随着血脉上下游走，疼痛的部位上下、左右对称，时时在转移，遍及周身，没有一点点空隙，我想知道这种疼痛是发生在血脉之中，还是在分肉之间？又是怎样形成这种病的？这种疼痛转移得如此之快，以至于无法在疼痛的部位下针，当某一个部位的疼痛很明显的时候，还没有来得及决定怎样治疗，疼痛就已经停止了。这是什么样的机制呢？请您告诉我其中的缘故。

岐伯回答说：这是众痹病，而不是周痹病。

黄帝问道：我很想听你说一说众痹这个病的情况。

《修真图》是修真之总纲。《修真图》远溯老子、吕纯阳、陈抟、张三丰，又称为《丹成九转图》，以养性炼生为基础。

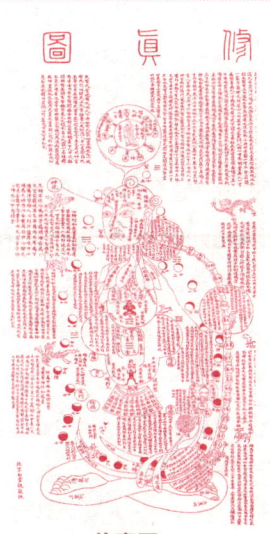

修真图

岐伯回答说：众痹，其病邪分布于身体的各个部位，邪气随时发作，随时停止，随时转移，随时停滞，在症状上也表现为左右影响，左右对称，而不是全身都疼痛。只是这种发作是有时发作，有时休止的。

黄帝问道：针刺治疗用什么方法呢？

岐伯回答说：一个部位的疼痛虽然很快就停止了，但还是要准确地针刺疼痛发作的那个部位，不要让它再发。

黄帝说道：好极了。我还想要您再讲一讲周痹这个病是怎样的。

岐伯回答说：周痹的病邪存在于血脉之中，随着血液在身体中流动而遍及全身，所以，在发病的时候，并不是左右对称的发作，而是病邪随血液流动，停在什么地方就在什么地方发病。

黄帝问道：那么针刺治疗又如何呢？

岐伯回答说：疼痛是从上至下发展的，就先针刺疼痛部位之下的穴位，使邪气不再继续下传，再针刺其上部疼痛的部位以祛除病邪本身。如果疼痛是从下向上发展的，就先针刺上部的穴位以阻止病势的发展，然后再针刺下部的穴位以除掉病根。

黄帝问道：讲得好，那么这种疼痛是怎样产生的呢？又为什么称作周痹呢？

岐伯回答说：风、寒、湿三种邪气混杂，侵入人体后，由表及里停留在分肉之间，将肌肉之间的津液挤压为痰涎，痰涎因寒冷而凝聚不散，凝聚之后就会更加排挤分肉而使之分裂，因此而生疼痛，疼痛发生之后，人的注意力就会集中在那个疼痛的部位上，心神集中在这个地方，就会使阳气聚敛，阳气聚而热生，痛因热解，疼痛解除之后，邪气就会继续流窜，在其他的部位聚集，于是疼痛也就随之转移到这一部位了，因此疼痛就会这样此起彼落。

黄帝说：好，我已经明白这其中的道理了。

岐伯接着说：这种病是邪气入内了，但并没有深入脏腑之中，而在外又还没有通过皮肤发散出来，而邪气单单只留在了分肉之间，致使人身的真气不能流畅地在周身贯通，因此叫作周（众）痹。在针刺治疗时，首先要沿着发病的经络，用手指按切诊察，以判断其病是虚是实，以及大络的血脉是不是有瘀结不通，以及经脉中有没有下陷空虚的情况，根据证候进行调治。或用熨蒸的方法通其经络，若有牵引疼痛、拘急坚劲的情况，就用按摩导引等方法行其气血。

黄帝接着说：讲得很好，我明白这个病的病机及症候特点了，也已经掌握了该病的治疗方法。关于九针的应用，在医经中早已载明其道理，除了能使经气顺达流畅之外，还能治疗十二经脉阴阳不调的各种疾病。

灵枢·口问第二十八

本篇要点

一、对外感六淫、内伤七情和生活无规律三个重要的致病因素作了说明。

二、论述欠、哕、唏、振寒、噫、嚏、軃、泣涕、太息、涎下、耳鸣、啮舌十二种病症产生的机理及治疗方法。

黄帝闲暇时，屏退左右之后对岐伯说：我已经知道了九针在医经上的记载，也学会了判断阴阳顺逆的方法，对手足三阴三阳六经也很熟悉，我还希望听你讲讲从先师那里口述相传的医学真谛。

岐伯忙离开座位，对黄帝行礼后说：你问得真好啊！这些都是先师口传给我的啊！

黄帝道：请讲给我听一听吧！

岐伯回答说：通常而言，疾病的发生，多是风、雨、寒、暑，房事不节，或因为喜怒等七情过度，或饮食失调、起居无常等原因，比如，突然受到惊吓等原因造成体内血气分离而逆乱，阴阳失调，经络闭塞、脉道不通，脉中之气阴阳逆乱，卫气不能如常地敷布于外而滞留于内，经脉虚空，气血循行紊乱，体内的一切生理活动都失去了正常的状态而表现为病态，这些内容在经典古医经上没有记载，让我来说明其中的道理吧。

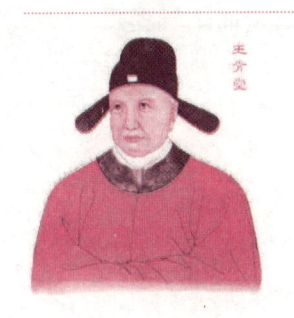

王肯堂

王肯堂（1549—1613年），字宇泰，号损庵，自号念西居士，金坛（今属江苏）人。他博览群书，因母病习医。他精研医理，能做眼窝边肿瘤切除手术，又能治愈疯疾。历11年编成《证治准绳》44卷，凡220万字。

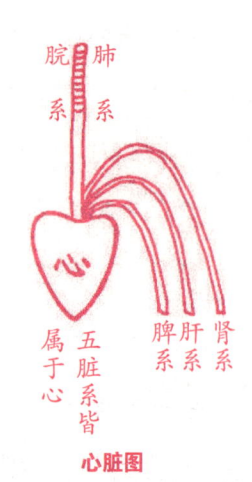

心，位于胸腔之内，膈膜之上，两肺之间，形似倒垂未开之莲蕊，外有心包护卫。心为神之舍，血之主，脉之宗，在五行属火，为阳中之阳，起着主宰人体生命活动的作用。手少阴心经与手太阳小肠经在小肠与心之间相互络属，故心与小肠互为表里。

心脏图

黄帝问道：人打哈欠，是什么气造成的呢？

岐伯回答说：人体卫气白天运行于阳分，夜间就运行于人身的阴分。阴主夜，主静，所以，夜晚主卧，主要生命活动是睡眠。阳气主生发而向上，阴气主沉降而向下。因此入夜之前，阴气沉积于下，阳气开始入于阴分，但还没有尽入的时候，阳气引阴气向上，阴气引阳气向下，阴阳相引，于是不停地哈欠。入夜之后，阳气已尽入于阴分，所以能够安静地睡眠；到黎明时阴气将尽，而阳气渐盛，就会清醒了。治疗频繁打呵欠的病，应该泻足少阴经以抑其阴气，补足太阳经以助其阳气。

黄帝问道：人患呃逆证，是什么气导致的呢？

岐伯回答说：食物水谷入于胃，经过了胃的腐熟、消化，在脾气的推动之下将精微物质上注于肺。如果胃中素有寒气，饮食水谷进入胃中之后，新生的水谷精微之气与素有的寒气相搏，正邪相攻，二气混杂而上逆，再从胃中逆行而出，而成为呃逆之证。治疗时应该补手太阴经，泻足少阴经。

黄帝问道：人有经常发生唏嘘哽咽的，是什么气导致的呢？

岐伯回答说：这是阴气盛而阳气虚，阴气运行快速而阳气受阻、运行缓慢，甚至阴气亢盛而阳气衰微而造成的。治疗时应该补足太阳经并泻足少阴经。

黄帝问道：人发冷，身体打战是什么气导致的？

岐伯回答说：这是由于阴寒之气留滞于皮肤，阴气盛而阳气虚，因此而产生发冷而身体打战的表现，治疗应采用温补各阳经的方法。

黄帝问道：人有经常出现嗳气的现象，是什么气导致的？

岐伯回答说：寒气侵入胃中，扰乱了胃气，胃气不得和降而发生上逆，就成为嗳气证。治疗应补足太阴脾经和足阳明胃经。

黄帝问道：人打喷嚏是什么气导致的？

岐伯回答说：阳气和利，满布于心胸，并上出于鼻，成为喷嚏。治疗应该补足太阳经的荥穴通谷，并针刺眉根的攒竹。

黄帝问道：人出现了全身无力、手足不举的亸证是什么气导致的？

岐伯回答说：胃气虚，人体经脉气血不足，筋骨肌肉失于荣养也就懈惰无力，这种情况之下，再强行入房，元气大损，气不能马上恢复，就出现了亸病。因其病变主要发生在肌肉之间，治疗时就应该根据病症发生的具体部位，在分肉之间用补法进行针刺治疗。

黄帝问道：人在哀伤的时候鼻涕和眼泪都会流出，是什么气导致的？

岐伯回答说：心是五脏六腑的主宰；眼睛是很多经脉会聚的地方，也是眼泪外流的通道；口和鼻，是气息出入的门户，因此，悲伤、哀怨、愁苦、忧伤的情绪会牵动心神，心神不安也会使五脏六腑皆受影响，继而波及各经脉，经脉的波动使得各条排泄液体的通道尽皆开放，液道开放，所以鼻涕和眼泪会同时涌出；人体中的液体，有灌输精微物质以濡养各个孔窍的作用，所以当上液之道开放而流眼泪的时候，就会损耗精液，哭泣不止就会耗竭精液使其无以输布，精液不能灌输孔窍则双目失明，名为"夺精"。治疗

从面诊看脏腑健康，当一个人的脸色或五官发生改变时，可能预示着身体健康出现某些问题。中医诊病主要靠"望闻问切"，望诊其中的一个内容，便是透过面部反射区知道脏腑疾病与健康状况的诊法，从而快速治愈。

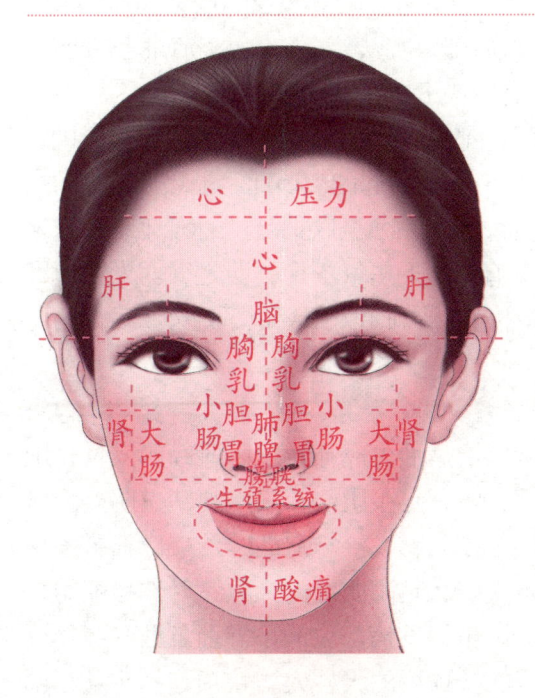

面部反射区图

该病症应补足天柱穴，此穴在太阳经挟颈项后的发际处。

黄帝问道：人有时常叹息者，是什么气导致的？

岐伯回答说：过于忧思会造成心系拘急，心系拘急就会使气道受到约束，受到约束就会使气行不畅，因此深长地呼吸才能使得气机得以舒缓。治疗应补手少阴心经、手厥阴肝经、足少阳胆经，并采用留针法。

黄帝问道：流涎是什么气导致的？

岐伯回答说：饮食水谷进入胃中，胃中有热，胃中的寄生虫因受热而蠕动，就会使胃气迟缓，胃通于口，胃气迟缓使得舌下的廉泉穴开张，口开而涎出不收。由于足少阴肾经结于廉泉，所以治疗针刺足少阴肾经以补肾水。

黄帝问道：耳鸣的症状是什么气导致的？

岐伯回答说：耳是人身宗脉聚集的地方，如果胃中空虚，水谷精微供给不足，则宗脉无以为养，脉中亦空虚，宗脉虚则阳气不升，精微不得上达，入耳的经脉气血不得充养而耗伤，而致耳中鸣响。治疗时应在足少阳胆经的上关穴及位于手大指爪甲角的手太阴肺经的少商穴，以补法针刺。

黄帝问道：人有时自咬其舌，是什么气导致的？

岐伯回答说：厥逆之气上行，影响到各经脉之气逆行到不同部位的缘故。如果是少阴脉气上逆，因足少阴肾经通到舌的根部，所以会自咬其舌；如果是少阳经脉气上逆，因少阳经脉行于两颊部位，就会自咬其颊；如果是阳明经脉气上逆，因阳明经脉环绕口唇部，所以会咬唇。治疗应根据发病的部位，确定病在何经，采用补法，施以扶正祛邪的方法针刺治疗。

总而言之，上述的十二种病邪，都是奇邪侵入孔窍所引起的。所以，邪气能侵入到的这些部位，都是由正气不足引起的。因此，上焦气不足的病症，就会使得延髓不满而有空虚之感，耳鸣，头部支撑无力而低垂，双目晕眩；中焦气不足，二便不调，肠中鸣响；下焦气不足，两足微弱无力而厥冷，心中窒闷，治疗应该用留针的补益方法刺足太阳经位于足外踝后部的昆仑穴。

黄帝问道：上述的各病该如何治疗？

岐伯回答说：肾主哈欠病，所以治疗哈欠应补足少阴肾经的穴位；肺主呃逆病，所以治疗呃逆病应补手太阴、足少阴经；哀叹哽咽是阴盛阳衰的病症，所以治疗应补足太阳、泻足少阴；发冷打寒战，治疗应补各条阳经上的穴位；嗳气病，治疗应补足太阴、足阳明经的穴位；时作喷嚏的，治疗应补足太阳的攒竹穴；軃证，因根据发病部位的不同而各取其经的分肉之间；哭泣而涕，当补足太阳经在挟项后的天柱穴，挟项是指头项正中线的两侧；叹气时作的，应补手少阴心经、手厥阴心包经及足少阳胆经，针刺留针；口角流涎，应补足少阴肾经；耳鸣，应补足少阳胆经上关穴，以及位于手大指爪甲角部的手太阴肺经的少商穴；自咬其舌的，应根据发病的部位所属经脉而分别使用补法；双目昏眩、头垂无力的，补足外踝足大指本节之后二寸处，用留针的方法针刺，另一种说法是在足外踝后的昆仑穴留针刺之。

灵枢·师传第二十九

> **本篇要点**
>
> 一、说明在问诊过程中要注意患者的"喜好"，从而有助于诊断。突出"临病人问所便"的重要性。
>
> 二、用举例的方法，讲述了通过观察外部形态来测知内部脏器盛衰常变的一般规律，提出了劝慰开导法等理疗法，强调医者必须加强说明教育，以取得患者与医生合作的重要性。
>
> 三、阐述了望诊的重要性。即根据肢体、五官的形态及功能的改变来测候内脏的大小、强弱和预后吉凶等。

黄帝问道：我听说先师有很多的医学心得，没有记载到简牍（书籍）中，我想听取这些宝贵的医学经验，并把它们保存下来，以便作为治疗准则加以奉行。如此，对上可以治疗万民，对下可以保养自己的身体。使百姓免受疾病之苦，所有的人都身体健康、精神愉快。并让这些宝贵经验永远造福于后代，使后世的人们不必担心疾病的困扰。你能把这些宝贵经验讲给我听吗？

岐伯回答说：你考虑得很深远呀，无论治万民还是治本身，无论是统治这里还是管辖那里，处理小事还是处理大事，治理国家还是治理家庭，从来没有违背常规而能治理好的，只有顺应其内在的客观规律，才能处理好各种事情。所谓的顺，不仅是指阴阳、经脉、气血循行的顺逆，还包括了广大人民的情志顺逆。

黄帝问道：怎样才能做到顺应呢？

岐伯回答说：每到一个国家，先要了解当地的风俗习惯；到了一个家庭，应当首先了解人家有什么忌讳；进入别人的居室，要问清礼节；临证时，要问清患者的喜好，以便更好地诊治疾病。

黄帝问道：如何通过了解患者的好恶来诊察疾病的性质？

岐伯回答说：因内热而致多食易饥的消渴病，患者喜欢寒，得寒就会感到舒适；属于寒邪内侵一类的病，患者喜欢热，得到热就会感到舒适；胃中有热邪，则水谷容易消化，使患者常有饥饿和胃中空虚难忍的感觉，同时感到脐以上腹部的皮肤发热；肠中有热邪积滞则排泄黄色如稀粥样的粪便，脐以下小腹部有发热的感觉；胃中有寒邪，则出现腹胀；肠中有寒邪则出现肠鸣腹泻及粪便中有不消化的食物。胃中有寒邪而肠中有热邪的寒热错杂证，则表现为腹胀而兼见泄泻；胃中有热邪而肠中有寒邪的寒热错杂证，则表现为容易饥饿而兼见小腹胀痛。根据这些，就能大致判定疾病的性质。

黄帝问道：假如胃中有热而喜爱寒凉饮食，肠中有寒又喜欢热饮，寒热两种性质相反，遇到这种情况怎样做才能顺应病情呢？还有那些有着高官厚禄、生活优裕的人，骄横自大，恣意妄行，轻视别人而不肯接受规劝，如果规劝他遵守医嘱就会违背他的意愿，但如果顺从他的意愿，就会加重其病情，在这种情况下，又应当如何处置呢？治疗该从哪儿着手呢？

岐伯回答说：一般人的常情是，没有一个人愿意死而不愿意生，如果医生能告诉患者哪些是有利的，哪些是有害的，对患者进行说服和开导，告诉他们不遵守医嘱的危害，说清楚遵从医嘱对恢复健康的好处。同时诱导患者接受适宜他的养生和保健方法，指明任何不适应疾病恢复的行为都只会带来更大的痛苦，照这样去做的话，即使再不通情理的人也不会不听从吧！

黄帝问道：那怎样进行治疗呢？

岐伯回答说：春夏之际，阳气充沛体表，应先治其在外的标病，后治其在内的本病；秋冬之际，精气敛藏于内，应先治其在内的本病，而后治其在外的标病。

黄帝问道：对于那种性情与病情相矛盾的情况，应当如何处治才合适呢？

岐伯回答说：在这种情况下，要让患者调整饮食起居，顺应天气变化。天冷时，应当加厚衣服而不要着凉；天热时，应当减少衣服而不要热得出汗，饮食也不要过冷过热，而应寒热适中。由此人的正气就能固守于体内，邪气就不会进一步侵害人体了。

黄帝问道：在《本脏》篇中提到，根据人的形体和四肢、关节及隆起的肌肉，可以测知五脏六腑的大小。但是如果在位的统治者及地位显贵的王公大人想知道自己的身体情况，谁又敢抚摸他们的身体进行检查，然后再答复他们呢？

岐伯回答说：形体、四肢、关节是覆盖在五脏六腑的外围组织，和内脏有一定的关系，这与直接观察面部情况的方法不同，但对于这些人还是可以采用望面部的方法来进行推断。

黄帝问道：通过诊察面部色泽来推测五脏精气的方法，我已经知道了。那怎样根据形体肢节的情况推测内脏的情况呢？

岐伯回答说：在五脏六腑中，以肺的位置最高，为五脏六腑的华盖，可通过肩部的上下动态、咽部的升陷情况来测知肺的虚实。

黄帝说：讲得好。

岐伯继续说：心为五脏六腑的主宰，缺盆为血脉运行的主要通路，观察缺盆两旁肩端骨距离的远近，再配合观察胸骨剑突的长短，就可以测知心脏的大小坚脆等情况。

黄帝说：很有道理。

岐伯接着说：肝为将军之官，开窍于目，欲知肝脏的坚固情况，则可以通过观察眼睛的明暗来进行判断。

黄帝说：讲得好。

岐伯说：在五脏中，脾运化和输布水谷精微，从而具有充养人体而卫外的能力。它的强弱，可直接表现在食欲方面，所以通过观察唇舌口味的情况，可以推断脾病预后的好坏。

黄帝说：很好。

岐伯接着说：肾脏的功能表现在外的就是人的听觉，因此根据耳朵听力的强弱，就可以判断肾脏的虚实。

黄帝说：讲得好。我还想听你再讲一下六腑的外候表象。

岐伯接着说：在六腑之中，胃是水谷之海，主肌肉；如果一个人的颊部肌肉丰满、颈部粗壮、胸部宽阔，胃容纳水谷的量就多。鼻道深长，可以推测大肠的功能正常。口唇厚，人中沟长，可推测小肠的功能正常。下眼睑大，胆气就强。鼻孔向外掀，则膀胱不能够正常地存储尿液而致小便漏泄。鼻梁中央高起的，则三焦固密功能正常。这些就是用来测候六腑情况的方法。总之，面部的上、中、下三部分相称谐调，则内脏功能良好。

灵枢·决气第三十

> **本篇要点**
>
> 一、从概念的角度，简明扼要地说明精、气、津、液、血、脉六者的生成、功用等。
>
> 二、指出精、气、津、液、血、脉六者病变的主要症状，指出都是因为过分耗损而引起虚证的。

黄帝问道：我听说人体有精、气、津、液、血、脉的说法，我原以为它们是同一种气，但现在却把它分为六种，我不懂这样划分的原则是什么。

岐伯回答说：男女两性的生殖之精相互接近，交合之后，就可以产生新的生命体，在形体出现以前，构成人体的基本物质，就叫作精。

黄帝问道：什么是气？

岐伯回答说：上焦把饮食精微物质宣发布散到全身，可以温煦皮肤、充实形体、滋润毛发，就像雾露灌溉各种生物一样，这就叫作气。

黄帝问道：什么是津？

岐伯回答说：由皮肤汗孔发泄出去，源源不断渗出的汗液，就叫作津。

黄帝问道：什么是液？

肝为将军之官，主谋虑：肝有防止外侮、考虑抵御对策的作用。因此，人体受到外在环境的刺激时，在精神情志上就会立即采取谋虑，进行适应的措施。

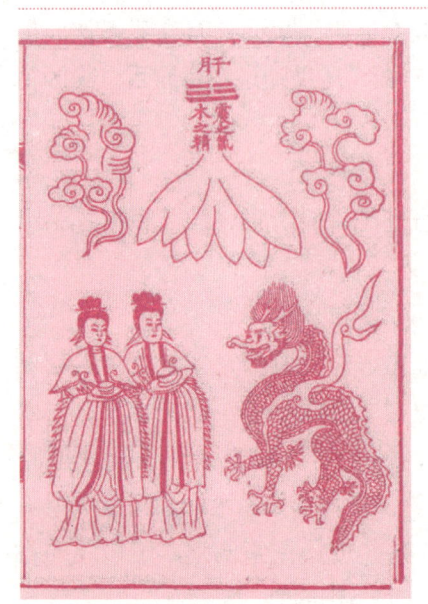

胡愔《五脏六腑图》之肝

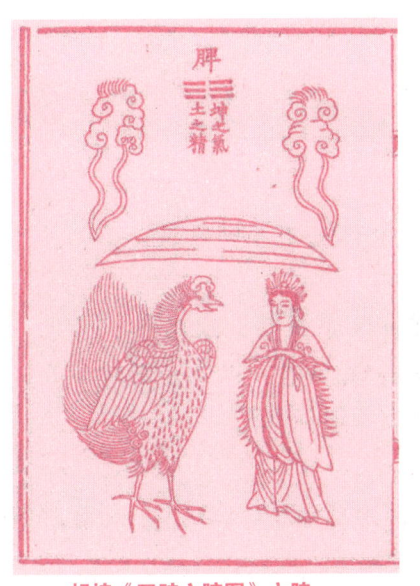

脾主运化：脾运化水谷精微，输布津液，把食物的精华送到全身，并且能运化水湿浊气排泄于体外。

胡愔《五脏六腑图》之脾

岐伯回答说：饮食入胃，水谷精微充满于周身，外溢部分输注于骨髓中，使关节曲伸灵活；渗出的部分可以补益延髓，散布到皮肤，保持皮肤润泽的物质，就叫作液。

黄帝问：什么是血？

岐伯回答说：位于中焦的脾胃接纳水谷，吸收其中的精微物质，经过气化变成红色的液体，这就叫作血。

黄帝问道：什么是脉？

岐伯回答说：约束营血，使之不能向外流溢，就叫作脉。

黄帝问道：上述精、气、津、液、血、脉六气的有余和不足各有什么表现？如何才能了解气的多少、脑髓的虚实、血脉的清浊呢？

岐伯回答说：精的大量耗损，会使人耳聋；气虚的，可使人的眼睛看不清东西；津虚的，腠理开泄，使人大量汗出；液虚的，四肢关节屈伸不利，面色枯槁没有光泽，延髓不充满，小腿酸软，经常耳鸣；血虚的，面色苍白而不润泽；脉虚的，脉管空虚下陷，从这些就可以了解六气异常的表现。

黄帝问道：六气对人体作用的重要性有何不同？

岐伯回答说：六气分别统领于各自的脏器，它们在人体中的重要性及功能的正常与否，都取决于其所归属的脏器的情况。但是，六气都是五谷精微所化生的，而这些精微物质又化生于胃，因此胃是六气化生的源泉。

灵枢·肠胃第三十一

本篇要点

一、从解剖的角度，以肠胃为主体介绍肠胃等脏器的大小、长短及容纳水谷的数量多少等情况。

二、对从口唇至直肠的整个消化道做了说明，包括唇、齿、口、舌、会厌、咽门、胃、小肠、大肠、直肠等，以及分别对其长度、宽度、周长、直径、重量、容量等方面作了说明。

黄帝问伯高道：我想了解六腑之中传送水谷的器官的状况，比如肠胃的大小、长短及容纳水谷的数量的多少的情况？

伯高回答说：请让我详细给您说明，水谷从入口到肛门的排出过程中，所要经历的器官、深浅、远近及长短的数值是：口唇到牙齿间的距离是九分，两口角的宽度是二寸半，从牙齿向后到会厌的距离是三寸半，整个口腔可容纳五合食物。舌的重量是十两，长七寸，宽二寸半，咽门的重量也是十两，宽一寸半。从咽门至胃的长度是一尺六寸，胃的形态是迂回曲折的，伸直了长二尺六寸，外周长一尺五寸，直径五寸，能容纳水谷三斗五升。小肠在腹腔依附于脊柱之前，向左环绕重叠，下口注于回肠，在外依附在脐的上方，小肠共计环绕重叠十六个弯曲，外周长二寸半，直径八分又三分之一分，长三丈二尺。回肠在脐部向左回环，环绕重叠向下延伸，也有十六个弯曲，外周长四寸，直径一寸又三分之一寸，共长二丈一尺。广肠附于脊前与回肠相接，向左环绕重叠于脊椎之前由上到下逐渐宽大，最宽处周长八寸，直径二寸又三分之二寸，长二尺八寸。整个消化道从食物入口至代谢物排出，总长度是六丈又四寸四分，共计有三十二个弯曲。

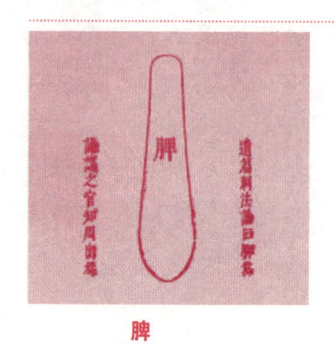

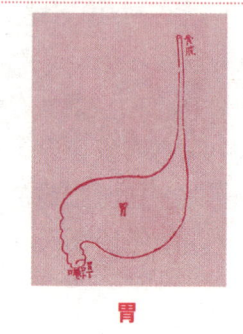

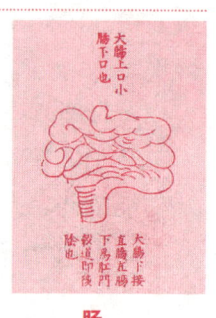

脾　　　　　胃　　　　　肠

灵枢·平人绝谷第三十二

> **本篇要点**
>
> 一、通过正常人不进饮食后死亡的日期及其原因分析，说明肠胃的大小、长度和生理功能。
>
> 二、对肠胃的长度与容量等又作了进一步的说明，指出平人绝食而死亡的日期，对其的死亡机制作了说明。

黄帝问道：我听说人不吃东西，一般七天就会死亡，这是为什么呢？

伯高回答说：请允许我谈一谈其中的道理。胃的周长是一尺五寸，直径五寸，长二尺六寸，其形弯曲，能容纳三斗五升饮食，在通常情况下存留二斗食物和一斗五升水就满了。上焦具有输布精气的功能，也就是能够将中焦化生的精微物质布散全身，其中包括运行快速滑利的阳气，其余部分在下焦灌注到诸肠当中。

小肠的周长是二寸半，直径八分又三分之一分，长三丈二尺，能容纳二斗四升食物和六升三合又三分之二合水。回肠的周长是四寸，直径一寸又三分之一寸，长二丈一尺，能容纳一斗食物和七升半水。直肠的周长是八寸，直径二寸又三分之二寸，长二尺八寸，能容纳食物九升三合又八分之一合。肠胃的总长度，共计五丈八尺四寸，能容纳九斗二升一合又三分之二合水谷，这就是肠胃能容纳水谷的总数量。

然而一般人并不是胃肠里都完全充满食物，这是因为当胃中充满水谷的时候，肠中是空虚无物的，当肠中充满水谷的时候，胃中又没有水谷了。这样，肠胃总是处于充满和空虚交替的状态，这样气才能够布散全身上下畅行。五脏功能正常，血脉调和通畅，精神才能旺盛。所以，人的神就是由水谷的精微物质所化生。

由于在肠胃里，经常要容留二斗食物和一斗五升的水。健康人每天大便二次，每次排泄约二升半，一天就排出五升，七天共排出三斗五升，这样原来存留在肠胃的水谷都排泄完了。因此健康人七天不进饮食就会死亡，这是水谷化生的精微物质，以及津液消耗枯竭的缘故。

灵枢·海论第三十三

> **本篇要点**
>
> 一、运用取象比类的方法,以自然界东西南北四海为比喻,说明胃、冲脉、膻中、脑在人体生命活动中的重要性,突出了"天人一体"的观点。
>
> 二、文中列举了四海有余和不足的症状,并指出四海的功能特点及其上下腧穴的部位,提出"调其虚实"的治疗原则。

黄帝问岐伯道:我听您讲述过刺法,所谈的内容总离不开营卫气血。人体十二经脉,在内部联属于脏腑,在外部维系着四肢百节,您能把十二经脉与地域上的四海联系起来谈一下吗?

岐伯回答说:自然界有东西南北四个海,称为四海,河水都要流注到海中。人也有像自然界那样的四海和十二条大的河流,称为四海和十二经脉。

黄帝问道:人体四海是怎样与自然界的四海相应的呢?

岐伯回答说:人体有髓海、血海、气海和水谷之海,这四海与自然界的四海相对应。

黄帝问道:这个问题真深远啊!您把人体的四海与自然界的四海联系起来,我想听一下它们之间到底是如何相应的呢?

人体四海简介

四海种类	简　介
水谷之海	胃接纳水谷,是气血生化之源,被称为水谷之海
血海	冲脉是十二经脉阴血汇聚之处,叫作"十二经海",又称"血海"
气海	膻中是宗气会聚的地方,被称为气海
髓海	脑中充满髓液,被称为髓海

岐伯回答说:必须首先明确地了解人身的阴阳、表里和经脉的流行输注的具体部位,然后才可以确定人体的四海。

黄帝问道：四海及其重要经脉的部位是怎样确定的呢？

岐伯回答说：胃接纳水谷，是气血生化之源，故称为水谷之海。其经气流注的部位上在气冲穴，下在足三里穴。冲脉可以灌注五脏六腑和阴阳诸脉，故称为十二经之海，又称血海。其经气流注的部位上在大杼穴，在下部是上巨虚和下巨虚。膻中是宗气会聚的地方，所以称为气海。它的输穴部位，在上部是天柱骨(即第7颈椎)上边的哑门穴和天柱骨下边的大椎穴，在前部是人迎穴。髓充满于脑，所以称为髓海。它的输穴部位在上是头顶正中的百会穴，下边是风府穴。

黄帝问道：以上这四海的功能，对于人体来说什么样算是正常？什么样才算是反常呢？怎样才能促进人的生命活动？怎样就会使人体虚弱衰败呢？

岐伯回答说：四海功能正常，就会促进人体的生命活动；四海功能失常，就会使生命活动受到损害。懂得调养四海的，就有利于健康，不懂得调养四海的，就有害于健康。

黄帝问道：人身四海的正常、反常各自有什么样的表现呢？

岐伯回答说：气海有余邪气亢盛，就会出现胸中满闷，呼吸喘促，面色红赤；气海不足，就会出现呼吸短浅，讲话无力。

血海有余邪气亢盛，积滞宿谷不化，就会觉得自己身体胀大，郁闷不舒，但也不知道是什么病；血海不足，总是觉得自己身体狭小，意志消沉，但是也说不出患了什么病。

水谷之海邪气亢盛，就会出现腹部胀满；水谷之海不足，就会出现即使感觉到饥饿也不愿意饮食。

髓海邪气亢盛则狂躁妄动，举止失常，其动作显得轻巧敏捷，皆非平日所能达到；髓海不足，就会出现头晕耳鸣，腿疲软无力，眼目昏花而头昏闷，身体疲倦乏力嗜睡。

黄帝问道：我已经了解四海正常、反常的表现了，那么又如何调理治疗四海异常呢？

岐伯回答说：只要详细审查四海所流注部位和腧穴，根据"虚则补之，实则泻之"补虚泻实，切忌不要违背虚证用补法和实证用泻法的治疗原则。能够遵循这样的治疗法则，人体就能健康；违背这样的治疗规律，人体就会败坏无救。

黄帝说：说得好。

灵枢·五乱第三十四

本篇要点

一、说明人体十二经脉失调而引起脉气运行逆乱的原因，并指出如何才能相互顺应。

二、列举逆乱反常的五种情况，气乱于心、气乱于肺、气乱于肠胃、气乱于臂胫、气乱于头五个方面的症状表现，并对五乱的病症针刺的规律和治法作了说明。

三、文中分述了"五乱"的发病症状和刺治方法。

黄帝问道：人身的十二经脉，它们分属五行，又分别与四时相应，但不知因何失调而引起脉气运行的逆乱？又是什么原因使它正常运行？

岐伯回答说：五行木、火、土、金、水之间的相生相克有一定的内在顺序，春、夏、秋、冬四季气候的变化也是有一定规律的，而人体经脉的运行，也要与五行四季的规律相适应，才可以保持正常的活动，如果违反了这些规律就会引起经脉的运行紊乱。

黄帝问道：怎样才能做到相互顺应呢？

岐伯回答说：人体的十二经脉与一年的十二个月相应。十二个月分为四季，就是春、夏、秋、冬四季，这四季的气候特点各不相同，人体经脉

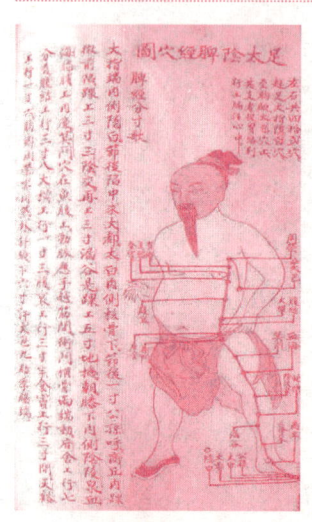

足太阴脾经穴图

脾经失调主要与运化功能失调有关。中医认为脾主运化，为后天之本，对于维持消化功能及将食物化为气血起着重要的作用。若脾经出现问题，会出现腹胀、便溏、下利、胃脘痛、嗳气、身重无力等。此外，舌根强痛、下肢内侧肿胀等均显示脾经失调。主治概要：脾胃病，妇科、前阴病及经脉循行部位的其他病症。如胃脘痛、食则呕、嗳气、腹胀、便溏、黄疸、身重无力、舌根强痛、下肢内侧肿胀、厥冷、足大趾运动障碍等。

中的营卫气血也随着季节气候的变化而不一样，使得阴阳相互谐和，清气与浊气的运行也不互相干扰侵犯，这样就能顺应自然界的变化而使经脉运行正常。

黄帝问道：那逆乱的反常情况又如何呢？

岐伯回答说：如果清阳属阳，反居于下部内部，浊气属阴，不能下降反居于上部，营气顺行于阳分，卫气逆行于阴分，如此清浊相扰，乱于胸中就叫作大悗。气乱于心，可见心中烦闷，沉默不言，低头静伏而不欲动；气乱于肺，使人俯仰不安，喘息喝喝有声，两手按于胸前而呼吸；气乱于肠就会发生吐泻交作的霍乱；气乱于手臂足胫部，就会见四肢厥冷；气乱于头，就会见厥气上逆，头重眩晕，甚至仆倒在地。

黄帝问道：上面谈到的五乱病症，针刺有一定的规律吗？

岐伯回答说：疾病的发生发展是有规律的，其治疗方法也有一定的规律，因此探明疾病的发生发展规律及治疗规律，对于维护人体正常功能是很重要的。

黄帝说：我想听你讲讲关于治疗方面的规律。

岐伯回答说：如果气乱于心，应取手少阴心经的输穴神门和手厥阴心包经的输穴大陵针刺治疗；如果气乱于肺，应取手太阴肺经的荥穴鱼际和足少阴肾经的输穴太溪针刺；如果气乱于肠胃，应取足太阴脾经和足阳明胃经的输穴针刺，如果不能治愈，可以再针刺足三里穴；如果气乱于头，应取足太阳膀胱经的天柱穴和大杼穴针刺，如果不能奏效，可再针刺足太阳膀胱经的荥穴通谷和输穴束骨；如果气乱于手臂足胫部，如有瘀血可首先在相应部位的血脉上针刺放血，然后针刺再取手阳明大肠经的荥穴二间、输穴三间和手少阳三焦经的荥穴液门、输穴中渚治疗上肢的病变，取足阳明胃经的荥穴内庭、输穴陷谷和足少阳胆经的荥穴侠溪、输穴足临泣治疗下肢的病变。

黄帝问道：如何运用补泻的手法呢？

岐伯回答说：慢慢地进针，慢慢地出针，这种手法叫作导气。在不运用明显的补泻手法的情况下，这称为同精。因为上述五乱病既不是邪气有余的实证，也不是正气不足的虚证，只是气机逆乱形成的病变，所以采用这种手法。

黄帝说：这些治疗方法十分恰当！上面的分析也明白确切！把这些内容记在玉版上，以治乱作为篇名吧。

灵枢·胀论第三十五

> **本篇要点**
>
> 一、阐述胀病的病因、病理、诊断、治法和分类，重点说明胀病是由于寒气逆上、正邪相攻、营卫之气不能正常运行所致。
>
> 二、具体说明五脏六腑胀的兼证，及其正治、误治等情况，并对胀病虚实的治疗作了指导说明。

黄帝问道：人在患病的时候，脉气都会反映在寸口，那么，在寸口出现什么脉象是发生了胀病呢？

岐伯回答说：脉象表现出大、坚而又带滞涩的，就是发生了胀病。

黄帝问道：如何鉴别是五脏胀病与六腑胀病呢？

岐伯回答说：出现阴脉是五脏胀，出现阳脉是六腑胀。

黄帝问道：大凡气的运行不畅可以使人发生胀病，其病所是在血脉里面呢？还是在脏腑里面呢？

岐伯回答说：胀病与血脉、脏、腑三者都有关系，但是这些都不是胀病的发病部位。

黄帝问道：我想听一听胀病的发病部位。

岐伯回答说：凡是胀病都是发生在脏腑之外，它向内压挤脏腑，向外扩张胸胁，使皮肤发胀，所以称为"胀病"。

黄帝问道：五脏六腑存于胸胁和腹围里面，就好像是东西收藏在匣柜中一样。它们在体腔内各有一定的位置。虽名称不同，但是都居于胸腹腔之中。同在体腔中的脏腑，又有不同的功能，我想听一听其中的缘故。

岐伯回答说：人体的胸、腹围护在脏腑的外周，就好像是五脏六腑的城郭一样，膻中是心脏的宫城。胃容受纳水谷食物就好像仓库一样。咽喉和小肠是传送水谷的通路。贲门、幽门、阑门、魄门五窍是胃肠道的门户。廉泉、玉英是津液外泄的通路。五脏六腑有各自的边界，发病后也有不同的症状表现。营气在脉中循行，卫气逆行于脉外，就会发生脉胀；卫气并入脉中，循行于分肉之间，就会发生肤胀。治疗时可取足三里穴，施用泻法。如果胀病的部位离穴位近的，针一次就能治愈，如果病位远，病情重的，需针刺三次。总而言之，只要是胀病，不论是虚证还是实证，治疗最为关键在于迅速泄出邪气。

黄帝问道：我想听您讲一下胀病的症状。

岐伯回答说：心胀病患者，表现为心中烦乱，气短，睡眠不安；肺胀病，呼吸无力，胸部气胀而虚满，气喘咳嗽；肝胀病患者，表现为胁下胀满疼痛而牵引至少腹。脾胀病患者，表现为呃逆频频，四肢胀闷不舒，身体肿胀困重以致不能穿着衣服，睡眠不安宁；肾胀病患者，表现为腹胀满牵引背部胀闷不舒，腰部和大腿疼痛。六腑的胀病胃胀病，表现为腹部胀满，胃脘疼痛患者，表现为鼻中常觉得闻到焦糊的气味而妨碍正常的饮食，大便不通畅；大肠胀病患者，表现为肠鸣有声而腹部疼痛，如果在冬季又感受寒邪，就会出现完谷不化的泄泻；小肠胀病患者，表现为少腹胀满，牵引腰部疼痛；膀胱胀病患者，少腹胀满而小便不利；三焦胀病患者，表现为肢体胀满，气充满在皮肤之间，用手按时空而不坚实；胆胀病患者，表现为胁下胀满疼痛，口苦，常做深呼吸而叹气。以上的这些胀病，它们的病机和治疗都有共同的规律，只要明确气血运行逆顺的道理，并且正确地运用针刺方法，就能够治愈。但如果虚证用了泻法、实证用了补法，就会使得神气耗散，邪气侵袭而正气损伤，真气不能安定，这种低劣的医术所造成的恶果，就会导致人的寿命缩短。如果做到虚证用补法、实证用泻法，就会使得神气内守，经常保持正气充足而肌肉腠理充实，这才称得上是高明的医生。

黄帝问道：胀病是怎样发生的？是什么原因引起的呢？

岐伯回答说：卫气在体内运行，总是依傍着经脉而循行于分肉之间，

肺经有了异常变动就表现为下列病症：肺部胀满，膨膨气喘、咳嗽，锁骨上窝"缺盆"内（包括喉咙部分）疼痛；严重的则交捧着两手，感到胸部烦闷，视觉模糊。还可发生前臂部的气血阻逆如厥冷、麻木、疼痛等症。本经所属腧穴能主治有关"肺"所发生的病症，如咳嗽，气上逆而不平，喘息气粗，心烦不安，胸部满闷，上臂、前臂的内侧前边（经脉所过处）酸痛或厥冷，或掌心发热等。

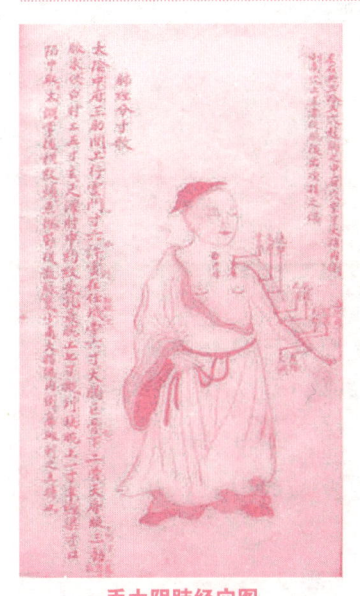

手太阴肺经穴图

下部 灵枢·胀论第三十五

它的运行有逆顺的不同，营气、卫气在脉内、脉外相互伴随，与自然界阴阳变化的规律相合，五脏之气的交替运行，就像四季变化一样有固定的次序，水谷也可以正常地化生精微，营养周身。如果阴阳失调，气逆于下，营气、卫气滞留而不能流行，寒邪侵入人体而上逆，正气与邪气相互斗争而搏结在一起，就形成了胀病。

黄帝问道：能不能再解释清楚一些呢？

岐伯回答说：邪气侵入人体与正气相搏结，分别停留在血脉、五脏、六腑三个地方，通过其反映出的症状就可以知道是否发生胀病。

黄帝说：您讲得很好。

黄帝问道：您在本篇谈到胀病的治疗时，只要属于胀病初起时不管虚证实证，关键在于迅速用泻法针刺，病邪近而轻的针刺一次，病邪远而重的刺三次，就可以治愈。但是，现在有针刺三次还不见效的，是什么缘故呢？

岐伯回答说：前面谈到的针刺一次就能治愈，是指针刺时能够深入肌肉的空隙，刺中了气血输注的穴位而言。如果没有刺中穴位，或没有深入肌肉的间隙，则经气依旧不能通畅而邪气仍停留在体内，若邪气上越，妄中肌肉，使得卫气更加逆乱，营气和卫气相互排斥更加不协调，对于胀病而言，当泻而未泻，厥逆之气不能下行，因此病不能愈。针刺三次，厥逆之气仍不下，胀病不减的，就要更换针刺的部位，使厥逆之气下行，才能治好胀病。如果胀病仍不好，可以调整部位重新再针刺，这样一来总会把病治愈，而且不会有什么害处。对于那些不是危急的胀病，要采取治本的方法，一定要先慎重诊察其脉象，当泻就泻，当补就补，其疗效就像鼓声回应鼓槌一样，病邪哪里有不除的道理啊！

灵枢·五癃津液别第三十六

本篇要点

一、津液来源于水谷，生成于脾胃。说明随着外界刺激因素的不同而发生适应性的变化的道理，指出五液代谢发生障碍后可出现闭阻不通的水胀病。

二、阐述了津、液转化为人体不同代谢产物的过程。从病理角度说明津液的病理变化。

三、说明髓液的生成及津液不化为病的道理。

黄帝问道：水谷入口以后，又被输送到胃和肠，其化生的津液分为尿液、水气、汗液、泪液、唾液五种，当天气寒冷和衣服单薄时，津液就会化为尿液向下排出或者化为水气从口中呼出；天气炎热和衣服过厚时，津液就化为汗液从皮肤排出；情绪悲哀，气并于上，津液就化为泪从眼睛排出；当人脾胃（中焦）有热，胃体弛缓，津液出于口就化为唾液从口中排出；邪气侵入体内，阻滞津液输布，阳气闭塞而津液不化，水气不能宣散就形成水胀病。我知道这些情况，但是不知道其化生的机制，想请你讲一下。

岐伯回答说：水谷都是由口进入人体，它们有酸、苦、甘、辛、咸五味，具备着不同性味的水谷精微分别输注到相应的脏器及人体四海。水谷所化生的津液分别沿着一定的道路输布。由三焦布散的水谷中的精微物质，能够温润肌肉、充养皮肤，就是津；那些流注于脏腑、官窍，补益延髓而不布散的，就是液。天气炎热和穿衣太厚，腠理开泄就会出汗。如果又感受寒邪，寒邪就会留滞在分肉里面，使得津液凝聚成沫，挤压分肉，阻碍阳气流行就会产生疼痛。天气寒冷，汗孔闭塞不能出汗，阳气不化，水液不得蒸化宣行则向下输注到膀胱，就形成尿液和水气。在人体的五脏六腑中，心主宰其他脏器的活动。耳听声音，眼看物体，都是为心服务。肺主气而朝百脉，起相辅的作用，犹如宰相。肝主谋虑，就像将军一样。脾主肌肉而护卫内

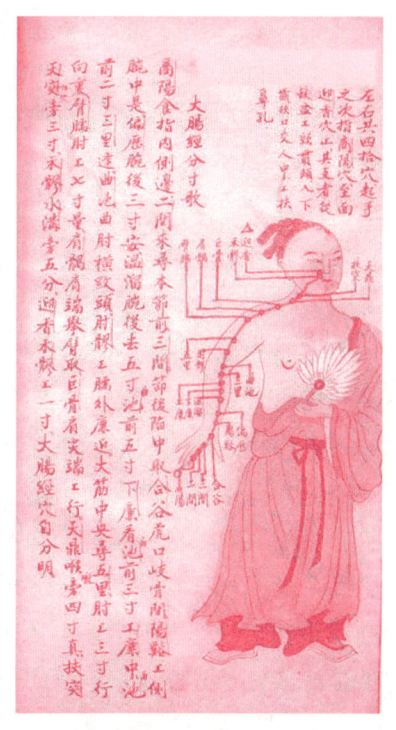

手阳明大肠经穴图

大肠经有了异常变动就表现为下列病症：牙齿痛，颈部肿胀。本经所属穴能主治有关"津"方面所发生的病症：眼睛昏黄，口干，鼻塞，流清涕或出血，喉咙痛，肩前、上臂部痛，大指侧的次指（食指）痛而不好运用。凡属于气盛有余的症状，则当经脉所过的部分发热和肿胀；属于气虚不足的症状，则发冷，战栗而不容易回暖。

下部 灵枢·五癃津液别第三十六

在脏腑，就像卫士一样。肾主骨而支撑身体，所以可以主人体的外部。人体五脏六腑的津液都上达于目，人悲哀的时候气并于心，使心系拘急，心系拘急会使肺叶上举，肺叶上举就使得津液向上流溢。但是，心系不总是拘急，肺叶不总是上举，而是时发时止，所以发生咳嗽而流泪。中焦有热，胃中的水谷就容易消化，食物消化以后，寄生虫追寻食物就会在胃肠中上下串行，导致肠胃扩张，胃体迟缓，气因之上逆，津液随着上升，于是唾液从口中排出。

水谷饮食之物化生的津液相合凝聚就生成了又一种精微物质膏，这种精微物质内渗入于骨空，补益延髓，向下渗注于阴部而充养阴精。阴阳二气如果不调和，则使液溢而下流于阴窍，髓液也会随之减损，如果减损超过了一定的程度，身体就会很虚弱，因为真阴虚损，就会出现腰背疼痛和足胫酸楚。阴阳气道阻滞不畅，四海闭塞不通，三焦不能疏泄，津液不能正常地布化到全身，水谷相互混杂在肠胃中运行，积于回肠，水液停留在下焦，不能渗灌于膀胱，这样就会使下焦胀满，水流向外泛溢，就会发生水胀病。这些就是津液分为五条通路运行的正常和异常的情况。

灵枢·五阅五使第三十七

本篇要点

一、说明五脏之气与外在五官在生理上的相互对应关系，说明脏腑疾病可以从五官五色的变化测知的道理。

二、详细叙述了五官与五脏之间的联系规律。

黄帝问岐伯道：我听说在针刺治疗疾病时，对内在五脏所反映于五官的五种气色变化的观察，有助于病情的诊断。所谓五气，是指五脏内在的变化反应于体表的现象。五脏之气是由五脏产生和支配的，它的盛衰与春、夏、长夏、秋、冬五季相配合。请问五脏之气是怎样表现在面部的呢？

岐伯回答说：人的五官就是五脏在身体外部的反映。

黄帝问道：我想听一听五官的表现与五脏之间是如何反映的，以便把它作为诊断的依据。

岐伯回答说：五脏的变化可以通过脉象的形式表现于气口，也可以通过五色的形式表现在鼻部。五色交替出现，是与春、夏、长夏、秋、冬五季气候的变化相应，每一时令都有其正常现象，即五季分别出现青、赤、黄、白、黑五色是有一定规律的。如果经脉的邪气循经络深入内脏，必然出现五色的异常，则一定要从内在脏腑治疗。

黄帝回答说：您说得很好。但诊察五色只是取决于鼻吗？

岐伯回答说：在诊察五官色泽的时候，首先是面部的五官必须端正清晰，这就好比修建明堂，一定要将阙和庭的位置确定，然后才能建立明堂。鼻就好比是明堂，阙就好比是两眉之间，庭就好比是前额。如果鼻部宽阔高大，颊侧至耳门部肌肉丰满凸起，下颜高厚，耳周肌肉方正，耳垂凸露于外，面部五色表现正常，五官宽阔高起，端正匀称，这样的人气血充足，肌肉坚实致密，所以可以用针刺疗法来治疗。

黄帝问道：我想了解一下什么是五官与五脏的关系。

岐伯回答说：鼻是肺的官窍，眼睛是肝的官窍，口是脾的官窍，舌是心的官窍，耳是肾的官窍。

黄帝问道：从五官的表现如何推断疾病呢？

岐伯回答说：通过五官的表现，可以推断五脏的病变。肺的病变，表现为呼吸喘急，鼻腔窒胀；肝的病变，表现为目眦发

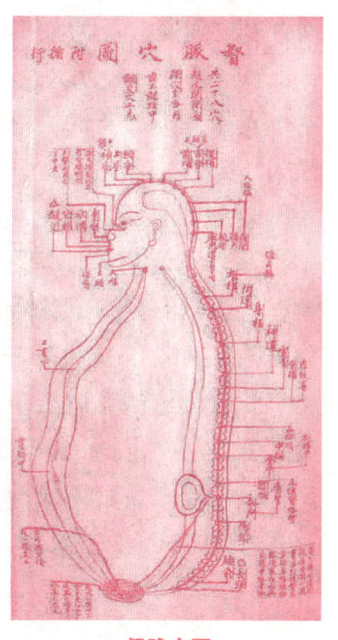

督脉穴图

督脉起于会阴，并于脊里，上风府，入脑，上巅，循额。邪犯督脉，则角弓反张，项背强直，牙关紧闭，头痛，四肢抽搐，甚则神志昏迷，发热，苔白或黄，脉弦或数。督脉上行属脑，与足厥阴肝经会于巅顶，与肝肾关系密切，督脉之海空虚不能上荣于充脑，髓海不足，则头昏头重，眩晕，健忘；两耳通于脑，延髓不足则耳鸣耳聋；督脉沿脊上行，督脉虚衰经脉失养，则腰脊酸软，佝偻形俯；舌淡，脉细弱为虚衰之象。

下部 灵枢·五阅五使第三十七

青；脾的病变，表现为口唇发黄；心的病变，表现为舌体卷曲短缩，两颧发红。肾的病变，表现为两颧和额部发黑。

黄帝问道：有的人平时脉象和五色都很正常，但一发病就很严重，这是为什么呢？

岐伯回答说：五官的气色不分明，眉间颜额的部位不开朗，鼻子也小，颊部和耳门瘦小而不饱满，面部无丰满的肌肉，两侧下颌如削而内收，像这样的人平时体质就差，即使色和脉都正常，但禀赋薄弱也会发生危重的疾病。

黄帝问道：五脏表现于鼻部，据此可以推断五脏之气的内在变化，那么在鼻的左右上下，有一定的反映部位吗？

岐伯回答说：脏腑深居于胸腹之中，各有一定的位置，所以反映五脏之气盛衰的五色，在面部的左右上下也有一定的位置。

灵枢·逆顺肥瘦第三十八

本篇要点

一、强调针刺治疗应遵循自身的法则，即要根据人体肤色的黑白、胖瘦、高矮等，来决定刺针的深浅，决定是否留针和用针次数。

二、概括说明十二经脉的走向规律与气血运行的逆顺情况，说明针刺要因人而异，即根据人的年纪大小、身体强弱、性情不同以及气血的滑涩清浊各异而采取不同针刺的原则。

三、介绍奇经八脉中冲脉的循行及其功能特点。

黄帝问道：我从先生您那里了解到很多针刺规律。按照您所谈的这些道理运用时，经常手到病除，从来没有祛除不了的顽固病症。那您的知识是勤学好问得来的，还是通过仔细观察事物后而思考得来的呢？

岐伯回答说：圣人在研究学习某种理论的时候，必定要上符合天道，下符合地理，在中符合人事，认识事物的规律，一定要遵从这些规律来创制规则和法度，然后才可以流传于后世。所以犹如匠人不能脱离尺寸而随意猜测物体的长短，放弃绳墨去寻求物体的平直，工人不能搁置圆规去制成圆形，放弃矩尺而制成方形。懂得了运用这些法则，就能了解事物本身固有的自然特性；灵活地运用这些法则，就能掌握事物正常和反常的变化规律。

黄帝问道：我想听听是如何适应事物的自然特性的。

岐伯回答说：从高处决堤放水，不用很大的气力就能把水放尽。只要循着地下的通道开决水道，水就很容易通行无阻。同样对于人体来说，气有滑涩的不同，血有清浊的区别，经脉运行有逆顺的变化，所以应当掌握其特点，因势利导地治疗。

黄帝问道：人有皮肤黑白、形体胖瘦、年龄长幼的不同，那在针刺的深浅和次数方面有一定的标准吗？

岐伯回答说：如果是正值壮年，气血充盛，皮肤坚固，感受外邪时，应采取深刺的方法，而且留针时间要长，这个方法适宜于肥壮的人。如果肩腋部宽阔，项部肌肉瘦薄，皮肤粗厚而色黑，口唇肥大的人，血液发黑而稠浊，气行滞涩缓慢，性格好胜而贪于获取，针刺的方法应是刺得深而留针时间长，并增加针刺的次数。

黄帝问道：针刺瘦人的方法又是怎样的呢？

岐伯回答说：瘦人的皮肤薄而颜色浅淡，肌肉消瘦，口唇薄，说话声音小，这种人血液清稀而气行滑利，气容易散失，血容易消耗，针刺的方法应是浅刺而出针快。

黄帝问道：针刺不胖不瘦的人的方法是怎样的呢？

岐伯回答说：这要辨别他肤色的黑白，并据此分别进行调治。对于体格端正、肌肉丰厚的人，因血气调和，针刺时的方法不要违背一般常规的

《针灸聚英》又名《针灸聚英发挥》，明代医家高武撰。初刻于明嘉靖十六年(1537)，全书4卷。该书汇集各家针灸之说，对后世针灸学影响最大的在于卷一"经络髓穴类聚"部分。

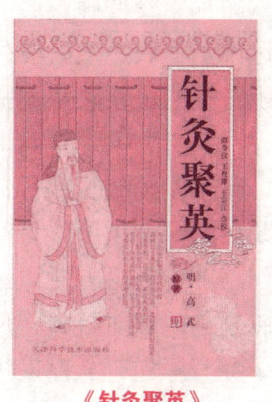

《针灸聚英》

下部　灵枢·逆顺肥瘦第三十八

刺法。

黄帝问道：身体强壮、骨骼坚硬的人应如何针刺？

岐伯回答说：身体强壮的人骨骼坚硬，肌肉结实，关节舒缓，骨节突出显露。这样的人如果是稳重不好动的，多属气行滞涩而血液稠浊，针刺的方法应当深刺而留针时间长，并增加针刺的次数；如果是轻劲好动的，气行滑利而血液清稀，针刺的方法应当浅刺而迅速出针。

黄帝问道：婴儿该如何针刺？

岐伯回答说：婴儿的肌肉脆薄而血少气弱，针刺的方法，应当选用毫针浅刺而快出，一天可以针刺两次。

黄帝问道：运用针刺时如遇与前面所说的"临深决水"相类似的情况应当怎么办？

岐伯回答说：血液清稀而气行滑利的人，如果采用疾泻法，就会使其真气耗竭。

黄帝问道：那如遇前面所说的"循掘决冲"的那种情况，又应当怎么办？

岐伯回答说："循掘决冲"是顺着洞穴来疏导并破除其中的淤塞，就好似患者血液黏滞，气机雍塞，医生用针法迅速泻除，那么，气血就可以畅通无碍了。

黄帝问道：经脉循行的逆顺是怎样的呢？

岐伯回答说：手太阴、手少阴、手厥阴三条手阴经都是从胸部相应的脏循行到手部；手阳明、手太阳、手少阳三阳经都是从手指向上经肩部走向头部；足三阳经都是从头部经躯干和下肢走向足部；足三阴经都是从足部经下肢走向腹部。

黄帝问道：唯独足少阴经向下行，这是什么缘故呢？

岐伯回答说：不像您说的那样，那向下循行的并不是足少阴经而是冲脉。冲脉是五脏六腑经脉所会聚的地方，五脏六腑都秉受冲脉气血的濡养。冲脉上行的部分，在咽上部上面的后鼻道附近出于体表，然后渗入阳经，向其灌注精气。冲脉下行的部分，注入足少阴肾经的大络，从气街分出，然后沿着大腿内侧下行，进入膝腘窝中，伏行于胫骨之内，再向下行到内踝后的跟骨上缘而分为两支。向下行的分支，与足少阴经相并行，同时将精气灌注于三阴经；其向前行的一支，从内踝后的深部出于跟骨结节上缘，向下沿着足背进入足大趾间，将精气渗注到络脉中而温养肌肉。所以当与冲脉相连的络脉淤结不通时，如果不是冲脉别络的气血凝阻，那么足背上的脉搏跳动就会消失，据此类推，这是由于经气厥逆，从而发生局部的足胫寒冷。

黄帝问道：那么，该用什么方法来查明这些病变呢？

岐伯回答说：一方面要用语言来开导问清症状，一方面要用切按的方法来查验局部的情况。如果不是冲脉别络的气血凝阻，那么足背的动脉就一定会搏动，据此类推，就可以明确经脉气血循行逆顺的情况了。

黄帝说：这些问题真让人费解呀！圣人所归纳的这些规律，比日月的光辉还明亮，比毫厘之物还细微，若不是先生您，谁还能阐明这样的道理呢。

灵枢·血络论第三十九

本篇要点

一、通过说明流于络脉而未侵入经脉的邪气的情况，阐述了针刺泻血时所出现的各种表现，并对这些情况产生的原因做了分析。

二、提出观察血络的方法，说明滞针的原因。

黄帝问道：我想听您讲解一下邪气受于外界，流于络脉而不入经脉的情况。

岐伯回答说：外现于皮肤的孙络、浮络便是这类邪气所侵害的部位。

黄帝问道：当医生刺血络放血时，有些患者会晕倒在地，那是什么原因呢？有时针刺放血其出血呈喷射状是为什么？有时针刺放出的血量少，且色黑质浊是为什么？有时血质清稀且其中一半像水液一样是为什么？有的拔针后局部肿起是为什么？有的无论出血量或多或少都出现面色苍白是为什么？有的拔针后面色不变但感觉心胸烦闷是为什么？有的虽然出血很多但患者没有任何不适是为什么？以上种种情况我想听您谈谈其中的道理。

岐伯回答说：如果经脉中气偏盛而血偏虚的，刺络脉放血则血虚不能载气，所以，针刺之后便会使得脉中的气离散在外，患者气脱就会出现昏倒；如果经脉中气和血俱盛，而阴气又偏多的，血也流行滑疾，刺络放血时血液就会喷射而出；阳气蓄积于络脉之内，停留已久而不能外泻，可导致血色黑暗而稠浊，所以血也就不会远射；刚刚饮过水而水渗入到血络中，尚未与血液完全混合，所以针刺放出的血中有水液夹杂；那些不是由于刚饮过水的，由于体内原本有水液，因为水液停留日久，则蓄积形成水肿病；阴气积聚在阳分，已经渗入到络脉，所以在刺络脉时血还没有流出而气先流出，所以使局部肿起；阴气和阳气刚刚相遇而尚未彼此协调就刺络脉放血，就会使阴气、阳气同时外泻，使阴气、阳气都虚，且表里失去联系，所以面色无华而呈现苍白色；刺络脉出血过多，虽面色不变而心胸烦闷，这是因为刺络脉放血使经脉空虚，若属于阴经空虚而引起五脏的阴精亏损，产生心胸烦闷；表里的邪气内外相合滞留在体内，就会形成痹证，在内泛滥于经脉，在外渗注到络脉，使得经脉和络脉中都充满邪气，即使刺络放血出血很多但泻出的大多是邪气，也不会动摇正气，引起虚弱的现象。

黄帝问道：那么，该怎样来观察血络呢？

岐伯回答说：如果皮肤中的血络粗大坚实而充溢，而且颜色发红，上下没有固定部位，小的像针，大的像筷子一样粗细，遇到这种情况，施用泻法刺络放血是安全的。但要注意在施治时，切不可违背治疗的常规，如果不按常规要求，非但没有疗效，还会出现各种不良反应。

黄帝问道：进针以后，往往有肌肉紧紧地裹住针身的情况，这是为什么呢？

岐伯回答说：如果体内热气作用于针体，使针体随之而热，针体热则导致肌肉与针黏附在一起，所以出现针在肌肉中坚固而紧涩难动。

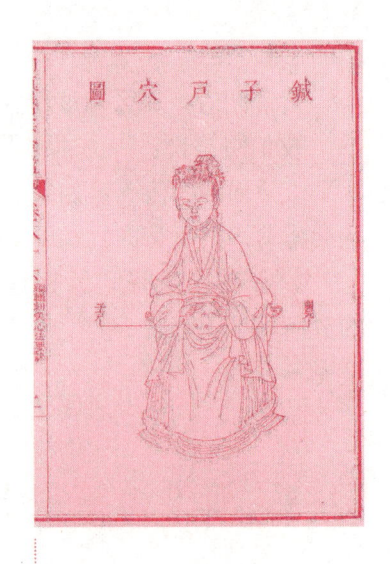

针子户穴歌

子户能刺衣不下。
更治子死在腹中。
穴在阙元右二寸。
下针一寸立时生。

〔注〕：胞衣不出，子死腹中，宜刺子户穴，针入一寸。

穴在任脉经之关元穴旁，右二寸。

灵枢·阴阳清浊第四十

> **本篇要点**
>
> 　　一、说明阴经中的精气多清，阳经中的精气多浊，阐述清者气滑、浊者气涩的道理。
> 　　二、论述人体清气、浊气的生成、性质、分布等，以及在刺法上有深浅疾徐的不同。

　　黄帝问道：我听说人体的十二经脉与自然界的十二条主要河流是相对应的，可是，每条河流水色或青、或赤、或黄、或白、或黑各不一样，况且水的清浊也有差别，而人体经脉中的气血都是一样的，那么，它们到底如何对应呢？

　　岐伯回答说：假若人体经脉中的气血都是一样的，那么推及整个社会，人们就都一致了，又怎么会有什么紊乱不正常的情况发生呢？

　　黄帝说道：我不过是问身体内部的情况，并不是询问整个社会所有的人啊！

　　岐伯回答说：一个人体内有逆乱之气，就跟整个社会上众多人之内也总有作乱之人一样，总体看来都是一个道理。

疝气偏坠灸为先。
量口两角折三尖。
一尖向上对脐中。
两尖下垂是穴边。

〔注〕：灸疝痛偏坠奇穴法：用秆心一条，量患人口两角为则，折为三段，如△字样，以一角安脐中心，两角安脐下两旁，尖尽处是穴，左患灸右，右患灸左；左右俱患，左右俱灸。艾炷如粟米大，灸四壮。

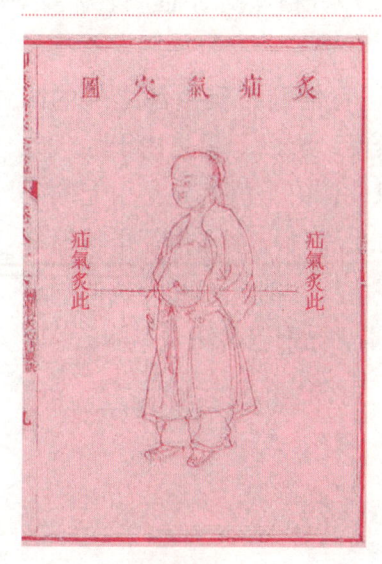

灸疝气穴歌

黄帝说道：请你讲一讲人体中气的清浊情况。

岐伯回答说：人体受纳的水谷所化生的是重浊之气，而受纳自然界的空气所化生的是轻清之气。清气注于属阴的肺脏，浊气输布于属阳的胃腑，水谷所化生的浊气中的清气，向上出于咽部；而清气中的浊气则可以下行。如果清气和浊气相互干扰而不能正常地升降，就叫作乱气。

黄帝问道：清气注于阴，浊气输布于阳，浊中有清，清中有浊，这些情况是怎样辨别呢？

岐伯回答说：辨别以上情况大致是这样：清气先向上输注到肺脏，浊气向下行先入于胃腑。而胃内水谷浊气中的清气部分，可向上出于口；肺中清气的重浊部分，也可向下输注到经脉之中，并且在内积聚于胸中而成为气海。

黄帝问道：所有的阳经都接受浊气的渗注，其中哪一经接受浊气最多呢？

岐伯回答说：在各条阳经中，只有手太阳小肠经接受胃所传来的水谷食糜，并分离清浊，所以唯独它所属的手太阳经浊气最多。在诸阴经中，肺主气而司呼吸运动，所以它所属的手太阴经接受的清气最多。大凡清气都向上到达头面部的孔窍，浊气都向下注入经脉之中。虽然说五脏都接受清气，但是由于脾主运化水谷精微，所以唯独脾所属的足太阴经能够接受浊气。

黄帝问道：那么，该怎么治疗人体清气、浊气相互扰动而运行失常的病患呢？

岐伯回答说：受轻清之气的阴经气机运行滑利，受重浊之气的阳经气机运行滞涩，这是清气、浊气的正常表现。所以如果是由于浊气异常引起的病变，针刺时应当深刺而留针时间长；由于清气异常引起的病变，针刺时应当浅刺而快速出针。如果是由于清气与浊气相互干扰而导致升降失常的病变，就应当察明病情，了解清气、浊气相互干扰的程度和部位，再结合清气、浊气的特性，根据具体情况采取常法来调治。

灵枢·阴阳系日月第四十一

> **本篇要点**
>
> 一、阐述自然界天地、日月和人身的阴阳变化一致的道理。
> 二、通过说明人同自然界的相互关系，提出针刺方面的注意事项。
> 三、通过阐述一年十二月中人身经脉气血的运行情况，指出针刺的禁忌。

黄帝问道：我听说天在上为阳，地在下为阴，太阳的性质为阳，月亮的性质为阴，那么，它们与人体是怎样相互对应的呢？

岐伯回答说：在人体，因为腰以上像天，所以属阳，腰以下像地，所以属阴。下肢的十二条经脉，同一年中的十二个月相对应，因为月亮是自然界中阴水之精凝结而生，因此，位居其下的属阴，所以与十二个月相对应的下肢经脉属阴。在上肢，手有十指，同一旬中的十日相对应，日是秉受火性而产生的，所以与十日相对应的上肢经脉属阳。

黄帝问道：十二个月和十日怎样同人体经脉相配合呢？

岐伯回答说：就十二月跟人体经脉的相互对应情况来看，正月建寅之时，此时阳气初生，主身体左侧下肢的足少阳胆经；六月属未之时，主身体右侧下肢的足少阳胆经。二月属卯之时，主身体左侧下肢的足太阳膀胱经；五月午属之时，主身体右侧下肢的足太阳膀胱经。三月属辰之时，主身体左侧下肢的足阳明胃经；四月属巳之时，主身体右侧下肢的足阳明胃经。正如前面所讲的那样，阳明处于太阳与少阳之间，两阳合明，所以称为阳明。七

十二经脉的表里关系是：手足三阴、三阳，通过经别和别络互相沟通，组成六对"表里相合"的关系。其中，足太阳与足少阴为表里，足少阳与足厥阴为表里，足阳明与足太阴为表里。手太阳与手少阴为表里，手少阳与手厥阴为表里，手阳明与手太阴为表里。

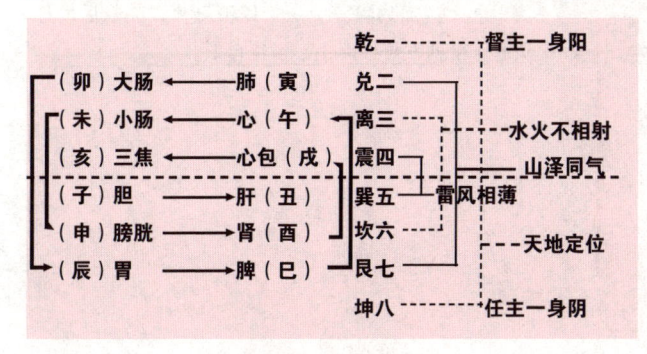

十二经脉阴阳八卦示意图

月属申之时，此时阴气初生，主身体右侧下肢的足少阴肾经。十二月属之丑时，主身体左侧下肢的足少阴肾经。八月属酉之时，主身体右侧下肢的足太阴脾经；十一月属子之时，主身体左侧下肢的足太阴脾经。九月属戌之时，主身体右侧下肢的足厥阴肝经。十月属亥之时，主身体左侧下肢的足厥阴肝经，厥阴处于少阴与太阴之间，足少阴经同足太阴经的经气交会，必须经过足厥阴经，所以称为厥阴。

十天干与人体上肢十条经脉的关系是：甲日主身体左侧上肢的手少阳三焦经；己日主身体右侧上肢的手少阳三焦经；乙日主身体左侧上肢的手太阳小肠经；戊日主身体右侧上肢的手太阳小肠经；丙日主身体左侧上肢的手阳明大肠经；丁日主身体右侧上肢的手阳明大肠经；在五行归类中丙、丁都属火，两火合并，所以称为阳明。庚日主身体右侧上肢的手少阴心经；癸日主身体左侧上肢的手少阴心经；辛日之时，主身体右侧上肢的手太阴肺经；壬日之时，主身体左侧上肢的手太阴肺经。

足部位居下而属阴，所以，足部的阳经之气为初生于阴气之中的柔弱之阳，为阴中的少阳，阳气微弱。位于下肢的足三阴经，是阴中的太阴，阴气最盛。位于上肢的阳经，是阳中的太阳，阳气最盛。位于上肢的阴经，是阳中的少阴，阴气微弱。总之，人体腰以上的部分属阳，腰以下的部分属阴。运用这个规律来说明五脏的阴阳属性，心位于膈上属火，为阳中之太阳，肺居于膈上而属金，为阳中之少阴，肝位于膈下属木，为阴中之少阳，脾位于膈下属土，为阴中之至阴，肾位于膈下而属水，为阴中之太阴。

瘰疬隔蒜灸法宜，
先从后发核灸起，
灸至初发母核止，
多着艾火效无匹。

〔注〕：瘰疬隔蒜灸法：用独蒜片，先从后发核上灸起，至初发母核而止，多灸自效。

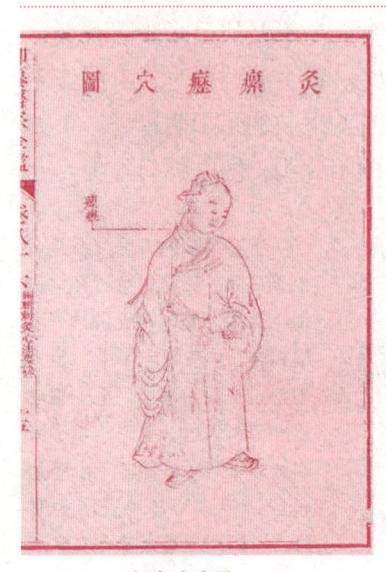

灸瘰疬穴歌

黄帝问道：那么，在针刺治疗时应该怎样注意区别这些情况呢？

岐伯回答说：在一年十二个月中，正月、二月和三月，人体左侧下肢的足少阳胆经、足太阳膀胱经和足阳明胃经阳气应时而盛，因此不宜针刺左侧足部的阳经；四、五和六月，人体右侧下肢的足阳明胃经、足太阳膀胱经、足少阳胆经的阳气应时而盛，所以不宜针刺右侧足部的阳经；七月、八月和九月，人体右侧下肢的足少阴肾经、足太阴脾经和足厥阴肝经的阴气应时而盛，所以不宜针刺右侧足部的阴经；十月、十一月和十二月，人体左侧下肢的足厥阴肝经、足太阴脾经和足少阴肾经的阴气应时而盛，所以不宜针刺左侧足部的阴经。

黄帝问道：在五行归类中，方位的东方和天干中的甲、乙都属木，木气旺于春季，在五色中主青色，在五脏中主肝脏，隶属肝的经脉是足厥阴肝经，现在却把甲日配属身体左侧上肢的手少阳三焦经，不符合天干配属五行的规律，这是为什么呢？

岐伯回答说：这种配属关系是根据自然界阴阳变化的规律来配合天干地支的，用来说明十二经脉的阴阳属性，不是按照四季的次序和五行属性来配合天干地支的。此外，阴阳是一个抽象概念，而不是一种具体事物，所以它的运用非常广泛，同一个阴阳可以指一种事物，也可以扩展到十种、百种、千种、万种乃至无数的事物。出现上述情况，就是因为这个道理。

灵枢·病传第四十二

本篇要点

一、阐述邪气由外入内逐步侵袭到人体五脏的传变情况。

二、运用五行相克的次序，以及脏腑表里关系，揭示在五脏之病皆死于所不胜之时这一规律。

三、说明不同传变方式对疾病预后的不同影响，指出疾病传变在预后必然不良的道理。

四、阐述邪气侵入脏器的传承次序及各自的发病时日，并指出针刺治疗疾病有可刺、有不可刺之分的道理。

黄帝问道：我从先生您那里学到了如何使用九针治病的知识，而自己在阅读医书时看到治疗疾病的方法，有导引、行气、按摩、灸法、温熨、针刺、火针和汤药等方法。在运用这些方法的时候，是只采用一种方法，还是把所有的方法都使用上呢？

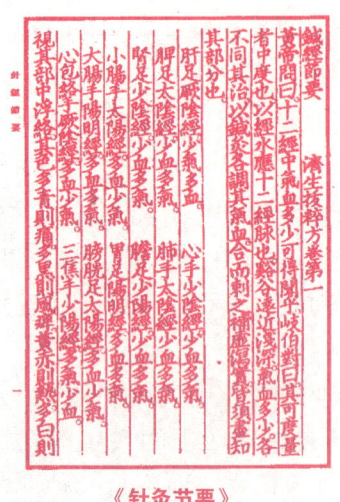

明·高武撰。是书以《难经》《素问》为主。《难经》首取行针补泻，次取井荣输经合，次及经脉。《素问》首九针，次补泻，次诸法，次病刺，次经脉空穴。俱颠倒后先，于经文多割裂。

《针灸节要》

岐伯回答说：以上那些方法，是根据众多患者的多种疾病设置的，并不是一个人患一种疾病就施用所有的方法。

黄帝问道：这个道理应该是您所说过的，坚持使用一种方法而不要违背使用的原则，各种疾病都能得到很好的处理。现在我已经懂得了阴阳的要点，虚实的道理，由阴阳气血盛衰导致疾病的病理及能够治愈的疾病，我还想了解一下疾病的变化，以及其演变导致脏气衰竭而成为不能治疗的疾病的情况，能讲给我听听吗？

岐伯回答说：您所问的问题很重要啊！对于医学道理，如果明白了，就好像白天头脑清醒一样清楚，如果不明白，就好像夜间昏昏入睡一样。能够全面掌握医学知识，并正确地应用于实际，在学习和实践中，认真研究领会，就能全部理解，医术自然会达到极高的水平，在临床上能取得良好疗效的道理，而这种道理应该写在竹帛上广泛流传，不应该只传给自己的后代，据为己有。

黄帝问道：什么叫"日醒"呢？

岐伯回答说：明白了阴阳的道理，就好像从迷惑中解脱出来，像从酒醉中清醒过来一样。

黄帝问道：什么叫"夜瞑"呢？

岐伯回答说：不明阴阳的道理，就好像喑哑的人不能察辨声音一样，也像幽暗之处无法辨识形体一样，因此说"夜瞑"。当外邪入侵人体，使人体毛发折断，腠理疏松开泄，正气外散而出现偏颇，亢盛的邪气蔓延扩散，通过血脉而内传到五脏，患者就会出现腹痛、精气下溢等病症。此时已到了邪盛正虚的严重阶段，即使施用正确方法也会死亡而不能救治了。

黄帝问道：亢盛的邪气侵入五脏的情况是怎样呢？

岐伯回答说：如果邪气首先侵入心脏，经过一天就会传到肺，再经过三天传到肝，再经过五天传到脾，如果再经过三天还不能治愈，就会死亡。发生在冬季的，半夜死亡；发生在夏季的，中午死亡。

如果邪气首先侵入肺脏，经过三天就会传到肝，再经过一天传到脾，再经过五天传到胃，如果再经过十天还未能治愈，就会死亡。发生在冬季的，日落时死亡；发生在夏季，日出时死亡。

如果邪气首先侵入肝脏，经过三天就能传到脾，再经过五天传到胃，再经过三天传到肾，如果再经过三天还不能治愈，就会死亡。发生在冬季的，日落时死亡；发生在夏季的，早饭时死亡。

亢盛邪气入脏腑的转变简表

种类	转变顺序	不治愈的结果
亢盛的邪气先入心脏	心脏→肺脏→肝脏→脾脏	再有三天未能治愈则死亡
亢盛的邪气先入肺脏	肺脏→肝脏→脾脏→胃腑	再有十天未能治愈则死亡
亢盛的邪气先入肝脏	肝脏→脾脏→胃腑	再有三天未能治愈则死亡
亢盛的邪气先入脾脏	脾脏→胃腑→肾脏→脊背→膀胱	再有十天未能治愈则死亡
亢盛的邪气先入肾脏	肾脏→脊背、膀胱→心脏→小肠	再有三天未能治愈则死亡
亢盛的邪气先入胃腑	胃腑→肾脏→脊背、膀胱→心脏	再有两天未能治愈则死亡
亢盛的邪气先入膀胱腑	膀胱腑→肾脏→小肠→心脏	再有两天未能治愈则死亡

如果邪气首先侵入脾脏，经过一天就能传到胃，再经过两天传到肾，再经过三天传到脊背和膀胱，如果再经过十天还不能治愈，就会死亡。发生在冬季的，夜静人们刚入睡时死亡；发生在夏季的，晚饭时死亡。

如果邪气首先侵入胃腑，经过五天就能传到肾，再经过三天传到脊背和膀胱，再经过五天向上传到心，如果再经过两天还不能治愈，就会死亡。发生于冬季的，半夜死亡；发生在夏季的，午后死亡。

如果邪气首先侵入肾脏，经过三天就会传到脊背和膀胱，再经过三天向上传到心，再经过三天传到小肠，如果再经过三天还不能治愈，就会死亡。发生在冬季的，天大亮时死亡；发生在夏季的，黄昏时死亡。

如果邪气首先侵入膀胱腑，经过五天就会传到肾，再经过一天传到小肠，再经过一天传到心，如果再经过两天还不能治愈，就会死亡。发生在冬季的，早晨鸡鸣时死亡；发生在夏季的，午后死亡。

以上各脏腑发生的疾病，都按照一定的次序传变，按照这个规律推算，各脏腑的病变都有特定的死亡时间，不能运用针刺方法治疗。如果邪气在传变时是间隔相传，不传入相克的脏，而传入相生的第二、第三或第四脏，才能够运用针刺方法治疗。

灵枢·淫邪发梦第四十三

本篇要点

一、阐述邪气入脏的传乘次序及各自的发病时日。

二、叙述阴阳、上下、饥饱及五脏等偏盛的情况下，邪气乘人体脏腑的虚弱而侵入脏腑，使魂魄不安而成梦的机制，提示释梦诊断疾病的具体方法，并指出治疗时应用泻法。

三、运用脏腑及五行学说，叙述脏腑及阴器、项、胫、股肱、胞膻等正虚邪逆所引起的各种梦境的机制，并指出治疗时应用补法。

黄帝说道：我希望了解一下病邪在人体内流散蔓延的情况是怎样的？

岐伯回答说：各种外邪侵入人体，往往并没有固定的侵犯途径，而当其侵入内脏之后，也没有确定的伤害部位。邪气与营气、卫气一起在体内流行，致使魂魄不能安定，使人睡卧不宁而多梦。如果邪气侵犯六腑，就会使在外的阳气过盛而在里的阴气不足。如果邪气侵犯五脏，就会使在里的阴气过盛而在外的阳气不足。

黄帝问道：那么，脏腑中的阴阳之气的亢盛或不足各有什么不同的做梦征兆表现呢？

岐伯回答说：如果患者属于阴气亢盛，就会梦见渡涉大水而感到恐惧；阳气亢盛，就会梦见大火烧灼的景象；如果患者属于阴气和阳气都亢盛，就会梦见相互厮杀；如果患者上部邪气亢盛，梦见身体在天空飞腾；如果患者下部邪气亢盛，梦见身体向下坠堕；过度饥饿的时候，会梦见向人索取东西；过饱的时候，会梦见给予别人东西。肝气亢盛，做忿怒的梦；肺气亢盛，做恐惧、哭泣和飞扬腾越的梦；心气亢盛，梦见好喜笑或恐惧畏怯；脾气亢盛，梦见歌唱奏乐或身体沉重不能举动；肾气亢盛，会梦见腰脊分离而不相连接。以上所谈的这十二种气盛所形成的梦境，分别使用针刺泻法，很快就能痊愈。

如果厥逆之气侵入并伤及心脏而使心气虚弱，就会梦见山丘烟火弥漫；如果厥逆之气侵入并伤及肺脏，就会梦见飞扬腾越或金石类奇形怪状的东西；如果厥逆之气侵入并伤及肝脏，就会梦见山林树木；如果厥逆之气侵入并伤及脾脏，会梦见丘陵和大的湖泊，或者风雨中毁坏的房屋；如果厥逆之气侵入并伤及肾脏，就会梦见站在深渊的边沿或浸泡在水中；如果厥逆

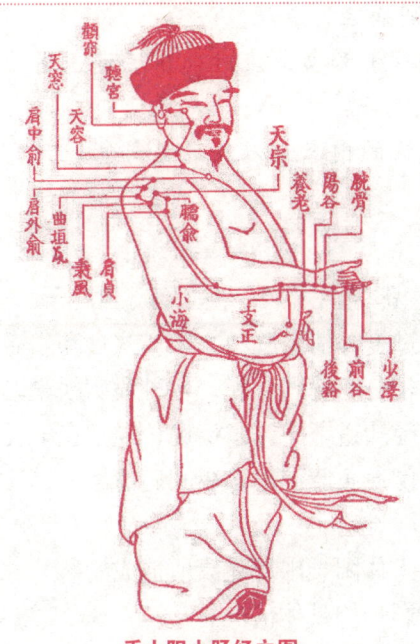

手太阳小肠经之图

本经共有19个穴位。8个穴位分布在上肢背面的尺侧，11个穴位在肩、颈、面部。首穴少泽、前谷、后溪、腕骨、阳谷、养老、支正、小海、肩贞、臑俞、天宗、秉风、曲垣、肩外俞、肩中俞、天窗、天容、颧髎，末穴为听宫。本经腧穴可主治腹部小肠与胸、心、咽喉病症，神经方面病症，头、颈、眼、耳病症，热病和本经所经过部位的病症。例如少腹痛、腰脊痛引睾丸、耳聋、目黄、咽喉肿痛、癫狂及肩臂外侧后缘痛等。

下部　灵枢·淫邪发梦第四十三

443

之气侵入并伤及膀胱，就会梦见漂荡流行；如果厥逆之气侵入并伤及胃腑，就会梦见食物；如果厥逆之气侵入并伤及大肠，就会梦见田野；如果厥逆之气侵入并伤及小肠，就会梦见许多人聚集在广场或要塞；如果厥逆之气侵入并伤及胆的，就会梦见同人争斗、诉讼或自杀；如果厥逆之气侵入并伤及生殖器的，就会梦见性交；如果厥逆之气侵入并伤及项部，就会梦见被杀头；如果厥逆之气侵入并伤及小腿，就会梦见想走路而不能前进，或被困在地下深处的地窖及林苑中；如果厥逆之气侵入并伤及大腿，就会梦见行礼跪拜；如果厥逆之气侵入并伤及尿道和直肠的，就会梦见解大便、小便。以上所谈这十五种正气不足而邪气侵袭的梦境，分别运用针刺补法，很快就能痊愈。

灵枢·顺气一日分为四时第四十四

本篇要点

一、通过说明人体阳气活动的情况，阐述了邪正之气相搏对人体的影响，揭示病情在一日之中，有旦慧、昼安、夕加、夜甚的不同表现。

二、说明有些疾病的轻重变化取决于各脏气与邪气的盛衰，凡脏气不胜邪气则病甚，脏气胜邪气则病轻的道理。

三、天人相应，阐述在疾病治疗上必须适应时令，不可违逆的道理。

四、具体叙述五脏、五变、五输的内容，以及五脏与色、时、音、味的配合关系和针刺方法。

黄帝问道：引起百病的最初原因，都是由于风、雨、寒、暑、燥、湿等外邪侵袭，或者由于房事不节、喜怒过度等情志刺激，以及饮食和生活起居失常等原因引起。邪气侵入人体产生相应的病理表现，各种致病因素影响内脏会形成相应的疾病。这些内容我已经知道了。许多疾病，经常在早晨病情轻而患者精神清爽，中午病情安定，傍晚病情加重，夜间病情最重，这是为什么呢？

岐伯回答说：这是因为四季变化使人体阳气出现盛衰所造成的。

黄帝说：我想了解四季变化对人体影响的具体情况。

岐伯说：春气万物萌动，主阳气生发；夏气主长而万物茂盛，阳气旺盛；秋气主收而万物消陨，阳气收敛；冬气主藏而万物藏匿，阳气闭藏。这是四季中自然界阳气变化的一般规律，人体的阳气变化也与它相对应。把一天按照四季划分，早晨相当于春季，中午相当于夏季，傍晚相当于秋季，半夜相当于冬季。早晨阳气生发，能够抵御邪气，邪气衰减，所以早晨病情轻而患者精神清爽。中午阳气旺盛，能够制伏邪气，所以中午病情安定。傍晚阳气开始衰减，邪气逐渐亢盛，所以傍晚病情加重。半夜人体的阳气都深藏内脏，形体只有亢盛的邪气，所以夜半病情最重。

黄帝又问：疾病在一天中的轻重变化，有时和上述情况不同，这是为什么呢？

岐伯回答说：这类疾病的病情轻重不与时间决定的阳气变化相对应，只由内脏的盛衰主宰病情的轻重。而这类疾病也和时间有一定关系，当某一内脏发病，其五行属性被时日的五行属性相克的时候病情最重，在发病内脏的五行属性克制时日的五行属性的时候，病情就减轻。

黄帝问道：怎样进行治疗呢？

岐伯回答说：掌握并且顺应时间因素对疾病的影响进行正确的治疗，疾病就有治愈的希望。正确运用这个规律的，是高明的医生；违背这个规律的，是低劣的医生。

黄帝问道：讲得好。我听说在针刺中有根据五种不同的病变情况来针刺井、荥、输、经、合五腧穴的情况，想了解一下其中的规律。

五脏的五种变化

五脏阴阳属性	五色所主	季节所主	五音所主	五味所主	在日所主
肝为阳脏	主青	主春	主角	主酸	主甲乙日
心为阳脏	主赤	主夏	主徵	主苦	主丙丁日
脾为阴脏	主黄	主长夏	主宫	主甘	主戊己日
肺为阴脏	主白	主秋	主商	主辛	主庚辛日
肾为阴脏	主黑	主冬	主羽	主咸	主壬癸日

岐伯回答说：人体有五脏，五脏各有相应的色、时、日、音、味的五种变化。五脏的各种变化分别选用井、荥、输、经、合五腧穴，五脏各有五腧穴，所以共计二十五个腧穴，分别与春、夏、长夏、秋、冬五季相应。

黄帝问道：我想了解五脏的五种变化是什么？

岐伯回答说：肝为阳脏，在五色中主青，在季节中主春，在五音中主角，在五味中主酸，在日主甲乙日。心为阳脏，在五色中主赤，在季节中主夏，在日主丙丁日，在五音中主徵，在五味中主苦。脾为阴脏，在五色中主黄，在季节中主长夏，在日主戊己日，在五音中主宫，在五味中主甘。肺为阴脏，在五色中主白，在五音中主商，在季节中主秋，在日主庚辛日，在五味中主辛。肾为阴脏，在五色中主黑，在季节中主冬，在日中主壬癸日，在五音中主羽，在五味中主咸。这就是五脏的五种变化。

黄帝问道：怎样根据五脏及其五种变化选用五输穴呢？

岐伯回答说：五脏主封脏精气，与冬气相应，如果五脏封脏有变，应针刺井穴。五色与春季相应，所以春季应针刺荥穴。五时与夏季相应，所以夏季应针刺输穴。五音与长夏相应，所以长夏应针刺经穴。五味与秋季相应，所以秋季应针刺合穴。这就是五脏及其变化所选用的五输穴。

黄帝问道：以上所讲的五输穴分别与五时相应。在井、荥、输、经、合五输穴之外，六腑还有原穴，它是如何配合五时而形成六输穴呢？

岐伯回答说：原穴不单独与五时相配合，是与经穴规律相同而配合五时，这样六腑各有井、荥、输、原、经、合六输穴，共计有六六三十六个输穴。

黄帝问道：我想了解什么叫作脏主冬，时主夏，音主长夏，味主秋，色主春？

岐伯回答说：病变深在内脏的，应取井穴治疗；疾病出现面色变化，应取荥穴治疗。疾病时轻时重，应取输穴治疗。疾病出现声音变化，应取经穴治疗。经脉壅满有瘀血，疾病发生在胃，以及由于饮食不节所引起的病变，应取合穴治疗，所以称为味主合穴。这就是五变所表现的不同特征及五输穴相应的针刺法则。

灵枢·外揣第四十五

本篇要点

一、针刺治病其疗效如以槌击鼓而有声，日月照物而生影，水镜鉴人而现形，生动说明阴阳内外的相互联系和相互影响的道理。

二、通过对表现于外的声、色进行揣测，阐明察外以知内、知内而测外的道理，为诊断和治疗提供了依据。

黄帝问道：我之前听说了关于九针的九篇文章，读过了它们的内容，对其中的意义稍微有了些认识，但九针的内容如此丰富，从一到九，层次繁复，道理深刻，准确地说，我还没有真正掌握其中的主要精神。九针的理论，可以说是精得不能再精，多得不能再多，深得不能再深，高得不能再高了。它的理论玄妙、庞杂而散漫，与自然、社会和四时变化等都有关联，我想把这么多精细如毫毛的道理，归纳成一个完整的理论体系，这样可以吗？

岐伯回答说：您对这个问题认识得很清楚了，不仅是针刺大理，就是治理国家这样的大理，也可以综合起来而后归纳成一个完整的理论体系。

黄帝说：我想听的是用针的道理，而不是治国的方略。

岐伯说：治理国家也罢，用针也罢，都必须有统一的原则和法度。就治国的道理而言，没有统一的法度，怎么能够使小的、大的、浅的、深的等各种复杂的事物统一到一起呢？用针的道理也是如此。

黄帝说：那就请你把有关的问题都讲给我听吧！

岐伯道：事物之间都有着密切的联系，比如日与月、水与镜、鼓和鼓声等，日月照耀物体，马上就会有物体影子的出现。水和镜都可以清楚地反映物体的形象，击鼓时会立刻发出响声。这些都说明当一种变化出现时，马上就会引起一定的反应，就像光和影、镜和形、鼓和鼓声的出现一样。了解了这个道理，用针的理论也就明白了。

黄帝说：这实在是很高明的见解呀！看来明白事理的智者是不会被复杂的现象蒙蔽的，之所以会如此，是因为它的理论始终都没有离开阴阳这个万事万物的根本规律。把临床的各种发现综合起来观察，用切诊来查验脉象的变化，用望诊来获知外部的征象，然后用阴阳进行分析归纳，得出结

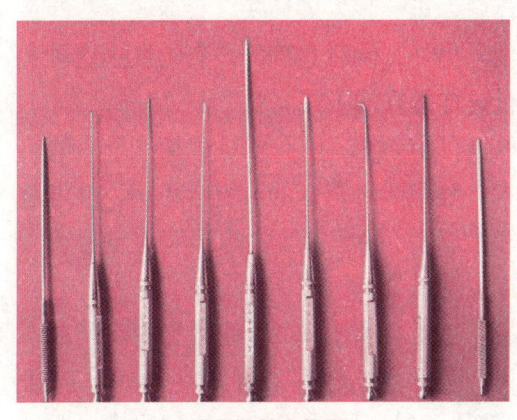

古代九针实物图

中医针灸：针法和灸法的合称。针法是把毫针按一定穴位刺入患者体内，用捻、提等手法来治疗疾病。针灸是中国古代常用的治疗各种疾病的手法之一。针灸器具的发展从最初的砭石、火熨开始，到春秋战国时有了飞跃革新，出现了金属针具和金属灸具。

论，就像清水明镜反映物体形象一样的真切。比如，如果一个人声音沉滞而不响亮，面色晦暗无华，就说明了他的内脏发生了病变。内部病变能够反映到外部，是因为人体阴阳内外相互影响的结果。这种情况就如同以槌击鼓立刻发出声响，以及人的身影和形体相随而又相似一样。从外部说，掌握了外部变化就可以测知内脏的疾病；从内部说，察知内脏的疾病，就可以推测外部的证候。这可以说是阴阳之道诊病中应用的最高境界，也是天地之理在诊病中的概括体现。请让我把它珍藏在精雅的灵兰之室，永不流失！

灵枢·五变第四十六

本篇要点

一、以五种不同质的树木遇到自然界的风、霜、旱、雨等气候变化的表现为例，论述人的体质不同而发病各不相同的道理。

二、论述风厥漉汗、消瘅、寒热病、痹证、积聚证的机制和诊候方法。

黄帝问少俞说：我听说各种疾病发生之初都是由于风、雨、寒、暑等邪气侵入而形成的，外界的邪气沿着皮肤、毛孔侵入腠理。有时候会从表面解散，有时邪气停留在体内某一部位，有的形成以水肿、汗出为主症的风水病，有的成为消渴病，有的引起发冷发热类的疾病，有的导致长期不愈的痹证，有的发生积聚病。邪气侵入人体后，进一步发展演变，会造成无数的各种各样的疾病，我想了解其中的道理。另外，同时患病的，有的发生这种疾病，有的发生那种疾病，为什么会有这样那样的不同呢？

少俞回答说：自然界产生各种各样的疾病，并不是专对某一个人的，邪气的影响对任何人都是不偏不倚的，触犯四时奇邪的人就会患病，而能避开它的人则没有患病的危险。疾病的发生，不是自然界的邪气有意侵袭人体，而是人自己触犯了邪气。

黄帝问道：不同的人同时感受邪气而同时患病，他们所患的疾病却不相同，我想了解是什么缘故。

少俞回答说：你问得真好呀，请让我以工匠砍伐树木的情况来说明这个问题。工匠磨快了刀斧，到林中去砍伐木材，树木本身的阴面和阳面，有坚硬与松脆的不同。坚硬的不易砍入，松脆的容易被砍伐劈裂，砍在树木枝杈交结的地方，坚硬得连刀斧的刃都会崩损而出现缺口。同一棵树木的不同部位也有坚硬、松脆的区别，坚硬的地方不易被刀斧砍伐，松脆的地方就容易被砍伤，何况那些不同的树木，树皮的厚薄、所含汁液的多少也都不相同。在树木中，开花长叶较早的，遇早春的寒霜和大风，就会花凋叶枯；木质松脆、树皮薄的，遭长久曝晒或大旱，就会枝条汁液减少、树叶枯萎；树皮薄而汁液多的，逢长期阴雨连绵，就会树皮溃烂，水湿漉漉；木质刚脆的，如果遇到狂风骤起就会枝条折断而树干受伤；刚脆的树木如果遭受秋霜和疾风就会根摇叶落。这五种情况，便是在五种不同气候条件下树木受到的不同伤害和表现，何况不同的人呢！

  黄帝问道：把人和上面论述树木的情况相对应，又是怎样的呢？

  少俞回答说：树木的损伤，主要表现为伤及树枝，如果树枝坚韧刚脆就不会被伤害。人体也是因为骨节、皮肤、腠理等部位不够坚固，邪气侵入而停留在这些地方，才会经常发生疾病。

  黄帝问道：人体易于患汗出不止的风厥病，怎样诊察呢？

  少俞回答说：肌肉不坚实，腠理疏松，就容易患风病。

脏腑是人体内脏的总称，古人把内脏分为五脏和六腑两大类：五脏是心、肝、脾、肺、肾；六腑是胆、胃、大肠、小肠、膀胱和三焦。此外还有一个心包络，它是心的外卫，在功能和病态上，都与心脏相互一致，因此，它也是属于脏。

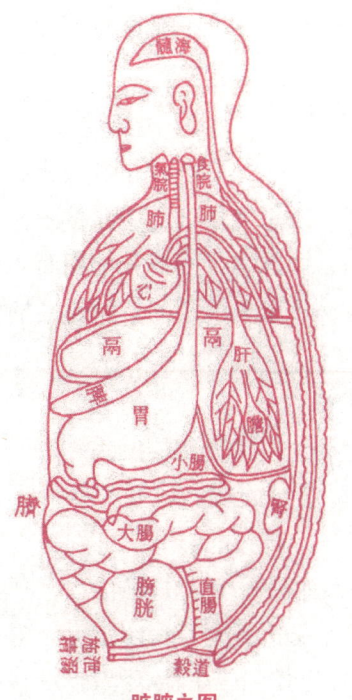

脏腑之图

胃为水谷之海，仓廪之官，腐熟水谷，为后天给养之来源。胃既能容纳水谷，又有运化吸收水谷精气的作用，以供给需要，所以说五脏六腑皆禀气于胃，是后天的根本。

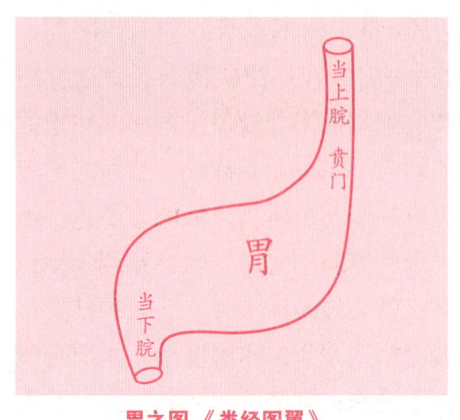

胃之图 《类经图翼》

黄帝问道：怎样测知肌肉不坚实呢？

少俞回答说：肌肉结集隆起的部位不坚实，皮肤的纹理不明显，即使皮肤纹理清楚却很粗糙，皮肤粗糙而不致密，腠理也就疏松，这些说的是观察肌肉是否坚实的大致情况。

黄帝问道：人体易于患消渴病，怎样诊察呢？

少俞回答说：五脏都很柔弱的人，就容易患消渴病。

黄帝问道：怎样了解五脏是否柔弱呢？

少俞回答说：五脏柔弱的人，必定有刚强的性情，性情刚强就容易发怒，柔弱的五脏就容易被情志变化所伤。

黄帝问道：怎样诊察五脏柔弱和性情刚强呢？

少俞回答说：这类人皮肤薄，两眼直视锐利，眼睛深陷目眶中，两眉长而且竖直。这样的人，性情刚强，就容易发怒，发怒会使气上逆而蓄积在胸中，气血运行失常而留滞，使皮肤、肌肉充胀，血脉运行不畅，郁积而生热，热能伤耗津液而使肌肤消瘦，所以形成消渴病。以上所讲的，就是性情刚暴而肌肉瘦弱一类人的情况。

黄帝问道：有的人易患寒热病，怎样诊察呢？

少俞回答说：骨骼细小、肌肉瘦弱的人，容易患发冷发热的疾病。

黄帝问道：怎样诊察骨骼的大小、肌肉的坚实、脆弱，以及气色的不一致呢？

少俞回答说：颧骨是人体全身骨骼的标样，如果一个人的颧骨大，那么这个人的全身骨骼就大，如果一个人的颧骨小，那么其全身骨骼就小。皮肤薄而肌肉瘦弱没有隆起肌肉的，两臂软弱无力，面部下方的色泽黑暗没有光泽，与面部上方的色泽不一致，面部下方色泽黑暗与其他部位的色泽都不同，这就是肌肉强弱、色泽不一致的外部表现。此外，臂部肌肉消瘦的，阴精不足而骨髓空虚，所以容易患发冷发热的疾病。

黄帝问道：怎样诊察人体易于患痹证呢？

少俞回答说：皮肤纹理粗糙而肌肉不坚实的，容易患痹证。

黄帝问道：痹证发生的上下，有一定的部位吗？

少俞回答说：要想知道痹证发生的上下部位，要看各个部位的情况，虚的地方就容易患痹证。

黄帝问道：有的人易于患肠中积聚的病证，怎样诊察呢？

少俞回答说：皮肤薄而不润泽，肌肉不坚实却有滑润感，像这样的患者必定肠胃功能不好，而肠胃功能差邪气便留滞在身体之中，形成积聚病。因为饮食冷热失常，邪气逐渐侵袭脾胃，进一步形成蓄积停留，发生严重的积聚病。

黄帝问道：我听了以上疾病的外部表现，已经知道如何从外部表现诊察疾病的常识，还想听一听时令与疾病的关系。

少俞回答说：首先要确定当年的年运，并且推知当年的主气。一般来说，人体有病而遇到相生之气，病会很容易痊愈；遇相克之气，病易危困。如果客气胜过主气，疾病就会好转；如果主气胜客气，疾病就危重。虽然也有不属主气胜客气的情况，由于年运的影响也会发生疾病，这是由于各人不同的形体、气质类型与年运五行属性的生克关系所导致的，这也是"五变"病症的纲要。

脾位于左季肋区，胃左侧与膈之间，相当于左侧第9～11肋的深面，其长轴与第10肋方向基本一致。正常人在左肋弓下不能触到脾。脾的位置可因体位、呼吸及胃的充盈程度而有所变化，平卧比站立时高约2.5cm。

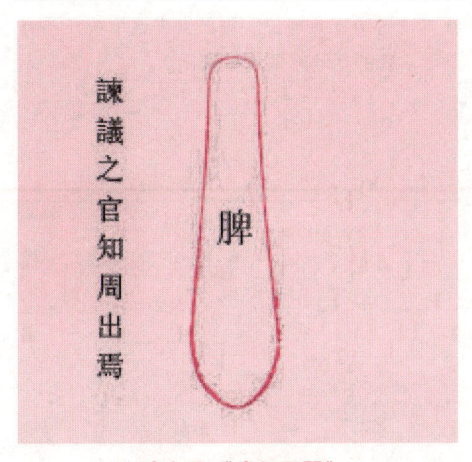

脾之图 《类经图翼》

灵枢·本脏第四十七

本篇要点

一、阐述经脉、血液、卫气、志意的生理功能，并指出不因人的愚、智、贤、不肖而有所不同的道理。

二、论述容易发病与尽终天年的根本原因，说明了辨别五脏的小、大、高、下、坚、脆、正、偏八种生理差异的表现和多发病症。

三、阐述五脏六腑与外在皮肉筋骨相互之间的生理、病理关系。

黄帝问岐伯道：人体的血、气、精、神，是用来奉养身体，维持人体生命活动的。经脉是通行气血，营养脏腑、组织和器官，濡润筋骨，保持关节活动滑利的。卫气是用来温煦肌肉，充养皮肤，滋养腠理，掌管汗孔的正常开合。人的志意，可以统御精神，收摄魂魄，使人体能够适应四时气候的寒温变化，正常调节自身的情志变化。所以血液调和，就能够在经脉中正常运行，遍布周身而营养身体的内外，从而保持筋骨强劲有力，关节滑利自如；卫气的功能正常，就会使肌肉舒展滑润，皮肤和调柔润，腠理致密；意志调和，就会精神集中、思维敏捷、魂魄正常活动而不散乱，没有懊悔、

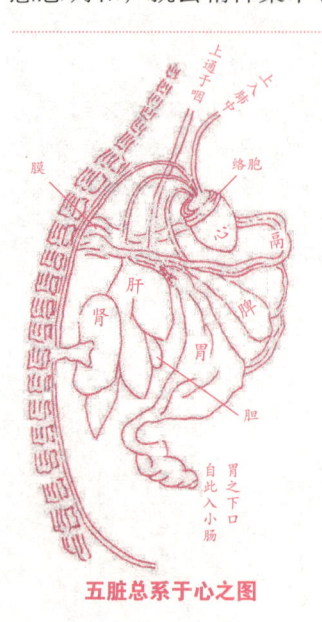

心为君主之官，主神明：心是五脏六腑的大主，生命活动的根本，居于首要地位。假如失去这个统一领导的作用，则十二官的活动就要发生紊乱。

五脏总系于心之图

愤怒等过度的情志刺激，五脏的功能正常而免受邪气的侵袭；若人能对气候、饮食的寒温很好地调摄、适应，六腑传化水谷的功能就正常，气血来源充足，经脉运行通利，就不会感受邪气而发生风痹病，肢体关节保持正常活动。这就是人体的健康状态。五脏是贮藏精、神、血、气、魂、魄的，六腑是传化水谷而运行津液的。五脏和六腑的功能，都是人体禀受于先天的，与愚笨或聪明、好人或坏人无关。但是，有的人能够享尽自然所赋予的寿命，不会因邪气侵袭而发生疾病，年纪虽然很大了却少有衰老的表现，即使遇到风雨、骤冷、酷暑等气候异常变化，也不能伤害他的形体。有的人不离开掩蔽严密的居室，也没有惊恐的情志刺激，却不能避免疾病的侵害，这是什么原因，我想知道其中的道理何在？

　　岐伯回答说：这个问题真的很不容易回答啊！人体五脏与天地相应，与阴阳相合，与四时相通，从而与五个季节的五行变化相适应。五脏本来就有形体大小、位置高低、质地坚脆和端正偏斜的区别，六腑也有大小、长短、厚薄、曲直和缓急的不同。这些共有二十五种个体的差异，各不相同，有的善、有的恶、有的吉、有的凶，请允许我阐述它们的规律。

　　如果心脏的体形偏小，那么心气就容易安守其中，虽然外邪不能伤害，但容易受到忧愁等情志变化的伤害。如果心脏的体形偏大的，忧愁等情志变化不易伤害，却容易被外邪伤害。如果心脏位置偏高的，易使肺气壅满，胸中烦闷不舒而健忘，难以用语言来开导。如果心脏位置偏低的，心阳

肺辅佐心脏，主宰百脉血液的运行，有治理和调节的作用。肺与心两者之间有密切的关系，心主血，肺主气，气行则血行，两者是相互为用的。

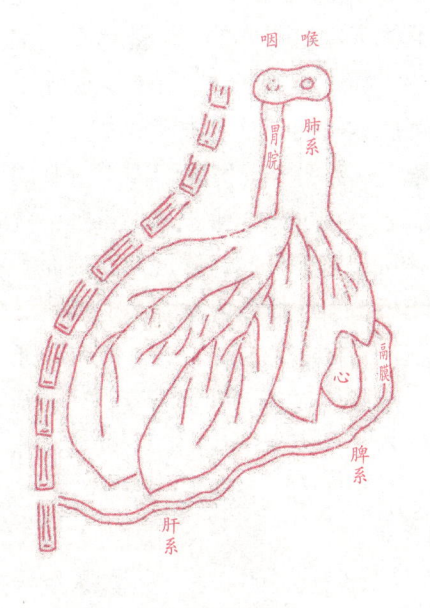

肺右侧之图

外散而易于被寒邪伤害，也容易被言语恫吓。如果心脏坚实的，功能活动正常，神气固守心中。如果心脏脆弱的，容易患消瘅等内热病。如果心脏端正的，脏气调和通利，邪气难以损伤。如果心脏偏斜的，功能活动失常，神气外散，遇事缺乏主见。

如果肺脏的体形偏小，一般饮水比较少，而且不会患呼吸急促症。肺脏大的，饮邪易于停留，而常患胸痹、喉痹和气逆等病。肺脏位置偏高的，气易上逆而抬肩喘息、咳嗽。肺脏位置偏低的，肺体靠近胃上口，致肺的气血不通，所以常发生胁下疼痛。肺脏坚实的，不易患咳嗽、气逆等病症。肺脏脆弱的，气机不宣而化热，容易患消瘅病。肺脏端正的，肺气调和通利，邪气难以伤害。肺脏偏斜的，易出现一侧胸痛的病证。

如果肝脏的体形偏小，功能活动正常，不易发生胁下的病痛。如果肝脏的体形偏大的，逼迫胃脘和食管，若压迫食管便会形成饮食不入的膈中证，并且胁下疼痛。如果肝脏位置偏高的，向上支撑膈膜，紧贴着胁部，常形成息贲病。如果肝脏位置偏低的，逼迫胃脘，使胁下空虚，容易感受邪气。如果肝脏坚实的，功能活动正常而邪气难以伤害。如果肝脏脆弱的，容易患消瘅病。肝脏端正的，肝气调和通利，邪气难以伤害。如果肝脏偏斜的，常发生胁下疼痛一类的病证。

如果脾脏的体形偏小，功能活动正常，不容易被邪气损伤。如果脾脏的体形偏大的，胁下空软处常充塞而疼痛，不能快步行走。如果脾脏位置偏高的，胁下空软处牵引季胁疼痛。如果脾脏位置偏低的，就会向下压迫大肠，从而出现脏气失调，便容易感受邪气。如果脾脏坚实的，功能活动正常而邪气难以伤害。如果脾脏脆弱的，容易患消瘅一类的病证。如果脾脏端正的，脾气调和通利，邪气难以伤害。如果脾脏偏斜的，常见胀满病变。

如果肾脏的体形偏小，功能活动正常，不易被邪气伤害。如果肾脏的体形偏大，易于患腰痛病而不能前俯后仰，容易被邪气伤害。如果肾脏位置偏高，常脊背疼痛而不能前俯后仰。如果肾脏位置偏低的，腰尻部疼痛而不能俯仰，易形成狐疝病。如果肾脏坚实的，不会发生腰背疼痛之类的疾病。如果肾脏脆弱的，容易患消瘅一类的病证。如果肾脏端正的，肾气调和通利，邪气难以伤害。如果肾脏偏斜的，会发生腰尻疼痛。以上所谈的二十五种病变，是由于五脏的大小、坚脆、高低、斜正等因素造成的，所以是人体经常发生的病变。

黄帝问道：那么，如何测知这样的病变呢？

岐伯回答说：如果皮肤色红、纹理致密，那就说明心脏小。如果纹理粗糙者，那就说明心脏大。如果胸骨剑突不明显者，那就说明心脏的位置偏高。如果胸骨剑突短小高起者，那就说明心脏位置偏低。如果胸骨剑突长者，那就说明心脏多坚实。如果胸骨剑突瘦小而薄者，那就说明心脏脆弱。如果胸骨剑突挺直向下而不突起，那就说明心脏端正。如果胸骨剑突歪斜者，那就说明心脏偏斜。

如果皮肤色白，纹理致密，那就说明肺脏小。如果纹理粗糙的，那就说明肺脏大。如果两肩宽厚高大，胸膺突出而咽喉下陷者，那就说明肺脏位置偏高。如果两腋窄紧，胁部张开者，那就说明肺脏位置偏低。如果肩部匀称，背部厚实者，那就说明肺脏坚实。如果肩背瘦薄者，那就说明肺脏脆弱。如果胸背宽厚者，那就说明肺脏端正。如果胁部肋骨两侧疏密不匀称者，那就说明肺脏偏斜。

如果皮肤色青，纹理致密者，那就说明肝脏小。如果纹理粗糙，那就说明肝脏大。如果胸部宽阔，肋骨向外突起者，那就说明肝脏位置偏高。如果肋骨紧缩内收者，那就说明肝脏位置偏低。如果胸胁匀称者，那就说明肝脏坚实。如果胁部肋骨软弱者，那就说明肝脏脆弱。如果胸部和腹部匀称而彼此协调者，那就说明肝脏端正。如果胁部肋骨一侧突起，那就说明肝脏偏斜。

如果皮肤色黄，纹理致密者，那就说明脾脏小。如果纹理粗糙的，那就说明脾脏大。如果口唇栅起而外翻者，那就说明脾脏位置偏高。如果口唇低垂而纵缓者，那就说明脾脏位置偏低。如果口唇坚实者，那就说明脾脏坚实。如果口唇大而松弛者，那就说明脾脏脆弱。如果口唇上下端正、匀称，那就说明脾脏端正。如果口唇不端正而一侧偏高者，那就说明脾脏偏斜。

如果皮肤色黑，纹理致密者，那就说明肾脏小。如果纹理粗糙者，那就说明肾脏大。如果耳的位置偏高者，那就说明肾脏的位置也偏高。如果耳向后下陷者，那就说明肾脏的位置偏低。如果耳坚挺厚实者，那就说明肾脏坚实。如果耳瘦薄而不坚实者，那就说明肾脏脆弱。如果耳端正匀称，向前靠近颊车，那就说明肾脏端正。如果一侧耳偏高者，那就说明肾脏偏斜。上述变化，能够注意调摄，保持功能正常，人体就会安然无恙。如果不注意调摄，致使五脏受损，人体就会发生疾病。

黄帝说：讲得好！但我想了解的是有的人从来不生病，而且可以尽享天年，即便有忧愁、恐惧、惊吓等强烈的情志刺激，也不能使五脏虚弱，严寒酷热的外邪，也不会损伤五脏；有的人不离开掩蔽严密的居室，也没有惊恐等情志刺激，却不能避免发生疾病，我想知道这是为什么呢？

岐伯回答说：人的五脏六腑若有偏差不调和，就会成为邪气侵袭的地方，请允许我就这个问题谈谈其中的道理。如果五脏都小的，这个人就会很少因为外邪侵袭而发生疾病，但是容易心情焦虑，多愁善感。如果五脏都大的，这个人就会做事从容和缓，难得使他忧愁。如果五脏位置都偏高的，这个人举止行动好高骛远，不切实际。如果五脏位置都偏低的，这个人的意志薄弱，甘居人下。如果五脏都坚实的，这个人不会发生疾病；如果五脏都脆弱的，这个人就总是发生疾病。如果五脏位置都端正的，这个人性情柔顺，为人公正，办事深得人心。如果五脏都偏斜的，这个人心怀邪念而善于偷盗，不能与人们公平办事，前言后语不一致且不讲信用。

黄帝说道：我想听听六腑与在外组织的相应关系。

岐伯回答说：肺与大肠相合，大肠与皮相应。心与小肠相合，小肠与脉相应。肝与胆相合，胆与筋相应。脾与胃相合，胃与肉相应。肾与三焦、膀胱相合，三焦、膀胱与腠理、毫毛相应。

黄帝问道：五脏六腑与各组织的相应关系如何体现呢？

岐伯回答说：肺脏跟皮肤相应，皮肤偏厚，大肠就厚；皮肤薄者，大肠也薄。皮肤纵缓，腹围大者，大肠松弛而长；皮肤紧绷者，大肠紧缩而短。皮肤滑润者，大肠就滑润；皮肤焦枯干燥者，大肠就干结滞涩。

心脏跟络脉相应，与脉相应，又与小肠相合。皮肤厚的，脉也厚，脉厚的，小肠也就厚；皮肤薄的，脉也薄，脉薄，小肠就薄。皮肤纵缓的，脉就纵缓，脉纵缓的，小肠就粗大而长；皮肤薄而脉弱小，小肠就短小。所有阳经经脉多弯曲的，小肠就干结滞涩。

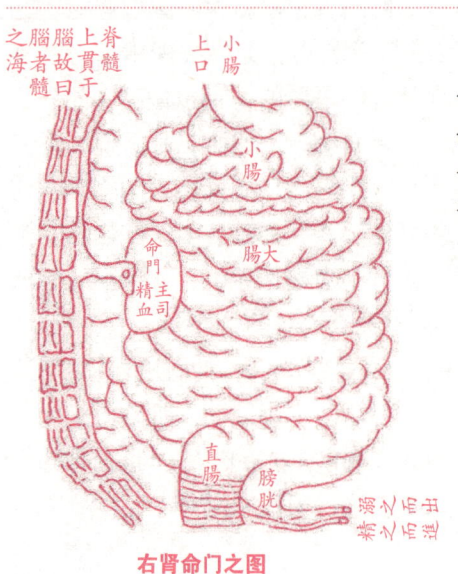

右肾命门之图

肾藏精，其华在发：肾能藏五脏六腑的精气，当需要的时候，随时供给。肾又是先天生命的根本。所以人得肾气才能生长发育，齿更发长；到了成年肾气强盛精气充满的时候，就能有子；而肾气衰的时候，就要发堕齿槁。

脾脏跟肌肉相应，如果肌肉丰隆处坚实而大者，胃壁的肌肉就厚；隆起的肌肉瘦薄，胃就薄。隆起的肌肉瘦小而弱者，胃壁的肌肉就不坚实。隆起的肌肉与身体其他部位不协调，胃的位置便偏低，胃体偏低则下脘就收束拘促而不够畅通。如果肌肉丰隆处不坚实，胃体就弛缓无力；隆起的肌肉周围没有小颗粒累累相连者，胃体就紧缩；隆起的肌肉周围有颗粒累累相连的，胃便干结滞涩，胃干结滞涩则上脘就收束拘促而不够畅通。

肝脏与爪甲相应，如果爪甲厚实而色黄，胆壁就厚。爪甲薄而色淡红，胆薄。爪甲坚硬而色青，胆紧缩。爪甲柔弱、色红，胆弛缓。爪甲平直、色白无纹，胆气调畅。爪甲畸形、色黑多纹，胆干结滞涩。

肾与骨相应，与膀胱、三焦相合。纹理致密、皮肤厚的，三焦、膀胱就厚；纹理粗糙、皮肤薄的，三焦、膀胱就薄。腠理疏松的，三焦、膀胱就弛缓。皮肤紧急而无毫毛的，三焦、膀胱就紧缩。毫毛润泽而粗的，三焦、膀胱调畅。毫毛稀疏的，三焦、膀胱就干结滞涩。

黄帝说：脏腑的厚薄、好坏等都有外在表现，我想听听它们所发生的病变。

岐伯说：观察各脏腑外应的皮肉筋骨脉等组织的表现，来了解内在脏腑的状况，就能够推断各脏腑所发生的病变。

灵枢·禁服第四十八

本篇要点

一、首先说明针刺治病要度量经脉所行的路线，内刺五脏，外刺六腑，还要审察卫气的情况，根据它的虚实进行调治，以及在具体运用中遵循和禁忌的内容。

二、通过人迎、气口的脉象诊测，推知经脉、脏腑的病变，并且根据疾病虚实、寒热性质的不同，确定补泻原则，然后再施用灸、刺、药物等不同的治疗方法。

雷公向黄帝问道：晚辈我从您这里接受学业，通晓了有关九针刺法的六十篇以后，对此，我不分早晚勤奋学习，现在阅读的部分竹简的皮条都断了，从前看过的竹简也已经有了尘垢，仍然不断地阅读和背诵，丝毫没有放弃。尽管如此，还是不能完全明白其中的含义。在《外揣》篇中读到，把复杂零散的问题归纳统一为一体，不知这句话是针对什么讲的。九针的道理，大到不能再大，细到不可再细，它的巨细、高深已经到了无法度量的境地，如此博大精深的内容，如何归纳总结呢？况且人的聪明才智有高低的不同，有的智慧过人、思虑周密，有的见识浅薄，不能领会它的高深道理，又不能像我一样刻苦努力地学习。我担心长此以往，九针这一学术内容就会流散，子孙后代就不能继承下来，因此冒昧请教您该怎样概括其精义。

黄帝回答说：你问得很好。这种理论和方法曾经是先师再三告诫，不能随便轻易传授给别人，就算是违背先师的禁戒传授给你，但也必须经过割破手臂歃血盟誓才能传授。你要想得到它，何不至诚地斋戒呢？

雷公拜了两拜起来说：请让我按照您的教导去做。

于是雷公很虔诚地斋宿三日后才来请求说：在今天中午的时候，我想盟誓。

黄帝和雷公一起进入斋室，举行割臂歃血仪式，黄帝亲自祝告说：今天中午，我们歃血盟誓，传授医学要道，如果谁违背了今天的誓言，必定遭受祸殃。

雷公再次跪拜说：我一定接受盟戒。

黄帝用左手握着雷公的手，右手将书交给雷公，并且说：一定要谨慎再谨慎呀，我给你讲其中的道理。一般针刺的道理，首先要掌握经脉，运用经脉的循行规律，了解经脉的长度及其中气血的数量。针刺时要内知五脏的次序，外别六腑的功能，同时要审察卫气的情况，作为治疗各种疾病的根本，调理疾病的虚实，泻其邪实，补其正虚，这样邪实和正虚都可以得到纠正。如为实证，就运用刺络放血法，使恶血、邪气排尽，患者便没有

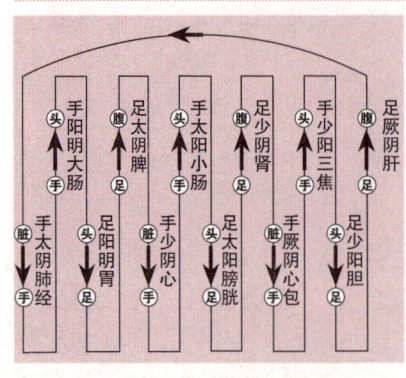

十二经络气血运动方向图

十二经脉在体表的循行分布规律是：凡属六脏（心、肝、脾、肺、肾和心包）的阴经分布于四肢的内侧和胸腹部，其中分布于上肢内侧的为手三阴经，分布于下肢内侧的为足三阴经。凡属六腑（胆、胃、大肠、小肠、膀胱和三焦）的阳经，多循行于四肢外侧、头面和腰背部，其中分布于上肢外侧的为手三阳经，分布于下肢外侧的为足三阳经。手足三阳经的排列顺序是："阳明"在前，"少阳"居中，"太阳"在后；手足三阴经的排列顺序是："太阴"在前，"厥阴"在中，"少阴"在后（内踝上八寸以下为"厥阴"在前，"太阴"在中，"少阴"在后）。

危险了。

雷公说；您说的这些我明白，可是不知道如何把这些归纳起来掌握其要领。

黄帝说：归纳医学理论的方法，就像捆扎袋子一样，袋子满了如不捆扎住袋口，袋子里的东西就会向外泄漏。医学理论学习后而不会归纳，就不能掌握它的精神而运用自如。

雷公说：甘愿做下等人才的人，没有全部掌握就加以归纳，又会怎样呢？

黄帝回答说：没有全部掌握医学理论和方法就进行归纳的人，只能成为一般的医生，不能成为天下医生的师表。

雷公说道：我想学习做一般医生应知道的道理。

黄帝说：寸口脉主诊察在内的五脏，颈部的人迎脉主诊察在外的六腑，寸口脉和人迎脉彼此呼应、共同往来不息，它们的搏动就像牵引一根绳索那样一致。春季和夏季人迎脉稍微盛大一些，秋季与冬季寸口脉稍微盛大一些，出现以上的脉象，就是健康无病的人。

人迎比寸口脉的脉象盛大一倍，是病在足少阳经。盛大一倍且躁动不匀的，是病在手少阳经。人迎比寸口脉的脉象盛大两倍，是病在足太阳经。盛大两倍且躁动不匀静，是病在手太阳经。人迎比寸口脉的脉象盛大三倍，是病在足阳明经。盛大三倍且躁动不匀静，是病在手阳明经。人迎脉盛大为热，脉虚为寒，脉紧为痛痹，脉代则病时轻时重。人迎脉盛大用泻法，脉虚用补法；脉紧痛痹，针刺分肉间的输穴；脉代，病在血络；放血，并配合服汤药。脉陷下不起的，用灸法治疗。脉不盛也不虚的就应该依其病变所在的本经来治疗。如果人迎脉比寸口脉的脉象盛大四倍，盛大的同时而且疾速，为阳气外溢，溢阳是阳气被阴气格拒于外的现象，属于死证而不能救治。除以上情况，还必须审察疾病的整个过程，辨明疾病寒热，以辨别五脏六腑的具体病变。

寸口脉比人迎脉的脉象盛大一倍，病在足厥阴经。盛大一倍且躁动不匀静，病在手厥阴经。寸口脉比人迎脉的脉象盛大两倍，病在足少阴经。盛大两倍且躁动不匀静，是病在手少阴经。寸口脉比人迎脉的脉象盛大三倍，病在足太阴经。盛大三倍而且躁动不匀静，病在手太阴经。寸口脉主阴，盛大为阴气过盛，可出现胀满、寒盛中焦和饮食不化等症。寸口脉虚弱，是阴气不足而化生内热，可出现热盛中焦、大便稀烂、少气和尿色变黄等症。脉紧为痛痹，脉代则病时轻时重。寸口脉盛大用泻法，脉虚用补法，脉紧者先施针刺后用灸法，脉代者在血络放血，然后用药物调治。脉陷下不起的只采用灸法。寸口脉下陷，为血凝于脉，脉中有瘀血凝结，这是因为血脉中有寒邪，所以应当施用灸法。脉既不盛大也不空虚的，根据发病的经脉，采用相应治疗。寸口脉比人迎脉盛大四倍，称为内关，阴气被阳气关闭在内，脉象在盛大的同时而且疾速，属于死证而不能救治。

除上述情况外，还必须审察疾病整个过程中寒热的变化，来辨别脏腑的具体病变。同时，必须通晓经脉的运行和输注，才能进一步传授针灸治病的大法。针灸治病的大法是脉盛的只采用泻法，脉虚的只采用补法，脉紧的采用灸法、刺法和汤药，脉陷下不起的只采用灸法。脉不盛大不空虚的，根据发病的经脉，采用相应治疗。所谓根据经脉治疗，既可采用汤药，也可以采用灸法、针刺。脉急促的采用导引法，脉代而弱，要安静调养，即使用力也不要导致疲劳。

灵枢·五色第四十九

本篇要点

一、说明颜面各部的名称，提出五色主病、五色部位的移转诊病的情况。

二、指出黑色出于庭，两颧出现拇指大小的赤色等两种病象，并说明在预后诊断上的意义。

三、具体说明首面、咽喉、五脏六腑、四肢关节等在面部的反应区域，并论述根据面部色泽变化来判断疾病，辨别病位的深浅、病程的长短和疾病的防治。

雷公问道：面部青、赤、黄、白、黑五色变化，仅仅从明堂来进行辨别吗？我不知道其中的含义。

黄帝回答说：明堂就是鼻，阙就是两眉之间的部位，庭就是前额部，蕃就是两颊的外侧，蔽是耳前方的部位。以上所谈到的明堂、阙、庭、蕃、蔽这些部位端正、宽大、丰满的属正常健康现象，如果远离十步以外还能看得清楚以上这些部位，像这种面相的人，他的寿命一定会活过一百岁。

雷公问道：怎样辨别面部五官及其所显的气色呢？

黄帝回答说：鼻的正常表现应是鼻柱高起，端正平直。五脏在面部的相应部位，按照一定的次序排列在面部的中央。六腑在面部的相应部位，列于五脏部位的两旁。头面的情况反映在两眉之间和前额，心的情况反映在两目之间的下极。胸腹中的五脏安定平和，五脏真气所化生的五色，正常地反映到面部，不出现异常的色泽，鼻部的色泽也明润。所以辨别脏腑的情况，五官怎么会不容易察辨呢？

雷公问道：您能给我讲讲从观察五官诊察疾病的情况吗？

黄帝回答说：五色在面部的表现，有其固定的位置。如果在某个部位出现色泽隐晦如陷骨中的，就必定是发生了疾病。如果五色出现在相乘的部位上，即子色出现在母位，即使病情很重也不会死亡。

雷公问道：怎样通过观察五色来诊察疾病呢？

黄帝回答说：青色和黑色主痛，黄色和赤色主热，白色主寒，这就是通过观察五色变化来推断疾病的大概情况。

雷公问道：怎样判断疾病是在逐渐加重或是在减轻呢？

黄帝回答说：疾病的减轻和加重都可以通过脉象来表现，医生诊按患者的脉搏，如果寸口脉象滑、小、紧而沉，为阴邪侵入五脏，疾病逐渐加重。人迎脉大，紧而浮，为阳邪侵入

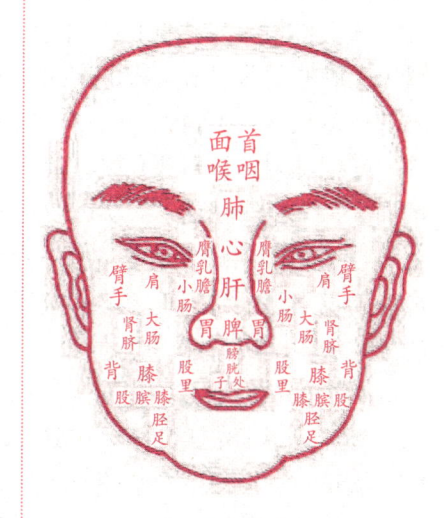

面部内应脏腑图

五脏在面部的相应部位，按照一定的次序排列在面部的中央。六腑在面部的相应部位，列于五脏部位的两旁。

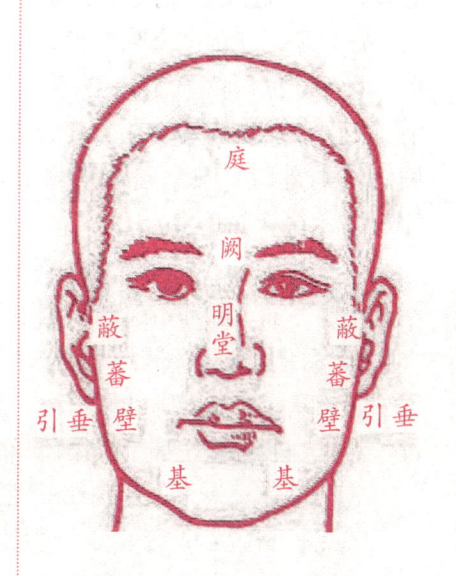

明堂、阙、庭、蕃、蔽位置图

明堂就是鼻，阙是指两眉之间，庭就是前额部，蕃是指两颊的外侧，蔽是指耳前方的部位。

下部 灵枢·五色第四十九

461

六腑，疾病逐渐加重。寸口脉浮滑，五脏的阴邪逐渐消退，疾病一天一天减轻。人迎脉沉滑，六腑的阳邪逐渐消退，病情也一天一天好转。寸口脉沉滑，五脏的阴邪逐渐亢盛，疾病一天一天加重。人迎脉浮滑而盛大，六腑的阳邪逐渐亢盛，疾病也一天一天加重。如果人迎脉和寸脉的脉象浮沉、大小都一样，说明脏腑阳邪亢盛，疾病便难于治愈。疾病发生在五脏，如果脉象沉而大，为正气充足，疾病就容易治愈。如果脉象细小，是正气不足，疾病就难以治愈。疾病发生在六腑，若脉象浮大，为正气充足，疾病就容易治愈。若见小脉，为正气虚不能抗邪，病难治。人迎脉盛大坚实，主感受寒邪的外感病。寸口脉搏动坚劲有力，多是主饮食不节的内伤病。

雷公问道：那么，用面诊气色来说明病的轻重是怎么回事呢？

黄帝回答说：患者的面部色泽显而明泽，说明病很轻。色泽沉滞而枯槁，病重。五色从下向上蔓延，说明病情就逐渐加重。如果病色日渐消散，就像云雾消散一样逐渐消退的，说明疾病将要痊愈。五色在面部的表现，均与脏腑有关，整个面部分为内外，内部归属五脏，外部归属六腑。如果五色的变化是从外部开始，逐渐发展到内部，则疾病的发生，是从六腑开始，而逐渐影响到五脏。五色的变化从内部开始，逐渐发展到外部，疾病则是从五脏开始，逐渐影响到六腑。疾病由五脏影响到六腑，应当首先治疗五脏，然后治疗六腑，违背这个原则疾病就会加重。疾病是由六腑而影响到五脏，就应当首先治疗六腑，然后治疗五脏，违背这个原则，疾病也会加重。若脉象滑大或是长脉，为邪气从外侵袭人体，患者目视会有所妄见，心中会有所憎恶，则是由于阳邪侵入阳分而阳气过盛引起的，应根据适当的原则治疗使之变得容易痊愈。

雷公问道：我听说很多种疾病都是由风邪引起的，气血逆乱的痹证、厥证是由寒邪、湿邪引起的，应当怎样通过面部色诊来进行鉴别呢？

黄帝回答说：一般通过观察两眉间的色泽来鉴别，色泽浮露润泽是风邪引起的变化，沉滞晦浊主痹证，若色泽沉滞晦浊出现在面部下方，则主厥证。这是一般规律，都是根据色泽的不同变化来诊断疾病的。

雷公问道：人未患疾病却突然死亡，是什么原因呢？

黄帝回答说：这是由于剧烈的邪气乘人体正气虚弱之时侵入脏腑，所以没有明显的疾病征象就突然死亡。

雷公问道：疾病稍微好转却又突然死亡，怎样才能解释这种情况呢？

黄帝回答说：两颧出现拇指大小的赤色，即使疾病稍微好转，仍然会突然死亡。前额出现拇指大小的黑色，虽然没有明显疾病征象，也会突然死亡。

　　雷公拜了两拜说：讲得好啊！上述所言突然死亡的时间有规律吗？

　　黄帝回答说：通过观察五色出现在面部的位置，按照五行生克乘侮的原则，就可以推测死亡的时间。

　　雷公说：好啊！我想听您详细地谈一谈。

　　黄帝说：前额是头面部各组织器官的色诊部位；眉心的上部反映咽喉的色诊部位；两眉之间反映肺的状况；两目之间反映心的状况；两目之间正下方的鼻柱部位，是肝色诊部位；肝所主部位的左面，是胆色诊部位；肝所主部位的下方，是脾脏的色诊部位；鼻翼是胃色诊部位；面颊的中央部位，是大肠腑色诊部位；挟大肠所主部位的外侧，是肾脏色诊部位；在身体上肾与脐正相对，所以肾所主部位的下方，是脐部色诊部位；鼻头的外侧上方，反映小肠的状况；鼻头下方的人中沟，反映膀胱和子宫的状况；两颧反映肩部的状况；两颧的外侧反映臂的状况；臂所主部位的下方，反映手的状况；内眼角的上方，反映胸部和乳房的状况；面颊外侧耳边的上方，反映背的状况；沿着颊车向下，反映大腿的状况；上下牙床中间的部位，反映膝的状况；膝所主部位的下方，反映小腿的状况；小腿所主部位的下方，反映足的状况；唇边的大纹处，反映大腿内侧的状况；面颊下方曲骨的部位，反映膝部膑骨的状况。

　　以上这些就是五脏六腑和肢体在面部的相对应的色诊部位。五脏六腑和肢体发生病变，在相应的部位便会出现色泽异常。全身在面部所主的位置确定后，就能够正确地诊断疾病了。在治疗时，阴衰而导致阳盛的，应当补阴以配阳。阳衰而导致阴盛者，则应当助阳以和阴。明确了人体各部与面部位置的关系和阴阳盛衰状况，辨证治疗就一定会恰当。左右是阴阳升降的道

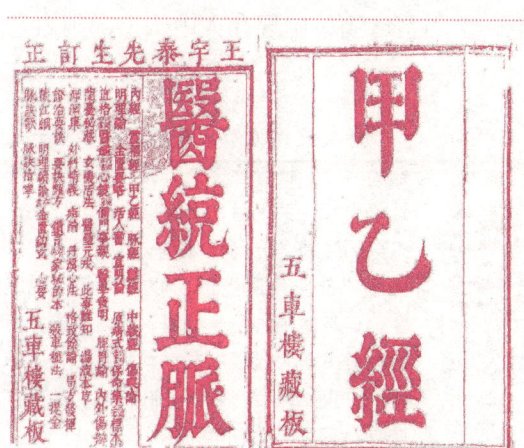

印本《针灸甲乙经》

《针灸甲乙经》是中国现存最早的一部针灸学专著，也是最早将针灸学理论与腧穴学相结合的一部著作。原名《黄帝三部针灸甲乙经》，简称《甲乙经》，晋·皇甫谧（215-282）编撰于魏·甘露四年（259），共10卷，南北朝时期改为12卷本。

下部 灵枢·五色第四十九

463

路，所以辨别色泽在面部左右上下的移动，是辨别阴阳盛衰的重要规律。男子和女子面部色泽上下移动的诊断意义是不同的，男子左为逆右为顺，女子右为逆左为顺，这是因为男女阴阳属性不同。在色诊的运用上，除了明确人体各部与面部相应位置的关系外，还要审察面部色泽的荣润与晦暗，才能称其为高明的医生。

如果面色沉滞晦暗的，病在五脏。如果面色浮而润泽，为病在六腑。黄色和赤色主风病，青色和黑色主痛证，白色主寒证。在疮疡等外科疾病中，局部色泽黄润，软如脂膏者，是成脓的表现；局部颜色深红，是血瘀未成脓的表现。疼痛剧烈的，可以形成肢体拘挛。若寒邪甚，可出现皮肤麻痹不仁。人体发生病变，面部就会出现相应位置的色，观察面色的润泽与晦暗，就能推测疾病预后的好坏。观察五色的散漫和聚结，则能了解病程的长短。观察五色出现在面部的位置，便能判断疾病发生的部位。医生聚精会神地分析色泽的变化，就可以了解疾病以往的情况和当前的发展变化。如果不细致入微地观察色泽的变化，连正常和异常都不能分辨清楚。只有专心致志地分析研究，才能知道新病、旧病及其发展变化的规律。面色不呈现应有的明润，却见沉滞枯槁，病情严重。面色虽然不明润光泽，但是没有沉滞枯槁现象的，病情不重。

色散漫不聚的，病邪也会逐渐消散，即使气滞不通而引起疼痛，也不会形成积聚一类的病变。肾脏的邪气侵犯心脏，是因为心先患虚证，肾脏的邪气才乘虚侵入心脏，此时肾所主的黑色会出现在面部心所主两目间的部位上。一般发生疾病后，如果病色不出现在本脏所主的部位，均可以依次类推。

男子在鼻头上出现病色，主小腹疼痛，如果在鼻头以下出现病色，为睾丸疼痛。如果人中沟上出现病色，主阴茎疼痛，出现在人中沟上部则表现

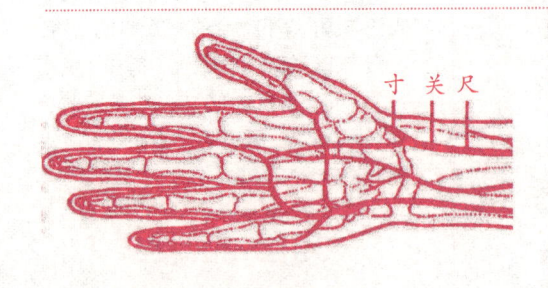

寸关尺部位图

寸关尺为脉学术语。指寸口脉分三部的名称。桡骨茎突处为关，关之前（腕端）为寸，关之后（肘端）为尺。寸关尺三部的脉搏，分别称寸脉、关脉、尺脉。关于三部脉候脏腑的问题，历代论说颇多，但基本精神是一致的，即以临床常用的划分方法为代表：左手寸脉候心，关脉候肝，尺脉候肾；右手寸脉候肺，关脉候脾胃，尺脉候命门。

为阴茎根部疼痛，出现在人中沟下部的则阴茎头部疼痛。这些都属于狐疝、阴囊肿大等疾病。

女子在鼻头上出现病色，主膀胱和子宫的病变。病色散漫不收者，为气滞引起的疼痛。病色凝聚不散，为血液凝结而形成积聚。积聚的表现，有的是方，有的是圆，有的在左边，有的在右边，都和病色的表象相一致，病色若随之下移到唇部，则表明患有带下淫浊之类的病证。若兼见唇色润泽如脂膏样者，为暴饮暴食、饮食不洁之物所引起的疾病。

病色显现于左侧面部，就表明左侧有病。病色出现在右侧，说明是右侧有病。面部色泽异常，例如聚结不散或散漫不端正，只要根据病色所在的部位，就可知道病变所在。所谓五色，就是青色、黑色，赤色、白色、黄色。在正常情况下，深浅适中而充满，分别表现在各自的部位上。异常情况下，色泽会发生变化，如赤色出现在心所主的部位，像榆荚一样大小，主心发生病变。如果出现在鼻头，说明疾病在近日内就会发生。病色的形状，上部呈尖锐状的，表明头面部正气虚弱，邪气有向上发展的趋势。下部呈尖锐状的，则身体下部正气虚弱，邪气有向下发展的趋势。左侧或右侧呈尖锐状，与上部和下部的诊断规律（面部色泽的异常变化与体内疾病发生的部位是一致的）一致。

如果把面部五色同五脏相互联系，青色属肝，赤色属心，白色属肺，黄色属脾，黑色属肾，五脏又同外在组织相合，肝同筋相合，心同脉相合，肺同皮相合，脾同肉相合，肾同骨相合。

灵枢·论勇第五十

本篇要点

一、论述勇敢与怯懦的表现及其脏腑的相应变化，说明受病与不受病的关键在于体质强弱。

二、从内在生理功能强弱的角度说明忍痛与不忍痛不是勇怯的原因的道理，并进一步指出肝胆的坚与脆。

三、举例讲述酒对人的性格与行为的影响，说明怯者酒醉以后暂时可能表现类同勇士的样子，但不是真勇的道理。

黄帝问道：假如有几个人，他们的行为举止一样，在一起走，一同站立，他们的年龄长幼相同，衣服厚薄均等，如果突然遇到狂风暴雨等异常气候变化，有人会生病，有人不会生病，有时都发病，有时都不发病，这其中的缘故是怎样的呢？

少俞回答说：您想先了解哪方面的情况呢？

黄帝说：所有的问题我都想知道。

少俞说：春季吹的是温风，夏季是热风，秋季是凉风，冬季是寒风。因为在四季分别感受不同风邪，所以发生疾病时就会有不同的证候。

黄帝问道：四季不同的风邪分别侵袭人体，患者感受风邪会有什么区别呢？

少俞回答说：如果肤色发黄、皮肤薄、肌肉柔弱的人，脾气不足，经受不住春季风邪的侵袭；如果面色白、皮肤薄、肌肉柔弱的人，肺气不足，经受不住夏季风邪的侵袭；如果面色青、皮肤薄、肌肉柔弱的人，肝气不足，经受不住秋季风邪的侵袭。如果面色赤、皮肤薄、肌肉柔弱的人，心气不足，经受不住冬季风邪的侵袭。

黄帝问道：面色黑的人，就不会感受风邪而发生疾病吗？

少俞回答说：面色黑而皮肤厚、肌肉坚实的人，肾气充盛，当然不会遭受风邪的侵袭。如果皮肤薄、肌肉不坚实、面色又不是始终保持黑色的人，到了长夏而感受风邪就会发生疾病。如果面色黑、皮肤厚、肌肉坚实者，即使在长夏遇到风邪，也不会发生疾病。面色黑、皮肤厚、肌肉坚实的

道教对中医解剖学有重大的贡献。如五代道士燕真人（号烟萝子，后晋"天福"年间去世）所著《烟萝子首部图》《烟萝子朝真图》《内境左侧之图》《内境右侧之图》《内境正面之图》《内境背面之图》六幅，可以说是世界医学史上最早的人体解剖图。

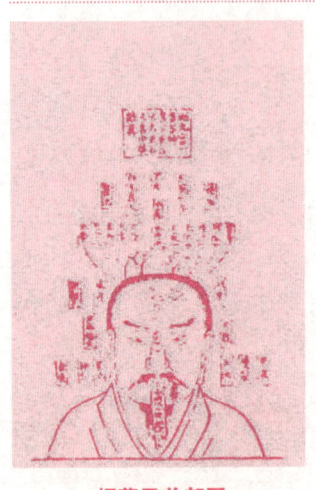

烟萝子首部图

人一定是寒邪已侵入体内，又感受风邪，外邪与内邪相结合才会生病。

黄帝说：讲得很好。人体能否忍受疼痛，不是根据性格勇敢与怯懦来区分的。性格勇敢而不能忍耐疼痛者，遇到危难时可以挺身向前，可是感到疼痛时就会退缩不前；性格怯懦而能忍耐疼痛者，听到危难的事情就惊恐不安，遇到疼痛却能忍受而不动摇。勇敢而又能忍耐疼痛者，遇到危难不恐惧，碰到疼痛也能忍受。怯懦又不能忍耐疼痛者，遇到危难和疼痛，就吓得头晕眼花，颜色变更，侧头而不敢正视，话也不敢说等表现出心神散乱，痛得死去活来。我看到这些情况，但不知是什么原因，想听你讲讲其中的道理。

少俞说：能否忍耐疼痛，是根据皮肤的厚与薄，肌肉的坚实与脆弱，以及皮肤肌肉纵缓与紧密的不同，不是根据性格的勇敢和怯懦来区分的。

黄帝问道：我想了解人体性格的勇敢和怯懦，是从哪些形式表现出来的。

少俞回答说：勇敢的人，两目凹陷而目光坚定，眉毛竖起而长直，皮肤肌肉的纹理是横向的，心脏端正而向下垂直，肝脏大而坚实，胆囊充盈而增大。发怒时，怒气充满胸中而胸廓张大，肝气上升而胆气横溢，眼睛瞪得很大，目光逼人，毛发竖起，面色铁青等，这就是勇敢人的表现。

黄帝又问道：性格怯懦的人有什么样的表现呢？

少俞回答说：怯懦的人，眼睛虽然很大却不凹陷，阴阳气血不协调，皮肤肌肉的纹

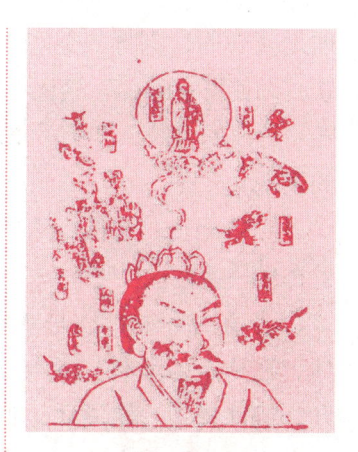

烟萝子朝真图

朝真指道家修炼养性之术，犹佛家之坐禅。

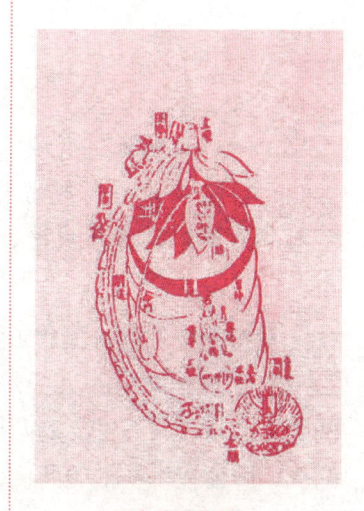

内境右侧图

内景谓练功时内视的身内之象。《黄庭内景经》梁丘子注序："内者，心也；景者，象也。……内象谕即血肉、筋骨、脏腑之象也。心居身内，存观一体之象也，故曰内景也。"

灵枢·论勇第五十

理是竖向的，胸骨剑突短小，肝系松弛，胆囊不充盈，肠胃挺直，胁下空软，即使发怒时，怒气也不能充满胸中，肝肺虽然因怒气而暂时上举，但是随着怒气的衰减，肝肺又重新下降，所以不能长时间地发怒，这就是怯懦人的表现。

黄帝问道：怯懦的人喝了酒以后发怒时与勇敢的人相似，是哪些脏腑发挥作用使他这样呢？

少俞回答说：酒是水谷中的精微物质所化，是用谷物酿造而成的液体，性质迅猛滑利。酒入胃后使胃胀大，气机上逆，壅滞胸中，使肝气上升，胆汁横逆。饮酒后，他的行为当然与勇敢的人相同，但是等到酒醒气衰以后，自己就会感到懊悔。这种人的表现虽然与勇敢的人非常相似，并不是有意识地按照勇敢人的行为去做，是酒在体内起的作用，所以称为酒悖。

灵枢·背腧第五十一

本篇要点

一、说明五脏背腧穴的位置，以及取穴的验证方法。

二、在论述五脏背腧穴的位置和取穴方法的基础上，指出治疗时取背腧穴，宜用灸法，禁用针刺法，以及灸法的补泻方法。

黄帝问岐伯道：我想了解五脏的腧穴，都出于背部的什么位置。

岐伯说：胸中的大杼穴在项后第一椎骨下的两侧，肺俞在第三椎下的两侧，心俞在第五椎下的两侧，膈俞在第七椎下的两侧，肝俞在第九椎下的两侧，脾俞在十一椎的两侧，肾俞在十四椎的两侧。这些腧穴都在脊椎的两旁，左右穴位相距三寸，距离背正中线约一寸五分。确定这些腧穴的位置，检验的方法是，用手指按在穴位上，患者感到局部酸麻胀痛，体内的病痛得到缓解，便是取中了腧穴。对于背腧穴，治疗上应当采用灸法，不能采用针刺方法。在运用灸法时，邪气盛则施以泻法，正气虚则施以补法。在运用灸法来补益正气时，艾火燃着后不要吹灭，要等待火自然熄灭。用灸法泻除邪气时，要急速吹旺火，并用手搏捻艾炷，让艾炷燃尽后熄灭。

灵枢·卫气第五十二

本篇要点

一、从五脏六腑的功能方面阐述营气和卫气的生成、运行部位。说明营气、卫气的功能和循行概况。

二、论述十二经脉的起点和终点；胸部、腹部、头部和腿部经气流行的部位及其异常时的治疗方法。

三、说明四街的部位，以及治疗上取其穴位时应用毫针的手法。

黄帝说：五脏是用来贮藏精、神、魂、魄等的器官，六腑是用来受纳水谷并传输消化水谷的器官。由水谷所化生的精微物质，内入五脏，外布周身肢体关节。其中浮游在外而不在经脉中运行的是卫气，在经脉中运行的精气是营气。属阳的卫气和属阴的营气相互依随，内外贯通，在体内的运行像圆环一样循环往复永无休止。营气和卫气运行的情况，谁能彻底弄明白呢？然而经脉又分为阴经与阳经，经脉都有各自的起点和终点，都有气血充盛和空虚的不同，经脉之间还有会合、分离的部位。所以分清属阴属阳的十二经脉，就能判断哪条经脉发生了病变，诊察经脉气血虚实的所在位置，便能了解患病部位是在上还是在下。了解六腑气机通行的道路，即能找到疾病治疗

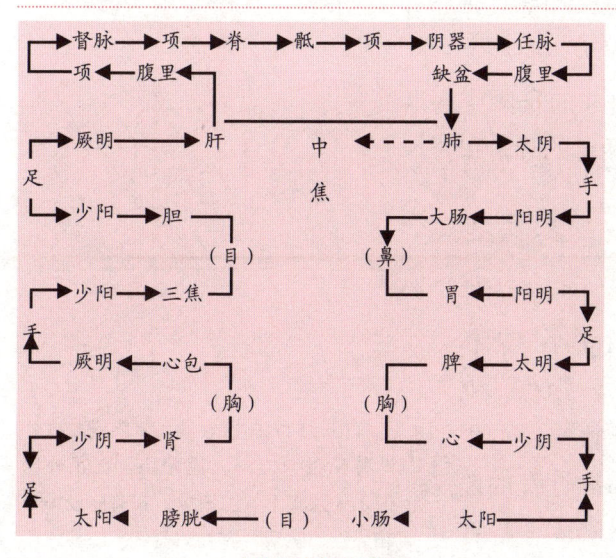

十二经脉通过手足阴阳表里经的联结而逐经相传，构成了一个周而复始、如环无端的传注系统。气血通过经脉即可内至脏腑，外达肌表，营运全身。十二经脉的流注是从手太阴肺经开始，阴阳相贯，首尾相接，逐经相传，到肝经为止，从而将气血周流全身，起到濡养的作用。

人体气机圆运动图

过程中解决关键问题的途径。了解疾病虚实的程度和对治疗的反应，就可以掌握补泻方法的具体运用。如果能掌握手足六经的标与本，便可对各种疾病的认识和治疗有充分了解，不会产生疑惑。

岐伯说：你的这些理论真是博大无比呀，只有圣明的君主才会有如此高论。现在，请让我尽量详细地谈谈有关标部和本部的内容。足太阳膀胱经脉气所出的部位，在足跟以上五寸的附阳穴，标在双眼内眼角的睛明穴。足少阳经之本，在第四足趾外侧的窍阴穴，标在耳前方的听宫穴。足少阴肾经之本，在足内踝下缘向上三寸的复溜、交信穴，标在背部十四椎下两旁的肾俞穴和舌下两条静脉上的金津、玉液穴。足厥阴肝经之本，在行间穴向上五寸的中封穴，标在背部第九椎下两旁的肝俞穴。足阳明胃经之本，在第二足趾上的厉兑穴，标在颈部结喉旁的人迎穴和上腭鼻后孔至面颊之间的部位。足太阴脾经之本，在中封穴前方向上四寸的三阴交穴，标在背部第十一椎下两旁的脾俞和舌根部。

手太阳小肠经之本，在手外踝后侧的养老穴，标在睛明穴向上一寸的地方。手少阳三焦经之本，在手小拇指和食指之间上二寸的液门穴，标在耳上角的角孙穴和外眼角的丝竹空穴。手阳明大肠经之本，在肘部靠近骨的曲池穴，在手臂上部还有臂臑穴，标在额角与耳前交会点的头维穴。手太阴

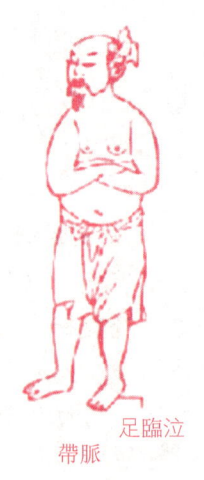

足临泣穴

此穴位为人体足少阳胆经上的主要穴道之一，位于足背外侧，第四趾、小趾跖骨夹缝中。胆经输穴；八脉交会穴——通带脉穴。症状为：胆经头痛、腰痛、肌肉痉挛、眼疾、胆囊炎、中风、神经官能症等。

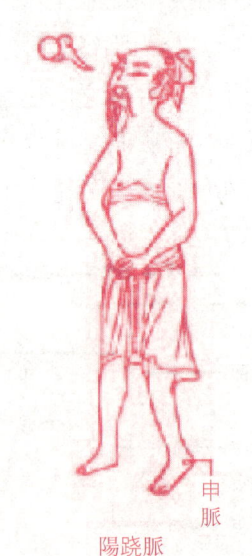

申脉穴

申脉别名阳跷，属足太阳膀胱经。八脉交会穴之一，通阳跷。在足外侧部，外踝直下方凹陷中，布有腓肠神经和外踝动脉网，有补阳益气、疏导水湿之功效。

肺经之本，在位于寸口的太渊穴，标在腋窝内侧动脉搏动处的天府穴。手少阴心经之本，在掌后锐骨边上的神门穴，标在背部第五椎下两旁的心俞穴。手厥阴心包经之本，在掌后二寸两筋间的内关穴，标在腋下三寸的天池穴。

通常情况下，诊察这类病症，如果是脉气所出的本部气虚不足便会发生昏厥，阳气亢盛则发生热证。位于上部的标，阳气不足则出现眩晕，阳气亢盛则出现发热、疼痛。标本病变属实的，应当用泻法，彻底驱除邪气而制止疾病的发展。标本病变属虚的，应当用补法来振奋阳气。

请允许我再谈谈各部气机所通行的道路。人体的胸部、腹部、头部和腿部的气，都有各自通行的道路和输注的部位。头部运行之气，输注于脑。胸部运行之气，输注到胸膺和背部十一椎以上的背俞穴。腹部运行之气，输注到背部十一椎以下的背俞穴和脐部左侧右侧动脉附近冲脉的腧穴肓俞与天枢等。腿部运行之气，输注到足阳明胃经的气冲穴、承山穴和足踝的上下部位。针刺这些部位，要使用毫针。操作时，须首先用手在穴位上长时间地按压，使气到达手所压的部位，然后用毫针刺入施行补泻手法。运用这种方法所治疗的病症有头痛、头晕、突然昏倒、腹痛、腹部突然胀满及病程较短的积聚。积聚病中，疼痛而切按能够移动的就容易治愈，切按时不能移动而不疼痛的就很难治愈。

灵枢·论痛第五十三

本篇要点

一、阐述人体肌肉、筋骨、皮肤、腠理和肠胃的坚实与脆弱、厚与薄、粗疏与致密等的不同，说明针刺、艾灸、药物都要根据患者自身的耐受力的不同而因人而异。

二、说明疾病治疗效果与病症寒热属性之间的关系，指出治疗疾病要因人制宜，使用个性化的治疗方法。

黄帝问少俞道：人体的筋骨有强壮与软弱的不同，肌肉有坚实与脆弱的区分，皮肤有厚薄之别，腠理有粗疏与致密之异，他们对于针刺和艾火灸灼所引起疼痛的忍耐能力如何呢？人体肠胃厚薄、坚实和脆弱也不相同，他们对于药物的耐受能力又怎样呢？希望你详尽地讲给我听听。

少俞回答说：骨骼强壮、筋脉软弱、肌肉舒缓、皮肤较厚的人，能够忍耐疼痛，无论是对针刺或艾火烧灼的疼痛，其耐受程度都是同样的。

黄帝问道：怎么知道有些人能够耐受艾火烧灼的疼痛呢？

少俞回答说：不仅骨骼强壮、筋脉软弱、肌肉舒缓、皮肤较厚，而且色黑、骨骼发育完善而匀称，就能够耐受艾火烧灼的疼痛。

黄帝问道：怎么知道有些人不能耐受针刺的疼痛呢？

少俞说：肌肉坚实、皮肤薄的人，不能耐受针刺的疼痛，这种人对艾灸引起的灼痛也同样不能耐受。

黄帝问道：在同一时间内患同样的病变，有的人容易治愈，有的不容易治愈，这是什么原因呢？

少俞回答说：同时患同样的疾病，如果以热证为主的，就容易治愈，以寒证为主的就难以治愈。

黄帝问道：如何了解人体对药物毒性的耐受情况呢？

少俞回答说：胃厚实、色黑、骨骼粗壮、身体肥胖的人，都对药物毒性有较强的耐受力。身体消瘦、胃薄弱者，对药物毒性的耐受力就差。

灵枢·天年第五十四

本篇要点

一、说明胚胎的生长发育过程，阐述寿夭的根本因素取决于五脏的坚与不坚，尤其强调先天之本肾气的作用。

二、通过对不同年龄阶段的生理特点的说明，揭示了人类生长至死亡过程的一般规律。

三、说明五脏不坚导致人生不能终寿的道理。

黄帝问岐伯道：我想知道人体生命开始的时候，以什么作为基础，又以什么作为保障，丧失了什么便会死亡，保持了什么才能生存呢？

岐伯回答说：人体生命的开始，以母亲的阴血作为基础，以父亲的阳精作为保障，两者结合而产生神气，才有生命活动。丧失了神气人就会死亡，保持了神气人才能生存。

黄帝问道：什么是神气呢？

岐伯回答说：在母体中，随着胎儿的逐渐发育，达到气血调和、营卫通畅，五脏成形时，便产生了神气。神气产生后，藏于心中，魂魄也由此生成，这才构成一个健全的人。

黄帝说：人的寿命有长短的差别，有的人长寿，有的人短命，有的人患病时间很短就突然死亡了，有的患病时间很久而能迁延时日，我想听听这其中的道理。

岐伯说：五脏强健而功能正常，血脉调和匀畅，肌肉间隙通利，皮肤致密，营气和卫气的运行正常，呼吸调畅，气按一定法度运行，六腑正常传化水谷，并将所化生的津液布散全身，身体各部的功能活动都正常进行，就能够长寿。

黄帝说：如何知道人能活到百岁终尽天年呢？

岐伯回答说：长寿的人，鼻道深邃而长，面部的颊侧和下颌等部位的骨高肉厚而且端正，营气和卫气的运行调和通畅，颜面上部的额角、中部的鼻和下部的下颌都隆起，骨骼高大、肌肉丰满。有这些征象的人，活到一百岁才会终尽天年。

黄帝问道：气在人一生中的盛衰情况，以及从出生到死亡整个生命过程中的表现，能讲给我听一听吗？

岐伯回答说：人长到十岁的时候，五脏刚刚发育健全，血气贯通，这个时候人体精气主要在下肢，所以喜爱跑动。二十岁时，血气开始充盛，肌肉也趋于发达，所以行动敏捷，走路很快。三十岁，五脏已经发育完

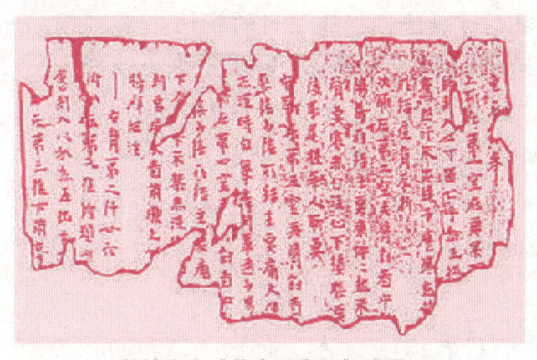

敦煌出土《黄帝明堂经》残页

《黄帝明堂经》，针灸著作。是我国现知最早的腧穴学专著。撰人未详。约成书于秦汉之际。原书已佚，魏晋以后，此书有多种不同名称的传本及注本。

下部 灵枢·天年第五十四

473

善，肌肉发达而坚实，血脉充盈旺盛，步履稳健而喜欢从容不迫地行走。四十岁的时候，人体的五脏、六腑、十二经脉，发育都非常健全，到了最旺盛阶段而逐渐衰退，腠理开始粗疏，颜面的色泽逐渐消退，发鬓开始斑白，因为精气已发展到最高阶段而开始衰减的缘故，所以愿意坐着而不想活动。到五十岁的时候，肝气开始衰减，肝叶开始瘦薄，胆汁开始减少，两眼开始昏花。到六十岁时，心气开始衰减，主神志的功能失常，以致经常出现忧愁悲伤的情志改变，又因为血气不足而运行缓慢，所以只想躺卧。到七十岁，脾气虚弱，皮肤干枯而不润泽。到了八十岁，肺气衰减，不能涵养魄而魄离散，所以言语容易发生错误。九十岁，肾气枯竭，其余四脏的经脉气血也都空虚了。到了一百岁，五脏及其经脉都空虚了，所藏的神气消散了，这样，人就只剩下一具空壳而独自存在了，于是生命就尽享天年之后终结了。

黄帝问道：有的人没活到一百岁就死亡了，这是为什么呢？

岐伯回答说：这种人的五脏都不坚固而功能失常，鼻道不深，鼻孔向外张开，呼吸急促。另外面部的颊侧和下颌塌陷，脉体薄弱而脉中血少，肌肉不坚实，又屡次被风寒等外邪侵袭，使血气更虚，血脉不通畅。总之，人体正气虚弱，邪气就容易侵入人体而又进一步伤害正气，所以没有活到一百岁就死亡了。

灵枢·逆顺第五十五

本篇要点

一、说明人体出现气血逆乱后，刺法与经气运行的密切关系。

二、阐述人体气血发生逆乱时的三种针刺原则，指出使用针刺方法必须掌握病机的可刺、尚未可刺与已不可刺三种情况；并以"大热""大汗"等为例，说明不可轻易下针。

三、通过说明不能运用刺法的具体表现，以及运用刺法的时机，揭示早期诊断、早期治疗的精神。

黄帝问伯高说：我听说气的运行有逆顺之分，血脉的运行有盛衰之别，就治疗而言，针刺方法也有总的原则，那么，能将其中的详细情况进一步讲给我听吗？

伯高回答说：人体气机的逆顺与自然界的阴阳变化、四季的五行规律相对应。脉象的盛衰表现，可以诊察气血的虚实变化。针刺方法总的运用原则，必须明了哪些疾病可以运用刺法，哪些不能运用，哪些疾病已经不能通过针刺来救治了。

黄帝问道：如何判断疾病是否适宜运用刺法呢？

伯高回答说：《兵法》上说，不要迎击士气旺盛的军队，不要攻击声势浩大严阵以待的阵营。《刺法》也记载有，热势炽盛的不能用刺法，大汗淋漓的不能用刺法，脉象盛大燥疾的急病不能用刺法，脉象和病情不相符的也不能用刺法。

黄帝问道：怎样确定哪些疾病适宜运用刺法呢？

伯高回答说：高明的医生会在没有发生疾病的时候施用针刺来预防。之后是在疾病初期，邪气尚未亢盛的时候，施用刺法。最后是在邪气已经衰减而正气逐渐恢复，因势利导地施用刺法。技术低劣的医生，在邪气亢盛、或表现得病症很重，或病情与脉象不相符的情况下进行针刺。所以说，在邪气亢盛时不要施用刺法而损伤元气，在邪气衰减的时候进行针刺，就一定能把疾病治愈。所以，高明的医生，在没有发生疾病的时候就进行防治，而不是在疾病发生后针刺，这些古训说的也就是这个道理。

灵枢·五味第五十六

本篇要点

一、论述酸、苦、甘、辛、咸五种味道与五脏的配属之关系及五脏病的五味宜忌。

二、论述水谷对人体生命活动的重要作用，进一步说明饮食五味及五味进入人体后与五脏的对应关系。

三、指出五谷、五果、五畜、五菜对五脏的作用，进一步说明五脏疾病对五味的宜忌。

黄帝说：我听说水谷精微也有酸、苦、甘、辛、咸五种味道，我想了解食物进入人体后，五味分别入五脏是什么样的情况。

伯高说：胃是五脏六腑接受食物所化生的精微物质的来源，所以胃是五脏六腑之海。食物的五味同五脏的关系，与五味、五脏的五行属性相联系，五味分别进入各自所适宜的脏。酸味的食物首先进入肝，苦味的食物首先进入心，甘味的食物首先进入脾，辛味的食物首先进入肺，咸味的食物首先进入肾。食物所化生的精微、液津，正常地流行而布散全身。营气和卫气旺盛、通畅而周流全身。余下的部分化成糟粕，自上而下依次传化而排出体外。

黄帝问道：营气和卫气是如何运行的呢？

伯高回答说：水谷饮食刚刚进入胃腑，其中的精微部分分别到达上焦和下焦，以营养五脏。水谷精微化生的精纯部分是营气，在脉中运行。水谷精微所化生的运行迅猛、滑利的部分是卫气，在脉外运行。这就是营气和卫气的运行道路。水谷精微的另一部分与吸入的清气结合而形成宗气。宗气不像营气、卫气一样周流全身，而主要是积聚在胸中，所以把胸中称为气海。宗气出自于肺，沿着咽喉上行，呼则出，吸则入，保证人体正常的呼吸运动。自然界为人类提供的营养物质，只有食物和空气进入人体后分别形成宗气、营气和卫气、糟粕三个方面，才能维持生命活动。所以，半天不进饮食，人的气就要衰减，一天不进饮食，人的气就会缺少。

黄帝问道：你能给我讲讲食物的五味吗？

伯高回答说：请允许我详尽谈谈这方面的情况。在五谷之中，粳米味甘，芝麻味酸，大豆味咸，麦味苦，黄米味辛。五果中，枣子味甘，李子味酸，栗子味咸，杏子味苦，桃子味辛。在五畜中，牛肉味甘，狗肉味酸，猪肉味咸，羊肉味苦，鸡肉味辛。五菜中，葵菜味甘，韭菜味酸，豆叶味咸，野蒜味苦，葱的味辛。由五色来决定五味的适应情况，黄色适应甘味，青色适应酸味，黑

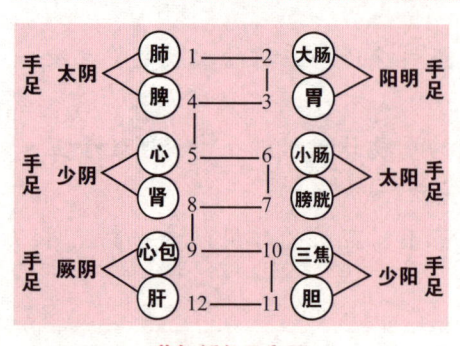

营气循行示意图

营气即营养物质，是指人体必需的各种物质，包括蛋白质、氨基酸、糖类、脂类、维生素、微量元素等。营养物质是由水谷精气中的精华部分所化生。营气分布于血脉之中，随血液循环营运于全身。

色适应咸味，赤色适应苦味，白色适应辛味。这就是五色分别适应五味的情况，上述五色所适应的五味，就是分别代表五脏病变所选用的适宜食物。

所谓五宜，是指五脏适宜的滋味。脾脏病变，宜食粳米饭、牛肉、枣、葵菜等。心脏病变，宜食麦、羊肉、杏、野蒜等。肾脏病变宜食大豆、猪肉、栗子、豆叶等。肝脏病变，宜食芝麻、狗肉、李子、韭菜等。肺脏病变，宜食黄米、鸡肉、桃子、葱。

五脏病变的禁忌：肝脏病变禁忌辛味，心脏病变禁忌咸味，脾脏病变禁忌酸味，肾脏病变禁忌甘味，肺脏病变禁忌苦味。

肝脏病变面色青，肝病苦急，宜食甘味食物以缓急，如粳米饭、牛肉、枣、葵菜都是甘味食物。心脏病变面色赤，心病苦缓，宜食酸味食物以收敛之，如狗肉、芝麻、李子、韭菜都是酸味食物。脾脏病变面色黄，宜食咸味食物，如大豆、猪肉、栗子、豆叶都是咸味食物。肺脏病变面色白，苦气上逆，宜食苦味食物以泄之，如麦、羊肉、杏、野蒜都是苦味食物。肾脏病变而面色黑，肾病苦燥，宜食辛味食物以润泽之，如黄米、鸡肉、桃子、葱都是辛味食物。

灵枢·水胀第五十七

本篇要点

一、论述水胀、肤胀、鼓胀、肠覃、石瘕等的病因、证候、病机和治疗方法。

二、对肠覃和石瘕指出了治疗原则；对肤胀和鼓胀介绍了针刺的方法。

黄帝问岐伯道：水胀、肤胀、鼓胀、肠覃、石瘕、石水等病，如何进行鉴别呢？

岐伯回答说：水胀发病之初，患者的下眼睑微肿，好像刚睡醒时的样子，人迎脉搏动明显，经常咳嗽，大腿内侧寒冷，脚和小腿水肿，腹部也胀大，出现上述症状，说明水胀病已经形成。用手按压患者腹部，放开手时，被按压的凹陷随着又胀起，就好像按在盛水的袋子上一样，这就是水胀病的特征。

477

黄帝问道：肤胀病怎样诊断呢？

岐伯回答说：肤胀病是因为寒邪侵入皮肤之间引起的，患者表现为腹部胀大，用手叩击腹部就好像鼓一样中空而不坚实，全身水肿，皮肤厚，用手按压腹部，放开手时凹陷不能随手而起，腹部皮肤颜色没有变化，这就是肤胀病的特征。

黄帝问道：鼓胀病的表现是什么样呢？

岐伯回答说：鼓胀病的腹部胀大和全身肿胀的表现与肤胀病相同。只是鼓胀病的肤色青黄，腹部的青筋暴露，这就是鼓胀病的特征。

黄帝问道：肠覃的表现怎样呢？

岐伯回答说：寒邪侵袭肠体外面，与卫气相互搏结在一起，卫气不能正常运行，寒邪与卫气滞留在身体深处，附着于肠外，病邪逐渐增长，便生成了息肉。肠覃病初期，腹部的肿块像鸡蛋那样大，随着疾病的发展，肿块也逐渐增大，完全形成时，腹隆起好像怀孕一样。病程长的，可以历经数年。用手按压，肿块很坚硬，推之能够移动。月经仍旧按时来潮。这就是肠覃的特征。

黄帝问道：石瘕的表现又是怎样的呢？

岐伯回答说：石瘕病灶在子宫中，由于寒邪侵犯子宫口，使子宫口闭塞，气血不能流通，本应按时排泄的恶血不能排泄，以致凝结成块而滞留在子宫中，随时间而逐渐增大，腹部隆起也像怀孕一样，但是月经不能按时来潮。患这种病的都是女性，可以用通导攻下以祛除瘀血的方法治疗。

黄帝问道：肤胀和鼓胀病，可以运用针刺的方法治疗吗？

岐伯回答说：治疗这两种疾病，应首先用针刺泻除胀大的血络，然后再根据疾病的具体情况调理相应的经脉。但是，无论采取什么方法治疗，都必须首先用针刺祛除血络中的瘀血。

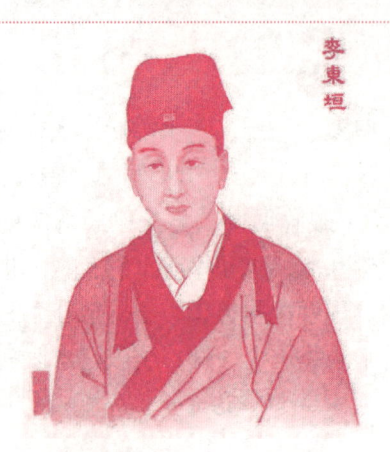

李东垣（1180—1251）金代医学家。名杲，字明之，号东垣老人，真定（今河北正定）人。曾从张洁古学医。所著有《脾胃论》《内外伤辨惑论》《兰室秘藏》等，流传较广。

灵枢·贼风第五十八

> **本篇要点**
>
> 一、指出猝然发病的原因，即因于故邪，加以新邪所致。除贼风邪气外，还有其他种种因素均可以引发疾病。
>
> 二、强调邪气侵袭的隐秘性，同时指出非鬼神所致的道理，并扼要介绍"祝由"可治病的机制。

黄帝问道：先生说四时八方的不正之气侵害人体，才会使人患病，但是有些人并没有离开居处的房屋或遮蔽得很严密的地方，没有遭受贼风邪气的侵袭，却也会突然发生疾病，这又是什么原因呢？

岐伯回答说：这是由于这些人平素就受到邪气的伤害，湿邪藏匿在血脉中，长期不能消散；或从高处跌落，使瘀血留滞在体内；或暴喜大怒而情志活动不能节制；或饮食不适当。或不能根据气候的寒热变化而改变自己的生活习惯，导致腠理闭塞而不通畅。若腠理开时感受风寒，使血脉凝滞不通，新感受的风寒与体内原有的邪气相互搏结，便会形成寒痹。由于上述原因使体内有热，则会形成身体出汗，在出汗时就容易感受风邪。即便不是遇到贼风邪气的侵袭，也一定是外邪与体内原有邪气相互结合，才会使人发生疾病。

黄帝问道：上述疾病发生的原因，都是患者自己能感觉到的。那些既感觉不到有邪气侵袭，又没有惊恐等情志的过度刺激，却突然发病，这是什么原因呢？就好比鬼神作祟。

岐伯回答说：这种情况，也是有宿邪藏伏在体内而尚未发作。由于性情有所厌恶，思想有所羡慕，而引起气血逆乱，逆乱的气血与藏伏在体内的宿邪相互作用便发生疾病。因为这些疾病发生的原因不明显，既看不见，又听不到，所以就好像鬼神作祟一样。

黄帝问道：这类疾病既然不是鬼神作祟，为什么用祝由的方法能够治愈呢？

岐伯回答说：古代的巫医，掌握一定的治疗疾病的方法，在施术之前又了解了疾病发生的原因，所以再用祝咒画符等方法就能治愈疾病。

灵枢·卫气失常第五十九

本篇要点

一、概括说明卫气留滞胸腹的症状和针刺治法。

二、论述皮、肉、气、血、筋、骨在疾病等病变时要注意的体征变化。

三、从治疗学的角度对人进行了分类,并指出脂、膏、肉三种不同体质人的气血多少的差异与体形之不同,强调要因人制宜的治疗原则。

黄帝问道:卫气留滞在腹中,蓄积而运行失常,一般卫气郁结没有固定的部位,人常发生胁部和胃脘胀满、喘息气逆等病症,应如何治疗呢?

伯高回答说:卫气积聚在胸中的,应当选用上部的腧穴治疗。积聚在腹中的,应当选用下部的腧穴治疗。胸部和腹部都有卫气积聚的,应当选用上部、下部和胸腹附近的腧穴治疗。

黄帝问道:具体选用哪些腧穴治疗呢?

伯高回答说:卫气积聚在胸中,泻足阳明胃经的人迎穴、任脉的天突和廉泉穴。卫气积聚在腹中,泻足阳明胃经的足三里穴和气冲穴。胸腹部都有卫气积聚,应选用上部、下部的腧穴和季胁下面一寸足厥阴肝经的章门穴。病情重的,取穴应当采用鸡足刺法,即将针刺入分肉,然后提至皮下,再向左右斜刺。切诊时,出现脉大而弦急,或脉绝不止,以及腹部皮肤非常绷急的,都不宜针刺治疗。

黄帝说:讲得好。

黄帝问道:如何能知道皮、肉、气、血、筋、骨发生病变呢?

伯高回答说:病色出现在两眉之间、光泽较少,疾病发生在皮肤。口唇出现青、黄、赤、白和黑色等色泽变化,疾病发生在肌肉。营气外泄,皮肤汗多而湿润的,病在气血。目色出现青、黄、赤、白和黑色等色泽变化的,是疾病发生在筋。耳廓干枯色深,如有尘垢一般,是疾病发生在骨。

黄帝问道:疾病表现怎样,应如何治疗呢?

伯高答道:疾病的变化是多种多样,没有办法具体说明。但是,皮肤有所表现的部位,肌肉有隆起的部分,气血有输注之处,骨骼有相互连接的地方，发病后相应部位分别出现不同的证候。

黄帝说：我想听听其中的道理。

伯高回答说：皮肤所表现的部位主要在四肢。肌肉的主干主要在上肢和下肢所有阳经经过的肌肉隆起处，以及足少阴肾经经过的肌肉隆起处。气血输注之处，主要在体表的血络。若气血滞留其中，就会出现血络充盈胀起。筋所主的部位没有阴、阳的区别，也没有左侧与右侧的不同，所有的地方都可以诊察筋的病变。骨骼相联的地方，是关节腔，接受精气的滋养，并向上输注精气来补益脑髓。

黄帝问道：如何进行治疗呢？

伯高回答说：疾病的发展变化、病位的深浅、病情的轻重，无法数尽，其治疗原则应根据不同疾病的具体情况来进行治疗。病情轻的，用浅刺的方法，少取些穴位，病情重的，用深刺的方法，多取些穴位。随着疾病的发展变化而施以不同的治疗，这才是高明的医生。

黄帝问道：人体型的肥瘦、大小，身体的寒温，年龄的老、壮、少、小，如何区别呢？

伯高回答说：人的年龄，五十岁以上为老，二十岁以上为壮，十八岁以下为少，六岁以上为小。

黄帝问道：用什么标准来衡量人的肥瘦呢？

伯高回答说：人有多脂、多膏、多肉的不同。

本经一侧45穴（左右两侧共90穴），其中15穴分布于下肢的前外侧面，30穴在腹、胸部与头面部。首穴承泣，末穴厉兑。主治肠胃等消化系统、神经系统、呼吸系统、循环系统某些病症和咽喉、头面、口、牙、鼻等器官病症，以及本经脉所经过部位之病症。

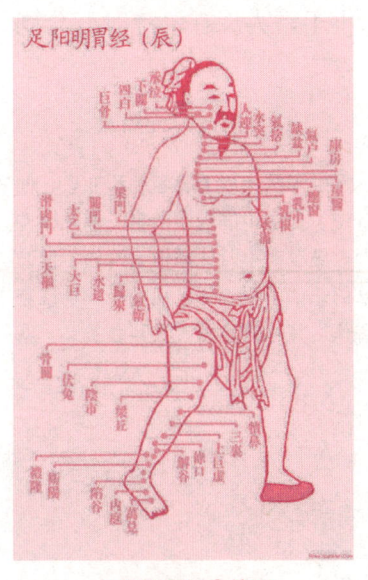

足阳明胃经穴位图

黄帝问道：这三种类型又如何区别呢？

伯高回答说：隆起的肌肉坚实、皮肤丰满润泽是多脂的人。隆起的肌肉不坚实、皮肤松弛是多膏的人。皮与肉紧紧粘连在一起是多肉的人。

黄帝问道：人体的寒温怎样区别呢？

伯高回答说：多膏的人，肌肉柔润、纹理粗疏的身寒，纹理致密的身热。多脂的人，肌肉坚实、纹理致密的身热，纹理粗疏的身寒。

黄帝问道：如何区别人体的肥瘦、大小呢？

伯高回答说：多膏的人，阳气充盛，皮肤松弛，所以腹部肥大而下垂。多肉的人，身体宽大。多脂的人，身体较小。

黄帝问道：这三种人气血的情况如何呢？

伯高回答说：多膏的人多气，气多则阳气旺盛而耐寒。多肉的人多血，血液充养形体，不偏寒也不偏热。多脂的人，血液清稀，气少而流动滑利，所以身形不大。这是三种类型的人与一般人不同的特点。

黄帝问道：一般人又是怎样的呢？

伯高回答说：一般的人，皮、肉、脂、膏、血、气都没有偏多与偏少的情况，所以形体不大不小，各部分都很匀称，这就是一般人的表现。

黄帝：说得好！那么上述三种类型的人如何治疗呢？

伯高回答说：必须首先辨别多膏、多肉、多脂三种不同的体型，血的多少和气的清浊，然后进行适当的调治。具体治疗的时候，不要违背针刺的常法，虚补实泻。并要时时谨记：膏人腹壁松弛，肥肉下垂；肉人上下宽大，体格壮盛；脂人虽然脂肉盈满，但形体小于常人。在治疗时要分别对待。

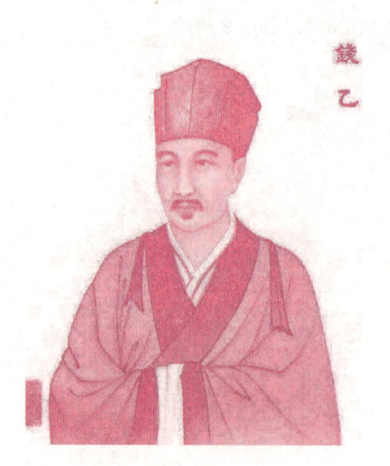

钱乙，字仲阳，是中国医学史上著名儿科专家，他撰写的《小儿药证直诀》，是中国现存的第一部儿科专著。它第一次系统地总结了对小儿的辨证施治法，使儿科自此发展成为独立的一门学科。后人视《小儿药证直诀》为儿科的经典著作，尊称钱乙为"儿科之圣""幼科之鼻祖"。

灵枢·玉版第六十

> **本篇要点**
>
> 一、以痈疽为例，说明疾病的形成、刺法的原则和方法；同时指出逆象出现需禁针的情况。
>
> 二、阐述早期诊断和早期治疗的重要性。并以兵器作用和针刺作用相比，说明谨慎用针、正确用针的重要性。
>
> 三、通过列举误刺五里穴，说明针刺既可活人也会伤人的两重性，警示临床针刺的严重性。

黄帝说：我认为九针不过是精细的东西，先生却说它上合于天，下合于地，中合于人，我认为这是过分夸大了它的作用，希望你阐述其中的道理。

岐伯回答说：什么东西能比天还大呢？对于人体的作用而言，普天之下的金属器物中，作用比针具更大的，就只有五种兵器，但五种兵器都是在战争中用来杀人的，而不是治病救人的。自然界中最宝贵的就是人，针刺能够治病活人，小小针具难道就不能与天、地相参合吗？在治疗人们疾病的过程中，是时时刻刻都离不开这小小针具的。从这种意义上讲，针和五种兵器的作用，谁大谁小不是很清楚了吗？

黄帝问道：疾病发生之初，或情志过度刺激，或饮食没有节制，造成人体阴气不足，阳气有余，使营气的运行阻滞，便会形成痈疽病。营卫气血阻滞不通，体内有余的阳热与营卫气血郁滞产生的热邪互相搏结，熏蒸肌肤而化为脓。像这样的病变，能用小针治疗并使之消散吗？

岐伯回答说：即使是圣人也不能使已经成形的痈疽消散，因为治疗痈疽的关键就是要使病邪不要久留在体内，以免久留生变。打个比方说，两军作战，旌旗相望，刀光剑影遍于旷野，绝不是一天的谋划。能够使百姓服从政令，令行禁止，将士勇于冲锋陷阵，不怕牺牲，也不是一天教育的结果，顷刻间就能办得到的。等到身体已经患了痈疽之病，大脓恶血已经形成，这时再用微针治疗，大大违背了治疗规律。从痈疽的产生直到脓血的生成，既不是从天而降，也并非从地而生，而是病邪侵犯机体后，没有得到及时的治疗而逐渐积累形成的。所以圣人早在其未成形之前就自我预防，而愚人则事先不知防治，就会罹患疾病而形成痈疽。

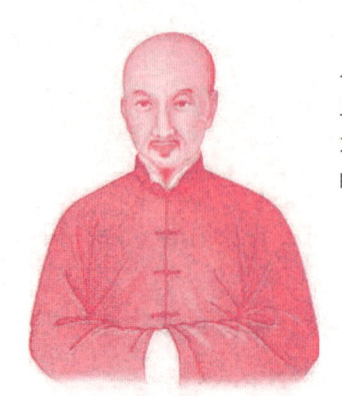

叶天士，名桂，号香岩，又号上律老人。江苏吴县人，约生于清代康熙五年（1666—1745）。他是中医学史上温病学派的创始人之一，其声望地位并不在"金元四大家"之下，名贯大江南北。其著作《温热论》至今仍被临床医家推崇备至。

叶天士

黄帝问道：如果痈疽已经形成，没有及时进行治疗，脓已经生成，又没有察觉，又该怎么办呢？

岐伯回答说：脓已经形成的，绝大部分会死亡。所以高明的医生能早期诊断，不等疾病形成就将其消灭在萌芽状态，并将一些好的疗法记载在竹帛上，使有才能的人能够继承下来，世代相传，使人们不再遭受痈疽的痛苦。

黄帝问道：已经形成脓血的不能用小针治疗吗？

岐伯回答说：用小针治疗功效不大，用大针治疗，又可能会产生不良后果。所以对已经形成脓血的，只能用砭石，或用铍针、锋针及时排脓来进行治疗。

黄帝问道：有些痈疽病已经向恶化方面发展，还能治愈吗？

岐伯回答说：这主要根据病症的逆顺来决定。

黄帝说：我想听你谈谈病症的逆顺。

岐伯道：白眼球部显青黑色，眼睛缩小是逆证之一；服药后即呕吐是逆证之二；腹痛并且口渴剧烈是逆证之三；肩背颈项转动受限是逆证之四；声音嘶哑，面无血色是逆证之五。除此五种逆证外，其他便是顺证了。

黄帝问道：各种病都有逆顺，能讲给我听听吗？

岐伯回答说：如果是腹部胀满、周身发热、脉细小，为邪盛正虚，是逆证之一；如果腹满而肠鸣、四肢厥冷、脉大，为阴证得阳脉，是逆证之二；如果衄血不止、脉大，为阴虚而邪实，是逆证之三；如果咳嗽、小便尿血、肌肉消瘦、脉小而强劲，是逆证之四；如果咳嗽、肌肉消瘦而脱陷、身热、脉小而急疾为正气衰而出现真脏脉，是逆证之五。如果出现上述五种逆证，十五六天之内就会死亡。至于五逆的急证腹大而胀、四肢厥冷、形体非常消瘦、泄泻不止，为脾阳已败，是一逆；腹胀满、大便下血、脉大而有间歇，为孤阳将脱，是二逆；咳嗽、小便溺血、形体极度消瘦、脉坚搏指，为胃气已绝，是三逆；呕血、胸部满闷连及背部、脉小而疾速，为真元大亏而邪气仍盛，是四逆；上有咳嗽、呕吐，中有腹胀，下有完谷不化的泄泻而脉绝不至，为邪气独盛、真元已脱，是五逆。若出现这五种逆证的，一天之内就会死亡。医生对这些危象，若不详加审察而妄加针刺治疗，就称为逆治。

黄帝问道：你说针刺的作用很大，能与天地相配，合乎自然规律的变化，内联五脏，外通六腑，并能疏通经脉而宣导气血，使二十八脉的循行畅通。但是，若误用针刺，就会伤害人的生命而不能救治生命垂危的人。你能告诉我运用针刺救治生命而不伤害人的性命的方法吗？

岐伯回答说：错误的针刺会伤害人的性命，正确的针刺也不会救活死人。

黄帝说：我听到这些，感到太缺乏仁爱了，我想听你具体讲讲其中的规律，以免再错施于人。

岐伯回答说：这是非常明显的道理，也是必然的结果。好像刀剑可以杀人，饮酒可以醉人一样，这个道理不用诊察也可以知道。

黄帝说：我想详尽地了解其中的道理。

岐伯回答说：人所秉受的精气，来源于食物，食物都进入胃，所以胃是食物化生气血的源泉。在自然界，大海所蒸腾的云气，在广阔的天空浮游。在人体，胃所化生的气血，则随着十二经脉流动。经脉是联络五脏六腑的通道，如果在这些通道的要害部位运用逆着经气运行的方向进行针刺，就会泻真气而导致死亡。

黄帝问道：既然这样，那么手经和足经有禁刺的法度吗？

岐伯回答说：如用"迎而夺之"的刺法针刺手阳明大肠经的五里穴，就会使脏气运行到中途而停止。某一脏的真气，大概误刺五次便会竭尽。所

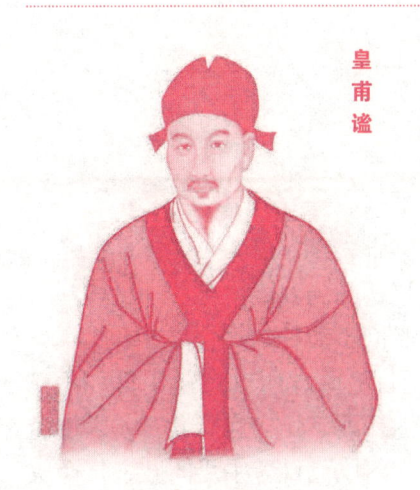

皇甫谧　皇甫谧，幼名静，字士安，自号玄晏先生。西晋安定朝那（今甘肃灵台人县朝那镇）人。著名医家，其著作《针灸甲乙经》是我国现存第一部针灸学的专著，在针灸学史上占有很高的学术地位。

以如果连续误治五次就会使某一脏的真气泻尽；连续泻二十五次，五脏的真气都会竭绝，此所谓劫夺了人的天真之气。所以，不是针刺本身能够损伤人的性命，而是不知针刺治疗禁忌的人，误刺而劫夺天真之气的结果。

黄帝说：愿听你再详尽地说明一下。

岐伯说：在气血出入的要害部位妄行针刺，如果误刺较轻，患者可能回到家中才死亡；如果误刺较重，则患者可能会当即死在医生的诊疗室。

黄帝说：你讲的这些针刺方法很好，道理也很明确，请允许我把它刻录在玉版上，作为最珍贵的文献，留传后世，作为针刺治疗的戒律，使医生们不敢再违犯针刺规律。

灵枢·五禁第六十一

本篇要点

一、说明五禁的内容，指出禁日禁针的针刺原则。
二、具体说明元气大虚的五种情况。
三、指出凡见脉证相反的病候，也应慎重处理，不可妄用针刺。

黄帝问岐伯道：我听说针刺治疗时有五禁，什么叫五禁呢？

岐伯回答说：五禁就是禁止针刺，凡遇到禁日，对某些部位应避免针刺。

黄帝说：我听说针刺有五夺，那什么叫"五夺"？

岐伯回答说：五夺，是指在气血衰弱，元气大伤时不能用泻法针刺，以免更伤元气。

黄帝说：我听说针刺有五过，那什么叫"五过"呢？

岐伯回答说：五过，是指补泻不要超过常度，超常则为过。

黄帝说：我听说针刺有五逆，那什么叫"五逆"？

岐伯回答说：疾病与脉象相反，就称为五逆。

黄帝说：我听说针刺有九宜，什么是"九宜"呢？

岐伯说：精通九针的理论，并能恰当运用，称为九宜。

黄帝问道：什么叫五禁？我想知道什么时间不能针刺。

岐伯回答说：天干与人体相对应，甲乙日应头，所以每逢甲日和乙日不要针刺头部，也不要用发蒙的方法针刺耳内。丙丁日应肩、喉，所以每逢丙日和丁日，不要用振摇法刺肩、喉和廉泉穴。戊己日应手足四肢，每逢戊日和己日，不能刺腹部和用去爪法的针法泻除邪。庚辛日应股膝，所以遇到庚辛日时，不能刺股部和膝部的穴位。壬癸日应足胫，每逢壬癸之日不能刺足胫的穴位。这便是所谓的"五禁"。

黄帝问道：具体而言，什么是"五夺"呢？

岐伯回答说：五夺，是指五种大虚的病症。形体肌肉极度消瘦为一夺；大失血之后是二夺；大汗出之后为三夺；大泄泻之后为四夺；分娩之后出血过多为五夺。五夺证都是元气大伤，均不可再用泻法。

黄帝问道：什么叫"五逆"呢？

岐伯回答说：高热不退而脉象沉静，或已经出汗了脉象还盛躁，这是第一逆；患泄泻之病，但脉象洪大，这是第二逆；痹阻之证经久不愈，肌肉消瘦，周身发热，脉搏微弱，这是第三逆；阴液精液流逝而形瘦如脱肉，周身发热，面色白而无泽，大便紫黑，这是第四逆；恶寒发热，形体消瘦如脱肉，脉来盛实而搏手，这是第五逆。

灵枢·动输第六十二

本篇要点

一、论述手太阴、足阳明、足少阴三条经脉的生理功能，强调指出胃为五脏六腑之海。

二、论述十二经脉中手太阴、足阳明和足少阴三经气血输注的部位，阐述经脉搏动的机制，同时指出四街具有"络绝则径通"的代偿功能。

黄帝问道：十二经脉中，唯独手太阴肺经、足少阴肾经、足阳明胃经这三条经脉搏动不止，为什么会这样呢？

岐伯回答说：足阳明胃脉与经脉搏动有密切关系，因为胃是五脏六腑的营养来源，胃中食物所化生的精微物质，上输于肺，气从手太阴肺经开始，循行于十二经脉。经脉的搏动，是依靠肺气的推动而发生的，所以，人一呼气脉跳动两次，一吸气脉也是跳动两次，呼吸不停止，脉搏的跳动也不停止。

黄帝问道：脉气通过寸口时，它的上下搏动和具体运行是怎样的呢？

岐伯回答说：脉气离开内脏而外行经脉时，像离弦之箭一样疾急，如

487

冲决堤岸之洪水一样迅猛，开始时脉势是强盛的。当脉气上达鱼际后，就呈现由盛而衰的现象，这是因为脉气至此已经衰散，而且是上行的，所以它运行的气势就减弱了。

黄帝问道：足阳明胃经为什么搏动不止呢？

岐伯回答说：胃气向上注于肺，本经悍气上冲于头部，沿咽喉而上走于孔窍，循眼系向内络循于脑，从脑出于面部，下行会于足少阳胆经的客主人穴，沿颊车合入足阳明经，再循经下行至结喉两旁的人迎穴。这就是胃气别出阳明而又合于阳明，使阳明脉搏动不休的原因。手太阴肺经上的寸口脉和足阳明胃经上的人迎脉，因阳明之气上下贯通，所以它们的跳动也是一致的。阳亢而阳明脉反小是逆象，阴衰而太阴脉大也是逆象。在正常情况下，脉气的阴阳动静，是内外相应的。因此，寸口脉和人迎脉应当相互协调，搏动的次数、力量等都应当一致。就像用一条绳索牵动两物一样，既联系又平衡，有一方偏盛而失去平衡就会生病。

黄帝问道：足少阴肾经的动脉为何跳动不休呢？

岐伯回答说：冲脉为十二经脉之海，它和足少阴的络脉，共同起于肾下，出于足阳明胃经的气冲穴，沿大腿内侧，向下斜行入于腘中，沿胫骨内侧，与足少阴经并行，下行进入于内踝之后，入于足下。其中又分出一条支脉，斜入内踝，再进入胫骨与跗骨相连的部位，经足背入大趾之间，最后进入络脉，发挥温养胫部和足部的作用，这便是足少阴经脉不停地跳动的原因。

黄帝问道：营卫之气的运行，上下贯通，循环往返而不停息。若突然遇

切诊指通过按触人体不同部位的脉搏，以体察脉象的变化。因为脉象的形成与脏腑气血密切相关，若脏腑气血发生病变，血脉运行就会受到影响，脉象就有变化。

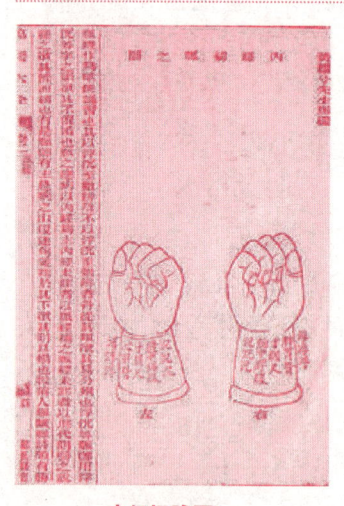

内经切脉图

到邪气的侵袭，或受到严寒的刺激，外邪留滞四肢，使得手足懈惰无力。在正常情况下，营卫在经脉内外有规律地运行。若邪气滞留，营卫运行的通道和转输会合之处，因外邪阻滞而运行失常。如此营卫之气是如何往返循环的呢？

岐伯回答说：四肢末端是阴阳会合的地方，也是营卫之气循行的必经之路。邪气阻塞了小的络脉后，因头、胸、腹、胫四部的气街是营卫之气循行必经之路，所以营卫之气仍然能够运行。当四肢末端的邪气祛除后，各络脉又沟通如初，营卫之气又从这里转输会合，周而复始，循环不止。

黄帝说：好！通过上述阐释，对于如环无端、周而复始的道理，我更加明白了。

灵枢·五味论第六十三

本篇要点

一、说明五味各有所走，对食物养生具有重要的指导意义。
二、味偏嗜影响五脏等并且出现病理变化。

黄帝问少俞道：饮食五味进入口中，各有它们进入相应的脏腑经络，也各有它们所引发的疾病。如酸味倾向于进入筋，食酸味偏多，会引起小便不通。咸味进入血液，食咸味过量，能引起口渴。辛味进入气分，食辛味太过，可引起内心有空虚感。苦味进入骨骼，食苦味太多，使人发生呕吐。甘味进入肌肉，过食甘味，使人感到心胸烦闷。我知道五味食用过度，会分别引发上述病症，但不知道为什么会这样，所以，想了解其中的道理。

少俞回答说：酸味入胃以后，由于酸的气味涩滞并有收敛的作用，只能行于上、中二焦，而不能迅速吸收转化，便停滞在胃中。若胃中和调温暖，促使它下注膀胱，膀胱的皮薄而柔软，遇到酸味便会收缩卷曲，导致膀胱出口处也紧缩约束，影响水液的排泻，从而形成小便不利的病症。前阴是宗筋会聚的地方，所以说酸味入胃而趋走于筋。

黄帝问道：咸味善走血分，食咸味过多会使人口渴是什么道理呢？

少俞回答说：咸味入胃后，气味行于中焦，输注于血脉，与血相合，使血液浓稠，需要胃中的津液不断地补充调和。这样胃中的津液就不足，影响咽部的津液输布，使得咽部和舌根部均感到干燥，而出现口渴的现象。血脉是中焦化生的精微输布周身的通道，血液也出于中焦，咸味上行于中焦，所以咸味入胃后，就走入血分。

　　黄帝问道：辛味善走气分，多食辛味，使人觉得心中空虚是什么道理呢？

　　少俞回答说：辛味入胃后，它的气味行于上焦。上焦的功能是将来自中焦的水谷精微布散到体表。过食葱、姜、蒜、韭菜之类的辛味就会熏蒸于上焦，使营卫之气受到影响，如果辛味久留于胃中，就会出现内心空虚的感觉。辛味常与卫阳之气同行，所以辛味入胃以后促使卫阳之气外达而汗出，辛味也随汗而排泄，这就是辛味走气的道理。

　　黄帝说：苦味善走胃，过食苦味的东西，会使人呕吐，这是为什么呢？

　　少俞回答说：苦味入胃后，胃中的五谷之气都不能耐受苦味。当苦味进入下脘后，三焦的通路都受其影响而气机阻闭不通利。三焦不通，胃内食物不得通调、输散，胃气因而上逆形成呕吐。牙齿是骨的外露部分，苦味经过牙齿进入体内又随呕吐通过牙齿外出，也说明苦走骨的道理。

　　黄帝问道：甘味善走肌肉，过食甘味，使人感到心胸烦闷，是什么原因呢？

　　少俞回答说：甘味入胃后，其气弱小，不能达于上焦，而经常与食物一同停留在胃中，所以胃气也柔润。胃柔则气缓，容易化湿生虫，寄生虫因食甘味而在胃中蠕动，所以使人心中烦闷。甘味可以入脾，脾主肌肉，甘味外通于肌肉，所以，甘味善走肌肉。

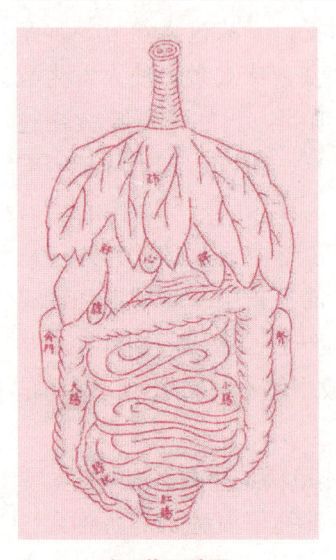

欧西范五脏图

《欧西范五脏图》，解剖著作。宋·吴简（又称作灵简）编。北宋庆历间（11世纪40年代），编者和有关人员共解剖了50具尸体，对此尸体的喉部、胸腹腔脏腑进行了详细观察比较，并由画工宋景绘成图谱。

灵枢·阴阳二十五人第六十四

> **本篇要点**
>
> 一、以阴阳五行说为基础，用"同中求异"的方法，在五音太少、阴阳属性、体态和生理特征等方面，将每一类型划分为五类，即成为二十五种体质类型。
>
> 二、论述因气血盛衰出现在不同部位的生理特征，以及从这些特征测知脏腑内在的变化。
>
> 三、说明不同类型人的针刺原则、取穴标准和操作手法等。

黄帝说：我听说人是有阴阳不同类型的，该怎么区别他们呢？

岐伯回答说：天地宇宙之间，一切的事物之理，都离不开五行，人也是这样。每一类型的人又表现出五种个体差异，所以，人群中体现了二十五种类型。然而二十五种人的形体特征、性格特点与阴阳类型的人是不同的。

黄帝说：阴阳类型的太阴之人、少阴之人、太阳之人、少阳之人、阴阳和平之人的情况我已经知道了。我想了解一下二十五种人的具体情况，以及由于血气不同而产生的各种特点，如何从外部表现去测知内部的生理、病理情况呢？

岐伯说：问得真详细啊！这是先师秘而不传的心得，就是伯高也不能彻底明白其中的道理。

黄帝离席后退几步，很恭敬地说：我听说，遇到适当的人而不把学术理论传授给他是重大损失，而得到了这种学术不加重视，随便泄露，将会受到上天的厌弃。我迫切希望获得这种学术知识，并领会透彻，而后秘藏在金柜，不随便传扬。

岐伯回答说：先明确木、火、土、金、水五种形态，再区别五色，分辨五声，就容易知道二十五种人的形态了。

黄帝说：我希望听你详尽地讲讲。

岐伯回答说：一定要慎而又慎啊！就让我给你讲讲吧。

木形人，与五音中的上角相比类，与东方的苍帝相似。其形态特征：皮肤呈青色，头小面长，肩背宽大，身躯挺直，手足小，有才智，好施心机，体力不强，经常被事务困扰。对时令季节的适应是，耐受春夏不耐秋冬，秋冬季节容易感受病邪而发生疾病。此类人，类属于足厥阴肝经，其特征是修美而稳重，是秉受木气最全的人。另外还有四种秉受木气不全的人，分左右上下四种。在木形中属于大角一类的人，比类于左足少阳经，少阳的上部，其特征为从容自得。在木形中属于左角一类的人，比类于右足少阳经，少阳的下部，其特征有过于随和顺从、唯唯诺诺的缺点。在木形中属于钛角一类的人，比类于右足少阳经，少阳的上部，其特征是急功进利。在木形中属于判角一类的人，比类于左足少阳经，少阳的下部，其特征是刚正而缺乏灵活。

　　火形人，与五音中的上徵相比类，犹如南方的赤帝，其形态特征：皮肤呈红色，齿根宽广，颜面瘦而头小，肩背腰腹及两腿发育匀称，手足小，步履急速，心性急，走路时身体摇摆，肩背肌肉丰满，有气魄而不重钱财，但少信用，多疑虑，观察和分析事物敏锐而又透彻，容颜美好，性情急躁，不长寿而多暴死。这类人对时令的适应是，耐春夏的温暖，不耐秋冬的寒冷，秋冬容易感受外邪而生病。这类人在五音中比为上徵，归于手少阴心经，是秉承火气最全的一类人，其外形特征是对事物认识深刻，讲求实效，雷厉风行。另有四种秉受火气不全的人，分为左右上下四种。左上方，在火形中属于质徵一类的人，比类于左手太阳经，太阳的上部，其性格特征是，光明正大而通晓事理。右下方，在火形中类属于少徵一类的人，比类于右手太阳经，太阳的下部，其特征是，疑心太重。右上方，在火形中属于右徵一类的人，比类于右手太阳经，太阳的上部，其特征是，做事不甘落后，但行事鲁莽。左下方，在火形中属于判徵一类的人，比类于左手太阳经，太阳的下部，其特征是，乐观、怡然自得而无忧无虑。

　　土形人，与五音中的上宫相比类，宛如中央的黄帝，其形态特征：黄色皮肤，大头圆脸，肩背丰满而健美，腰腹壮大，两腿健壮，手足小，肌肉丰满，身体各部发育匀称，步态轻盈而又稳健。性情安稳自若，沉着冷

人体自身是一个整体，生理上互相协调，病理上互相影响。五官、形体、色脉等外在变化反映内在脏腑病变。

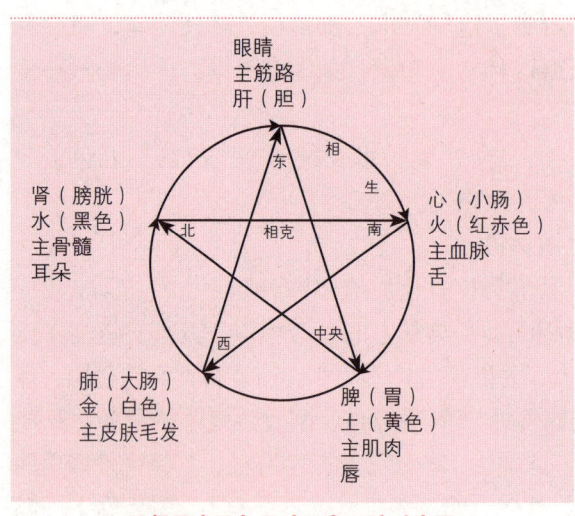

五行五方五色五脏五官五腑对应图

静，不骄不躁，助人为乐，不争逐权势，善于团结人。这种类型的人对时令的适应，能耐秋冬的寒凉，不能耐春夏的温热，春夏容易感受外邪而生病。这一类型的人在五音中称为上宫，属于足太阴脾经，是禀受土气最全的人，性格特征是诚恳而忠厚。秉承土气不全者也分为左右上下四种。左上方，土形中属于大宫一类的人，比类于左足阳明经，阳明的上部，这种人的特征是，过于柔顺。左下方，在土形中属于加宫一类的人，比类于左足阳明经，阳明的下部，其特征是神情欣喜快活。右上方，土形中类属于少宫一类的人，比类于右足阳明经，阳明的上部，这类人的特征是，为人圆滑，左右逢源。右上方，土形中类属于左宫一类的人，比类于右足阳明经，阳明的下部，其特征是神情呆滞。

金形人，与五音中的上商相比类，好比西方的白帝，其形态特征：皮肤白，小头方脸，小肩背，小腹，手足小，足跟部骨骼显露，行走轻快，禀性廉洁，性急，平常沉静，行动迅猛，强悍异常，具有领导才能，善于判断。对时令的适应，能耐受秋冬的寒凉，不能耐受春夏的温热，春夏易感受邪气而患病，这一类型的人，在金五中称为上商，属手太阴肺经，是秉受金气最全的人，其性格特征是果敢决断。此外，秉受金气不全的人分为左右上下四种。左上方，金五中属于钛商一类者，比类于左手阳明经，阳明的上部，其特征是，廉洁自律。左下方，金形中属于右商一类的人，比类于左手阳明经，阳明的下部，其特征是，清俊洒脱。右上方，金形中类属大商一类的人，比类于右手阳明经，阳明的上部，其特征是，善于明察秋毫。右下方，在金形中属于少商一类的人，比类于右手阳明经，阳明的下部，其特征是，威严而庄重。

水形人，与五音中的上羽相比类，就像北方的黑帝。其形态特征：皮肤黑，颜面凹凸不平，大头颅，脸庞宽广，肩小腹大，手足喜动，走路时身体摇摆晃动，腰背及臀尾部较长，对人的态度既不恭敬又不畏惧，善于欺诈，常因作恶而被杀身丧命。在对时令的适应上，耐秋冬的寒冷，不耐春夏的温热，春夏季节容易感受邪气而发病。这种类型的人，在五音中称为上羽，属于足少阴肾经，是秉受水气最全的人，其特征是人格卑下，邪恶奸诈。还有左右上下秉受水气不全的四种人。右上方，水形中属于大羽的一类人，比类于右足太阳经，太阳的上部，其性格特征是洋洋自得。左下方，水形中属于少羽一类的人，比类于左足太阳经，太阳的下部，其特征是不论善恶都能与之周旋。右下方，水形中属于众羽一类的人，比类于右足太阳经，太阳的下部，其特征是，文静而又清高。左上方，水形中属于桎羽一类者，比类于左足太阳经，太阳的上部，其特征是，安定而拘束。所以，木、火、土、金、水五种形态的人，由于各自的不同特征，而有二十五种变化，彼此各有长短，众人之间所以有大欺小、强凌弱的现象，原因也在于此。

黄帝问道：从五行理论的角度，人体已经具备了相应的体形特征，但并未显示出各型应出现的肤色，又将如何呢？

岐伯回答说：按照五行生克的原理，形体的五行属性克制肤色的五行属性，或肤色的五行属性克制形体的五行属性，出现形色相克的现象，再遇到胜时年忌相加，再感受了病邪就会生病，若失治、误治，或自己疏忽，不重视保养，难免有性命之忧。若形色相称，为气机调和、平安康泰的表现。

黄帝问道：在形色相克制之时，年忌的相加能够知道吗？

岐伯回答说：一般人重大的年忌，从七岁这一大忌之年算起，以后在此基数上递加九年，即十六岁、二十五岁、三十四岁、四十三岁、五十二岁、六十一岁，这些年龄，都是大忌之年。要注意精神和身体的调养与保护，在生活起居和行为上，千万不要自我损害，不然容易感受病邪而发生疾病。若发生疾病之后又疏于调治，便会有生命之忧。所以，在上述年龄时，要谨慎保养，预防疾病的发生，更不要做那些奸邪之事，以免损伤精神和身体，以上讲的就是年忌。

黄帝问道：先生您曾说根据经脉在人体的上下循行和气血的多少变化，来体察反映到体表的现象，究竟如何呢？

岐伯回答说：足阳明经脉的上部，如果气血充盛，两侧面颊的胡须美好而长。血少气多，面颊部的胡须就短。气少血多，面颊部的胡须就稀少。血气均少则两颊部完全无胡须，口角两旁的纹理很多。循行于人体下部的足阳明胃经，如果气血充盛，下部的毫毛美好而长，毛可上至胸部。血多气少则下部的毫毛虽美，但较短少，毛可上至脐部，走路时喜欢高抬脚，足趾的

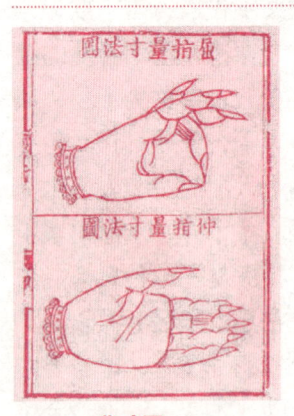

指寸图

尺寸之法，根据古者八寸为尺，八分为寸。取本人男左女右手中指上第一节为一寸。又有取手大拇指第一节横度为一寸。以意消详，巧拙在人。亦有长短不定者，今考定以男左女右大指与中指相屈如环，取中指中节横纹上下相去长短为一寸，谓之周身寸法为准则。

肌肉较少，足部常觉寒冷。血少气多则容易生冻疮。血气均不足，下部毫毛不生，即便有也很稀少且显枯槁，这种人易患痿、厥、痹等病。

足阳明经脉的上部，若气血充盛，则两颊的胡须美而且长；血少气多，则胡须短；气少血多，则胡须稀少；血气都不足，则没有胡须，而且嘴角多皱纹。足阳明经脉的下部，若血气充盛，则阴毛美而长，甚至可以延续至胸部；血多气少，则阴毛美而短，向上仅能长到脐部，走路时常高抬两足，足趾肌肉较少，足部常觉寒冷；血少气多，则下肢容易发生冻疮；血气都少，则无阴毛，即使有也稀少而枯悴，并且易患痿、厥、痹等病。

足少阳经脉的上部，如果气血充盛，面颊两侧胡须连鬓而生，美好而长。如果血多气少，两颊胡须连鬓，虽美但较短小。血少气多则少长胡须。血气都不足则胡须不生，感受寒邪湿气容易患痹证、骨痛、爪甲干枯等证。循行于下部的足少阳经脉，若气血充盛，则腿胫部的毫毛美好而长，外踝附近的肌肉丰满。如果血多气少则腿胫部的汗毛虽美好但较短小，外踝周围皮坚而厚。若血少气多则腿胫部的毫毛少，外踝周围皮薄而软。血气都少则毫毛不生，外踝处瘦而没有肌肉。

足太阳经脉的上部，如果气血充盛，则眉毛清秀而长，眉毛中并见长的毫毛。如果血多气少，则眉毛枯瘁，脸面部多见细小的皱纹。血少气多，面部的肌肉就丰满，气血调和则颜面秀丽。循行于下部的足太阳经脉，若气血充盛，则足跟部肌肉丰满而坚实。如果气少血多则足跟部肌肉消瘦。气血均少者，容易发生转筋、足跟痛等症。

手阳明经脉的上部，如果气血充盛，则唇上胡须清秀而美。若血少气多，则唇上胡须稀疏无华。血气都少则唇无胡须。手阳明经脉的下部气血充盛，则腋毛秀美，手部的肌肉经常是温暖的。若气血都不足，则手部肌肉消瘦而且寒凉。

手少阳经脉的上部，如果气血充盛，则眉毛美好而长，耳部的色泽明亮红润。气血均不足则耳部焦枯无华。手少阳经脉的下部气血充盛，则手部的肌肉丰满，并且常觉温暖。气血均不足，则手部肌肉消瘦并且寒凉。气少血多则手部肌肉消瘦，并且络脉多浮显而易见。

手太阳经脉的上部血气充盛，唇下胡须多而美，面部肌肉丰满而平正。血气少则面部消瘦无光华。手太阳经脉的下部气血充盛，则掌上肌肉充实而丰满。气血少则掌部肌肉消瘦而寒凉。

黄帝问道：这二十五种类型的人，在针刺治疗时，有一定的规则吗？

岐伯回答说：眉毛清秀美好，是足太阳经脉气血充盛。眉毛稀疏无华，是该经脉气血均少。体胖而肤色润泽，是气血有余。肥胖而肤色不润泽，是气有余而血不足。消瘦而肤色不润泽的是气血均不足。根据人形体的外在表现和体内气血的有余与不足，便可见知疾病的虚实、病势的顺逆，这样就能做出恰当的治疗，不致贻误病机。

黄帝问道：怎样去针刺三阴三阳经脉所患的病变呢？

岐伯回答说：切按人迎、寸口脉，以诊察其阴阳气血盛衰的变化，再循按其经络所行之处，诊察其凝涩与否，如果气血阻滞不通，一般是患痛痹之病，是阳气严重不足，气行不畅，导致血液凝滞，治当用针刺调补气机，使阳气运行至该部位，以温通其涩滞的气血，待气血通调后，才能停止治疗。若气血结聚在小的络脉而造成浅部瘀血，治当用针刺放血来开决疏通，气血即可运行。所以，凡上部病气有余的，应采取上病下取的取穴方法，引导病气下行。凡上部正气不足的，用推而扬之的针法，促使正气上行，使气血达到新的平衡。若气迟迟不至而没有针感，或是气行迟滞而中途滞留，应在滞留之处用针迅速刺治，以接引其气，使其运达病所。要先明确经脉的循行，才能正确采用各种不同的针刺方法。若出现寒热交争的现象，应根据阴阳盛衰的不同情况，补其不足而泄其有余，调理气血达到平衡。若脉中虽有郁滞而尚未瘀结的，也应区别不同情况，给予不同的治疗。总之，必须首先熟悉二十五种人的不同外部特征、各部经脉上下气血的盛衰，以及内部的病理机制等具体情况，那么，针刺的法则也就尽在其中了。

灵枢·五音五味第六十五

本篇要点

一、论述以五音代表的二十五种人应调治的部位和分区，说明手足三阳与五脏阴经的相互关系以及五味调养五脏的方法。

二、阐述须眉、面色与经脉气血之间的关系。重点指出妇人、宦者、天宦无须的原理。

三、从观察面色和眉须来了解人的禀赋，即气血的盛衰。

从音乐与人体对应角度来看，属于火音中的右徵和少徵类型的人，应调治右手太阳小肠经的上部。属于金音中的左商和火音中的左徵类型的人，当调治左侧手阳明大肠经的上部。属于火音中的少徵和土音中的大宫类型的人，应当调治左侧手阳明经脉的上部。属于木音中的右角和大角类型的人，调治右侧足少阳胆经的下部。属于火音中的太徵和少徵类型的人，调治左侧手太阳小肠经的上部。对于水音中的众羽和少羽类型的人，调治右侧足太阳膀胱经的下部。属于金音中的少商和右商类型的人，调治右侧手太阳小肠经的下部。属于水音中的桎羽和众羽类型的人，调治右侧足太阳膀胱经的下部。属于土音中的少宫和大宫类型的人，调治右侧足阳明胃经的下部。属于木音中的判角和少角类型的人，调治右侧足少阳胆经的下部。属于金音中的钛商和上商类型的人，调治右侧足阳明胃经的下部。属于金音中的钛商和木音中的上角类型的人，调治左侧足太阳膀胱经的下部。

　　上徵与右徵同属于火音类型的人，与其五行属性归类相配应的，在五谷中用小麦、五畜中的羊肉、五果中的杏子等苦味食物调养，属于手少阴心经，表现为赤色，适宜苦味的食物，适应夏季的气候。上羽与大羽同属于水音类型的人，与其五行属性归类相配应的，可以用五谷中的大豆、五畜中的猪肉、五果中的栗子等咸味的食物调养，属于足少阴肾经，表现为黑色，适宜咸味的食物，适应冬季的气候。上宫和大宫同属于土音类型的人，与其五行属性归类相配应的，可以用五谷中的稷米、五畜中的牛肉、五果中的大枣等甜味食物调养，类属足太阴脾经，表现为黄色，适宜甜味的食物，适应长夏的气候。上商与右商与其五行属性归类相配应的，金音类型的人，用五谷中的黍米、五畜中的鸡肉、五果中的桃子等辛味的食物调养，类属手太阴肺经，表现为白色，适宜辛味食物，适应秋季。上角与大角同属于木音类型的人，与其五行属性归类相配应的，用五谷中的芝麻、五畜中的狗肉、五果中的李子等酸味的食物调养，类属足厥阴肝经，

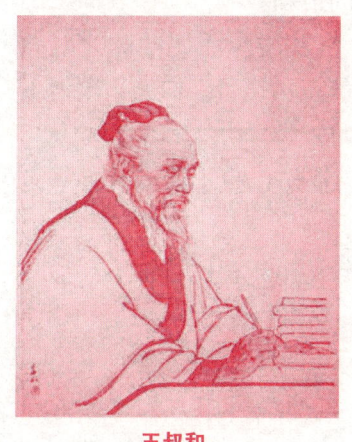

王叔和

王叔和（201—280），名熙，高平（今山东微山县）人。魏晋之际的著名医学家、医书编纂家。他经过几十年的精心研究，在吸收扁鹊、华佗、张仲景等古代著名医学家的脉诊理论学说的基础上，结合自己长期的临床实践经验，终于写成了我国第一部完整而系统的脉学专著——《脉经》，计10万多字，10卷，98篇。《脉经》总结发展了西晋以前的脉学经验，将脉的生理、病理变化类列为脉象24种，使脉学正式成为中医诊断疾病的一门科学。

表现为青色，适宜酸味的食物，适应春季的气候。

大宫属土音，上角属木音，这两种类型的人均可调治右侧足阳明胃经的上部，木音的左角与大角类型的人，都可以调治左侧足阳明胃经的上部。水音的少羽和大羽类型的人，调治右侧足太阳膀胱经的下部。金音的左商与右商类型的人，调治左侧手阳明大肠经的上部。土音的加宫与大宫类型的人，调治左侧足少阳胆经的上部。火音中的质判和土音中的大宫类型的人，调治左侧手太阳小肠经的下部。木音中判角与大角类型的人，调治左侧足少阳胆经的下部。水音中的大羽与木音中的大角类型的人，调治右侧足太阳膀胱经的上部。木音的大角与土音的大宫类型的人，调治右侧足少阳胆经的上部。

右徵、少徵、质徵、上徵、判徵五种属火音的不同类型。左角、钛角、上角、大角、判角五种属于木音的不同类型。右商、少商、钛商、上商、左商五种属于金音的不同类型。少宫、上宫、大宫、加宫、左宫五种属于土音的不同类型。众羽、桎羽、上羽、大羽、少羽五种属于水音的不同类型。

黄帝问道：女性不长胡须，是没有血气的缘故吗？

岐伯回答说：冲脉和任脉都起于胞中，沿脊背里侧向上循行，是经脉和络脉气血会聚的场所。循行外部表浅部位者，循腹部上行，在咽喉部交会，其中的一个分支，别出咽喉，环口、唇循行。血气充盛则肌肤得到气血温煦和濡养而肌肉丰满，皮肤润泽，只有营血亢盛且渗灌到皮肤中，毫毛才会生长。但是，女性的生理特点是气有余而血不足，因为每月都有月经排出体外，冲任之脉的血气，不足以营养口唇周围，所以女性不生胡须。

黄帝又问道：男性中有人损伤了阴器，造成阳痿而不能勃起，丧失了性功能，但他的胡须仍然继续生长是什么原因呢？而宦官的胡须因受阉割便不再生长了，这又是什么原因呢？请你讲讲其中的道理。

岐伯回答说：宦官受阉割是将睾丸切除，伤及冲脉而使冲脉之血外泄，伤口愈合后皮肤干结，导致冲任二脉血液不能正常循行。口唇周围得不到血液荣养，所以不再生胡须。

黄帝问道：有一种天宦之人，未受到阉割的损伤，也不像女性那样定期排出月经，但是也不长胡须，这是什么原因呢？

岐伯回答说：这属于先天性生理缺陷，这类人冲脉和任脉都不充盛，阴茎和睾丸发育也不健全，虽然有气，而血不足，不能上行荣养口唇四周，所以也不能生长胡须。

黄帝说：讲得太好了！具有高度智慧的人能通晓万事万物，就像日月的光芒，立竿就能见其影，擂鼓作响，听到声音就能知道它的形状，由此可以知彼，除你之外，谁还精通这些事理呢？所以有才智的人，看到他人容颜和气色的变化，便知道体内气血的盛衰。如面色黄赤，便知体内气血有热；出现青白色，就是气血有寒；黑色，是多血少气；眉目清秀是太阳经多血；须髯很长是少阳经多血；胡须美好是阳明经多血。上述是一般规律。

人体内各经脉气血的一般情况是：太阳经通常是多血少气，少阳经一般是多气少血，阳明经多血多气，厥阴经多气少血，少阴经多血少气，太阴经也常是多血少气。这是人体经脉气血多少的正常规律。

灵枢·百病始生第六十六

本篇要点

一、论述疾病的病因分类、外感病发生的原因及传变层次。并指出最根本的因素是人体正气的不足，提出"两虚相得，乃客其形"的论点。

二、指出外感致病因素和由表传里转变的规律。

三、论述积证位于不同部位的症状表现，以及积证形成的病因病机。

四、说明"病起于阴"的致病因素，以及不同的病因伤及五脏的不同情况。

黄帝问岐伯道：各种疾病的产生，都是由于风、雨、寒、暑、阴冷、潮湿等邪气的侵袭和喜、怒、哀、乐等情志所伤。喜怒不加节制，会使内脏受损伤。风雨寒暑之邪，则伤人体外部。风雨之邪，会损伤人体的上部；阴寒潮湿之邪，会侵害人体的下部。造成人体上部、内部和下部损害的三种邪气不同，我想听听其中的道理。

岐伯回答说：喜、怒、哀、乐是人的情感，风、雨、寒、暑属于气候变化，阴冷潮湿则为大地环境，从致病的角度，它们是三种不同性质的邪气，所以有的先发生在阴分，有的先发生在阳分，我就此讲讲其中的道理。凡喜怒不节等情志不调而发病的，则内伤五脏，五脏属阴，所谓病起于阴。

阴冷潮湿这种邪气容易乘虚侵害人体下部，所谓病起于下。风雨寒暑之邪容易侵袭人体的上部，所谓病起于上。这是根据邪气的致病特点分为三个方面。至于邪气侵袭人体而引起的各种变化，就更加复杂，难以计数了。

黄帝说：我对千变万化的病情不是很清楚，所以才请教你，希望彻底明白其中的道理。

岐伯回答说：风雨寒热之邪，若不是遇到身体虚弱，一般是不能侵害人体而致病的。突然遇到狂风骤雨而不生病，是因为他的身体健壮而不虚弱，邪气一般不能单独伤人致病。所以疾病的产生，首先是身体虚弱，又感受了贼风邪气的侵袭，两种因素相结合，才会产生疾病。一般人们在实际生活中，若身体强壮，肌肉坚实，四时之气也正常，就不容易发生疾病。凡是疾病的发生，决定于四时气候是否正常，以及身体素质是否强壮，即人体正气不足而邪气盛，就会发生疾病。邪气一般都根据其不同性质侵袭人体的一定部位，再根据不同的发病部位而确定其名称。人体从纵向划分为上、中、下三部；从横向层次划分为表、里和半表半里三部。所以虚邪贼风侵袭人体，先从最表层的皮肤开始，若皮肤不能收固致密，腠理就会开泄，邪气趁机从毛孔而入，若逐渐向深处侵犯，一般会出现恶寒战栗，毫毛悚然竖起，皮肤也会出现束紧疼痛的感觉。若邪气滞留不除，就会渐渐传到络脉，邪气在络脉的时候，肌肉可出现疼痛。疼痛时作时止，是邪气将由络脉传到经脉。若病邪得不到解除而滞留在经脉，不时会出现刹那间的颤抖和惊悸的现

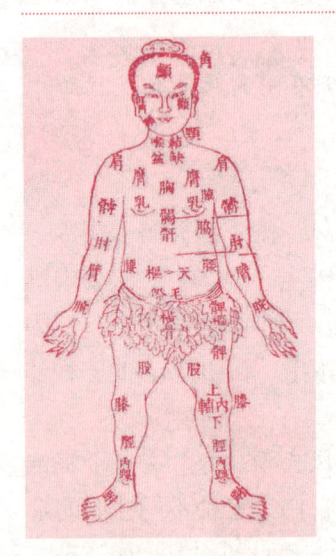

躯干全身图之正面身体部位图
（《洗冤集录》·宋慈）

《洗冤集录》内容非常丰富，记述了人体解剖、检验尸体、勘察现场、鉴定死伤原因、自杀或谋杀的各种现象、各种毒物和急救、解毒方法等十分广泛的内容；它区别溺死、自缢与假自缢、自刑与杀伤、火死与假火死的方法，至今还在应用；它记载的洗尸法、人工呼吸法，迎日隔伞验伤，以及银针验毒、明矾蛋白解砒霜中毒等都很合乎科学道理。

象。邪气滞留不散可传入并潜伏在输脉，其在输脉时，足太阳经的六经腧穴受病，六经之气被邪气阻滞而不能通达四肢，四肢关节因而疼痛，腰脊也强痛不适。若邪气滞留不去，则传入脊内的冲脉，冲脉受犯，就会出现体重身痛的症状。若邪气滞留不能祛除，会进一步深入并藏伏在肠胃，邪在肠胃会出现肠鸣腹胀等症状。寒邪亢盛，则泄泻完谷不化；热邪亢盛，则湿热下利或大便如糜而肛门灼热。如果邪气滞留尚不能祛除，传到肠胃之外半表半里的膜原，留著于血脉之中，邪气就会与气血相互凝结，久则聚结为积块。总之，邪气侵犯人体后，或留在小的孙络，或留在络脉，或留在经脉，或留在输脉，或留在伏冲之脉，或留在肠胃外的募原，上连缓筋，邪气浸淫，泛滥人体各个组织而造成各种各样的疾病，难以言尽。

　　黄帝说：我希望你谈谈邪气在体内成积的具体表现。

　　岐伯回答说：邪气停留在孙络而形成的积块，疼痛点上下游动，因积停著于孙络，而孙络表浅而又松弛，所以不能拘束积于一处而使之固定不移，疼痛表现呈游动性。如果积停留于肠胃间的孙络，则肠胃之间的水液渗透灌注，则会形成水液停聚，吸收代谢失调，有时发出濯濯的水声。寒邪盛则阳不化水，上下不运，气机不通，腹部胀满雷鸣，并出现刀割样疼痛。若邪气留著在足阳明经而形成积滞，积滞位于脐的两旁，饱食后则积块显大，饥饿空腹时积块变小。如果邪气留著在缓筋而成积，其形状表现和阳明经的

宋慈做法官时，秉公执法，慎重办案。依靠多年的实践和勤于向书本和同行讨教，宋慈终于写成了这本"洗冤泽物"、"起死回生"的著作。

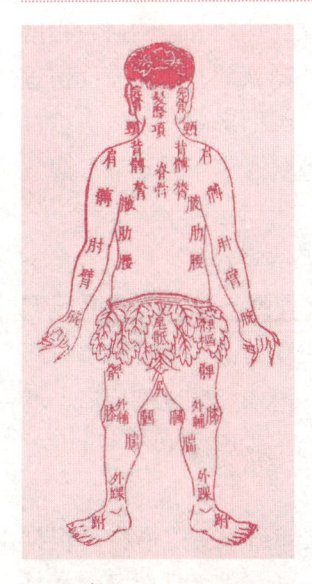

躯干全身图之反面身体部位图
（《洗冤集录》·宋慈）

积块相似，但疼痛的特点是饱食则出现疼痛，饥饿时则不痛。邪气留著在肠胃之膜原而成积，疼痛时牵连到肠外的缓筋，特点是饱食后不痛、饥饿时疼痛。邪气留著在伏冲之脉而成积，用手切按腹部，积搏动应手，并随着搏动而阵阵作痛。举手时则患者自觉有一股热气下行，放射到两股之间，就像用热汤浇灌一样，难以忍受。邪气留著在膂筋而成积，饥饿时肠胃空虚，积形可以触摸得到，饱食后肠胃充实则触摸不到。邪气留著在输脉而成积，脉道闭塞不通，津液不能上下输布，汗孔或其他孔窍干涩，壅塞不通。这些都是邪气从外部侵犯到内部，从上部而转变到下部的临床表现。

黄帝问道：积病从发生到形成，其发展过程是怎样的呢？

岐伯回答说：积病的起始，是受到寒邪的侵害而发生的，主要是寒邪厥逆上行而生成积病。

黄帝又问：寒邪导致积病的病理过程是怎样的呢？

岐伯回答说：寒邪造成厥逆之气，先使足部阳气不通，血液凝涩，逐渐又导致胫部寒冷，胫部寒冷进而使血脉凝滞，久之，寒冷之邪上逆进入肠胃，导致气机不通而腹胀，腹胀则肠道外组织间的水液汁沫聚积不得消散，这样日益加重而形成积病。又因突然暴食暴饮，使肠胃经脉过于充盈，或因生活起居不慎，或因用力过度，均可以使细小的络脉损伤。若表浅的阳络受到损伤，血会外溢，表现出各种衄血的症状。若深部的阴络受到损伤，血则内溢，血内溢就出现便血的症状。使肠胃的络脉受到损伤，血就溢散到肠道外的腹腔组织间，适逢肠外有寒邪寄留，肠外的水液汁沫同外溢的血液相搏结，凝聚在一起不能消散而发展成为积病。此外，外感寒邪，内又有忧伤思虑，或是郁怒愤闷等情志损伤，使气机紊乱、上逆，继而影响六经气血运行不畅，阳气不运，不能温煦血液而形成凝血，凝血蕴结裹束不得消散，津液渗透不利，留著而不得布散，积病就形成了。

黄帝问道：那些"病生于阴"的致病因素又有哪些呢？

岐伯回答说：忧愁思虑过度则伤心，在寒饮寒食的基础上又感受风寒之邪，双重的寒邪损伤肺脏。忿恨恼怒过度则肝脏受伤。酒醉后行房事，汗出又受风，则脾脏受伤。用力过度，或行房事而大汗淋漓如同刚刚出浴，就容易损伤肾脏。上述就是内外上中下三部发生疾病的一般规律。

黄帝说：说得好。怎样治疗呢？

岐伯回答说：审察疼痛的特点和部位，就可以知道病变之所在，根据其虚实和各种证候表现，当补则补，当泻则泻，同时不要违背四时气候和脏腑相应的原则，这就是正确的治疗原则。

灵枢·行针第六十七

> **本篇要点**
>
> 一、通过说明体质不同，针刺后的反应也不同的道理，说明针刺操作正确与否对疗效的影响。
>
> 二、阐明体质的不同，则气血盛衰也有异，所以，针刺后也会出现不同反应的道理。
>
> 三、说明针刺出现异常的原因，指出针刺气逆(如晕针)与体质无关，完全是由于医疗作风的草率或技术上的错误造成的这一道理。

黄帝问岐伯道：我从先生这里了解了有关九针的理论，在施治过程中，发现人们的血气盛衰是不一样的，对针刺的反应也有明显的差异：有的人在进针之前神情就有了变化，精神高度紧张，并对针感有强烈的反应；有的人进针后马上就有得气的感觉；有的人在出针后才有反应；还有的人很不敏感，经过数次针刺才有反应；有的人甚至下针后就出现气逆、晕针等不良反应；更有甚者，经过几次针刺治疗后病情反而加重。上述六种情况，表现

身形图分为躯干全身图、头面图、五轮八廓图。而躯干全身图又有人身背面全图、人身正面全图等。

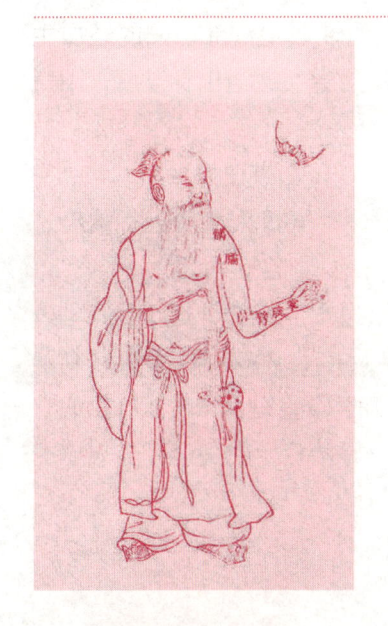

躯干全身图之四肢图
(《洗冤集录》·宋慈)

各不相同，我想知道其中的道理。

岐伯回答说：重阳类型的人，易于激动，表现为高度敏感，对针感反应很强烈。

黄帝问道：重阳类型的人是什么样呢？

岐伯回答说：重阳类型的人，神气禀性如同火一样轰轰烈烈，精力充沛，说话爽朗流利，趾高气扬。因为这种人的心肺脏气有余，功能旺盛，阳气充盛滑利而易上扬升腾，所以他的神情易于激动而对针刺反应强烈。

黄帝问道：有些重阳类型的人，神情并不易激动，这是什么道理呢？

岐伯回答说：这种人虽然阳气炽盛，但阴气也盛，阳中有阴。

黄帝又问：怎么知道这种人阳中有阴呢？

岐伯回答说：多阳的人情绪高涨，精神愉快，常喜形于色。多阴则精神抑郁，心情紧张，经常恼怒不快，好发脾气，但很容易缓解，根据上述特点说明这种人阳中有阴。所以阳为阴滞，阴阳离合困难，神气就不易激动，反应也不那么强烈。

黄帝问道：有的患者对针刺很敏感，下针后很快得气，这是什么道理呢？

岐伯回答说：这是因为人的阴阳均衡协调，气血濡润和畅，所以进针以后就很快出现得气的反应。

黄帝又问：有的人在起针以后，才出现反应，其内在的机制是什么呢？

岐伯回答说：因为这种人多阴而少阳，阴的性质主沉降，阳的性质主升浮，阴偏盛则沉潜敛藏占优势，所以针刺时反应迟缓，当出针以后，阳气随其针而上浮，才出现反应。

黄帝问道：经过几次针刺治疗才出现反应，是什么道理呢？

岐伯回答说：这是因为这种人多阴而少阳，其气机沉滞而运行困难，所以通过几次针刺后才出现反应。

黄帝问道：有的人刚刚进针即出现气逆晕针的不良反应，这是什么道理？

岐伯回答说：进针后出现气逆晕针的不良反应，还有经过多次针刺治疗后病情反而加重恶化者，并不是患者的体质阴阳偏盛偏衰，以及气机的升浮沉降造成的，都是因为医生本身技术不高明，是治疗上的失误，与患者的形气体质无关。

灵枢·上膈第六十八

> **本篇要点**
>
> 一、重点论述"虫为下膈"的成因，是虫积于下脘，使胃气失于下行。
>
> 二、从上膈证引申到下膈证，论述膈食的病因、病理、证候表现和针刺宜温针以祛其寒的治疗方法，同时，说明针刺与调整配合的疗治方法。

黄帝问道：由于气机郁结在上，形成食后即吐的上膈证，我已经知道了它的情况。至于因虫积在下所形成的下膈证，食后经过一天左右才吐出，我还不是很了解其中的道理，希望你详尽地给我讲讲。

岐伯回答说：这种病主要是情志不遂，饮食不节，寒温失调，使脾胃运化失常，寒湿流注肠道之中，肠道中的寄生虫因寒冷而集结在一起，虫聚积在下脘，肠胃扩张，卫气不能正常营运，邪气也稽留在这里。进餐时，寄生虫闻到气味，便上行觅食，使下脘空虚，邪气就乘虚侵入，稽留日久而形成痈肿。内部痈肿使得肠管狭窄而传化不利，所以食后经过一天的时间，仍会吐出。如果痈肿发生在下脘里边，疼痛的部位较深，痈肿发生在下脘外面，疼痛的部位较浅，同时，在发生痈的部位皮肤发热。

黄帝问道：怎样用针刺治疗呢？

岐伯回答说：用手轻轻地按痈肿部位，观察痈肿部位的大小和病气发展的动向。先浅刺痈肿周边，再逐渐深刺。如此反复行针但不要超过三次。进针的深浅，要根据病位的深度来决定。针刺后须加用熨法，使热气直达体内。只要使阳气日渐温通，邪气日趋衰退，内痈也就逐渐消溃了。在治疗的同时，还要配合适当的护理，清心寡欲，使元气得以恢复。然后可服用咸苦的药物，以软坚化积，使食物得以消化而向下传输，就不会再早上吃了晚上吐，下膈病就痊愈了。

灵枢·忧恚无言第六十九

本篇要点

一、首先阐明发音的生理，即是由咽喉、喉咙、颃颡等组织共同形成的。在此基础上，说明猝然无音是有寒气客于会厌的原因。

二、主要论述因情志所致失音证的病因、机理和刺治方法。其次讨论猝然无音的刺法，即取天突穴针刺治疗。

黄帝问少师道：有人会突然忧郁或愤怒，张口说话但不能发音，是人体内哪一条通道阻塞了？又是哪种气机障碍而使气不能通行，才导致不能发声？希望听一听其中的道理。

少师回答说：咽部是水谷入胃的通道，喉咙是呼吸出入的道路。会厌在咽部和喉咙之间，能够开启和闭合，是声音发出的门户。口唇的开张和闭合，犹如开启言语声音的两扇门。舌体上下前后运动，是言语声音的枢机。腭垂，是发音成声的关键所在。颃颡又称后鼻道，声音气流一部分由此通过，协助发声。横骨因舌骨横于舌根而得名，受意识支配，是控制舌体运动的组织。所以，鼻腔涕液流而不能收摄，则颃颡闭塞不通，分气失职，多伴有鼻塞声重。会厌薄小的人一般呼吸畅快，开合流利，所以语言流畅；若会厌厚大，开合就不利，气体出入迟缓，所以说话滞涩或者口吃不畅。如果人突然失音，是因为会厌感受了风寒之邪，气道不利，会厌启闭失权，气机不畅，发声器官功能失调，就形成了所谓的失音证。

黄帝问道：如何用针刺治疗失音证呢？

岐伯回答说：足少阴肾的经脉，从足部上行，一直联结到舌根部，并联络着横骨，终止于喉间的会厌。针刺治疗时，应当取足少阴肾经上联于会厌的血脉，用泻法重复两次，放血泻其邪气，浊邪才能排除。足少阴肾经在会厌的络脉，同任脉相联结，再取任脉的天突穴进行刺治，会厌便能恢复开合正常发声。

灵枢·寒热第七十

> **本篇要点**
> 一、讨论瘰疬的成因、病机和预后等治疗方法。
> 二、说明瘰疬的成因、诊断、治疗、预后等方面的内容。

黄帝问道：发冷、发热的瘰疬病，多发生在颈部和腋下，这是为什么呢？

岐伯回答说：这都是鼠瘘病，因寒热毒气稽留在经脉，不能消除的结果。

黄帝问道：这种病能否消除呢？

岐伯回答说：鼠瘘病本在于内脏，它所反应的症状，仅在颈部和腋部表现出来。如果毒气只在表浅的经脉中浮游，而没有停留在深部的肌肉而腐烂成脓血的，便容易治疗。

黄帝问道：如何进行治疗呢？

岐伯回答说：应从病的根源上着手治疗，以扶助正气，并通过治疗促使外在的瘰疬毒邪消散，以消除发冷发热的症状。同时，要明察发病的脏腑经脉，以便循经取穴，行针治疗。针刺时，慢慢地进针出针，达到扶正祛邪的目的。瘰疬初起，形小如麦粒者，针刺一次便能见效，针刺三次就可痊愈。

黄帝问道：如何推断瘰疬病的预后呢？

岐伯回答说：推断瘰疬病预后的方法是，翻开患者的眼睑进行观察，若眼中有红色的脉络，上下贯通瞳子，便是病情恶化的征兆。若出现一条红色的脉络，死期当在一年之内；出现一条半，死期为一年半之内；出现两条，死期为两年之内；出现两条半，死期为两年半；出现三条，死期为三年；若只有红色的脉络而没有贯通瞳子，尚能够治疗。

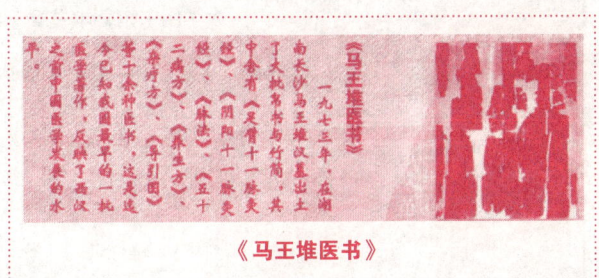

《马王堆医书》

灵枢·邪客第七十一

本篇要点

一、论述失眠证的病机和治法。即内脏受邪，卫气不能入阴，阳盛而阴虚所致，治以半夏秫米汤。

二、以取类比象法，论述天人相应的观点。

三、以经络循行为依据，说明手太阴肺经、手厥阴心包经的腧穴位置，以定补正泻邪的刺法。

四、突出说明心在五脏六腑中的主导地位，并指出心不能容邪，容邪则伤人，神伤则命亡的特点。

五、论述八虚(两肘、两腋、两髀、两腘)可以诊察五脏疾病，并阐明其原理。

黄帝问伯高道：邪气侵袭人体，有时让人不能闭目安眠，这是什么气的变化造成的呢？

伯高回答说：食物入胃，通过消化吸收后，它所化的糟粕、津液、宗气，分别为三条道路，宗气聚于上焦，津液出于中焦，糟粕由下焦排出体外。上焦的宗气积聚在胸中，上出于喉咙，贯通心肺而行呼吸之气。中焦化生营气，分泌津液，渗注于脉中而化为血液。在外可以荣养四肢，向内灌

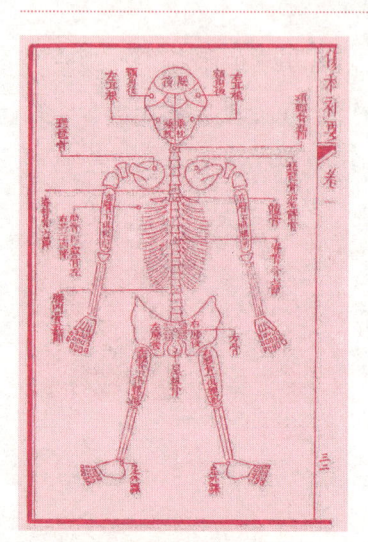

躯干全身图之背部检骨图
(《洗冤集录》·宋慈)

宋慈在法医学上取得了伟大的成就，他采撷了前人著作如《内恕录》《折狱龟鉴》等书中有关记载，参以自己的实践经验，吸收了当地民间流传的医药知识，于公元1247年编辑了5卷本《洗冤集录》一书（现藏于北京大学图书馆善本书室），用以指导狱事的检验。

注于五脏六腑，它昼夜在体内环行五十周，与昼夜百刻之数相应。卫气，是食物所化的悍气，流动迅猛滑利，首先行于四肢、分肉、皮肤之中。白天从足太阳膀胱经开始运行于人体的阳分，夜间常以足少阴肾经为起点运行于阴分，不停地运行于周身，若有厥逆之气滞留五脏六腑，则迫使卫气只能在阳分运行而不得入于阴分。由于卫气仅行于阳分，在表的阳气就偏胜，使阳跷脉气充满。卫气不能入于阴分则阴虚，所以导致不能安枕入眠。

黄帝说：讲得很好，这种失眠该怎么治疗呢？

伯高回答说：首先用针刺补阴分的不足，泻阳分的有余，调理阴阳的偏差，疏通营卫运行的道路，消除引起营卫逆乱的邪气。然后再服用半夏汤一剂，通调阴阳经气，便可立即安卧入睡。

黄帝说：讲得好，这种针药并用的治法，真好像决开水道，清除淤塞一样，使经络通畅，阴阳调和。希望把半夏汤的组成、制法和服用方法告诉我。

伯高说：半夏汤方，是用千里长流水八升，搅和、扬动一万遍，等水澄清后，取上面的清水五升，用芦苇做燃料再煮之，水沸后，放入秫米一升，制半夏五合，继续用火慢慢地煎熬，煎至药汤浓缩到一升半时，去掉药渣即成。每次服用一小杯，每日服用三次，逐次稍微加量，以见效为度。若是疾病初起，服药后很快就能入睡，出汗后病就痊愈了。病程较长的，须服三剂才能痊愈。

黄帝问伯高道：我想听听人的四肢百节是如何与天地自然现象相应的，你能谈谈吗？

伯高回答说：天是圆的，地是方的，人体头圆以应天，足方以应地。天上有日月，人有两只眼睛。大地有九州，人体有九个孔窍。天有风雨阴

《洗冤集录》自13世纪问世以来，成为历代刑狱官案头必备的参考书，前后沿用了六百多年。后世的著作基本上是以此书为蓝本加以订正、注释和增补的。

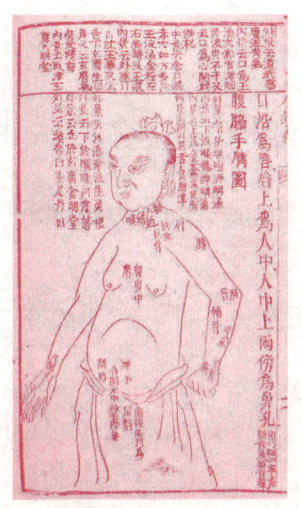

腹肠手臂图（《**洗冤集录**》·宋慈）

晴的气候变化，人有喜怒哀乐的情志活动。天有电闪雷鸣，人有声音。天有四季，人有四肢。天有五音，人有五脏。天有六律，人有六腑。天有冬夏相对的变迁，人有寒热不同的表现。天有十天干，人有手十指。天有十二辰，人有足十趾和阴茎、睾丸，女子没有阴茎、睾丸，但可以受孕怀胎，以补足其数。天有阴阳相交感，人有夫妻相配偶。一年有三百六十五天，人有三百六十五个穴位。地有高山，人有膝肩。地有深谷，人有腋窝和腿窝。地上有十二条大的河流，人体有十二条主要经脉。地下有泉水流动，人体有卫气运行。地上有杂草丛生，人身有毫毛相应。天有昼夜交替，人有起卧更迭。天有众星，人有牙齿。地上有小山丘，人体有小骨节。地有耸起的山石，人有高起的骨骼。地面上有树木成林，人体内有筋膜密布。地上有烟会聚的村镇，人体有隆起的肌肉。一年有十二个月，人体四肢有十二个关节。大地或有四季不生草木，人或有终生不育子女，这些都是人体与自然界相应的现象。

黄帝问岐伯道：我想了解持针的方法和进针的原理，缓用针和不用针的意义，以及用手指拉展皮肤而使腠理开泄的手法，还有经脉的曲折迂回，出入会合的部位，在经气流注的过程中，从哪里出，到哪里止，在哪里缓慢，哪里又疾急，到哪里而入？又是在哪里进入六腑的输穴而通贯于全身？所有这些经脉循序运行的情况，我都希望得到了解。另外，在经脉的经别分出的地方，阳经是怎样以输穴分出而进入阴经，阴经又是怎样由输穴分出而进入阳经的呢？它们之间是通过什么路径运行的呢？希望你能详尽地说明其中的道理。

岐伯回答说：针法的要理全在你所提的问题中了。

黄帝说：请你具体地讲讲吧。

岐伯说：手太阴肺经，出于拇指的尖端，然后向内侧弯曲，沿着拇指内侧的赤白肉际到拇指本节后的太渊穴，经气汇合于此并形成寸口脉，再曲折向外上行于本节下方，向内曲行与各阴脉络合在鱼际部位，手太阴、手少阴、手心主数条经脉合并流注，由于几条阴经都会合于此，所以其脉气充盈滑利。手太阴肺经伏行于拇指本节后的腕骨，再曲折向外，浮出于寸口部，循于臂曲侧外缘上行，到肘内侧而进入肘关节的大筋之下，又向内曲折上行，通过上臂膈部的内侧进入腋下，向内曲行进入肺中。这就是手太阴肺经由手至胸逆行曲折出入的顺序。

手厥阴心包经，出于中指指尖，内曲沿中指内侧上行，流注于掌中的劳宫穴，然后伏行于尺骨和横骨之间再向外曲折出行于两筋之间的骨肉交界处，它的脉气流动滑利，离开腕部上行三寸后，向外曲折出行于两筋之间，上至肘内侧，进入小筋之下，流注于尺骨和桡骨在肘关节的会合处，再沿臂上行入于胸中，内联于心脏。

　　黄帝问道：为什么唯独手少阴心经没有腧穴呢？

　　岐伯回答说：手少阴心经是心所主的经脉，心是五脏六腑的主宰，是贮藏精气的内脏。心脏坚固就不会被邪气侵犯，若邪气侵入并损伤心脏，就会使神气耗散，神气散失人也就死亡了。所以一般各种邪气凡侵袭心脏的，都侵犯到心包络。心包络是心脏所主的经脉，既然有手厥阴心包经代替手少阴心经受邪，所以唯独手少阴心经没有腧穴。

　　黄帝问道：唯独手少阴心经没有腧穴，难道它不感受病邪吗？

　　岐伯回答说：脏腑各有经脉，脏居于内，经脉行于外，心脏坚固不能受邪，外行经脉则会感受邪气而发病。所以，在心经有病时，可以针刺心经在掌后锐骨之端的神门穴。其余经脉的出入曲折、运行的缓急，都与手太阴肺经和手厥阴心包经的循行情况相似，所以各经有病，都可以取本经的腧穴。治疗时，要根据各经经气的虚实缓急，分别调治。邪气盛的用泻法，正气虚的用补法，这样，消除邪气，坚固真气，这种治法符合自然规律。

　　黄帝问道：针刺治疗的具体方法是怎样的呢？

　　岐伯回答说：首先应明确十二经脉的起止和皮肤的寒热，以及脉象的盛衰滑涩，然后决定是否运用针刺的方法。如脉滑而有力，是病势正在发展的征象；脉细无力，是久病气虚；脉大而涩，是气血不通的痛痹；若表里俱伤，气血都已衰竭，寸口脉和人迎脉气势表现大体一致，比较难治，不宜针刺。凡是胸腹和四肢还在发热，是病邪没有消退，不要停止治疗；发热消退，说明邪气消除，病趋痊愈。同时，通过诊察尺肤肌肉的坚实与脆弱，脉象的大小、滑涩，皮肤的寒温、燥湿等情况，以及观察两目的五色，可以分辨五脏的病变，判断疾病的预后。诊视患者的血脉，观察其肤色所呈现的不同色泽，便能推断是寒热、痛痹等证。

　　黄帝说：针刺治疗的操作方法和穴位的取舍，我还不能详细了解其内在的含义。

　　岐伯回答说：持针的规律，首先要端正态度，心情安静，聚精会神，察明疾病的虚实，然后确定施行缓、急、补、泻的手法。用左手标示骨骼肌肉的位置，右手循穴进针，进针时不要用力过猛，防止针被肌肉裹住而发生弯针、滞针的不良后果。施行泻法时，必须针体垂直下针，施行补法，出针时必须用手按压针孔，以使其闭合，在针刺过程中还应采用提、插、捻、转等辅助行针方法，以导引正气，消散邪气，真气自然就固守体内了。

　　黄帝问道：拉展皮肤使腠理开泄的刺法如何操作呢？

　　岐伯回答说：用手按在分肉间的穴位上，从穴位的皮肤上进针，轻微地用力，慢慢地垂立进针，这种刺皮而不伤肉的针法，恰好使神气不散乱而又能达到开泄腠理、排除病邪的效果。

黄帝问道：人身有八虚，能分别诊察什么疾病呢？

岐伯回答说：能诊察五脏的病变。

黄帝问道：如何诊察呢？

岐伯回答说：肺与心感受了病邪，能随着它的经脉流注到两肘窝；肝受了邪，可以随着经脉流注到两腋窝处；脾感病邪，随着经脉流注到两髀（胯部）；肾有了邪气，就随着经脉流注到两侧膝窝部。这八虚所在的部位都是四肢关节屈伸的枢纽，也是真气和血络通行、会合的重要处所，因此不能让邪气、恶血停滞在这些部位。若邪气恶血停留，便会损伤经络筋骨，导致肢体关节屈伸不利，从而发生拘挛的症状。

灵枢·通天第七十二

本篇要点

一、指出人分太阴、少阴、太阳、少阳、阴阳和平五种体质类型，并说明各自的心性特点。

二、说明五种体质类型的人在患病治疗上应区别对待，因人而异。

三、分别说明五种体质类型的人在体态与行动表现上的特征。

黄帝问少师道：我听说人的体质有阴、阳两种基本的类型，那么，什么样的人称为阴性人，什么样的人称为阳性人？

少师回答说：在天地之间，上下四方之内，任何事物都离不开"五"个数，与之相类，人不仅仅分为阴和阳两种类型，这只是概略地谈谈罢了，很难用简单的语言将它叙述清楚。

黄帝说：希望你能把其中的大意简略地讲给我听听，比方说其中的贤人和圣人，才智是超群的，他们的禀赋是否阴阳均衡，行为也不偏不倚呢？

少师回答说：就人的类型而言，人大致分为太阴、少阴、太阳、少阳、阴阳和平五种类型。这五种类型的人，他们的形态不同，筋骨的强弱、气血的盛衰也各不相同。

黄帝问道：关于五种类型的人的不同点，能讲给我听听吗？

少师回答说：太阴类的人，也就是禀赋纯阴无阳的人，他们为人处事内心贪婪而不仁义，表面谦卑而内心险恶，好得而恶失，喜怒不形于色，不识时务，只知利己，行动上惯用后发制人的手段，这是太阴之人在心性方面的特点。

少阴型的人，也就是禀赋阴多阳少的人，他们为人处事喜欢贪图小利，暗藏贼心而生性嫉妒，看到别人有损失，好像自己受益而幸灾乐祸，好伤害别人，看到别人有了荣誉，自己就感到愤怒，心怀忌恨而从不感恩报德，这就是少阴类型人在心性方面的特点。

太阳类型的人，也就是禀赋纯阳无阴的人，他们为人处事平时处处好表现自己，扬扬自得，喜欢讲大话，却没有能力去做，好高骛远，做事不顾后果，而自以为是，即使事情失败了也不悔悟，这就是太阳类型人的特征。

少阳类型的人，也就是禀赋阳多阴少的人，他们为人处事精细审慎，自尊虚荣，有点小官职便沾沾自喜，好自我宣扬，善于对外交际，不善于团结内部的人，不愿默默无闻地埋头工作，这就是少阳类型人在心性方面的特点。

阴阳和平的人，也就是禀赋中阴阳平和，无所偏颇的人，他们为人处世心中坦荡而不患得患失，清心寡欲而不过分欣喜，顺从事物发展的规律，从不计较个人的得失，善于适应形势的变化，地位虽高却很谦虚，常以理服人而不采用压制的手段整治别人，具有非常好的组织管理才能，这是阴阳和平类型人在心性方面的特点。

古代善于应用针刺艾灸治病的人，便是根据人的这五种类型特征分别施治的，即阴阳偏盛的用泻法，阴阳偏虚的用补法。

黄帝问道：对于五种不同类型的人怎样治疗呢？

少师回答说：太阴体质的人，阴气独盛而阳气潜藏，他的阴血浓浊，卫气滞涩，阴阳不调和，所以其筋缓而皮厚，治疗这种体质的人，若不迅速泻其阴分，便不能使病情好转。

少阴体质的人，阴气偏盛而阳气偏弱，胃小而小肠大，六腑的功能不够协

阳中阳叫太阳，阳中阴叫少阳；阴中阴叫太阴，阴中阳叫少阴。阴极生阳，阳极则生阴。四象为太阳、太阴、少阳、少阴。四象表述空间的东西南北，时间的春夏秋冬。

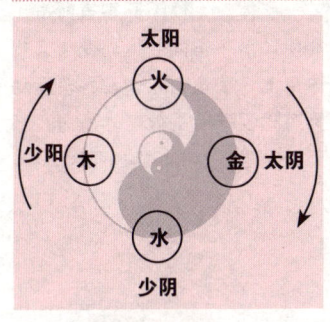

阴阳四相图

调。足阳明胃经的脉气就微小；肠大，手太阳小肠经的脉气就盛大。这种类型的人容易发生血液脱失和气衰败的病症。须详察阴阳盛衰的情况而进行调治。

太阳体质的人，阳气独盛而阴气敛藏，对于这种类型的人，必须谨慎调治，不能泻其阴，以防止阴气虚脱，只能泻其阳，但要避免泻得太过，若阳气过度损伤，则容易导致阳气外脱，虚阳浮越于外，形成狂证。若阴阳俱脱，便会暴死或突然不省人事。

少阳体质的人，阳气偏盛而阴气偏弱，由于这种类型人的经脉小而络脉大。经脉深而属阴，络脉浅而属阳，所以，治疗应补其阴经而泻其阳络，便能恢复健康。但是，少阳类型的人以气为主，若单独泻其络脉太过，又会迫使阳气快速消耗，而导致中气不足，病就难治了。

阴阳平和体质的人，阴阳平和而无所偏颇，其体质阴阳之气协调，血脉和顺。应谨慎地察看阴阳的盛衰、邪气和正气的虚实，并且要端详其面容和仪表，以推断脏腑、经脉、气血的有余或不足，然后进行调治，邪气盛用泻法，正气虚用补法，虚实不明显的病症则根据病邪所在的经脉取穴治疗。以上所讲的调治阴阳，须根据五种类型人的特征分别施治。

黄帝问道：上述五种类型的人，若素不相识，初一见面，不了解他的平日情况，又凭什么进行辨别呢？

少师回答说：一般人不具备这五种类型的特征，所以"阴阳二十五人"不包括在五种类型的人之中。因为五态之人是具有代表性的比较典型的五种类型，他们和一般人是不相同的。

黄帝问道：那么，怎样从形色举止上区别这五种类型的人呢？

少师回答说：太阴之人，一般面色阴晦黑暗，心多机谋而外表谦恭，身体虽高大，却卑躬屈膝，点头哈腰，故作姿态，这是太阴之人在形色举止方面的特点。

少阴之人，一般外貌状似清高，但行动鬼祟，深藏害人之心，站立时

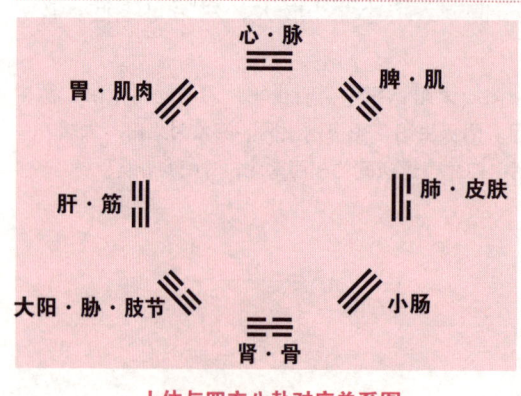

人体与四方八卦对应关系图

此图反映了人与天地宇宙所形成的一个统一整体。人离不开宇宙所赋予的自然环境，而宇宙间的运动变化又折射在人体身上，宇宙与人体在各自运动过程中具有相互感应的效应，通过八卦反映了天人一理、医易相通的原理。

躁动不安，走路时向前俯身，这是少阴之人在形色举止方面的特点。

太阳型的人，一般昂首挺胸，挺膝腆腹，扬扬自得，显得高傲自负，枉自尊大，这是太阳之人在形色举止方面的特点。

少阳型的人，一般在站立时习惯于把头高昂，行走时惯于摇摆身体，常常双手反挽于背后，这是少阳之人在形色举止方面的特点。

阴阳和平的人，一般外貌从容稳重，举止大方，性格温和，善于适应环境，态度严肃，品行端正，待人和蔼，目光慈祥，作风光明磊落，举止适度，处事有条理，大家称之为有德行的人。这是阴阳和平之人在形色举止方面的特点。

灵枢·官能第七十三

本篇要点

一、阐述针刺治疗的用针原理，即首先要通晓形与气的关系，注意左右、上下、阴阳、表里，以及各经气血的多少、运行的顺逆、出入流注交会等。

二、通过观察明堂五色，测知脏腑虚实；以断定病变的性质和病灶所在，并提出寒热虚实、气病血病的具体治法。

三、说明灸治的适用主治。即凡是大寒在里、阴阳俱虚，以及经气下陷等证，都宜用灸治。

四、叙述正邪虚邪的区别，并具体指出针刺补泻的手法。

五、通过阐述官能的意思，说明人尽其用的原则与效果。

黄帝向岐伯问道：我从先生您这里获取了有关九针方面的知识，难以一一列举，我推究其中的道理，经过归纳整理，成为系统的理论。现在我试着讲述给你听，如果理论上有不对的地方，就请告诉我，以便加以修正，从而使它长久地流传下去，让后世得以正确地理解，以避免受疾病的危害。当然这样高深的理论必须传授给合适的人，那些不适于学习继承的人，也就不能告诉他们。

岐伯行礼拜了两拜道：圣王请讲。

黄帝说：用针刺治疗的法则，是必须先知道脏腑形气所在的上下左右，阴阳表里的关系，经脉气血的多少，经气运行的逆顺情况，以及血气出入会合的腧穴等，这样才能正确施治。同时，要懂得如何解除结聚的方法，并了解怎样运用补虚泻实的手法，分清各条经脉中精气上下交通的气穴，明确认识经脉与气海、血海、髓海、水谷之海连接的通路。观察疾病的所在，以及病发寒热、羸弱疲困等虚实症状，即须周密考虑，因病邪所侵袭的气血输注之处，其部位是各不相同的，所以治疗时要根据各经荥穴和腧穴不同的部位以选取相应的穴位。并且要严谨地调理气机，明确经脉的分布运行和表里联系，详细掌握经络与左右支络相交合的地方。

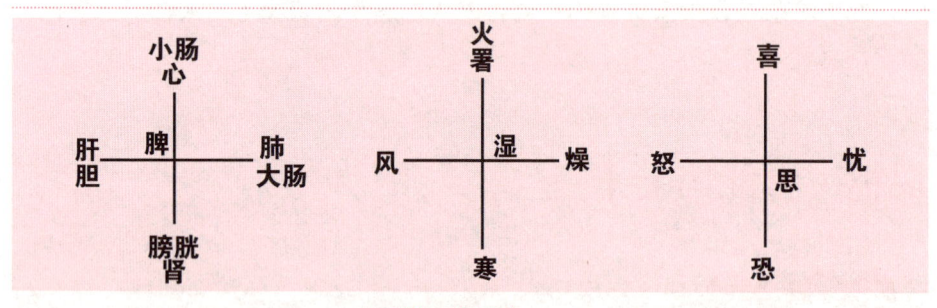

```
       小肠                火暑               喜
        心                                    
  肝    脾    肺      风   湿   燥      怒   思   忧
  胆         大肠                          
       膀胱                 寒                恐
        肾
```
医学与四相示意

如果有寒热交争的疾病，属阴阳不和，就必须要先调和阴阳，使之协调。对于虚实证表现疑似的病，也可以根据经脉的盛衰，而采用疏通的疗法。如果外邪侵入大络，左侧邪气盛，影响到右边发病，右侧邪气盛，影响到左边发病，必须把握病邪逗留的处所，采用右病刺左、左病刺右的缪刺法。明确了病情属顺属逆的特征，也就能预知顺者可治，逆者不可治的区别了。如果脏腑经脉的阴阳没有偏差，因外界气候能影响内脏，所以由此可了解某些疾病的起因与时令有关。同时也需要推究疾病的标本，观察其寒热的变化，懂得病邪侵入传变的规律及其盘踞的地方，而后施治，即使针刺万遍，也不会出什么差错。若能了解九针的不同性能并能灵活运用，就是全面掌握了针刺治法。

明白了手足十二经的井、荥、输、经、合五腧穴的功能，便可以根据虚实的病情施以疾徐的针法，经气的往来运行、屈曲伸展，出表入里都有一定的规律。说到人体的阴、阳两方面，也是和五行相合的。五脏六腑合于天地阴阳，五行、五脏贮藏精气，六腑传化水谷，四时之气与八节之风，都有阴阳之分。人身的面部，也分属阴阳五行，与脏腑相合，并集中反映在称为明堂的鼻部，根据其在各部显现出不同的色泽，可作为测候五脏六腑内在变化的标志。如观察其疼痛的部位，结合在面部左右上下所显现的颜色，就可以知道疾病的属寒属温，以及哪条经脉有病。审察皮肤的寒温、滑涩，可以知道患者的痛苦所在，以及疾病的阴阳虚实。膈上为心、肺所居，膈下为肝、脾、肾所居，审察膈的上下，可以知病气所在的脏器。

掌握经脉循行的规律，然后可以用针，进针前，首先要正确选择穴位。若正气不足的，用针宜少针浅刺，之后再逐渐深刺并留针以待正气恢复。若在上部出现大热，当用推热下行的方法，使其下和于阴。若病邪是由下而上发展的，应把上逆的热邪导引驱除。疾病复杂的，治疗时要分先后，一般先病的应当先治。寒邪在表剧烈的应当留针以补阳，助阳以胜寒，如寒邪入里的，宜取合穴使寒邪泻出。凡病有不宜应用针刺的，可用艾灸法。上部气不足的，可以采用"推而扬之"的方法，使其气充盛；下部气不足的，可以取"积而从之"的方法留针随气以充实其下；阴阳两虚的，可以用艾灸治疗。若因厥逆而寒象严重的，过于膝部并且骨侧肌肉下陷的，要用艾灸足三里穴。又如阴络所分布的部位，有寒邪侵袭而留滞在里，或寒邪由络脉深入到内脏，就当采用"推而行之"的方法祛寒散邪。如果寒邪凝结、经脉下陷的，当用艾灸治疗，以驱散寒邪；如果络脉因寒邪聚结而坚紧的，同样采用艾灸治疗；如果疼痛不知确切部位，应当取阳跷脉所通过的申脉穴和阴跷脉所通过的照海穴，不过，男子以阳跷为经，女子以阴跷为经，倘若男子误用阴跷，女子误用阳跷，则作用适得其反，这是高明的针灸大夫所禁忌的。有关针灸方法的论述至此也就算是全部讲完了。

用针刺来治疗疾病，必须有一定法则，还要观察日月星辰的运行规律，结合四时节气的气候正常与否，以避免邪气的剧烈侵袭。更重要的是把这些预防疾病的常识告诉百姓们，让他们了解邪气对人体的影响，及时加以预防，以免受邪气侵袭而发病。假若受到与时令不符的风雨邪气的侵袭，或是在气运不足的年份未加以防范，而医生又不了解这些自然变化，不能及时治疗，患者就会遭受祸殃。所以必须懂得天时的顺逆宜忌，才可以谈针刺的

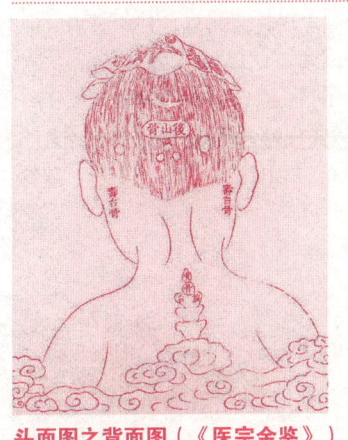

头面图之背面图（《医宗金鉴》）

《医宗金鉴》是乾隆御制钦定的一部综合性医书。乾隆于四年(1739)诏令供奉内廷御医，太医院院判吴谦，与康、雍、乾三朝御医，院使刘裕铎，共同领衔编纂医书，所有参与编纂的御医等都是按照清府批文"令太医院堂官并吴谦、刘裕铎等将平日真知灼见、精通医学兼通文理之人，保举选派"而组成的。

重要意义。要取法古人的经验并验证于临床实践，还要吸取现实的治疗经验，只有细致入微地观察那些玄妙难见的形迹才可以通达变化无穷的疾病。技术低劣的医生注意不到这些方面，而高明的医生却十分珍视它。如果不善于诊察这些微小的变化，那么疾病就显得神秘莫测，难以把握了。

虚邪伤害人体，发病时恶寒战栗，正邪侵入到人体，发病时面色有轻微的改变，身上没有特殊的感觉，邪气好像有又好像没有，症状也不明显，一般不易察觉，因而不能知道确切的病情。所以技术高明的医生是根据脉气的微小变化，在疾病处于萌芽状态时就进行治疗。技术低劣的医生不掌握这个方法，到疾病形成之后，才按常规治疗，这样无疑会使患者的形体受到严重损害。所以医生在运用针刺治疗疾病时，首先应该知道脉气运行的情况，以及邪气的所在，然后守候其出入的门户，审时度势，掌握调理气机的方法，宜补宜泻，进针快慢，以及选择应取的穴位等。

如用泻法驱除邪气，必须用圆活流利的针法，逼近病所则捻转行针，这样，经气就通畅，快速进针，缓慢出针，以引邪气外出，针尖的方向迎着经气的运行方向，出针时摇动针体使针孔扩大，以使邪气随针迅速外散。运用补法时，手法必须沉稳，精神端静从容而和缓，首先按抚皮肤，使肌肉放松而舒缓，然后看准穴位，左手按摩腧穴周围以引动经气，右手推循着皮肤，徐徐进针，轻轻地捻转，必须使针身保持端正，同时术者要平心静气，安神定志，坚持不懈地以候气至，气至后稍微留针，待经气流通就马上出针，揉按皮肤，摩闭针孔，这样使真气留存于内而不外泄。用针的奥妙和关键在于调养神气，这一点千万不要忽略。

雷公向黄帝问：《针论》上说针刺理论遇到合适的人才方可以传授，不适合的人则不能传给他。那么怎样挑选可以传授的人才呢？

《医宗金鉴》经过三年时间完成，共90卷，15个分册。即伤寒17卷，金匮8卷，名医方论8卷，四诊1卷，运气1卷，伤寒心法3卷，杂病心法5卷，妇科心法6卷，幼科心法6卷，痘疹心法4卷，种痘心法1卷，外科心法16卷，眼科心法2卷，针灸心法8卷，正骨心法4卷。该书特点：图、说、方、论俱备，歌诀助诵。

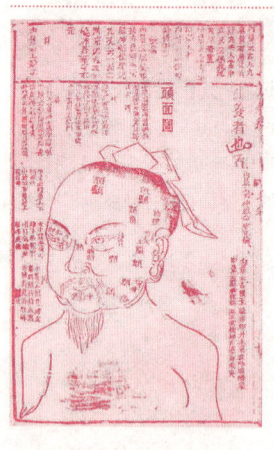

头面图（《医宗金鉴》）

黄帝说：根据每个人的特点，让他承担一定的技术职能，在实际工作中观察他的技能，就能了解是否可以传授给他。

雷公说：希望听一下怎样才能量材取用呢？

黄帝说：眼睛明亮视力好的人，可以教他们诊察颜色；听觉灵敏的人可以让他辨别声音；口齿伶俐、思维敏捷的人可以让他传讲理论；言语缓慢、行动安静沉稳而手巧心细的人，可以让他从事针灸治疗的实际操作，来调理气血的逆顺，观察阴阳盛衰，并可兼做处方配药的精细工作；肢节和缓、筋骨柔顺、心平气和的人，可以让他承担按摩导引，用运行气血的方法来治病；生性嫉妒、言语刻薄而看不起人的，可以教他唾痈咒病的祝由科工作；手足生硬狠毒、做事经常损坏器物的人，可用他按摩积聚痼疾，治疗顽固的痹痛。按照各人的才能，发挥他的特长，各种治疗方法就能推行。这样，他们工作才能做好，名声就会流传开来。如果用人不当，就不能成功，老师的技能不能发扬光大，名声也会埋没。所以说，遇到合适的人，才能传授给他，不是合适的人选则不能轻易教给他，就是这个道理。识别手狠的人，可以用手按压乌龟来做实验，把龟放在一种器皿下面，人的手按在器皿上，每天按一次，手狠的人按，五十天龟就死了；手不狠而柔顺的人，即使按五十天，龟还像原来那样活着。

灵枢·论疾诊尺第七十四

本篇要点

一、指出诊尺肤的重要性、范围及其价值。

二、论述诊尺肤的方法。观察眼睛所现的五色，可以知道病属何脏；从目中赤脉延伸的方向，以了解目痛病属何经；从赤脉出现在瞳子上的多少，以预测寒热病死期的长短。同时，辨证地说明结合望诊、脉诊，以及肘臂手掌的寒热情况，切中病情的重要性。

三、简述龋齿、黄疸、妊娠等的诊断方法，对孕妇的脉象、婴儿病易愈与难愈或必死的特征做了阐述，说明血脉变化在诊断上的价值。

四、论述了四季规律，即"重阴必阳，重阳必阴"，并指出四季受邪后至下一季节，可以产生不同的病变。

黄帝问岐伯说：我想不用望色、切脉的方法而单独诊察患者尺肤（从肘关节至腕关节之间的皮肤）来了解病情，也就是根据外在的表现推测内在的变化，临床上应用哪些具体方法才能做出正确的诊断呢？

岐伯回答说：详细审察尺肤的缓急、小大、滑涩，肌肉的坚实与脆弱，就可以确定属于哪一类的病形了。如果发现患者的眼胞上微微水肿，好像刚刚睡醒起床的样子，颈部人迎脉搏动明显，并且时时咳嗽，再用手指按压患者的手背和足背部，被按之处凹陷不起，具备了这样几个条件，就可以确诊为风水肤胀因阳气不足，寒气滞留于肤内而引起的全身水肿的证候。

如果尺部的皮肤表面光滑或者湿润，这是风气导致的病症；尺部的肌肉柔软无力，身体倦怠，嗜睡，卧床不起，肌肉消瘦，是寒热虚劳之病，不容易治愈；尺部肌肤滑润如膏脂的，是风病；尺部肌肤涩滞不润的，是风痹；尺部肌肤粗糙不润，像干枯的鱼鳞，是脾土虚衰、水饮不化的溢饮病。尺部肌肤灼热，脉盛大而躁动，是温病；如果脉虽盛大但不躁动而表现滑利的，是病邪将被驱除，正气渐复，病将痊愈的佳兆；尺部肌肤寒冷不温，脉细小无力，是泄泻或气虚的病症；尺部肌肤高热灼手，先发热后发冷的，属于寒热往来一类的疾病；尺部肌肤先觉寒冷，但久按之后感觉发热的，也是寒热往来一类的疾病。

如果肘部皮肤单独发热，说明腰以上部位有热象；如果手部单独发热，说明腰以下有热象。因为肘上应腰上，手部应腰下。如果肘关节前面发热，说明胸膺部有热象；如果肘关节后面发热，说明肩背部有热象；如果手臂的中部发热，说明腰腹部有热象；肘部后缘以下三四寸处发热，说明肠道中有寄生虫存在；如果掌心发热，说明是腹中有热象的表现；如果掌心寒冷，是腹中有寒象的表现。如果手鱼际白肉处显青紫脉络的，说明胃中有寒邪。尺部肌肤高热炙手，并且颈部人迎脉盛大，属于热盛伤阴，营血亏耗的失血证。尺部肌肤急紧，人迎脉细小，则见于气虚元阳不足，如果加有烦闷现象，并且日趋严重，是阴阳俱绝的证候，在短时间内就会死亡。

如果白睛见赤色，说明病在心；见白色，病在肺；见青色，病在肝；见黄色，病在脾；见黑色，病在肾。见黄色而兼有其他颜色，并且难以名状的，说明病在胸中。

诊察眼睛的疾病，如果有赤色的脉络从上向下发展的，属于足太阳经的病；从下向上发展的，属于足阳明经的病；从目外眦向内走行的，属于足少阳经的病。

诊察寒热发作的瘰疬病时，如果目中有赤脉自上而下贯穿了瞳孔，见一条赤脉的，一年死；见一条半赤脉的，一年半死；见两条赤脉的，两年死；见两条半赤脉的，两年半死；见三条赤脉的，三年死。

诊察龋齿导致的疼痛，要按压通过两侧面颊而交叉环绕于口周围的阳明脉，有经气太过的部位必然单独发热。病在左侧的左边阳明脉热，病在右侧的右边阳明脉热，病在上边的上边阳明脉热，病在下边的下边阳明脉热。

诊察皮肤上呈现的血脉，赤色愈多，热象愈重。青色愈多，疼痛愈重。黑色愈多，说明是经久不愈的痹证。如果青色、黑色、赤色多处夹杂相见的，为寒热相兼的病症。身体困乏隐痛而肤色微黄，牙垢发黄，指甲也呈现黄色，是黄疸病。患者如果神疲嗜睡，小便黄赤，脉小而又艰涩不滑利，就会有不欲饮食的症状。

人患病以后，在手桡骨部位的寸口脉和颈部的人迎脉搏动力量大小相等，浮沉现象表现又相一致的，是难以治疗的病症。

掌后尺骨侧凹陷的部位为神门穴，是手少阴心经的动脉所在之处。这条动脉平时细小而隐潜，如果妇女的这条动脉搏动明显增强，是怀孕的征象。

婴儿患病后，如果头发都逆乱上竖，为不治之证。观察耳郭间细小脉络，如果出现脉色青黑紫暗，并且有隆起的现象，说明有筋肉抽搐、腹痛的症状。若大便泄泻呈青绿色而有乳瓣，是脾胃虚寒完谷不化的飧泄病，假如脉细小无力，手足冰冷，是脾胃阳气欲竭，其病也难以治疗，假如脉细小，然而手足却温暖的，这样的泄泻就容易治疗。

四季气候变化，是由于阴寒之气与阳热之气转换的结果，如果阴寒之气过盛，寒冷到一定程度就会变热，热到极点就会变冷，因此说寒极则生热，热极则生寒，这就是天地间阴阳相互消长转化的道理。所以，冬天感受了寒邪，不即刻发病，隐潜于人体内部形成伏邪，到春天就会形成温热病；春天伤于风邪，不即刻发病，到了夏天就会发生飧泄、痢疾之类的疾病；夏天感受了暑邪，不即刻发病，到了秋天就会发生疟疾；秋天感受了湿邪而潜伏于体内，冬天就会发生咳嗽病。这就是四季发病的规律。

灵枢·刺节真邪第七十五

本篇要点

一、说明针刺治疗中刺五节的取穴及其治疗作用，并具体说明刺五节所治的病候和主要穴位。

二、叙述振埃法、发蒙法、去爪法、彻衣法、解惑法的针刺部位、选用腧穴、实施方法及所适应的病症。

三、分别叙述痈邪、实邪、虚邪、热邪、寒邪五邪所致病症、治疗原则、针刺方法和选用针具。

四、说明铍针、锋针、员利针、镵针等各种针具使用的适应证。

五、叙述真气、正气和邪气的区别并对经脉受病，可产生的疼痛、痈、骨疽、肉疽等十五个病症、病因作了说明。

黄帝向岐伯问道：我听说刺法分为"五节"，"五节"的具体内容是什么？

岐伯回答说：刺法中确有五节之说，它实质上指针刺的五种方法：第一种叫作振埃，第二种叫作发蒙，第三种叫作去爪，第四种叫作彻衣，第五种叫作解惑。

黄帝说：先生您说明了五节的名称，我想听你详细说说它们各自的含义。

岐伯回答说：所谓振埃是指针刺浅表的经脉，用以治疗阳病；所谓发蒙是指针刺六腑的腧穴，治疗腑病；所谓去爪是指针刺关节的支络；所谓彻衣是指针刺六腑之别络；所谓解惑是指根据阴阳的变化机制，而补不足、泻有余，使偏颇的阴阳归于平衡，达到治愈疾病的目的。

黄帝说：刺节中的振埃，先生说是针刺浅表的经脉治疗阳病，我仍不明白其中的道理是什么，我愿意听您详细讲一讲。

岐伯回答说：振埃，实际上是用来比喻针刺的方法，如果患者的阳气亢盛，暴逆于上，充满胸中，胸部胀满，呼吸时两肩耸动，或胸中之气上逆，以致发生气喘喝喝有声，或坐或伏而难以仰卧，并且害怕埃尘和烟雾。一遇烟尘则病势加重，使得喉咙噎塞而有窒息感。这种方法之所以称为振埃，是因为治疗这种病收效极快，立竿见影，甚至比振落尘埃还要迅速。

黄帝说：讲得好。那取什么穴位做治疗呢？

岐伯回答说：针刺应取手太阳小肠经的天容穴。

黄帝说：若有咳逆上气，说话困难且胸部疼痛，这种情况取什么穴位呢？

岐伯回答说：取任脉的廉泉穴。

黄帝说：取这两个穴位时，针刺有一定的规定吗？

岐伯回答说：取天容穴时，针刺不要超过一寸；取廉泉穴时，看到患者面部血色改变时即当止针，即血脉通了就停止针刺。

黄帝说：讲得好。刺节中所讲的发蒙的方法，我还没弄懂其含义是什么。本来发蒙的针法，是治疗耳朵听不见、眼睛看不清的病变的。先生却说针刺六腑的腧穴，治疗腑病，那到底哪个腧穴能治好这耳目病，我愿听你讲一讲其中的道理。

岐伯回答说：你问得太好了。这是针刺治疗的纲要，是针术的极致，必须心领神会，其中的奥妙单凭平时口里说的和书本里记载的，还不能道出它出神入化的玄机。我所说的发蒙，其奏效之迅捷，要比启发蒙聩还快得多。

黄帝说：太好了。我想要彻底地了解这方面的事情。

岐伯回答说：针刺这种病，必须在中午的时候，针刺手太阳小肠经的听宫穴，通过手法使针刺感应到瞳子，并使耳内能听到作响的声音，这就是治疗本病的主要腧穴。

黄帝说：讲得好。怎样才能使耳内能听到声音呢？

岐伯回答说：针刺听宫穴的同时，用手紧捏住鼻孔，然后闭住口，鼓气而不出声，使气上走于耳目，这样耳内就会在针刺的同时相应地出现声响。

黄帝说：太妙了。这真是在无形之中，使针刺感应加以传导，眼睛没有

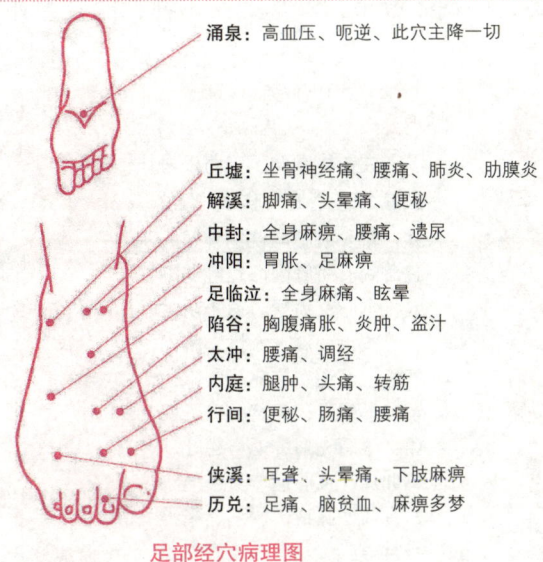

涌泉：高血压、呃逆、此穴主降一切
丘墟：坐骨神经痛、腰痛、肺炎、肋膜炎
解溪：脚痛、头晕痛、便秘
中封：全身麻痹、腰痛、遗尿
冲阳：胃胀、足麻痹
足临泣：全身麻痹、眩晕
陷谷：胸腹痛胀、炎肿、盗汗
太冲：腰痛、调经
内庭：腿肿、头痛、转筋
行间：便秘、肠痛、腰痛
侠溪：耳聋、头晕痛、下肢麻痹
厉兑：足痛、脑贫血、麻痹多梦

足部经穴即指足六经中位于足部的腧穴，包括足内侧面13穴，足外侧面9穴，足底1穴，足背面15穴，共38穴。

足部经穴病理图

看到，效果却明显出现，实在是得心应手出神入化了。

黄帝又问道：刺节中所说的去爪的方法，先生说是指刺关节支络，我愿意彻底了解这方面的道理。

岐伯回答说：腰脊是身体主要关节；下肢是人体行走和站立的器官，也是站立时的支柱；阴茎有生育繁殖的功能，可用来交媾排精，也是津液输出的道路。如果饮食不知节制调配，喜怒无常，影响津液的运行和代谢，使得津液内溢，停聚于阴囊，水道不通，阴囊日益胀大，会使人体的俯仰、行动都受到限制。这种病是由于水液蓄积在内，使上下水道不能通调所致，应该用铍针、砭石来进行治疗。这种患者阴部肿大的形状显露难藏，即使是宽松的下衣也不易遮掩。因为治疗目的在于消除积水，就像修剪多余的指甲一样，所以把治疗这种病的方法称为去爪。

黄帝说：您讲得真好啊。刺节中所说的是脱去外衣，先生说是遍刺六腑之别络，可别络没有固定的部位，请您详尽地讲给我听好吗？

岐伯回答说：彻衣这种疗法主要用于那些阳气有余而阴气不足的病症。阴气不足生内热，阳气有余发外热，内外热相互联结，就会犹如怀抱炭火般的热感。由于热势炽盛，所以只想袒露身体而不愿穿衣盖被，更不敢叫人靠近身体，甚至因怕热而身体不欲沾席。由于腠理闭塞，不得汗出，热邪不能外散，以至舌干咽燥，口唇干裂，肌肉枯槁，饮食好坏也不辨其味。

黄帝说：讲得好。那么怎样治疗呢？

岐伯回答说：首先针刺手太阴肺经的天府穴和足太阳膀胱经的大杼穴各三次，再刺膀胱经的中膂俞用以泻热，然后补手太阴经和足太阴经，使患者出汗，待热退汗液减少时，病就痊愈了，其奏效之迅捷，比脱去外衣还快。

照海穴

八脉交会穴，通阴跷，在足内侧，内踝尖下方凹陷处。主治咽喉干燥，痫证，失眠，嗜卧，惊恐不宁，目赤肿痛，月经不调，痛经，赤白带下，阴挺，阴痒，疝气，小便频数，不寐，脚气。

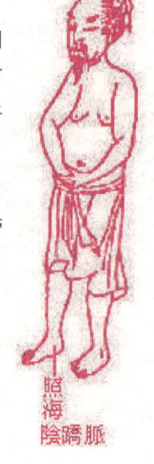

内关穴

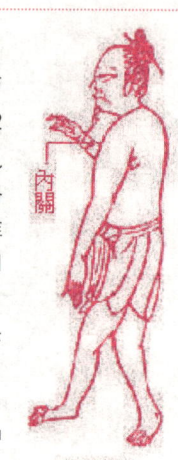

在前臂掌侧，当曲泽与大陵的连线上，腕横纹上2寸，掌长肌腱与桡侧腕屈肌腱之间。手厥阴心包经的络穴，八脉交会穴，通于阴维脉。主治心痛、心悸、胸闷气急、呃逆、胃痛、失眠、孕吐、晕车、手臂疼痛、头痛、眼睛充血、恶心想吐、胸肋痛、上腹痛、心绞痛、月经痛、呃逆、腹泻、精神异常等。

黄帝说：你讲得很好，解惑的方法又是什么情况呢？

黄帝又说：刺节中所谓解惑的方法，先生说要全部知道调和阴阳和运用补泻的道理，使人体内阴阳虚实相互变化移易，以达到平衡。那么在错综复杂的病情中怎样辨清阴阳虚实而解除迷惑呢？

岐伯回答说：人如果患了中风一类的病，多会血气偏虚，虚者是指正气不足，实者是指邪气有余，患者身体就感到肢体轻重不相称，身体倾斜反侧，仆伏欲倒。严重时可导致神志昏乱，意识模糊，不能辨别东西南北，症状的出现忽上忽下反复多变，颠倒无常，所以它比单纯神志迷惑的病症还要严重。

黄帝说：对。那么该怎样治疗呢？

岐伯回答说：不管证候多么复杂，必须泻其邪气的有余，补其正气的不足，使之达到阴阳平衡。这样用针是治其根本，其奏效迅速，比单纯解除神志迷惑要快捷。

黄帝说：讲得好。我一定把这些理论知识著之于书册，秘藏在灵兰之室，很好地保存起来，决不敢轻易泄露出去。

黄帝说：我听说有刺五邪的方法，什么叫作五邪？

岐伯回答说：病有痈肿的，有属实的，有属虚的，有属热的，有属寒的，这就叫作五邪。

黄帝说：五邪致病怎样针刺治疗呢？

岐伯回答说：一般针刺治疗五邪的方法，不过五条。对于瘅热的病证，应当消灭热邪；痈肿和积聚的病症，应当使其消散；寒痹在身，应助阳热以温血气；体虚邪微者，补益阳气而使其强壮；邪气盛大的必须驱除邪气。下面请让我将具体的针刺方法告诉你。

一般治疗痈邪的方法，不可在初期病势隆盛的时候，迎其锐势而妄用铍针刺破排脓。应耐心地加以调治，这样痈毒就会不化脓，此时应改换不同的方法进行针刺，使邪毒不在固定的部位留聚，这样，病邪就会渐行消散。所以不论是阳经还是阴经，只要是经过痈肿所生的部位，就可以取本经的腧穴来泻其毒邪。

一般刺治大邪(实邪)，应用针刺迫使邪势减小，也就是泻其有余，从而使邪气日趋虚衰，在进行针刺治疗时，要急于疏通病邪，刺中病邪的所在，肌肉自然就亲附致密，观察到邪气泄去，正气就相应恢复了功能。因实邪多在三阳，故宜针刺诸阳经分肉间的穴位。

一般小邪(虚邪)多在分肉间，针刺方法是必须日益壮大其正气，补其正气的不足，邪气就不致为害了。同时审查邪气的所在，当其尚未深入的时候，迎而夺之。这样远近的真气尽至，正气充足，外邪则难以内陷。治疗时不要针刺太过，否则往往会损伤正气。所以，刺小邪之法，取在分肉间的穴位便可以了。

一般针刺热邪，应当把邪气发越于外，而使之由热转凉，邪被排出后，不再发热，即属无病了。所以在针刺时要用疏泄的手法，为邪气疏通道路，开辟门户，使腠理开泄，邪有出路，病就可以痊愈。

一般针刺寒邪，应当用温法，以保养正气，针刺时缓慢进针，待其得气则疾速出针。出针后，针孔已闭合，正气才不会外散。这样可使神气恢复正常，精气渐渐旺盛，从而达到补气行血散寒的目的，虚实即可调和，真气也就固密内存了。

黄帝说：刺五邪，应当各选用什么针具比较合适呢？

岐伯回答说：刺痈邪当用有刃而锋利的铍针；刺实邪当用锋针；刺虚邪当用员利针；刺热邪当用镵针；刺寒邪当用毫针。

请允许我再谈谈所谓解结的理论。人体与天地是相适应的，与四时相通。依据人与天地相参的道理，所以，才可以用天地自然来解说人体，比如自然中，在下如果有湿的沼泽地，在上长满蒲草和芦苇，从它们的是否茂盛，可想到水泽面积的多少。根据这个道理，从人体外形的强弱，就可以测知气血的多少了。阴阳的变化，可以用寒暑的变化来说明。在天气炎热的时候，阳气发越于上，地面的水分被蒸腾而形成云雨，这时草木根茎的水分就减少了。人体受热气的熏蒸，阳气也浮越于外，所以皮肤弛缓，腠理开泄，血气衰减而津液外溢，肌肉也滑利润泽。在寒冷的时候，土地封冻，水寒结冰，人的阳气也收藏在内，所以皮肤致密，腠理闭合，汗不出，血气强，肌肉坚紧而滞涩。严寒之下，善于游水行舟的人，不能在冰中往来；善于掘地

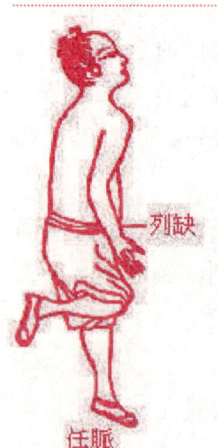

列缺穴

列缺穴在前臂部，桡骨茎突上方，腕横纹上1.5寸处。它属于手太阴肺经穴位。主治：指压列缺穴，可以使手动脉及血液流动，治疗骨折、伤痕等后遗症非常有效。

外关穴

外关穴乃手少阳、阳维之会。该穴位于人体的前臂背侧，手腕横皱纹向上三指宽处，与正面内关相对（或当阳池穴与肘尖穴的连线上，腕背横纹上2寸，尺骨与桡骨之间）。主治：①头痛、偏头痛、颊痛、目赤肿痛、耳鸣、耳聋等头面五官疾患。②热病。③胁肋痛，上肢痹痛，肘部酸痛，手臂疼痛，肋间神经痛。④瘰疬。

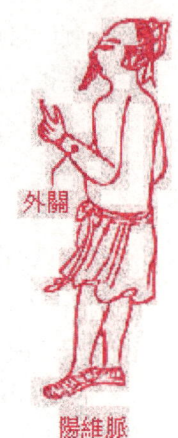

的人，也不易凿开冻土。善于用针的人，同样也不能治疗阴寒至盛条件下的四肢厥逆证。如果血脉因寒而凝聚，坚结如冰冻，往来不流畅，不可能使它立即柔软起来。所以行水的人必须等到天气转暖，冰冻融化以后才能在水上运行，大地也必须在解冻以后才能掘凿。人体的血脉也是这样，要待阳气运行，血脉疏通才可以用针。所以治疗厥逆病，必须先用温熨的方法，使经脉调和，在两掌、两腋、两肘、两足及项、脊等关节交会之处，施以熨灸，待温热之气通达各处，血脉也就恢复正常的运行，然后观察病情，如果血脉滑润流畅的，是卫气浮于体表，可采用针刺的方法使其平复；血脉坚紧的，是寒邪盛实之象，可用破坚散结的针法，待到厥逆之气下行才止针。这就是所谓的"解结"。

采用针刺治病，关键就在于调节气机，水谷之气积存在胃腑之中，化生的营气和卫气各自在一定的道路运行，至于宗气留积于胸中而为气之海，其下行的灌注于气街穴处，其上行的走向呼吸之道。所以，当足部发生厥冷之病，宗气就不能自上而下行，脉中之血也随之凝滞而运行不畅，因此，如果不先用火灸温熨的方法通调气血，针刺治疗就不可能达到预期的效果。用针治病必须首先诊察经络的虚实，用手循行切按，弹动经脉，感觉到应指而动的部位，然后取针刺入穴内。若手足六经经脉调和的，是无病的征象，就是有些轻微的小病，也可以不经治疗而自行痊愈。如果任何一条经脉出现上实下虚而不通的，这必定是横行的支络有邪气壅盛，并且干扰了正经气血而形成壅滞不通。治疗时应找出疾病的所在，施行泻法，这也是所说的解结的方法。

如果人体上寒下热，应取足太阳膀胱经在项部周围的穴位，并长留针。针刺以后，还要配合温熨项部及肩胛部，可以帮助除去上部寒邪之气，使热气上下融合，方可止针。这就是所谓"推而上之"的方法。

如人体上部发热，下部发冷，并察看到在下部经络上有陷下不充的虚脉，当用针刺，施以补法，使其阳气下行后止针，这就是所谓"引而下之"的方法。

遍身高热，神情狂躁不安，并有幻视、幻听、胡言乱语表现的，要察看足阳明经的正经、络脉的虚实情况，而后取穴针刺。虚的用补法，有血瘀而属实的就用泻法，同时在患者仰卧时，医者在患者头前，用两手的拇指和食指，挟持按揉患者两侧颈动脉部，挟持的时间要长一些。并捏起肌肤，由上向下揉卷切按，一直到两锁骨上窝缺盆处。然后重复上述动作，连续进行，等待身热退去方可休止。这就是所谓"推而散之"的方法。

黄帝说：有一条经脉受邪而发生几十种病症的，有的表现为疼痛，或形成痈肿，有的发热，有的恶寒，有的痒，有的形成痹证，有的表现为麻木不仁，证候表现千变万化，这是什么原因呢？

岐伯回答说：这都是由各种不同的邪气伤害而发生的。

黄帝说：我听说有真气、正气、邪气等不同的名称。那么什么叫真气呢？

岐伯回答说：所谓真气，就是秉受了先天的精气，和后天的谷食之气结合，充养全身。它是人体生命活动的动力，并能抵御外邪。所说的正气，又称正风，是指与季节相协调的正常气候，它是在不同的季节中，从这个季节中所主的方向而来的风。如春季从东方来的风，夏季从南方来的风，秋季从西方来的风，冬季从北方来的风。这些适时而至的风，一般不会致病。所谓邪气，又称为虚风，它是不知不觉戕害人体的贼风，一旦伤害人体，容易深陷而不能自行消散。而正风即使伤及人体，部位也比较表浅，发病也较轻微，所以能自行恢复，这是因为正风来势柔弱，不能战胜体内的真气，因此不用治疗就自行消散了。

虚邪贼风伤害人体，使人寒栗，毫毛竖起，肌腠疏缓开泄，因此易于深陷。如果邪气侵害在骨骼，就形成骨痹；侵害在筋，就会导致筋脉拘挛；侵害在脉中，就会导致血脉闭塞而不通，血气郁而化热形成痈肿；如果侵害在肉腠，与卫气搏结交争，阳气偏盛就会出现热象，阴气偏盛就会出现寒象，寒邪偏盛，就会使真气衰微消散，真气衰微就呈现一派虚象，人体正气虚衰，阳气不足，就会表现出形寒肢冷的征象；如果侵害于皮肤之间，与卫气搏结而发越于外，使腠理开泄，毫毛动摇，若邪气在皮腠之间往来为患，皮肤则瘙痒；如果邪气羁留不去，营卫不调，就会形成痹证；假若单纯导致卫气涩滞而不畅行，就会形成麻木不仁的证候。

如果虚邪贼风侵害半边身体，而且入里深犯，稽留于营卫之中，使营卫功能衰竭，导致真气消散，而邪气单独存留于内，就会形成半身不遂的偏瘫证。假使邪气侵害的部位较浅，也会导致半身血脉不和而发生半身偏痛。

如果虚邪贼风犯体，寒热聚结，久留不去而附着在内，如果身体阴寒至盛，阳热不举，营卫寒凝涩滞，会引起骨节疼痛，肌肉枯瘘；如果是热邪亢盛，阴不胜阳，会发生肌肉腐烂而化为脓。如果虚邪进一步内陷而伤及骨骼，便形成骨骼坏死的骨蚀。如果邪气聚于筋，会使筋脉挛缩而不得伸展，邪气久留其间不能消退，就会形成筋瘤；邪气结聚归于内，卫气积留而不能复出，以至于阳不化水，津液不能输布，留于肠胃与邪气相搏结，成为肠瘤，但发展较缓慢，迁延数年，用手触按，质地柔软；如果邪气结聚而气归于内，津液停留不行，又连中邪气而凝结不散，日益加重并且发展迅速，邪气接连积聚，便形成赘瘤，用手按摸，质地坚硬；邪气结聚停留在深层的骨部，邪气在骨部为患，逐渐扩大，则形成骨瘤；邪气结聚在肌肉，宗气内走于此，随邪气留滞而不去，如有内热可化而为脓，如无热可形成肉疽。上述这几种邪气致病，变化无穷，其发作常常没有固定的部位，但是根据证候表现都有一定的名称。

灵枢·卫气行第七十六

本篇要点

一、说明卫气在人体昼夜运行的概况，即白天行于阳，夜晚行于阴。同时指出卫气的具体循行途径及循行尺度。

二、指出掌握卫气运行规律对针刺治疗的重要性，提出针刺候气的标准。

三、指出卫气白天在阳经的具体循行情况，并说明时刻和天上二十八星宿部位的换算关系。

黄帝问岐伯道：我想听您讲讲卫气的运行情况，什么时候发于体表，什么时候侵入体内，又是在什么地方交会，我想听你讲讲这方面的情况？

岐伯回答说：一年十二个月，一天十二个时辰，子位居正北方，正南方是午位，连接南北的竖线为经，正东方是卯位，正西方是酉位，连接东西的横线为纬。天体的运行环周于星宿，分布在东、西、南、北四方，每一方各有七个星宿，四方共计二十八个星宿。东方的房宿与西方的昴宿为纬，北方的虚宿与南方的张宿为经。太阳从东方的房宿沿黄道经过南方到达西方的毕宿，时间是卯、辰、巳、午、未、申六个时辰，这六个时辰是白天，属阳；太阳从西方的昴宿，沿黄道经过北方到达东方的心宿，时间是酉、戌、亥、子、丑、寅六个时辰，这六个时辰是夜晚，属阴。一昼夜中，卫气在体内运行五十个周次，白天行于阳分二十五个周次，夜间行于阴分二十五个周次，并周行于五脏之中。

由于卫气昼行于阳，夜行于阴，因此早晨的时候，卫气在阴分的循行十二经脉在体表的循行分布规律是：凡属六脏（心、肝、脾、肺、肾和心包）的阴经分布于四肢的内侧和胸腹部，其中分布于上肢内侧的为手三阴经，分布于下肢内侧的为足三阴经。凡属六腑（胆、胃、大肠、小肠、膀胱和三焦）的阳经，多循行于四肢外侧、头面和腰背部，其中分布于上肢外侧的为手三阳经，分布于下肢外侧的为足三阳经。手足三阳经的排列顺序是："阳明"在前，"少阳"居中，"太阳"在后；手足三阴经的排列顺序是："太阴"在前，"厥阴"在中，"少阴"在后（内踝上八寸以下为"厥阴"在前，"太阴"在中，"少阴"在后）。

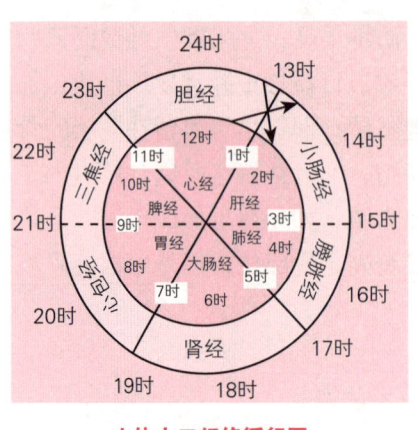

人体十二经络循行图

过程结束，卫气从目进入阳分，眼睛也就睁开了，然后，卫气从目内眦上行于头部，沿项后足太阳膀胱经的通路下行，再沿背部向下行，到足小趾外侧端(至阴穴)。其中散行的部分，从目外眦分出来，沿手太阳小肠经下行，至手小指外侧端(少泽穴)；另一条散行的部分，也从目外眦分出，沿足少阳胆经下行注入足小趾与第四趾之间(窍阴穴)。卫气又从上部循手少阳三焦经所过的部位向下行，到手小指与无名指之间(关冲穴)。从手少阳别行的部分，行至耳的前方，会合于颔部的经脉，注入足阳明胃经，向下行至足背，散入足五趾之间(厉兑穴)。还有另一条散行的分支，从耳部下方，沿手阳明大肠经下行，入于手大指和食指之间(商阳穴)，再进入手掌中间。其中运行到足部的卫气，进入足心，出于内踝，再入足少阴肾经，由足少阴经行于阴分，沿着从足少阴经分出的阴脉向上行，又会合到目，交会于足太阳经的睛明穴。这就是卫气运行一周的顺序。

卫气依照天体昼夜间的运动时间而同步运行，太阳运行一星宿的时间称为一舍，卫气在人体循行一周又十分之八。日行二舍，卫气循行三周又十分之六。日行三舍，卫气循行五周又十分之四。日行四舍，气循行七周又十分之二。日行五舍，卫气循行九周。日行六舍，卫气循行十周又十分之八。日行七舍，卫气循行十二周又十分之六。日行十四舍，卫气循行二十五周及余数的十分之二。这样，太阳运行周天的二分之一，由白天进入夜间，卫气也由阳气进入阴分。刚刚进入阴分时，由足少阴肾经传注于肾脏，由肾脏注入心脏，由心脏注入肺脏，由肺脏注入肝脏，由肝脏注入脾脏，由脾脏再传注到肾脏而成为一周，和白天卫气行于阳分二十五周一样，夜间行于阴分也是二十五周。所以，夜间太阳运行一舍的时间，卫气在阴分也是运行一周又十分之八弱，卫气在阴分循行二十五周以后，出于目内眦而进入阳分。一昼夜卫气在人体运行五十周次，可是按照上述每舍卫气运行一周又十分之八周计算，太阳运行二十八舍，卫气循行共计为五十周又十分之四，这样就有一个十分之四周的余数，包括阳分的十分之二周和阴分的十分之二周。因此，平时人们晚上入睡和早上起床时间有早有晚，就是这些余数造成的。

黄帝问道：卫气上下循行往返的时间不固定，那么，如何选择针刺的时机呢？

伯高回答说：之所以昼夜有长短的差异，是因为太阳运行的位置会有所不同，春夏秋冬节令气候不一样，昼夜长短也不一样，其变化的规律可以通过日出时间来测定。以铜壶滴漏来计时，一昼夜水下一百刻。所以二十五刻恰是半个白天的度数。卫气就随着时间的推移而环周不止。到了日没时，标志着白天结束。这样，根据出没来确定昼与夜，再根据昼夜长短来判断卫气的运行出入情况，来作为针刺候气的标准。针刺时，要等到气至时再下针，才能得到预期的效果。如果失去时机，违反了候气的原则而胡乱用针，则任何疾病也不能治愈。候气而刺的方法，对于实证，应当在气到来的时候针刺，属于泻法；对于虚证，应当在气运行过去之后针刺，属于补法。这就是说在气行盛衰之时，诊察虚实而进行针刺。所以说，细心谨慎地审察气的运行部位而进行针刺，就叫作把握住了时机。病在三阳经，必候气在阳分时进行针刺；病在三阴经，必候气在阴分时进行针刺。

从拂晓开始，在铜壶滴漏计时器上，
    水下一刻，卫气行于手足太阳经；
    水下二刻，卫气行于手足少阳经；
    水下三刻，卫气行于手足阳明经；
    水下四刻，卫气行于足少阴肾经；
    水下五刻，卫气又出阳分行于手足太阳经；
    水下六刻，卫气行于手足少阳经；
    水下七刻，卫气行于手足阳明经；
    水下八刻，卫气行于足少阴肾经；
    水下九刻，卫气行于手足太阳经；
    水下十刻，卫气行于手足少阳经；
    水下十一刻，卫气行于手足阳明经；

水下十二刻，卫气行于足少阴肾经；
水下十三刻，卫气行于手足太阳经；
水下十四刻，卫气行于手足少阳经；
水下十五刻，卫气行于手足阳明经；
水下十六刻，卫气行于足少阴肾经；
水下十七刻，卫气行于手足太阳经；
水下十八刻，卫气行于手足少阳经；
水下十九刻，卫气行于手足阳明经；
水下二十刻，卫气行于足少阴肾经；
水下二十一刻，卫气行于手足太阳经；
水下二十二刻，卫气行于手足少阳经；
水下二十三刻，卫气行于手足阳明经；
水下二十四刻，卫气行于足少阴肾经；
水下二十五刻，卫气行于手足太阳经。

这是半个白日中卫气运行的度数。从房宿到毕宿运转十四舍，经过整个白天，水下五十刻，太阳运行半个周天；从昴宿到心宿，也是运转十四舍，经过整个黑夜，水下五十刻，又运转半个周天。

一昼夜合计水下一百刻，太阳运转二十八舍，整整一个周天。太阳每运行一星宿，水下三又七分之四刻。概而言之，通常是太阳每运行到上一星宿刚过，下一宿开始的时候，卫气恰恰运行在手足太阳经，而每当转完一星宿的时间，卫气也循行了三阳与阴分，再值太阳运行到下一星宿之上时，卫气又恰行于手足太阳经，这样周行不已随着自然天体的运行节律而同步运动。卫气在人体内的运行虽然纷繁，但却是有条不紊，一周接着一周，终而复始。一昼夜水下一百刻的时间，卫气恰好在体内运行完毕五十周次。

十二经络与时辰关系表

子时一阳生，午时一阴生，亥时阴之极，为身体一日十二时阴阳变化的全过程。子时经气运行至胆，胆气旺而主时；丑时经气运行至肝，肝气旺而主时；寅时经气运行至肺，肺气旺而主时；卯时经气运行至大肠，大肠气旺而主时；辰时经气运行至胃，胃气旺而主时；巳时经气运行至脾，脾气旺而主时；午时经气运行于心，心气旺而主时；未时经气运行于小肠，小肠气旺而主时；申时经气运行于膀胱，膀胱气旺而主时；酉时经气运行至肾，肾气旺而主时；戌时经气运行至心包，心包气旺而主时；亥时经气运行至三焦，三焦气旺而主时。经气运行一周，为时即十二时辰。将经气运行分为十二时段，每一时段即为一条经络，于是十二经络乃成。

关系表

经络	时辰	走向	经络	时辰	走向
肺经	寅时3—5	胸→手	大肠经	卯时5—7	手→头
胃经	辰时7—9	头→足	脾经	巳时9—11	足→腹
心经	午时11—13	胸→手	小肠经	未时13—15	手→头
膀胱经	申时15—17	头→足	肾经	酉时17—19	足→腹
心包经	戌时19—21	胸→手	三焦经	亥时21—23	手→头
胆经	子时23—1	头→足	肝经	丑时1—3	足→腹

灵枢·九宫八风第七十七

本篇要点

一、说明太一移居九宫的顺序及相应的日期。

二、通过对太一在交节之时变化的迟早，算气候的顺逆及其对社会的危害。

三、论述八方之虚风对人体的伤害情况，并给予人们谨防虚风的养生指导，提出回避风邪、预防疾病的重要性。

太一（北极星）位于天极正中，是测定方位的中心坐标，北斗星围绕它旋转，是标定方向的指针，一年之内由东向西依次移行。时值冬至天，斗柄指向正北方的叶蛰宫，并在这个区域运行四十六天，经过了冬至、小寒、大寒三个节气；期满后的下一天，时交立春节，就开始移居东北方的天留宫，在这区间运行四十六天，历经立春、雨水、惊蛰三个节气；期满后的下一天，时交春分节，开始移居正东方的仓门宫，在这个区间运行四十六天，历经春分、清明、谷雨三个节气；期满后的下一天，时交立夏，移居东南方的阴洛宫，在这个区间运行四十五天，历经立夏、小满、芒种三个节气；期满后的下一天，时交夏至节，开始移居正南方的上天宫，在此区间运行四十六天，历经夏至、小暑、大暑三个节气；期满后的下一天，时交立秋节，开始移居西南方的玄委宫，在此区间运行四十六天，历经立秋、处暑、白露三个节气；期满后的下一天，时交秋分节，开始移居正西方的仓果宫，在此区间运行四十六天，历经秋分、寒露、霜降三个节气；期满后的下一天，时交立冬节，开始移居西北方的新洛宫，在此区间运行四十五天，历经立冬、小雪、大雪三个节气。期满后的下一天，北斗重新游回叶蛰

六气表

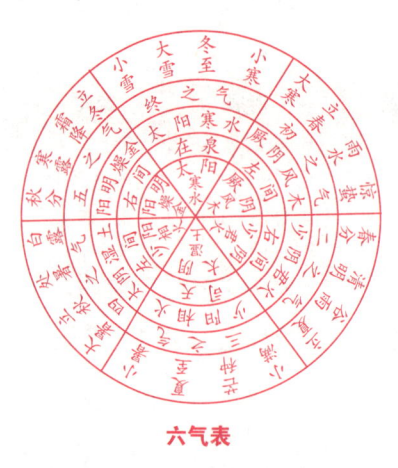

现代天文学认为太阳从黄经零度起沿黄经每运行15度所经历的时日称为"一个节气",每年运行360度,共经历二十四个节气,每月两个。其中,每月第一个节气为"节气",即立春、惊蛰、清明、立夏、芒种、小暑、立秋、白露、寒露、立冬、大雪和小寒;每月的第二个节气为"中气"即雨水、春分、谷雨、小满、夏至、大暑、处暑、秋分、霜降、小雪、冬至和大寒十二个节气。"节气"和"中气"交替出现,各历时15天。现在人们已经把"节气"和"中气"统称为"节气"。二十四节气反映了太阳的周年运动,所以节气在现行的公历中日期基本固定,上半年在6日、21日,下半年在8日、23日,前后不差一两天。

宫,就又到了冬至日,历经三百六十六日(闰)回归年周期,这就是所谓的"太一游宫"。

太一日复一日地游历九宫的规律,是以冬至这一天开始的,开始于正北方的叶蛰宫,在八卦中属于一数的坎位,这时阴气已极,天阳萌生,以此作为起点,来推算其逐日所在之处,其规律是从开始必属于一数的坎位出发,在各个方位依次游行了九天,最后仍回复到属于一数的坎位。经常像这样循环不休、终而复始地轮转着。

太一从一宫转向下一宫的第一天,属于交节的日子,此时必有风雨出现,如果当天和风细雨则吉祥,表明是风调雨顺的年景,必然谷物丰收,禽畜兴旺,人民安居乐业,少有疾病。如果风雨出现在交节之前,就预示当年多风多雨,发生洪涝灾害。反之,如果风雨出现在交节之后,就预示着少雨而干旱。

如果在太一指向冬至这一天出现灾异,那么,这灾异与国君有关;在交春分节的这一天,气候有暴变,就预示着国相有灾患,因为相位在左,职司教化布政,而春分东临卯正,春气阳和,所以与国相相应;太一在中宫土旺主令的时间,也就是寄居于四隅立春、立夏、立秋、立冬各自交节的那些天,气候发生突变,预示国中大小官吏有灾变。因为他们分治国中,各司其守,立春、立夏、立秋、立冬分治四隅与普通官吏相应;在交秋分节的这一天,气候有骤然变化,预示将军的灾患,因为将位在右,职司杀伐,而秋分西临酉正,秋气肃杀,所以与将军相应;在交夏至节的这一天,气候有剧烈变化,预示百姓们有祸患,因为夏至南临午正,阳气升发,庶物繁盛,与操百业而生的亿万百姓相应。所谓气候有突然变化,是指太一临上述五宫的日子,出现折断树木、飞沙走

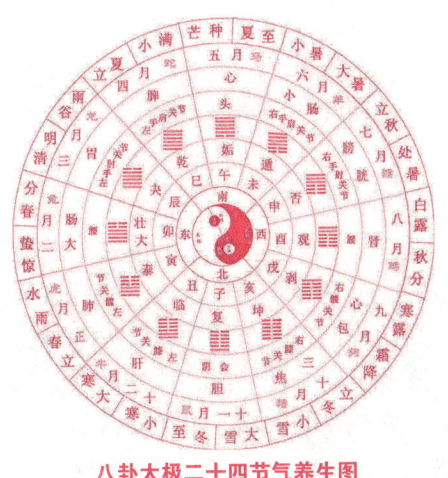

唐代名医药王孙思邈说"不知易，不足以言太医"。明代张介宾也明确指出"医不可无易，易不可以无医，设能兼而有之，则易之变化出乎天，医之运用由乎我"。由此可见，若要做到"治未病"，若要"顺时养生"，必定要首先知晓一年四季气候变化的规律。从二十四节气在太极图上对应的位置和卦形入手，分析全年阴阳变化，不失为一个既形象又易懂的好方法。

八卦太极二十四节气养生图

石的狂风。这种气候，根据出现在不同的节气，其伤害性会反映在不同的阶层。因此，也是预测不同身份的人受病的依据。同时还应当察看风向的来路，作为预测气候正常与否的依据。凡是风来自当令的方位，比如说时值冬至，位临子方，气候以阴寒为特点，应当以北风凛冽为顺；时交春分，位临卯方，天气温和，应当以东风拂煦为顺；时交夏至，位临午方，天气炎热，应当以南风烘熔为顺；时交秋分，位临西方，天气清凉，应当以西风萧肃为顺。这样的正位之风，又叫作实风，主生长，养育万物；反之，如果风从当令相对的方位而来，出现与季节相抵触的气候，叫虚风。它能够伤人致病，主摧残，危害万物。平时应密切注视这种异常气候，谨慎地加以预防。因此，懂得养生之道的人，就会时刻防治邪气侵袭，免受危害，就像躲避箭矢擂石一样，阻隔外邪，从而保持健康。

太一位居于天极中央，成为定向的中心坐标，根据斗星旋转的指向，以中宫巡临八宫，从而定八风的方位，来推测气候的正常与异常。从南方来的不当时令之风，名叫大弱风，它伤害到人体，内可侵入于心，外在于血脉，因属于南方火热之邪，所以其气主热证。从西南方来的不当时令之风，名叫谋风，它伤害到人体，内可侵入于脾，外则在于肌肉。脾为后天之本，所以其气主虚性病症。从西方来的不当时令之风，名叫刚风，它伤害到人体，内可侵入于肺，外则留于皮肤之间，由于西方属金，风性刚烈，所以其气主燥性病症。从西北方来的不当时令之风，名叫折风，它伤害到人体，内可侵入小肠，外伤于手太阳经脉；如果脉气竭绝，说明疾病恶化而深陷扩散；如果其脉气闭塞，气机聚结不通，患者往往会猝然死亡。从北方来的不当时令之风，名叫大刚风，它伤害到人体，内可侵入于肾，外在于骨骼和肩部、脊背旁侧的筋膜；因为北风阴寒至盛，遏伤肾阳，所以其气主寒性病症。从东北方来的不当时令之风，名叫

下部 灵枢·九宫八风第七十七

535

凶风，它伤害到人体，内可侵入大肠，外在于两肋腋骨下及肢体关节。从东方来的不当时令之风，名叫婴儿风，它伤害到人体，内可侵入于肝，外在于筋的联结之处；因为东方为水乡湿地，东风多雨，所以其气主湿性病症。从东南方来的不当时令之风，名叫弱风，它伤害到人体，内可侵入于胃，外在于肌肉；因为东南湿盛，其气重浊，所以其气主身体沉重，倦怠乏力。

上面所说的八种风，凡是从当令节气相对的方向而来的，都属于虚风贼邪，因为是违背时令的不正之气，所以它能使人发生疾病。人与自然息息相通，如果人体虚弱，时值这一年的气运衰微，恰逢月廓亏空，又失却时宜之和，这样三虚相结合，内外相因，正不胜邪，就会得暴病，猝然死亡。如果三虚之中只犯一虚，也能发生疲劳困倦、寒热相兼的病症。如果冒雨或涉水，或久居潮湿之地，感受湿邪，伤于肌肉，便会发生痿病。所以，深知养生之道的人，预防贼风邪气，如同躲避弓箭和擂石的射击一样。不然的话，如果恰逢三虚相遇，就有可能偏中于邪风，而导致突然昏厥于地，或引起半身不遂一类的病症。

灵枢·九针论第七十八

本篇要点

一、从阐述"九"的含义说起，提出九针与天地、人体之间的相互关系。

二、列举九针在治疗上不同的适应证候，指出治疗上应根据病情及生活环境的不同，分别采用针灸、导引、砭石、甘药、按摩、药酒等治法才能获得较好的疗效。

三、主要说明用针的注意事项，强调用针应观察五脏的生理、病理及其变化规律等情况。

四、通过对三阳三阴经气血多少的叙述，说明气血多少是针治的重要依据。

黄帝问道：我听过九针理论，感觉针刺养生的道理真是博大精深！但还有些不明白，比如，九针是怎么产生和命名的呢？

岐伯回答说：从产生来看，九针取法于天地间的数理原理。就数理而

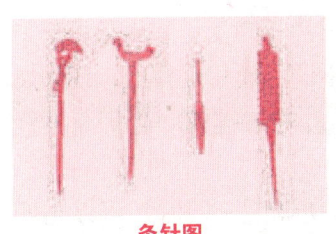

针，古作"箴"或"鍼"，字从竹从咸，或从金从咸。"咸"意为"酸涩感"，加竹旁表示"竹制的令人肌肉有酸涩感的医具"；加金旁表示"金属制的令人肌肤有酸涩感的医具"。

灸针图

言，天地从一起始，到九终止。与此数理相对应，第一种针取法于天，第二种针取法于地，第三种针取法于人，第四种针取法于四时，第五种针取法于五音，第六种针取法于六律，第七种针取法于七星，第八种针取法于八风，第九种针取法于九野。

黄帝问道：九针是怎样与自然数理相应的呢？

岐伯回答说：古圣先贤创立了从一到九的自然数理，也因此把大地定为九个分野。九与九相乘，从而产生了黄钟数(阴阳六律中从黄钟至应钟的三分损益法，就是建立在这九九八十一数理之上的，事物内部的演变与发展，都有数理在其中)，九针之数就是与此相对应的。

第一种针，比象于天，天属阳。在人体五脏中，肺主呼吸，外与天气相应；肺的位置最高，称为五脏六腑的华盖，犹如天空覆盖万物一样。肺外合于皮毛，皮毛位于体表，属阳分。根据这种情况制成镵针，其式样，必须针头大，针尖锐利，从而便于浅刺而容易控制针刺深度。这种针用于治疗邪在皮肤的病症，用来开泄阳气，解表退热。

第二种针，比象于地，地属土，人体与土相应的是肌肉。因此制成圆针，针的式样，取其针身又圆又直，针尖呈卵圆形，适用于治疗邪气在肌肉的病症，针刺时不能损伤分肉，如果损伤了分肉就会使阳气衰竭。

第三种针，比象于人，人之所以能够成长和维持生命活动，有赖于血脉的输给和营养，所以为了适应治疗血脉的病症，制成鍉针，取其针身大，针尖圆而钝，用它可以按压穴位；疏通血脉，引导正气得以充实，使邪气自然外出，以防因刺入过深而引邪气内陷。

第四种针，比象于四时，四时的意思是，如果四时八风的贼风邪气，侵入人体的经络中，能使血脉留滞瘀结，而形成经久不愈的顽固性疾病。为了治疗这种疾病，所以制成锋针，取其针身圆直、针尖锋利，用于刺络放血，开瘀泻热，使得顽固性疾病得以根除。

第五种针，比象于五音，音为五数，位于一、九两数中间。一数，代表冬至一阳初生之时，月建在子；九数，代表夏至阳气极盛之时，月建在

下部　灵枢·九针论第七十八

午。而五数正当一到九数的中央，暑往寒来，阴阳消长的变迁，由此可分。这比喻人体阴阳也是处于两端，相互别离，寒热不调，而相互搏结，使肉腐化脓，则形成痈肿。这种病适用铍针治疗，取其针的末端如同剑刃一样锋利，用以刺破痈肿、排出脓血。

第六种针，比象于六律，因六律高低有节，协调阴阳四时，可以与四季中的十二月相应，与人体的十二经脉相合。如果贼风邪气侵入人的经络，使阴阳失调，气血壅闭，营卫不行，就会发生急性发作的痹证。因此制成员利针，取其针状如长毛，圆而锐利，针身中段略粗大，适用于刺治急性病。

第七种针，比象于北斗七星，在人体应于七窍。人的通身分布着许多孔窍，类如天空星辰密布，如果外邪从孔窍侵入经络之间而久留不去，使气血凝滞，就会发生痛痹。为了治疗此类疾病，所以制成毫针，取其针尖微细稍长，好像蚊虻的嘴那样。刺治时，手法要轻，慢慢地进针，轻微地提插。有了针感以后，要长时间留针，从而使正气得到充实，邪气一经消散，真气随即恢复。在出针以后，邪气消散，正气就可得到充实。

第八种针，比象于八方之风，在人应于肱部和股部的肩、肘、髋、膝八处大关节。如果来自八方的贼风邪气侵袭人体，就会深入而留止在骨缝、腰背、关节及腠理之间，而形成邪深在里的痹证。故制成长针，取其针身长而针尖锋利，这样就可以刺治邪深病久的痹证。

第九种针，比象于九野，应于人的周身关节、骨缝和皮肤之间。如果邪气过盛，在体内逐渐蔓延，出现水肿而状似风水病。这是由于水气流注，不能通过关节，以致肌肤积水而出现水肿。为治疗这种疾患，制成大针，取其针尖如杖而粗大，针锋微圆，用它通利关节，通达气机，以消除积水。

黄帝问道：针的长短有一定的划分标准吗？

岐伯回答说：第一种是镵针，模仿巾针的式样制成。其针头较大，在距离针的末端约半寸处，针尖部突出，呈箭头状，针的长度为一寸六分。适用于浅刺，以通利疏泄在体表的阳气，主治热邪在头身的病症。第二种是圆针，模仿絮针的式样制成。针身圆直如竹管状，针尖呈卵圆形，长一寸六分。主治邪气在分肉间的疾病。第三种是鍉针，模仿黍米的形状制成，圆而微尖，长三寸半。用它按摩经脉，行气活血，以驱邪气外出。第四种是锋针，也是模仿絮针的式样制成，针身圆直，针尖锋利，长一寸六分，用它来泻热，刺络放血。第五种是铍针，模仿剑锋制成，宽二分半，长四寸。主治寒热搏结而形成痈肿化脓的病症，可以用它来切刺排脓，清除热毒。第六种是员利针，模仿长毛的形状制成。此种针型针尖长而针身短，可以深刺一寸六分，可治痈肿、痹证。第七种是毫针，是模仿毫毛的形状制成，长一寸六分，主治寒热痛痹在络脉的病症。第八种是长针，模仿缝衣针制成，长七寸，主治邪深病久的痹症。第九种是大针，模仿锋针的形状制成，但针的尖端略圆，长四寸，主治阳气不能通过关节而积水成肿的病症。以上所述，就是九针的形状及其大小长短的情况。

黄帝说：我还想听您讲讲人的形体与九野是如何相互对应的？

岐伯回答说：请让我谈谈身形应九野的情况吧。春夏属阳，气从左而升，所以人的左足应于东北方的艮宫，节气应于立春，其所值的是戊寅日、己丑日；左胁应于正东方的震宫，节气应于春分，其所值的是乙卯日；左手应于东南方的巽宫，在节气应于立夏，其所值的是戊辰日、己巳日；前胸、咽喉、头面应于南方的离宫，在节气应于夏至，正是阳气极盛的时候，其所值的是丙午日；秋冬属阴，阴气从右而降，自上而下，所以右手应于西南方的坤宫，在节气应于立秋，其所值的是戊申日、己未日；右胁应于正西方的兑宫，在节气应于秋分，其所值的是辛酉日；右足应于西北方的乾宫，在节气应于立冬，其所值的是戊戌日、己亥日；腰、尻、下窍应于正北方的坎宫，在节气应于冬至，这是阴气极盛，其所值的是壬子日；六腑和胸膈以下的肝、脾、肾三脏，应于中宫，它的大禁日期是太一移居各宫所在之日以及各戊和己日。上述九者，可以测候八正所在之处。按照九宫所主左右上下的方位，凡身体各部患有痈肿的，如果要进行治疗，切不可在它所值的时日里，刺破排脓，这就是所谓的天忌日。

针灸最基本、最直接的治疗作用就是可使瘀阻的经络通畅而发挥其正常的生理作用。经络"内属于脏腑，外络于肢节"，运行气血是其主要的生理功能之一。经络不通，气血运行受阻，临床表现为疼痛、麻木、肿胀、瘀斑等症状。针灸选择相应的腧穴和针刺手法及三棱针点刺出血等使经络通畅，气血运行正常。

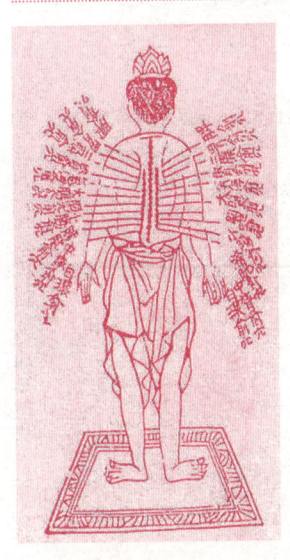

《太平圣惠方》部分穴图

如果一个人内心苦闷但外在形体安逸，那么，疾病多发生在经脉，治疗时适宜用针法和灸法；如果一个人外在形体劳苦，但内在精神愉快，那么疾病多发生于筋，治疗时适宜温熨和导引方法；如果一个人外在形体和内在精神都很舒适而好逸恶劳，疾病多发生在肌肉，宜用针和砭石刺治；如果一个人形体劳苦，精神也苦闷，多发生声嘶咽塞或呼吸不利，宜用各种味甘的药物调治；如果一个人屡受惊恐而形神不安，筋脉气血不通，多发生肢体麻木不仁，治疗时，适宜用药酒和按摩。以上是五种形志病变及各自的特点和治法。

　　五脏之气不调和，各有所主的病症：心气不舒，发生嗳气；肺气不利，则发生咳嗽；肝气郁结，则表现多语；脾气不和，发生吞酸；肾气衰惫，出现呵欠频作。六腑之气失调，各有所主的病症：胆气郁而不舒，易于发怒；胃气上逆则为呕吐呃逆；小肠不能泌别清浊，大肠传导失常，则形成泄泻；膀胱气虚而不能约束，则出现遗尿；下焦不通，水液泛溢，则积水为肿。

　　五味入胃后，各归所合的脏腑：酸味属木入于肝，辛味属金入于肺，苦味属火入于心，甘味属土入于脾，咸味属水入于肾，这就是五味各自所入的脏腑。

　　五脏精气并入一脏的病症：精气并入于肝，则肝气抑郁，而生忧虑；并入于心，则心气有余而出现喜笑不休；并入于肺，则肺气郁结，而出现悲哀不止；并入于肾，则水盛火衰，而出现心悸善恐；并入于脾，使脾盛而胆虚，则出现胆怯畏惧。这就是五脏精气并于一脏所发生的各种病症。

　　五脏各有所恶：肝主筋，风能引起筋的拘急，所以厌恶风；心主血

针灸调和阴阳的作用就是可使机体从阴阳失衡的状态向平衡状态转化，是针灸治疗最终要达到的目的。疾病发生的机制是复杂的，但从总体上可归纳为阴阳失衡。针灸调和阴阳的作用是通过经络阴阳属性、经穴配伍和针刺手法完成的。

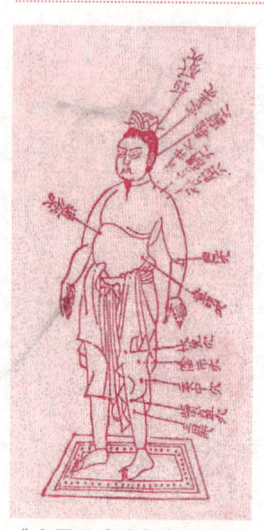

《太平圣惠方》部分穴图

脉，高热能伤血脉，所以厌恶热；肺主气，寒则气滞不宣，所以厌恶寒；肾属水，其性喜润，所以厌恶燥；脾属土，其性喜燥，所以厌恶湿。这就是五脏有所厌恶的具体表现。

五脏各有所化生的水液：心脏主化生汗液，肝脏主化生泪液，肺脏主化生涕液，肾脏主化生唾液，脾脏主化生涎液。这就是五液的出处。

五种疲劳过度所致的损伤：久视则伤血，久卧则伤气，久坐则伤肌肉，久立则伤骨，久行则伤筋，这就是五种长期疲劳对人体损伤的具体情况。

五味归于五脏，各有走向：酸味入肝，肝主筋，故酸走筋；辛味入肺，肺主气，故辛走气；苦味入心，心主血，故苦走血；咸味入肾，肾主骨，所以咸走骨；甘味入脾，脾主肌肉，所以甘走肉，这就是五味走向人体组织各部的具体情况。

五种患病后须减裁饮食的情况：酸性收敛，筋喜柔而不喜收敛，所以筋病不宜多食酸味；辛味发散，气宜聚敛不喜发散，所以气病不宜多食辛味；咸能软坚，骨宜坚不喜软，所以骨病不宜多食咸味；苦味主燥，血不喜燥，所以血病不宜多食苦味；甘味壅滞，肌肉不喜壅滞，所以肌肉病变不宜多食甘味。即使偏嗜某味的食物，也不要吃得过多，必须自己加以节制，适可而止，这就是节制饮食五味的具体情况。

五脏之病各有不同的季节：肾主骨，则肾阴的病多发生在骨；心主血，则心阳的病多发生在血；脾主肌肉，则脾阴的病多发生在肌肉；肝主春，则属于肝脏的阳病多发生于冬季；肺主秋，则属于肺脏的阴病多发生于夏季。

邪气侵扰的五种病变：邪气入于阳分而阳盛热极，能使神志受扰而发生狂证；邪气入于阴分而阴寒至极，能使营血凝滞，发生血痹证；邪气入于阳分，阳与邪相搏，则发生头部巅顶的疾患；邪气入于阴分，阴与邪相搏，则导致喑哑。阳分的邪气入于阴分，患者则安静沉默；阴分的邪气出于阳分，患者则躁动易怒。

五脏各有精神意识活动：心藏神，肺藏魄，肝藏魂，脾藏意，肾藏精和志。五脏对躯体各部分分别有其所主：心主血脉，肺主皮毛，肝主筋，脾主肌肉，肾主骨。

六经气血多少因人而异，因此，在针刺治疗疾病时，应根据气血盛衰制定治疗法则。气多血多的，用泻法；气少血少，就不能用泻法。阳明经中多血多气，针刺时既可以泻其气，又可以泻其血；太阳经中多血少气，所以针刺时，只宜泻其血，不宜泻其气；少阳经中多气少血，针刺时只宜泻其气,不宜泻其血;太阴经中多血少气,针刺时只宜泻其血,不宜泻其气;厥阴经中多血少气,针刺时只宜泻其血,不宜泻其气;少阴经中多气少血,针刺时只宜泻气,不宜泻血。

足三阳经与足三阴经之间的关系为:足阳明胃经与足太阴脾经为表里,足少阳胆经与足厥阴肝经为表里,足太阳膀胱经与足少阴肾经为表里,这是足三阴经与足三阳经的表里配合关系。手阳明大肠经与手太阴肺经为表里;手少阳三焦经与手厥阴心包经为表里,手太阳小肠经与手少阴心经为表里,这是手三阴经与手三阳经的表里配合关系。

灵枢·岁露论第七十九

本篇要点

一、阐述疟疾发生有时间性的原因及病机,指出疟疾的发作是卫气与邪气相搏结的表现。

二、通过风病与疟疾的不同症状,从病理、病因角度说明疟邪是一种独具特点的致病因素。

三、贼风犯体,提出三虚、三实的概念,说明外邪对疾病发生的影响。

四、一方面说明反常气候对人体健康的危害,另一方面说明劳逸无度也是致病的重要因素。

五、通过正月初一的气候情况,预测当年可能发生的流行性疾病,以及造成的各种自然灾害。

黄帝问岐伯道:医经中有记载称,夏季受了暑邪,到了秋天就会发生疟疾,那么疟疾的发作有这样的时间性,这是为什么呢?

岐伯回答说:暑疟之邪从风府穴侵入人体,然后从颈项沿脊椎下行,而人体的卫气,一日一夜行于人体五十周次,到了月初的时候,又会按常规会合于风府穴,与稽留于风府穴的邪气交会,疾病就会发作,随着时间推移,卫气会合,循着脊椎逐日下行一节,这样卫气与邪气相遇就一天晚于一天。因此,疟疾的发作时间,也就一天一天地向后推迟,因为邪气已先期稽留于人体的脊背。每当卫气运行到风府时,则腠理开泄,邪气便乘虚深入,则疾病发作。邪气日益深陷，卫气逐日下移，所以疟疾发作常常是一天晚于一天。卫气的运行，月初首先出入会合于风府，然后每天沿脊椎下行一节，到第二十一日，下行到尾骶骨。第二十二日，入于脊内，流注于伏冲脉。由此转为上行。这样到月底移行九天，上出于左右两缺盆的中间。由于这段时间卫气上行逐日升高，因此发病的时间就一天早于一天。至于邪气深陷内迫于五脏，并累及膜原的，是邪气已入里，由于距离体表较远，不能及时与外出的卫气相搏，病就不能每日发作，所以发病迟缓，以至于到第二天才会聚集发作一次，而形成间日疟。

黄帝说：卫气运行到风府，腠理舒张，邪气乘虚而入。但卫气逐日下移一节，这样就不是每天都在风府处，为什么疟疾还会发作呢？

岐伯回答说：邪气侵入人体，并没有固定的部位。也就是说，不是固定在风府穴。卫气每日下行一节，其相应的部位，腠理必定开放，只要邪气留止在这个地方，必然引起邪正交争的反应。所以凡是卫气运行出入而邪气羁留的地方，即为发病部位。

黄帝说：讲得好。风邪所引起的疾病和疟疾同属一类型，但外感风邪的病症常常持续存在，而疟邪的发病却有间歇地定时发作，这是什么原因呢？

岐伯回答说：因为风邪常停留在肌表组织之间，卫阳之气不时地与之交争相搏，所以证候表现呈持续性，而疟疾病邪能随经络深入，搏结于内。所以，只有卫气行至疟邪所在之处，引起抗御病邪的反应时，疾病才会发作。

黄帝说：讲得很好。

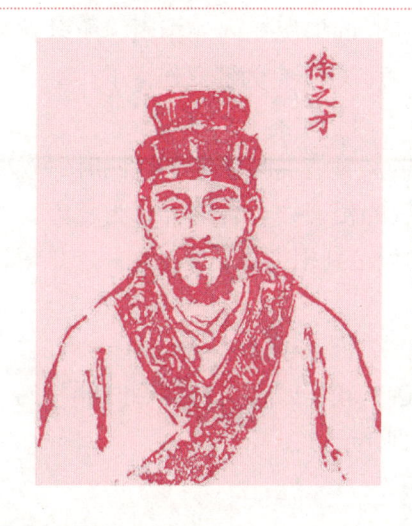

徐之才是南北朝时期一代名医，出身世医家庭，其先祖为徐熙，南朝丹阳人，人称"东海徐氏"。他医术高明，在北地名声很大，所撰有《药对》及《小儿方》，尤其对本草药物及方剂研究较深，故而有人把后世之十剂归于徐之才所创。此外，徐氏对妇科也有一定的见解，其《逐月养胎法》实本自先秦时期《青史子》中胎教法而作，对于孕妇之卫生及优生均有重要意义。

黄帝又问少师道：我听说四时八风伤害人体，有寒暑气候的不同。寒冷时皮肤紧束，腠理闭合；暑热时皮肤弛缓，腠理开泄。在这种情况下，贼风邪气是乘人体皮腠开泄而侵入的呢，还是必须遇到四时八风反常的气候才会伤人呢？

少师回答说：不全是这样。贼风邪气侵害人体，并不是严格按照固定时间及四时八风的规律，但必须是人体皮腠开泄时，才会乘虚而入，这时人体内部往往精亏气虚，卫表不固，邪气容易深陷。在这种情况下，病情就要严重些，发病也较急促。如果在皮腠闭合时，即使邪气侵入，因人体正气不亏，也只能逗留在表浅部位，病势就会较轻，发病也比较迟缓。

黄帝问道：有时气候寒温也适度，人本身也能恰当地调节衣着，人体腠理并没有开泄，然而也有突然发病的，其原因是什么呢？

少师回答说：你不知道邪气侵入的原因吗？人们虽然处在正常的生活中，但腠理的开闭缓急，也是有内在的原因和一定的时间。

黄帝问道：可以听你谈谈吗？

少师回答说：人与天地自然变化密切相关，日月运行亏满也会对人体产生影响。所以，当月亮满圆的时候，海水向西涌盛形成大潮。此时人体气血也相应地充盛，肌肉坚实，皮肤致密，毛发坚韧，腠理闭合，皮肤润泽固密。在这个时候，即使遇到贼风邪气的侵入，也较表浅，不会深陷。如果到了月亮亏缺的时候，海水向东涌盛形成大潮，这时人体气血相应虚弱，体表卫气衰退，外形虽然如常，但肌肉消减，皮肤弛缓，腠理开泄，毛发残脆，肉理疏薄，皮肤纹理粗疏而表虚不固，在这个时候，若遇到贼风邪气的侵袭，就容易侵入很深的部位，发病也急暴。

黄帝说：有些人患病后呈暴发性，或是突然就死亡了，这是为什么呢？

少师回答说：如果身体虚弱，又遇三虚的情况，内外相困，所以就会发生暴病暴死的情况。如果身处三实的环境，就不会为邪气伤害了。

黄帝说：我想听一听什么叫三虚？

少师说：如果正值岁气不及的虚年，又时值月晦无光，以四时气候失和，在这种条件下，最容易感受贼风邪气的侵袭，这种情况称为三虚。所以，如果不了解三虚的理论，即使医学知识达到相当的高度，也只能是学识粗浅的医生。

黄帝说：那什么是三实呢？

少师说：时逢岁气有余的盛年，又逢月轮满圆，再遇到四时调和的气候，虽有贼风邪气也不能危害人体，这就叫作三实。

黄帝说：这是多么深刻的道理啊！你讲得也很透彻。请让我把它记录下来并珍藏在金匮之中，命名为三实。不过，这只是指个别人疾病的单发情况而言。

黄帝问道：我还愿意听一听在一年之中，有许多人得相同的病，呈流行性。这是什么原因造成的呢？

少师回答说：这主要靠观察交立八节时，四正、四隅气候的正常与异常对人体的影响。

黄帝问道：根据什么去观察呢？

少师回答说：用这种方法观察气象，一般要在北斗星指向正北方的子正之位，太阳运行黄道北极，时间交至冬至，到了这一天，如果有风雨天气出现，并且风雨源自南方，叫作虚风，属于贼风邪气。如果风雨来时正在半夜，人们都居于室内安睡，邪气无从冒犯，这就预示着当年很少有人生病。如果风雨出现在白天，人们多在室外活动而防范松懈，就容易被虚风邪气所中伤，因此生病的人就较多。假如在冬季感受了虚邪，由肾深潜入骨而不及时发病，形成伏邪。到了立春，阳气逐渐旺盛，腠理开泄，那么伏邪就会待机发动，倘若再遇到立春这一天刮来的西风，人们又会被这种反常的气候再度中伤。因此，伏邪合并新邪，留结在经脉之中，两种邪气交结，就会发病。诸如此类，凡是正交八节之时迎面而来的不正之气，都会给人们带来普遍的危害。一年之内出现的这种异常的风雨，称为岁露。总之，一年之中气候调和，或很少有异常气候的出现，人们患病的就少，死亡的也少。反之，一年之中寒温不时，风雨不调，人们患病的就多，死亡的也多。

黄帝问道：虚风邪气侵袭身体，有轻有重，该如何辨别呢？

少师回答说：正月初一这天，月建在寅，太一在东北方的天留宫，如果刮西北风，而且没有雨，这一天人们多有生病而死亡的。正月初一早晨刮北风，到了春天，人们多因病致死。正月初一早晨如有北风刮起，则患病的

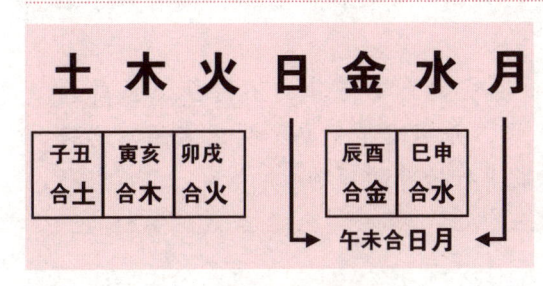

六合乃东、南、西、北、天和地，意指天下。六合是指地支相合，子丑、寅卯、辰巳、午未、申酉、戌亥。七政即七星，我国古代分别把它们称作：天枢、天璇、天玑、天权、玉衡、开阳、摇光。

六合七政次序图

人数多达十分之三。正月初一中午刮北风，到了夏天就会造成疾病流行，而且多有死亡。正月初一的傍晚刮北风，到了秋天，会有很多人病死。如果这一天整天刮北风就会大病流行，死亡的人数约占十分之六。正月初一，如果风从南方刮来，这叫作旱乡，从西方刮来，称为白骨，这两种情况预示大病流行于全国，人们常有死亡。若这一天，风从东方刮来，就会掀翻房屋，飞沙走石，摧折树木，给人们造成严重的灾害。如果这一天风从东南方刮来，到了春天，就会有很多人病死。如果正月初一的天气晴好，气候暖和，而无风无雨，便预示这一年风调雨顺，五谷丰收，粮价低廉，人民康泰。如果这一天的天气寒冷而有风，这是歉收年景的先兆，将会灾荒四起，粮价昂贵，人们也多灾多病。这就是说，可以在正月初一的时候，来观察天气与风向，以预测当年虚邪贼风伤人的情况。

如果到了二月丑日，时近春分多风之际，春风仍不吹拂，人们每每患心腹之病。到了三月戌日，春将尽夏将来时，而气候仍不温暖，人们多患寒热之病。到了四月巳日，天阳始盛，夏天到来，如果气候仍然不热，那么人们容易患黄疸病。到了十月申日，冬天已到，阴气始盛，但气候仍然不冷，人们往往会突然发病或猝然死亡。以上所说的风，都是指那些能损坏房屋、折断树木、飞沙走石的大风。这样的风能使人毛骨悚然，腠理开泄，从而伤人致病。

灵枢·大惑论第八十

本篇要点

一、对登高时发生精神迷惑、头目眩晕的"迷惑"之理做了说明。

二、说明眼睛的功能与五脏六腑之精之间的联系，同时讲了眼睛由目系连属于脑的理论。

三、叙述了善忘、善饥而不嗜食、不得卧、不得视、多卧、少瞑、猝然多卧七个病症的症状，并阐述了先要察明患者的形志苦乐，然后再根据正确的诊断结果进行治疗的原则。

黄帝问岐伯道：我曾经攀登到很高的清冷之处，上到台阶中层时，四处观望，然后伏身前行，就感到头眩眼花，精神迷乱。为此我暗自奇怪，尽管自己闭目宁神或睁眼再看，平心静气，力图使精神镇定下来，但是这种感觉长久不能消除，即使是披散开头发，赤脚而跪在台阶上，力求形体舒缓，使精神轻松，但当向下俯视时，眩晕仍长久不止，有时这种症状在突然之间却又能自行消失，这是什么原因呢？

岐伯回答说：人体五脏六腑的精气，上注于眼部，从而产生精明视物的作用。脏腑精气会聚于眼窝，便形成眼睛。其中肾的精气充养瞳子，肝的精气充养黑睛，心的精气充养内外眦的血络，肺的精气充养白睛，脾的精气充养眼胞。脾的精气包裹着肝、肾、心、肺的精气，与脉络合并，形成目系，向上连属于脑部，向后与项部中间相联系。如果邪气侵入项部，乘人体虚弱而向深部发展，则沿着目系而侵入于脑部。邪入于脑，便发生头晕脑转，从而引起目系拘急而出现两目眩晕的症状。如果邪气损伤眼部的精气，使精气离散，就会出现视歧的现象，即看一件东西好像有两件一样。人的眼睛既是脏腑的精气所形成，也是营、卫、气、血、精、神、魂、魄通行和寓藏的所在。其精明视物的功能，是以神气为基础的。所以人在精神过度疲劳的时候，就会出现魂魄失守，意志散乱，眼睛迷离而无神气。眼的瞳子部分属于肾，黑睛属于肝，两者为阴脏的精气所滋养；白睛属肺，眼球的赤脉属于心，两者依赖阳脏的精气所滋养。因此，阴脏的精气和阳脏的精气相互结合而协调，才能使眼睛具有视物清晰的功能。眼睛的视觉功能，主要受心的

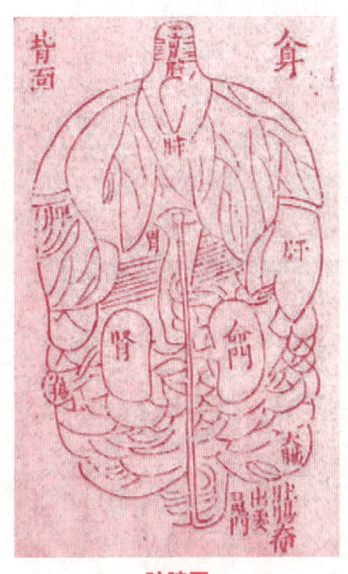

脏腑图

心主神志与五脏藏神的关系：中医学从整体观念出发，认为人体的一切精神意识思维活动，都是脏腑生理功能的反映。故把神分成五个方面，并分属于五脏，即"心藏神，肺藏魄，肝藏魂，脾藏意，肾藏志"（《素问·宣明五气论》）。人的精神意识思维活动，虽五脏各有所属，但主要还是归属于心主神志的生理功能。

下部 灵枢·大惑论第八十

支配，这是因为心主藏神的缘故。如果精神散乱，阴脏的精气和阳脏的精气不能相互协调，突然看到异常的景物，就会引起心神不安，精失神迷，魂飘魄散，所以发生迷惑眩晕。

黄帝问道：我对您说的道理有些不明白，我每次去东苑登高游览，没有一次不发生眩晕迷惑的，离开那里，就恢复正常，难道说我唯独在东苑那个地方才会劳神吗，这是为什么呢？

岐伯回答说：人的心绪都有自己的喜好和厌恶，如果爱憎两种情绪突然相感，会使精神出现一时的散乱，所以视觉不正常而发生眩晕迷惑。等到离开了当时的环境，精神也就转移，就会恢复正常状态。总之，出现这种症状，较轻的仅是精神一时迷糊，好像不能辨别方向似的，较重的就会出现精神迷乱而头目眩晕。

黄帝问道：很多人都善忘，这是为什么呢？

岐伯回答说：这是由于心肺两脏不足，而使得人体上部气虚，肠胃充实而使得人体下部气盛。心肺气虚就会使得营卫之气不能及时向上宣达敷布，长时间滞留于肠胃之间，导致神气失养，所以发生健忘。

黄帝问道：人如果容易饥饿，但没有食欲，是什么原因造成的呢？

岐伯回答说：饮食入胃后化生的精气，输送于脾。如果邪热之气停留于胃，就会使胃热而消化力增强，所以容易饥饿。热邪使得胃气上逆，导致胃脘滞塞，难以受纳，所以出现不欲饮食的症状。

黄帝问道：因病而不能入睡，是什么原因引起的呢？

岐伯回答说：卫气在白天行于阳分，人处于清醒状态，夜间卫气入于阴分，人就能入睡。如果卫气不能入于阴分，经常停留在阳分，就会使卫气在人体的阳分处于盛满状态，相应的阳跷脉就偏盛，卫气不能入于阴分，就形成阴气虚，阴虚不能敛阳，所以就不能安睡。

黄帝问道：因病而两目闭合不想看东西，是什么原因引起的？

岐伯回答说：这是因为卫气滞留于阴分，不能外行于阳分。留滞在阴分使阴气偏盛，阴跷脉随之而盛满，卫气既然不得行于阳分，便形成阳虚，所以愿意闭目而不欲视物。

黄帝问道：有的人嗜睡，这是为什么呢？

岐伯回答说：嗜睡的人往往肠胃较大而皮肤滞涩，肌肉不滑利。因为肠胃较大，卫气在人体内部运行较慢，滞留的时间就比较长；皮肤滞涩，分肉之间不滑利，卫气在体表的运行也会受到阻滞。而卫气循行的一般规律是白天行在阳分，夜间行于阴分。当卫气随昼夜交替在人体阳分运行已尽，由阳入阴时，人就入睡了；卫气在人体阴分运行已尽，由阴出阳，人便觉醒。既然这类人的肠胃较大，卫气在内滞留的时间比较长，再兼皮肤滞涩，分肉组织不滑利，因此卫气运行于体表就较迟缓，使得精神不能振作，所以困倦而嗜睡。那些肠胃较小、皮肤滑润弛缓，分肉组织之间又通畅滑利的人，卫气行于阳分的时间比较长，所以睡眠就很少。

　　黄帝说：有的人不是经常嗜睡，而是突然间就嗜睡不醒，这是为什么呢？

　　岐伯回答说：这是因为邪气滞留于上焦，使得上焦气机闭阻不通，又因饱食之后，暴饮热汤，卫气滞留在胃肠中，致使卫气久留于阴分，而不能外行于阳分，所以出现突然多卧嗜睡的症状。

　　黄帝说：您讲得很好。那么，对于上述疾病该如何治疗呢？

　　岐伯回答说：针刺治疗之前，一定要先观察脏腑的虚实，辨明病变部位，即使是轻微邪气，也必须先加以消除，然后再调理营卫之气。邪气盛的采用泻法，正气虚的采用补法。还要首先审察患者形体的劳逸、情志的苦乐，做出正确诊断，然后才能进行治疗。

灵枢·痈疽第八十一

本篇要点

　　一、以取类比象的方法，说明人体经脉气血的运行状况。

　　二、本节论述营卫气血的运行，并说明痈疽发生的原因和机制，如何把握其形成与恶化的时间，如何判断死生日期等。

　　三、本段分别论述猛疽、天疽、脑铄等十九种痈疽的病名、症状、部位及治疗与预后，并对痈和疽的区别作了概括的说明。

　　黄帝说：我听说肠胃受纳水谷以后，化生的精气营养全身，会沿着不同的通道循行。上焦的卫气，温煦全身的肌肉、皮肤，濡养筋骨关节，通达于腠理。中焦的营气，就好像自然界雨露洒播大地一样，流注于人体肌肉的大小空隙之间，同时还渗入孙脉，加上津液和调，通过心肺的气化作用，就化成红色的血液而运行于人体的脉道之中。血液运行和顺而有条不紊，首先充满孙络，再注入络脉，络脉充满了便注入经脉，这样阴经阳经的血气充盛，便随着呼吸而运行于全身。营卫的运行有一定的规律和循环道路，与天体的运行一样，周而复始，无休无止。如果发生病变，要细心地诊察虚九宫，指四方、四隅、中央九个方位；八风，指八方之风。九宫八风图根据九宫的方位，讨论了八方气候变化的情况及对人体的影响，并提出回避风邪、预防疾病的重要性，故命名为"九宫八风"。古人是以天象在大地的投影为基础，绘制面南定位的俯看图。因为它主要在于示意，上南下北、左东右西，并且是天地合一，所以对于现代人来说，不太便于理解。

九宫八风图

实，然后进行调治。用泻法去治疗实证，就能使邪气衰减，但泻得太过，反会损伤正气。泻法宜急速出针，可迫使邪气衰减，若仅用留针法，不能及时泻邪，则病情先后如一，仍不见好转。相反，用扶正的方法，可以消除虚弱的现象，但过于补了，也会助长邪势。经过调治，气血就会协调，形体和神气也就可以保持正常的生理活动了。关于血气是否平衡的道理，我已经知道了。但还不了解痈疽发生的原因和机制，怎么形成的，如何判断死生日期？我可以听你详细讲一讲吗？

岐伯回答说：气血运行于经脉，周而复始，与天地的运动规律相应。如果天体运转失常，出现日蚀月蚀；大地上就会出现江河淤塞或决溃，水涝成灾，以致草木不长，五谷不生，道路不通而民众不能往来，使得长年居住在城里或乡间的百姓们流离失所。人体的气血也是这样，请允许我谈谈其中的道理。

人体血脉营卫循行往复，上与天星宿明相应，下与地面山川河流相应。如果寒邪侵入经脉血络之中，就会使得血行滞涩，卫气也就壅积不散，气血不能往复而聚结在某一局部，便形成痈肿。寒气郁久化热，热毒盛积熏蒸，使肌肉腐烂，肌肉腐烂便化成脓液，脓液不得排出，又会使筋膜腐烂，进而伤及骨骼，骨髓也就随之消损了。如果痈肿不在骨节空隙之处，热毒就不能向外排泄，煎熬血液而令其枯竭，使筋骨肌肉都得不到营养，经脉破溃败腐，于是热毒深入灼伤五脏。由于五脏损伤，人就会死亡。

黄帝说：我想听你详尽地说一说痈疽的形状、死生的期限和名称是怎样的情况？

岐伯回答说：喉结处发生痈疽叫猛疽，如果治疗不及时就会化脓，若不将脓液排出，就会出现咽喉堵塞的情况，患者半天就会死亡。已经化脓的，要先刺破排脓，再口含凉的猪油，三天即可痊愈。

颈部发生的痈疽，叫天疽。这种痈部位较大，颜色呈赤黑色，如果不迅速治疗，热毒就会向下蔓延，侵入腋下的渊腋穴处，向前面可伤及任脉，向内可熏灼肝肺，使肝肺损伤，十几天就会死亡。

邪热亢盛，滞留于项部，上侵而消烁脑髓的，叫作脑烁。表现为神色抑郁不欢，颈部剧痛如针刺，如热毒内攻而出现心中烦躁，是不治的死证。

发生在肩臂部的痈肿，叫作疵痈，局部呈赤黑色，应当迅速治疗，此证使人遍身汗出，直到足部，由于引起此痈的毒气浮浅而不深陷，不会伤及五脏，即使在发病四五天的时候速用艾灸治疗，也会很快痊愈。

腋下发生痈肿，局部坚硬而呈深红色的，叫作米疽。应当用细而长的石针稀疏地砭刺患处，然后涂上猪油膏，不必包扎，大约六天就能痊愈。如果痈肿坚硬而没有破溃的，称为马刀挟瘿之类的病变，应当急速采取相应措施进行治疗。

胸部发生的痈肿，叫作井疽。它的形状像大豆一样，在初起的三四天内如果不及早治疗，毒邪就会下陷而深入腹部，若再不治疗，七天就会死亡。

胸部两侧的发生痈肿，叫作甘疽。甘疽的疮色发青，形状好像楮实和瓜蒌的样子，时常发冷发热，应急速治疗以解除寒热。如果不及时治疗，可迁延十年之久而死亡，死后疮口仍有浓液流出。

胁肋部发生的痈肿，名叫败疵，败疵主要发生于妇女。如果迁延日久，就会发展为大的脓肿，刺破后疮中生有赤小豆大小的肉芽。治疗这种病候，可用切割的连翘草根各一升，加水一斗六升，煎取三升，乘热强饮，并多穿衣服，坐在盛有热汤的铁锅上熏蒸，使患者汗出至足部，即可痊愈。

针疗产生的只是物理作用，而艾灸是药物和物理的复合作用。所谓"针所不为，灸之所宜"，指的就是其中的区别。艾灸是一种神奇的疗法，因为它有很多不同凡响之处。艾灸疗法的适应范围十分广泛，在中国古代是治疗疾病的主要手段。用中医的话说，它有温阳补气、祛寒止痛、补虚固脱、温经通络、消瘀散结、补中益气的作用。可以广泛用于内科、外科、妇科、儿科、五官科疾病，尤其对乳腺炎、前列腺炎、肩周炎、盆腔炎、颈椎病、糖尿病等有特效。

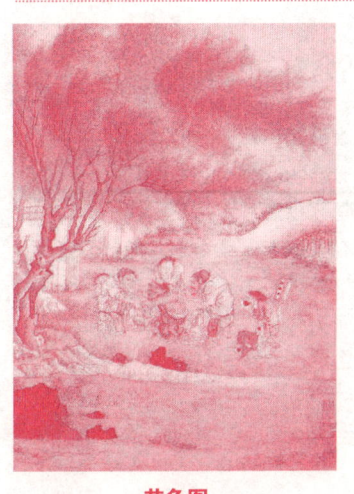

艾灸图

大腿和足胫部发生的痈肿，名叫股胫疽。这种病的外部没有明显的变化，然而痈肿所化的脓紧贴骨上，如果不迅速治疗，约三十天后便可死亡。

尾骶骨部发生的痈肿，名叫锐疽。其形状红、大而坚硬，应当迅速治疗，否则约三十天就会死亡。

痈疽发生在大腿内侧的，名叫赤施。如不迅速治疗，六十天就会死亡。如果两腿内侧同时发病，不及时治疗，十天就要死亡。

膝部发生的痈肿，名叫疵痈。疵痈的疮形较大，皮肤颜色没有变化，伴有发冷发热，患处坚硬，这是尚未成脓的表现，切不可用砭石刺破，如果误用砭石刺破排脓，便会导致死亡。须待患处柔软成脓，再用砭石刺破，以排脓泻毒，疾病就会痊愈。

关节发生的各种痈疽，并且出现内外、上下、左右对称发病的，都不易救治。生于阳经所在部位的，约一百天死亡；生于阴经所在部位的，约三十天死亡。

发生于足胫部的痈疽，名叫兔啮，其外形红肿，毒邪能够深入至骨，应当迅速治疗，如不急治，就会危害生命。

痈毒发于内踝的，名叫走缓。走缓的疮表肿大，但皮肤颜色没有变化。治疗时应当用石针屡屡砭刺痈肿所在之处，使寒热的症状消退，患者就不会死亡。

足心、足背发生的痈肿，名叫四淫。四淫的疮形肿大，如不迅速治疗，约一百天就会死亡。

足旁发生的痈肿，名叫厉痈。厉痈的疮形不大，如果从足小趾开始发病，并呈现黑色，应当迅速治疗以消除黑色，如果黑色不消退，却逐渐加

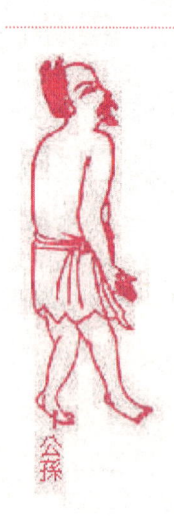

公孙穴

公孙穴是八脉交会穴，通冲脉。位于人体的足内侧缘，当第一跖骨基底部的前下方。主治呕吐，胃痛腹痛，泄泻痢疾。配中脘穴、内关穴治胃酸过多、胃痛。

《人体经脉图》骨度 清代

经脉是经络组成的主要部分。为纵行干线，是人体气血运行和相互联系的路径。这幅图清晰地标明了人体经脉的尺度数。

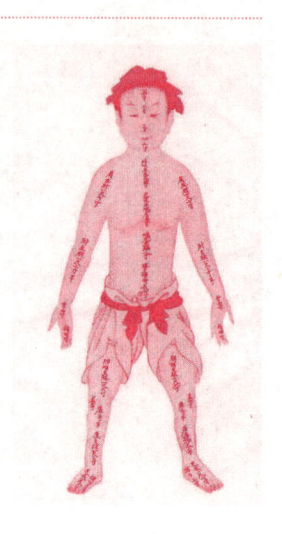

重，就不能治愈了，约一百天就会死亡。

足趾发生的痈肿，名叫脱痈，脱痈的疮色如果出现赤黑色，是毒气极重，多属不治的死证；如不呈现赤黑色，是毒气较轻，尚能救治。如经过治疗而病势仍不减轻，应当赶快切除病趾，否则毒气内攻深陷于脏腑，必然导致死亡。

黄帝问道：该如何鉴别您所说的痈、疽呢？

岐伯回答说：假如营气滞留在经脉中，血液就凝聚而不能畅行，从而使卫气受到影响也阻滞不通，使其壅积于内而化生毒热。若毒热发展不止，便使肌肉腐烂化脓。但是这种毒热仅仅浮浅在体表，不能深陷到骨髓，所以骨髓不会被灼伤而焦枯，五脏也不会受其伤害，这种疾病就叫作痈。

黄帝问道：那么，什么叫作疽呢？

岐伯回答说：如果热毒亢盛，深陷于肌肤的内部，使筋膜溃烂，骨髓焦枯，同时还影响五脏，使血气枯竭。其发病部位比痈的发病部位深，使得筋骨肌肉等都溃烂无遗，所以称之为疽。就患处的皮色来看，疽的特征是皮色晦暗而坚硬，如同牛颈部的皮一样；痈的特征是皮薄而光亮，这就是痈和疽在病候上的区别。